DEUTSCHES ZENTRALKOMITEE
ZUR BEKÄMPFUNG DER TUBERKULOSE

TUBERKULOSE-JAHRBUCH 1956

HERAUSGEGEBEN VON

PROF. DR. ROLF GRIESBACH
GENERALSEKRETÄR DES DEUTSCHEN ZENTRALKOMITEES
ZUR BEKÄMPFUNG DER TUBERKULOSE

MIT 71 ABBILDUNGEN

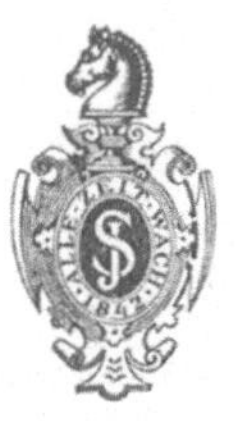

Springer-Verlag Berlin Heidelberg GmbH 1958

Ursprünglich erschienen bei Springer-Verlag oHG. Berlin · Göttigen · Heidelberg 1958.
Softcover reprint of the hardcover 1st edition 1958

ISBN 978-3-662-30618-5 ISBN 978-3-662-30617-8 (eBook)
DOI 10.1007/978-3-662-30617-8

Vorwort

Das Deutsche Zentralkomitee zur Bekämpfung der Tuberkulose legt wiederum seinen Rechenschaftsbericht in Form des Tuberkulose-Jahrbuches 1956 vor.

Das Jahrbuch soll Rechenschaft geben von dem Bemühen, den Punkt zu bestimmen, an dem sich die beiden Bewegungen — die Volkskrankheit Tuberkulose und die Bestrebungen ihrer Bekämpfung und Überwindung — jeweils begegnen. Eine solche Standortbestimmung wird in dem Maße schwieriger, als die Tuberkulose als chronische Krankheit ein schweres persönliches Schicksal für Zehntausende und eine soziale Not für eine noch größere Anzahl von Angehörigen wird. Die Problematik liegt nicht mehr so offen wie vor 30 oder 50 Jahren, aber sie ist darum nicht weniger vorhanden. Es würde ein wissenschaftliches wie menschliches Versäumnis und Versagen bedeuten, wenn wir nicht mit aller Intensität bestrebt sein wollten, auch diese differenzierteren Zusammenhänge aufzuzeigen. Nur eine solche Analyse ermöglicht es, zum Wohle der Kranken wie zum Nutzen der Volksgesundheit die Vielzahl und Vielfalt von medizinischen und sozialen Mitteln einzusetzen, die zur Verfügung stehen. Es darf der Hoffnung Ausdruck gegeben werden, daß die seit langem angestrebte und im Berichtsjahr durchgeführte Erneuerung der Satzung, die neben der bisher schon so erfolgreichen Tätigkeit der Arbeitsausschüsse auch dem Präsidialbeirat — als dem wissenschaftlichen Mittelpunkt des Zentralkomitees — einen verstärkten Einfluß geben soll, sich fruchtbar auswirkt. Auch von der durch die neue Satzung ermöglichten Verbreiterung des Präsidiums (Vorstand) durch Eintritt von Vertretern der Sozialversicherungsträger und der Landesverbände erhoffen wir sowohl eine Verstärkung der persönlichen Fühlungnahme und des Erfahrungsaustausches als eine Verbesserung der praktischen Auswirkung unserer Arbeit.

Allen Ausschußmitgliedern und den Mitarbeitern der Geschäftsstelle sei für die geleistete Arbeit aufrichtiger Dank gesagt.

Professor Dr. Schröder

Inhaltsverzeichnis

Abkürzungen:

DZK = Deutsches Zentralkomitee zur Bekämpfung der Tuberkulose
Tbk.-Jb. = Tuberkulose-Jahrbuch
TB = Tuberkelbakterien
Tbk. = Tuberkulose
tbk. = tuberkulös
WHO = World Health Organization, Weltgesundheitsorganisation
E = Erkrankungen
T = Todesfälle
Pnth. = Pneumothorax
Thpl. = Thorakoplastik
Chth. = Chemotherapie
MB = Morbus Boeck
BK = Boecksche Krankheit
BCG = Bilié-Calmette-Guérin
RRU = Röntgenreihenuntersuchung
UGT = Urogenital-Tuberkulose
INH = Isonicotinsäurehydrazid
PAS = Paraaminosalicylsäure
ZNS = Zentralnervensystem

Korrekturen zum Tbk.-Jb. 1954/1955: S. 274, Tab. LVIII: In Überschrift **1953** statt 1955.

Einleitung

Das *Deutsche Zentralkomitee zur Bekämpfung der Tuberkulose* verfolgt mit der Herausgabe seiner Tuberkulose-Jahrbücher den Zweck, den für die Bekämpfung der Tuberkulose verantwortlichen Stellen und den an ihr interessierten Persönlichkeiten die neuesten Gesichtspunkte und Erkenntnisse zu vermitteln, durch eine möglichst umfassende Analyse der Statistiken die Entwicklung vom epidemiologischen Standpunkt aufzuzeigen und die wahrscheinlichen Perspektiven herauszuarbeiten. Darüber hinaus soll das in zahlreichen Veröffentlichungen enthaltene Zahlenmaterial zusammengestellt werden als Unterlage für sonstige Bearbeitungen. Soweit vergleichbare ausländische Statistiken verfügbar sind, gelangen diese ebenfalls zum Abdruck. Wir haben es uns dabei zur Aufgabe gemacht, grundsätzlich nur *amtliche* Zahlenangaben zu verwerten, die vom Statistischen Bundesamt, den Statistischen Landesämtern, Organisationen zur Bekämpfung der Tuberkulose, der Weltgesundheitsorganisation oder offiziellen Stellen des Auslandes zusammengestellt und veröffentlicht worden sind. Dies bedingt jedoch eine gewisse Verzögerung des Erscheinungstermins der Jahrbücher, so daß diese etwas an Aktualität verlieren könnten. Um diesem Übelstand abzuhelfen, hat sich der *Springer-Verlag* bereit erklärt, die Drucklegung so zu beschleunigen, daß jeweils in den ersten Monaten eines Jahres mit dem Erscheinen des Jahrbuches gerechnet werden kann und dieses somit praktisch etwa zwölf Monate nach dem behandelten Jahr zur Verfügung stehen wird. Selbstverständlich kann es dann noch nicht *alle* Unterlagen dieses Jahres enthalten. Aus diesem Grunde erscheint bereits ein halbes Jahr nach dem Tbk.-Jb. 1954/55 das vorliegende 6. Tuberkulose-Jahrbuch für das Jahr 1955/56, in welchem außer dem Jahr 1955 *Teilergebnisse von 1956* bearbeitet wurden. Ihre Vervollständigung erfolgt im nächsten Band.

Im wesentlichen wurde die im Vorjahr begonnene Gliederung beibehalten; wir haben nun mit Rücksicht auf unsere ausländischen Leser bereits die einzelnen Kapitel mit einer in die englische Sprache übersetzten Zusammenfassung versehen.

In Hinblick auf die Tatsache, daß eine Beurteilung des Tuberkulosegeschehens nur auf Grund zuverlässigen und umfassenden Zahlenmaterials möglich ist, bitten wir, um die *Erstellung exakter und vergleichbarer Statistiken* bemüht zu sein und dort eine Bereinigung der Register vorzunehmen, wo es nach den verschiedenen Hinweisen in Abschnitt III unerläßlich ist.

Wir hoffen, daß nunmehr auch die Länder *Baden-Württemberg* und *Rheinland-Pfalz*, sowie das *Saarland* alters- und geschlechtsgegliederte Statistiken zur Verfügung stellen werden, damit entsprechend den Beschlüssen der Tuberkulose-Referenten der Länder vom Dezember 1952 vergleichbare Unterlagen für das gesamte Bundesgebiet vorhanden sind und dadurch die seit Jahren angestrebte umfassende Tuberkulose-Statistik für das gesamte Bundesgebiet erstellt werden kann.

Bei der Bearbeitung der vielen die Tuberkulose und ihre Bekämpfung behandelnden Probleme ergeben sich immer wieder Fragestellungen, zu deren Beantwortung weitere dem DZK nicht verfügbare Statistiken erforderlich sind, über die vielfach die Rentenversicherungsträger, Tuberkulosefürsorgestellen, die Statistischen Landesämter und Heilstätten verfügen. Wir sind uns der Tatsache bewußt, daß die Auswertung dieses Materials zu einer Erweiterung unserer Erkenntnisse führen wird, die nicht nur theoretische Bedeutung haben, daß aber solche Arbeiten über den Rahmen der Aufgaben dieser Stellen hinausgehen und außerdem aus personellen und materiellen Gründen nicht zumutbar sind. Im Abschnitt III sind derartige noch offene und der Klärung harrende Fragen des öfteren angeschnitten worden. Vielleicht ist es einzelnen der erwähnten Stellen möglich, diese Probleme aufzugreifen und an Hand eigenen Materials zu beantworten. Gegebenenfalls ist auch das DZK bereit, die Auswertung der Unterlagen selbst vorzunehmen.

Die Tuberkulose macht nicht vor Ländergrenzen halt; sie ist ein internationales Problem, und damit ist ihre Bekämpfung eine gemeinsame Aufgabe aller Völker und Länder. Auch wenn in einigen Ländern zur Zeit nur noch relativ wenige Menschen an Tuberkulose erkranken und sterben, so kann von einem Sieg über die Tuberkulose noch keine Rede sein; es muß auch heute noch mit *täglich* 20000 Neuerkrankungs- und etwa 2500 Sterbefällen auf der Erde gerechnet werden.

Die notwendige internationale Zusammenarbeit bedingt einen Erfahrungsaustausch und die Diskussion geeigneter Maßnahmen, diese aber setzen die genaue Kenntnis der Problematik voraus, die in allen Ländern ähnlich, selten gleich ist. Vergleichbare internationale Morbiditäts-Statistiken erscheinen deshalb unerläßlich.

Bei der Bearbeitung der im vorliegenden Jahrbuch angeschnittenen Themen ergab sich mitunter die Notwendigkeit einer Kritik der Maßnahmen im Kampf gegen die Tuberkulose. Es erscheint an der Zeit, darauf hinzuweisen, daß letzten Endes ein endgültiger Erfolg angestrebt wird, der sich in der Ferne abzeichnet, dessen möglichst frühzeitige Erreichung und Sicherstellung auch heute unpopuläre Maßnahmen erforderlich macht und rechtfertigt.

Die Berichte der Arbeitsausschüsse wurden von deren Vorsitzenden verfaßt, die Tagungsberichte haben Frau Dr. Kayser und Dr. Jänz den Abschnitt III und das Tabellenmaterial hat Oberreg.Rat a. D. Dr.-Ing. Keutzer bearbeitet. Wir danken allen unseren Mitarbeitern einschließlich der Damen unserer Geschäftsstelle für ihre Unterstützung.

Für den Inhalt des Jahrbuches zeichnet der Generalsekretär verantwortlich.

I. Überblick über das Geschäftsjahr vom 1. 4. 1956 — 31. 3. 1957

Geschäftsbericht des Deutschen Zentralkomitees

Die zu Beginn des Geschäftsjahres einzuberufende **Mitgliederversammlung** wurde mit Rücksicht auf die im September 1956 vorgesehene Tuberkulosetagung verschoben und fand am 28. September 1956 in Baden-Baden statt.

Da der langjährige Präsident des DZK Min. Dir. a. D. Prof. Dr. REDEKER und der Vizepräsident Landesrat a. D. Dr. med. h. c. SERWE (†) aus Gesundheitsgründen ihre Ämter niedergelegt hatten, ergab sich die Notwendigkeit von Neuwahlen des Vorstandes.

Es wurden von der Versammlung bestätigt als

Präsident: Senatsdirektor Prof. Dr. SCHRÖDER, Berlin
Vizepräsident: Direktor SCHULTZE-RHONHOF, Münster

Nachdem der *Verband Deutscher Rentenversicherungsträger* dem DZK als Mitglied beigetreten war, wurde nach Vorschlag und Annahme einer erforderlichen entsprechenden Satzungsänderung Direktor LIEBING als Vertreter dieses Verbandes in den Vorstand gewählt. Die übrigen Vorstandsmitglieder sollten auf Beschluß der Mitgliederversammlung ihr Amt solange ausüben, bis die Annahme der in Bearbeitung befindlichen Neufassung der Satzung erfolgt ist.

Die beiden Rechnungsprüfer des DZK, Ob.Reg.- u. Med.Rat Dr. KÖNIG und Direktor Dr. JENSEN wurden erneut in ihrem Amt bestätigt.

Das DZK war bei folgenden Veranstaltungen vertreten:

1. Internationaler Schirmbildkongreß in Paris vom 2.—9. 4. 1956 durch den Generalsekretär. Es wurden dort folgende Resolutionen angenommen:

a) Die Schirmbilduntersuchung ist gegenwärtig die beste Methode, um aus einer Gemeinschaft die unerkannten Fälle von Lungentuberkulose herauszufinden. Die ständig weiterlaufenden Untersuchungen machen es möglich, die endemische Tuberkulose einzudämmen und tragen sogar zu einer Verminderung der Ausbreitung bei. Die regelmäßige Kontrolle von besonders gefährdeten Bevölkerungskategorien und sozialen Gruppen ermöglicht es, die geeigneten Behandlungsmaßnahmen für den einzelnen und die notwendigen Sicherheitsvorkehrungen für die Gesamtheit zu treffen.

Die Schirmbilduntersuchung ist *ein* Mittel im Kampf gegen die Tuberkulose; sie muß zusammen mit anderen Bekämpfungsmaßnahmen angewendet werden (besonders zusammen mit der BCG-Schutzimpfung).

b) Die Schirmbilduntersuchung ist eine wertvolle Methode, um eine ganze Reihe von anderen, nichttuberkulösen Erkrankungen der thorakalen Organe herauszufinden, u. a.

die Lungencarcinome (besonders bei Männern über 40 Jahre),
gewisse kardiale Erkrankungen und angeborene Klappenfehler,
gewisse kardiale Erkrankungen auf der Grundlage rheumatischer Leiden oder der Hypertension,
latente Erkrankungen des Mediastinums (gutartige oder maligne Tumoren) und vor allem die chronischen Berufserkrankungen der Lunge, wie die Silikose.

Diese Ausdehnung der Schirmbilduntersuchungen auf Erkrankungen außer der Tuberkulose vermehrt ihre medizinische und wissenschaftliche Verwertbarkeit beträchtlich.

Über die Erkrankungen im Thoraxraum hinaus kann die Schirmbilduntersuchung eventuell auch auf Untersuchungen am Knochengerüst und am Verdauungstrakt angewandt werden.

c) Die technischen Einrichtungen und Apparate müssen Normen entsprechen, die folgendes berücksichtigen:

Art der Kamera,

Art des Filmes,

Ausmaße der Aufnahme (die im Interesse der Auswertung nicht kleiner sein sollte als 7 × 7 cm, soweit dies möglich ist).

Von den Konstrukteuren ist ein Optimum an technischen Lösungen zu verlangen.

Folgende Verbesserungen können noch ins Auge gefaßt werden:

Strahlenschutz an den Apparaten,

Standardisierung der charakteristischen technischen Handhabungen,

Lichtintensität,

handliche Geräte zur Filmauswertung.

Die Schirmbildschichtuntersuchung scheint eine vielversprechende Zukunft zu haben.

Es ist zweckmäßig, internationale Normen zu schaffen; diese müssen durch eine internationale Kommission oder ein internationales Institut formuliert werden in Zusammenarbeit mit anderen Vereinigungen, die sich mit der Schirmbildphotographie beschäftigen.

d) Trotz der erreichten technischen Verbesserungen bleibt der Unsicherheitsfaktor der subjektiven Auswertung — oft unterschätzt und nicht erkannt — von erheblichem Einfluß. Zur Auswertung der Filme muß genügend Zeit zur Verfügung stehen, und das Lesen von Mikrofilmen sollte nur besonders ausgebildeten Ärzten überlassen werden. Um die Fehlerquellen auf ein Minimum zu reduzieren, wurde von verschiedenen Kongreßteilnehmern die getrennte Auswertung durch zwei Personen empfohlen; in Zweifelsfällen sollte ein dritter Auswerter hinzugezogen werden.

Die Aufstellung einer internationalen Nomenklatur wird gefordert.

e) Die Schaffung einer Koordinationsstelle erscheint dringend erforderlich. Diese Stelle hätte an Hand eines nationalen Planes — in Abwägung der Notwendigkeiten und der Möglichkeiten — die Vordringlichkeit der Untersuchungen in den einzelnen Gemeinschaften und Gebieten aufeinander abzustimmen und die Häufigkeit der Wiederholungsuntersuchungen festzusetzen.

Diese Organisation würde zentral die Anforderungen regeln und das statistische Material sammeln.

Jede Schirmbild-Aktion müßte durch eine belehrende Propaganda vorbereitet werden. Auch müßten schon vor Anlaufen der Aktion die diagnostischen und klinischen Einrichtungen vorhanden sein, welche sicherstellen, daß alle prophylaktischen und therapeutischen Anordnungen, die auf Grund der Untersuchungsergebnisse getroffen werden, so schnell wie möglich ausgeführt werden können.

Auf den Schutz des medizinischen und technischen Personals muß besonderer Wert gelegt werden.

2. Gleichzeitig tagte in Paris der *Unterausschuß für „Häusliche Behandlung" der Internationalen Union gegen die Tuberkulose.*

Man einigte sich auf folgende Definition:

Die Behandlung der Tuberkulose kann vor sich gehen:

a) in Verbindung mit Ruhebehandlung (stationär oder zu Hause),

b) ohne Ruhebehandlung, ambulant.

Von dieser letzteren Begriffsbestimmung muß *die* ambulante Behandlung ausgenommen werden, welche im Anschluß an eine klassische stationäre Behandlung durchgeführt wird.

Folgende Resolution wurde angenommen:

a) Die Kommission glaubt, daß in allen Fällen von Lungentuberkulose die Behandlung im Krankenhaus oder Sanatorium vorzuziehen ist, vor allem bei ansteckenden Kranken.

b) Es muß die Tatsache in Betracht gezogen werden, daß man unter gewissen Umständen und in bestimmten Ländern auf eine häusliche Behandlung angewiesen ist. Die häusliche Behandlung kann nur angewendet werden, wenn die häuslichen Verhältnisse ausreichend sind, wenn die ärztliche und fürsorgerische Überwachung gewährleistet ist und wenn ein Therapieplan besteht, der einem solchen im Krankenhaus gleichwertig ist.

c) Die ambulante Behandlung ist den anderen Behandlungsformen unterlegen, jedoch ist sie dem Zustand der Behandlungslosigkeit vorzuziehen.

d) Sie darf erst dann ins Auge gefaßt werden, wenn andere Behandlungsformen unmöglich sind.

e) Keinesfalls darf sie bei akuten und hochfieberhaften Erkrankungen erfolgen (miliare Aussaat, Meningitiden).

f) Was auch immer die Grundform der ambulanten Behandlung ist, sie muß eine über lange Zeit fortzusetzende Chemotherapie beinhalten (Minimum 1 Jahr).

3. *Kongreß des "American College of Chest Physicians"* vom 19.—23. 8. 1956 in Köln durch den Generalsekretär (Bericht s. Anhang).

4. *XIV. Kongreß der Union Internationale contre la Tuberculose* vom 7. 1.—11. 1. 1957 in New Delhi, vertreten durch den Präsidenten und den Generalsekretär (Bericht s. Anhang). *Professor* GRIESBACH hatte auf diesem Kongreß ein Hauptreferat über das Thema „Klinische und epidemiologische Ergebnisse der ambulanten Chemotherapie bei der Lungentuberkulose" übernommen.

Prof. FREERKSEN und *Dr.* MEISSNER vom Tuberkuloseforschungsinstitut Borstel waren als Coreferenten zum Thema „Diagnostische und biologische Probleme in bezug auf die INH-Resistenz der Tuberkelbakterien von der Internationalen Union aufgefordert worden.

Der Generalsekretär wurde von den Delegierten der in New Delhi anwesenden 64 Länder als Mitglied in das Exekutiv-Komitee der Internationalen Union gegen die Tuberkulose berufen.

5. Besprechungen in Arbeitsausschußsitzungen der Union Internationale contre la Tuberculose in der Zeit vom 15. 2.—18. 2. 1957 in Paris, vertreten durch den Generalsekretär.

6. Im Oktober 1956 erstattete der Präsident des DZK, Prof. Dr. SCHRÖDER, in der Sitzung des Fürsorgeausschusses des Deutschen Bundestages ein Gutachten über das Tuberkulosehilfegesetz.

7. Am 22. 2. 1957 nahm der Generalsekretär an der Sitzung des Ausschusses II des Bundesgesundheitsrates in Hamburg teil und äußerte sich zur Frage der Berufsbeschränkung der Tuberkulösen, nachdem Dr. BREU im Auftrage des DZK eine entsprechenden Anfrage des Bundesgesundheitsamtes bereits gutachtlich beantwortet hatte.

Außerdem hat der Generalsekretär zusammen mit Herrn Senatsrat Dr. MEYER im Auftrage des Vorstandes des DZK in der Zeit vom 22.—25. September 1956 eine Besichtigung der Deutschen Heilstätten in Agra bei Lugano und Davos durchgeführt.

In der Zeit vom 27. bis 29. September 1956 fand in Baden-Baden die vom DZK und der *Deutschen Tuberkulose-Gesellschaft* gemeinsam veranstaltete XVII. Deutsche Tuberkulosetagung statt, über die im Anhang ausführlich berichtet wird.

Am 29. März 1957 fand eine *Mitgliederversammlung* in Wiesbaden statt, in welcher die Neufassung der Satzung angenommen wurde. Entsprechend dem Beschluß der Vollversammlung in Baden-Baden wurde die Neuwahl einiger Vorstandsmitglieder erforderlich. Ab 1. 4. 1957 setzt sich das *Präsidium*, das nach der neuen Satzung an die Stelle des Vorstandes tritt, wie folgt zusammen:

Präsident:	Prof. Dr. SCHRÖDER
Vizepräsident:	Direktor SCHULTZE-RHONHOF
Schatzmeister:	Min.Dir. i. R. Dr. BUURMAN
Generalsekretär:	Prof. Dr. GRIESBACH

Vertreter des Verbandes Deutscher Rentenversicherungsträger:
Direktor LIEBING

Vertreter von 4 Ländern: Min.Rat. Dr. SCHMELZ (Bayern)
Min.Rat. Dr. GUNDERMANN (Niedersachsen)
Ob.Reg. u.-Med.Rat Dr. KÖNIG (Nordrh.-Westf.)
Reg.Med.Dir. Dr. RIPPLINGER (Saarland)

Vertreter der Bundesrepublik Deutschland, vertreten durch das Bundesministerium des Innern: Min.Dir. Dr. STRALAU

Die Amtszeit der Präsidialbeiräte

Prof. Dr. JÖTTEN (Münster)
Dr. KEUTZER (Wiesbaden)
Gewerbe-Med.-Rätin Dr. KRÜGER (Bochum)
Reg.Med.Dir. Dr. LEDERER (München)
Prof. Dr. LYDTIN (München)
Prof. Dr. SCHMITZ (Düsseldorf)
Dr. OBERWINSTER (Köln)

wurde um 2 Jahre verlängert; die Herren

Prof. Dr. HEICKEN (Berlin)
Dr. KASTERT (Bad Dürkheim)
Dr. LORBACHER (Essen)
Reg.Med.-Rat Dr. MIKAT (Wiesbaden)

wurden zu Präsidialbeiräten *neu ernannt*.

Tätigkeit der Arbeitsausschüsse im Geschäftsjahr 1956/1957

1. Arbeitsausschuß für Milch und Tiertuberkulose, Sitzung am 12. 5. 1956 in Bad Homburg.

Die Ergebnisse dieser Sitzung werden wie folgt zusammengefaßt:

a) Die Stall-Schlußdesinfektion wird als notwendig angesehen; sie muß von ausgebildeten Desinfektoren durchgeführt werden.

b) Die laufende Desinfektion im Rahmen der Tuberkulosebekämpfung ist ebenfalls notwendig, kann aber vom Tierhalter selbst durchgeführt werden, damit keine übermäßigen Belastungen für ihn entstehen.

c) Für die Wirkung des Desinfektionsmittels gilt als Maßstab die Wirkung einer 3%igen Formaldehyd-Lösung.

d) Die bisher im Handel erschienenen Desinfektionsmittel sind nach diesen Gesichtspunkten noch nicht ausreichend geprüft.

e) Das DZK wird von den Ausschußmitgliedern als die zuständige Stelle bezeichnet, die von den einschlägigen Firmen herausgebrachten Desinfektionsmittel prüfen zu lassen, so daß den Länderregierungen empfohlen wird, Desinfektionsmittel erst nach Anerkennung und Empfehlung durch das DZK zuzulassen.

f) Bezüglich der vom Vertreter des Bundesernährungsministers in Aussicht gestellten Änderungen des § 13 des Tierseuchengesetzes wird das DZK beauftragt, bis zum 1. Oktober 1956 Unterlagen zu beschaffen, welche sich für eine Änderung der überholten Desinfektionsvorschriften eignen.

g) Als Thema für die nächste Sitzung wird zum Vorschlag gebracht, die Untersuchungsmethoden der Trinkmilch auf Tuberkelbakterien zur Diskussion zu stellen.

h) Das Bundesforschungsinstitut in Kiel wird bis zum 1. August 1956 Unterlagen über die angewandte Technik und die Ergebnisse der Untersuchungen über den Tuberkelbakterien-Gehalt in der Milch unterbreiten.

2. Arbeitsausschuß für extrapulmonale Tuberkulose, Sitzung am 30. 6. 1956 in Wiesbaden. Als vordringlich zu bearbeitendes Thema wird die Frage „Für welche Formen der *Skelet-Tuberkulose* die operative Behandlung empfehlenswert ist" bezeichnet. Es kam ein *Merkblatt zur Früherkennung der Skelet-Tuberkulose für Praktiker* zur Sprache, dessen endgültige Fassung im Unterausschuß für Skelet-Tuberkulose behandelt werden soll.

Auf Grund der Verhandlungen ergibt sich die Notwendigkeit der Beschaffung umfangreichen Zahlenmaterials über die *Urogenital-Tuberkulose*.

Über die Behandlung der tuberkulösen Halslymphknoten soll von Herrn MÜLLER/Köln eine wissenschaftliche Verlautbarung entworfen werden. Der Entwurf dieser Verlautbarung soll den Mitgliedern des Unterausschusses zur Billigung vorgelegt werden.

3. Arbeitsausschuß für Hauttuberkulose, Sitzung am 30. 6. 1956 in Wiesbaden.

Der Ausschuß hat seine Tätigkeit als selbständiges Gremium eingestellt und ist ein Unterausschuß des Arbeitsausschusses für extrapulmonale Tuberkulose geworden.

4. Arbeitsausschuß für Desinfektion bei Tuberkulose, Sitzung am 27. 8. 1956 in Augsburg.

In der Sitzung wurde besonders die Frage der thermischen Wäschedesinfektion behandelt, da sich hinsichtlich verschiedener Verfahren gewisse Beanstandungen herausgestellt haben sollen.

Des weiteren wurde über eine notwendig erscheinende Ergänzung der „Gesichtspunkte betr. die Desinfektion der Abwässer von Tuberkulose-Anstalten" verhandelt, wobei es in erster Linie um die Verweildauer des Chlors im Reaktionsbecken ging.

Auch die Frage der Schlammbehandlung wurde eingehend diskutiert.

Eine Reihe von Desinfektionsmitteln, die in der Zwischenzeit überprüft worden sind, wurde in den Nachtrag 4 zur „Desinfektionsordnung" aufgenommen.

Bei der Behandlung der Frage der Notwendigkeit einer Bücherdesinfektion in Lungenheilstätten wurde festgestellt, daß alle Gegenstände, die mit Infektionskranken in Berührung gekommen sind, desinfiziert werden müssen.

Eine Ansteckungsmöglichkeit durch Telefonapparate wird als geringfügig betrachtet, und Desinfektionsmaßnahmen an öffentlichen Fernsprechern werden nicht für erforderlich gehalten.

Die Aufnahme des Verdampfungsverfahrens nach SCHÄFER und des Aerosolverfahrens in die „Desinfektionsordnung" soll weiter diskutiert werden, wenn die vorgesehene Erprobung abgeschlossen ist.

5. Gründungssitzung des „*Arbeitsausschusses für Ausbildung, Fortbildung und Aufklärung*" am 22. 12. 1956. In der Sitzung wurden grundsätzliche Fragen des Mitarbeiterkreises und die Planung der Arbeiten des Ausschusses besprochen.

6. Arbeitsausschuß für Tuberkulosefürsorge, Sitzung am 1. 12. 1956 in Augsburg.

In der Sitzung wurden Richtlinien über die Zusammenarbeit der Tuberkulosefürsorgestellen mit den freipraktizierenden Lungenfachärzten und Richtlinien für die Anwendung von Röntgenschichtuntersuchungen der Lunge in der ambulanten Praxis und in den Tuberkulosefürsorgestellen erarbeitet; diese Richtlinien sind inzwischen versandt worden.

Außerdem wurde ein neuer Entwurf über die Röntgenreihenuntersuchungen im Berichtsjahr für den Jahresbericht entworfen und Vorschläge zur Ergänzung des Schulseuchenerlasses ausgearbeitet.

Die Herausgabe der Richtlinien über die Absonderung Ansteckendtuberkulöser war noch nicht möglich, da noch einmal eine Überprüfung durch Juristen erfolgen soll.

7. *Arbeitsausschuß für BCG-Schutzimpfung*, Sitzung am 8. Januar 1957 in Hannover.

Auf der Tagesordnung stand die Beratung folgender Punkte:

Das Problem der BCG-Schutzimpfung tuberkulinnegativer Rekruten der Bundeswehr, Stellungnahme zu BCG-Impfschäden im Ausland,

Stellungnahme zu den Richtlinien des Bundesministeriums des Innern für die Ausführung von Injektionsimpfungen sowie zur Sterilisation von Spritzen, Hohlnadeln usw. bei Reihenimpfungen,

Die Verwendung von Trockenimpfstoff der Behring-Werke und die Dosierung bei Neugeborenen,

Erfahrungen mit der oralen Impfung,

Behandlung von Impfulcerationen und ihre Vermeidung durch Multipunktur.

Aus der Diskussion ergab sich die Notwendigkeit, die Frage der Prüfung von bakterieller Allergie näher zu erörtern. Auch die Frage des GT und AT muß erneut behandelt werden. Sehr ausführlich wurde die Frage, ob eine BCG-Schutzimpfung der noch tuberkulinnegativen Rekruten empfohlen werden kann, diskutiert und über die entsprechenden Erfahrungen im Ausland berichtet.

Über die vorläufigen Ergebnisse der auf Veranlassung des Herrn Bundesministers für Ernährung, Landwirtschaft und Forsten durchgeführten ,,Aktion bovine Tuberkulose'' berichtete der Vorsitzende dieser Aktion, Prof. Dr. Dr. Kleinschmidt auf der Mitgliederversammlung in Wiesbaden (s. Anhang).

In der Mitglieder-Versammlung am 28. 9. 1957 in Baden-Baden war zur Vereinfachung des Geschäftsbetriebes die Verlegung der Geschäftsstelle Hannover des DZK nach Augsburg beschlossen worden. Der Umzug ist inzwischen erfolgt.

Das Tuberkulose-Jahrbuch 1954/55 erschien im August 1957 im *Springer-Verlag*. Es enthält erstmals Zusammenfassungen der Hauptabschnitte in englischer Sprache.

II. Berichte der Arbeitsausschüsse

1. Arbeitsausschuß für Tuberkulosefürsorge

Vorsitzender: Med.Rat Dr. BREU, Ludwigsburg

Im Berichtsjahr 1956 hielt der „Arbeitsausschuß für Tuberkulosefürsorge" eine Sitzung am 1. 12. 1956 in Augsburg ab. Folgende Punkte wurden behandelt:

1. Richtlinien über die Absonderung Ansteckungstuberkulöser

Überarbeitung der vom Reichs-Tuberkulose-Ausschuß herausgebrachten diesbezüglichen Richtlinien

Zu der Beratung lagen vor: Richtlinien des ehemaligen Reichs-Tuberkulose-Ausschusses über die Absonderung ansteckender Tuberkulöser. BREU führte dazu aus: Die Richtlinien des ehemaligen RTA sind während der letzten Kriegsjahre herausgegeben und unter den Fürsorgeärzten nur wenig bekannt geworden. Von einer Neubearbeitung wurde bisher abgesehen, weil diese Richtlinien auch Zwangsmaßnahmen vorsehen, deren rechtliche Grundlage bis vor kurzem umstritten war. Hier hat erst das „Gesetz über das gerichtliche Verfahren bei Freiheitsentziehung" vom 30. 6. 1956 (BGBl. Nr. 32, Teil I) eine Wandlung gebracht.

Eine Neubearbeitung der Richtlinien über die Absonderung ansteckender Tuberkulöser erschien aus drei Gründen vordringlich:

1. Seit der Einführung wirksamer Tuberculostatica in die Tuberkulosebehandlung hat man verschiedentlich den Eindruck, daß der klinische Aspekt die so wichtigen sozial- und seuchenhygienischen Gesichtspunkte in der Tuberkulosebekämpfung zu überwuchern scheint. Die präventive Tuberkulosebekämpfung sollte überall tatkräftig und mit der nötigen Systematik durchgeführt werden, wie dies zum Teil im Ausland seit Jahren der Fall ist. Folgende Feststellungen verpflichten dazu:

a) Während in Schweden nicht nur die Tuberkulose-Mortalität abgesunken ist, sondern auch die Zahl der Neuerkrankungen an Tuberkulose niedrig liegt (Tbk.-Jb. 1952/53, S. 85), betragen die Neuzugänge für das Jahr 1955 im Bundesgebiet an ansteckender Lungentuberkulose (Ia/Ib-Fälle der Fürsorgestatistik) 24394 = 4,9 auf je 10000 d. Bev., an aktiver geschlossener Lungentuberkulose (Ic-Fälle) 53414 = 10,7 auf je 10000 und an aktiver Tuberkulose anderer Organe (Id-Fälle) 13847 = 2,8 auf je 10000 der Bev.; jedoch sind die Neuzugänge an aktiver Tuberkulose merkbar zurückgegangen. In dem wissenschaftlichen Rundschreiben des DZK Nr. 48 (1954) werden für diese Diskrepanz betr. Neuerkrankungen an Tuberkulose in Schweden einerseits und im Bundesgebiet andererseits zwei wesentliche Gründe aufgeführt: 1. Die allgemeinen Lebensbedingungen waren in Schweden lange Zeit besser als bei uns, 2. in Schweden wie in ganz Skandinavien wird seit Jahren die präventive Tuberkulosebekämpfung in größtem Umfang durchgeführt.

b) Mai, Münster, wies 1955 in Lindau mit allem Nachdruck auf die Zunahme der Säuglingstuberkulose hin: Bei drei Viertel aller tuberkulösen Säuglinge ließ sich die Infektionsquelle nachweisen; ein Drittel dieser vermeidbar angesteckten Säuglinge ist gestorben (Tagungsbericht der Süddtsch. Tbk.-Gesellschaft 1955, S. 33). Maier und Schönfeld (Tuberkulosearzt **1956**, 473) berichten über 82 Fälle von Tuberkuloseerkrankungen im Kleinkindesalter; in 78 Fällen konnte nachgewiesen werden, daß vorübergehend oder dauernd ein Kontakt mit Tuberkulosekranken bestand, in 56 Fällen sogar mit Offentuberkulösen. Obwohl diese Arbeit, welche Zahlen aus dem Jahr 1950 für Berlin bringt, in mancher Hinsicht überholt sein dürfte (Fried, Vosskühler und Scharl; Tuberkulosearzt **1956**, 767, 770 u. 771), stimmt dieses Ergebnis sehr nachdenklich.

2. Zwangsabsonderungsmaßnahmen für unbelehrbare Offentuberkulöse (siehe Punkt 2 der Tagesordnung) und die notwendigen Unterbringungsmöglichkeiten für diese sind wichtige Fragen, die bei Beratung der Neubearbeitung der Richtlinien erörtert werden können.

3. Es kann gehofft werden, daß die Neubearbeitung der Richtlinien ein Anstoß für die verantwortlichen Stellen sein wird, deren Aufgabe es ist, Unterbringungsmöglichkeiten für zwangsabgesonderte Offentuberkulöse zu schaffen.

Eine Neubearbeitung der Richtlinien war notwendig, weil die alten Richtlinien des RTA in manchen Dingen überholt sind. Die BCG-Schutzimpfung mußte eingebaut werden. Es mußte darauf eingegangen werden, daß heute auf Grund der modernen Therapie auch früher als hoffnungslos angesehene Fälle noch Aussicht auf Heilung haben. Die Zwangsabsonderungsmaßnahmen mußten den neuen gesetzlichen Grundlagen angepaßt werden.

Bei der Neubearbeitung wurde davon ausgegangen, daß nur das geändert wurde, was unbedingt eine Neufassung verlangte. Die alte Fassung der Richtlinien, soweit sie heute noch Gültigkeit hat, wurde beibehalten.

Nach verschiedenen Abänderungen wurde schließlich die Neufassung der „Richtlinien über die Absonderung ansteckender Tuberkulöser“ in der vorliegenden Form von allen Ausschußmitgliedern angenommen (s. Anhang).

2. Zwangsweise Absonderung unbelehrbarer Offentuberkulöser

a) Richtlinien für die Indikation von Zwangsabsonderungsmaßnahmen,

b) Frage der Unterbringung.

Die zwangsweise Absonderung unbelehrbarer Offentuberkulöser wurde anhand der entsprechenden Abschnitte in der Neufassung der Richtlinien beraten. Die Grundlage für zwangsweises Vorgehen bei der Absonderung von Ansteckendtuberkulösen ist mit dem Bundesgesetz über das gerichtliche Verfahren bei Freiheitsentziehung vom 29. 6. 1956 gegeben. Die Stellungnahme des Arbeitsausschusses zu den Maßnahmen der Zwangsabsonderung, ihrer Durchführung und ihrer Beendigung ist in den entsprechenden Ausführungen in den Richtlinien festgelegt.

Schwierig ist die Frage der Unterbringung von Zwangsabgesonderten. Bisher bestehen im Bundesgebiet nur in sehr beschränktem Umfang Einrichtungen, in welchen eine ordnungsgemäße Zwangsabsonderung möglich ist. Ob es zweckmäßiger ist, eine Zwangsabsonderungsabteilung an eine bestehende Anstalt, sei es eine Heil- und Pflegeanstalt, sei es eine Lungenheilstätte, anzugliedern oder eigene Anstalten für Zwangsabsonderung zu schaffen, darüber besteht keine einheitliche Auffassung. Für die Angliederung an eine psychiatrische Anstalt spricht, daß es sich bei den uneinsichtigen Tuberkulosepatienten meist um psychisch irgendwie abwegige Menschen handelt. Es besteht Einmütigkeit darüber, daß es sich nur um einen verhältnismäßig kleinen Personenkreis handelt, bei dem Zwangsabsonderungsmaßnahmen notwendig sind. Die Frage, wo und in welcher Form Einrichtungen zur Zwangsabsonderung geschaffen werden müssen, soll zwischen dem DZK einerseits und der Vereinigung Leitender Medizinalbeamten andererseits besprochen werden.

Abschließend zu Punkt 1 und 2 der Tagesordnung wurde beschlossen, die „Richtlinien über die Absonderung Ansteckendtuberkulöser" nach ihrer Genehmigung durch den Vorstand des DZK den Länderregierungen als Empfehlung zuzuleiten, damit sie von dort aus an die entsprechenden Stellen ausgegeben werden können.

3. Richtlinien über die Zusammenarbeit der Tuberkulosefürsorgestellen mit den freipraktizierenden Lungenfachärzten

(im Sinne der Ziff. 6 des § 61 der III. Durchführungsverordnung des Gesetzes zur Vereinheitlichung des Gesundheitswesens vom 3. 7. 1934)

Diese Richtlinien wurden bereits mehrmals auf Sitzungen des „Arbeitsausschusses für Tuberkulosefürsorge" besprochen, zuletzt im Juni 1955 in Lindau, wo sie einstimmig angenommen wurden. In der Zwischenzeit kamen einige Einwände zu diesen Richtlinien von seiten der Gesundheitsbehörde der Freien und Hansestadt Hamburg. Durch mündliche Besprechungen und Schriftwechsel konnte eine weitgehende Übereinstimmung der beiderseitigen Ansichten erzielt werden. Es wurden sämtliche Punkte der Richtlinien nochmals eingehend diskutiert. Schließlich wurden die „Richtlinien über die Zusammenarbeit der Tuberkulosefürsorgestellen mit den freipraktizierenden Lungenfachärzten" im Sinne des § 61 der III. Durchführungsverordnung in der vorliegenden Form (im Anhang) einstimmig angenommen. Es war der Wunsch des Arbeitsausschusses, daß diese „Richtlinien" ebenfalls auf offiziellem Wege über die Gesundheitsabteilungen bei den Länderregierungen verbreitet werden; die „Richtlinien" wurden inzwischen auch in der ärztlichen Presse veröffentlicht. Diese „Richtlinien" sollen bezwecken, daß die Tuberkulosefürsorgestellen und die freipraktizierenden Lungenfachärzte (dies gilt selbstverständlich für alle behandelnden Ärzte) zum Wohl des Patienten (Vermeidung einer unnötigen Doppelarbeit bei der laufenden ärztlichen Überwachung) und der gesamten Tuberkulosebekämpfung kollegial Hand in Hand arbeiten; die sozial- und seuchenhygienischen Aufgaben der Tuberkulosefürsorgestellen im Sinne des § 61 der III. Durchführungsverordnung bleiben davon unberührt.

4. Richtlinien für die Anwendung von Röntgenschichtuntersuchungen der Lunge in der ambulanten Praxis und in den Tuberkulosefürsorgestellen der Gesundheitsämter

Herr Breu hat darauf hingewiesen, daß nach umfangreichen klinischen Erfahrungen mit der modernen Chemotherapie, unter deren Auswirkung die bakteriologische Diagnose, insbesondere der bakterioskopische Nachweis, infolge

Virulenzabschwächung der Tuberkelbakterien erschwert sein kann, und zum andern röntgenologisch in nicht wenigen Fällen von einer anfänglich offenen kavernisierten Lungentbk. eine kleine zartwandige Restkaverne resultiert, die meist nur auf Schichtaufnahmen eindeutig nachgewiesen werden kann; daher hat die Bedeutung der Lungenschichtaufnahmen in der heutigen Tuberkulosebehandlung sowohl aus klinischen wie seuchenhygienischen Gründen erheblich zugenommen.

Auch dieser Punkt 4 war schon unter Vorlage eines entsprechenden Entwurfes Gegenstand der Beratungen auf der letzten Sitzung des Arbeitsausschusses im Juni 1956 in Lindau. Herr BREU wurde damals beauftragt, den Entwurf zu überarbeiten, und zwar auch unter Berücksichtigung des Buches „Röntgenschichtverfahren" von GRIESBACH und KEMPER. Der nunmehr vorliegende überarbeitete Entwurf fußt auf Richtlinien, die von der Deutschen Röntgengesellschaft e. V. und der Vereinigung der freipraktizierenden Lungenfachärzte e. V. aufgestellt wurden. Der jetzige Entwurf einer Überarbeitung hat beiden Gremien zur Prüfung vorgelegen, beide haben durch LOSSEN bzw. STEINHAEUSER ihr Einverständnis mit der vorliegenden Abfassung erklärt. Der Entwurf dieser Richtlinien wurde mit geringfügigen Abänderungen in vorliegender Form (im Anhang) von den Ausschußmitgliedern angenommen.

Diese Richtlinien wurden inzwischen in der ärztlichen Presse veröffentlicht.

5. Neufassung von Ziff. 4 des Meldeschemas für Röntgenreihenuntersuchungen

Durch den „Arbeitsausschuß für Röntgenschirmbilduntersuchungen und Röntgentechnik" des DZK wurde seiner Zeit ein Meldeschema für Röntgenreihenuntersuchungen ausgearbeitet, wie es im Tuberkulose-Jahrbuch 1951/52 S. 202 veröffentlicht wurde. Darin wurden unter Ziffer 4. nur folgende Unterteilungen gemacht:

a) Aktive Lungentuberkulosen ....
davon der Fürsorgestelle nicht bekannt ....
b) Überwachungsbedürftige inaktive Fälle ....

In der Praxis hat es sich herausgestellt, daß diese Unterteilung aus verschiedenen Gründen nicht ausreichend ist und vor allem keinen klaren Überblick über die Leistungen der Röntgenreihenuntersuchungen einerseits und über die der Tuberkulosefürsorgestellen andererseits vermittelt. Es wurde deshalb von den Herren BREU, KREUSER und SCHRAG für Ziff. 4. des Meldeschemas folgende Formulierung vorgeschlagen:

4. Ermittelte Tuberkulosefälle
(auf Grund erfolgter Nachuntersuchung)

a) Ansteckende Lungentuberkulosen ....
davon bereits in laufender Überwachung der zuständigen
Tuberkulosefürsorgestellen ....
von diesen als Verschlechterungen erkannt ....
b) Aktiv geschlossene Lungentuberkulosen ....
davon bereits in laufender Überwachung der zuständigen
Tuberkulosefürsorgestellen ....
von diesen als Verschlechterungen erkannt ....
c) Überwachungsbedürftige inaktive Fälle ....
davon bereits in laufender Überwachung der zuständigen
Tuberkulosefürsorgestellen ....

Diese Neuformulierung für Ziffer 4 des Meldeschemas für Röntgenreihenuntersuchungen der Bevölkerung versucht mehrere Lücken zu schließen: a) die aktiven Lungentuberkulosen werden unterteilt in „ansteckende" (Ia/b-Fälle) und in „aktiv-geschlossene" (Ic-Fälle), b) die alte Bezeichnung „bekannt", die erfahrungsgemäß zu Mißverständnissen führen kann, wurde durch die obige neue Formulierung ersetzt, c) berücksichtigt werden die „Verschlechterungen" im Rahmen der Volksröntgenuntersuchung.

Diese Neufassung unter 4. des Meldeschemas für Röntgenreihenuntersuchung war noch den Vorsitzenden des „Arbeitsausschusses für Röntgenschirmbilduntersuchungen und Röntgentechnik" und des „Arbeitsausschusses für Tuberkulosestatistik" zugeleitet worden. Beide Vorsitzende dieser Arbeitsausschüsse hatten sich damit einverstanden erklärt. Da die vorliegende Änderung den statistischen Erfordernissen sowohl von seiten der Schirmbilduntersuchungen als der Tuberkulosefürsorge am besten entspricht, wurde die Neufassung für Ziff. 4 des Meldeschemas für Röntgenreihenuntersuchungen auf der Sitzung unverändert angenommen.

6. *Revision des Schulseuchen-Erlasses*

Auch mit diesem Punkt hat sich der „Arbeitsausschuß für Tuberkulosefürsorge" bereits seit mehreren Jahren beschäftigt. Schon 1952 wurde die vorliegende „Ergänzung des Schulseuchen-Erlasses" (Tbk-Jb. 1951/52 S. 13) im Ausschuß angenommen. Aus rechtlichen Gründen kam es aber bis jetzt noch nicht zu einer Realisierung der vorgeschlagenen Ergänzung. Inzwischen haben einige Bundesländer von sich aus eine *jährliche* Untersuchung der Lehrkräfte, Kindergärtnerinnen usw. angeordnet, so Württemberg-Baden 1949, Schleswig-Holstein 1950, Niedersachsen 1953 und schließlich Bayern 1956. Auf Grund von noch immer wieder auftretenden Tuberkulose-Epidemien in Schulen erscheint es jedoch dringend erforderlich, daß der Vorstand des DZK diesen Ergänzungsvorschlag zum Schulseuchen-Erlaß an sämtliche Länderregierungen als Empfehlung herausgibt. Nach eingehender Diskussion wurde beschlossen, die „Ergänzung des Schulseuchen-Erlasses" in der vorliegenden Form unverändert anzunehmen. Der Vorstand des DZK wurde gebeten, diese Ergänzung an die Länderregierungen als Empfehlung herauszugeben.

Der Bundesminister des Innern hat mit Schreiben vom 23. 9.1954 4217-1362/53 mitgeteilt, daß nach dem Runderlaß des Reichsministers des Innern vom 1. 12 1944 — B II 659/44—8508 betr. Durchführung des Schulseuchen-Erlasses in Einrichtungen der Jugendhilfe (MBiV 1944 Nr. 49 S. 118/43) der „Schulseuchen-Erlaß" auch für Einrichtungen der Jugendhilfe gilt, darunter fallen auch die Kindergärten.

Der Vorsitzende des Arbeitsausschusses hat im Laufe des letzten Berichtsjahres an Sitzungen des „Arbeitsausschusses für Tuberkulosestatistik" am 28. 1. 1956 in Wiesbaden, des „Arbeitsausschusses für BCG-Schutzimpfung" am 8. 1. 1957 in Hannover und des „Arbeitsausschusses für stationäre Behandlung der Tuberkulose" am 30. 3. 1957 in Wiesbaden teilgenommen, außerdem gemeinsam mit dem Präsidenten des DZK, Herrn Senatsdirektor Prof. SCHRÖDER an einer Sitzung des Bundestagsausschusses für Fragen der Öffentlichen Fürsorge in Bonn am 25. 10. 1956, in welcher der Gesetzentwurf über die Tuberkulosehilfe beraten wurde. Schließlich hat der Vorsitzende des Arbeitsausschusses auf Aufforderung des DZK am 16. 1. 1957 eine Stellungnahme zu einer Anfrage des Ausschusses 2 (Seuchenbekämpfung und Hygiene) des Bundesgesundheitsrates betr. Frage von Berufsbeschränkungen bei Tuberkulose abgegeben.

Auch in diesem Berichtsjahr fand ein reger Schriftwechsel in einer Anzahl von Fragen betr. den „Arbeitsausschuß für Tuberkulosefürsorge" mit dem DZK und einer Reihe von Fachkollegen statt.

2. Arbeitsausschuß für BCG-Schutzimpfung

Vorsitzender: Prof. Dr. Dr. h. c. Kleinschmidt, Honnef

Nach den nötigen Vorarbeiten fand am 8. 1. 1957 eine Sitzung des Arbeitsausschusses in Hannover statt, die von 11 Mitgliedern und 6 Gästen, darunter je einem ärztlichen Vertreter der Bundeswehr und des Grenzschutzes besucht war.

Einleitend nahm der Vorsitzende zu der Frage Stellung, wie weit die Fortsetzung der Impfung notwendig ist. Veranlassung hierzu gab insbesondere eine im Jahre 1955 erfolgte Stellungnahme von Wallgren, Stockholm, die vielfach mißverstanden worden ist. Wallgren hatte sich für einen allmählichen Abbau der Massenimpfungen in Schweden ausgesprochen, nachdem dort nur mehr 5% der 15jährigen sich als tuberkuloseinfiziert erwiesen haben, die Gelegenheit zur Infektion in der Kindheit also außerordentlich zurückgegangen ist. Er fand damit jedoch in Schweden selbst nicht allgemeine Zustimmung, insbesondere wegen der Gefahr der späten Erstinfektion, ebensowenig in Dänemark und Finnland. Für Länder wie Deutschland mit noch hoher Tuberkulosemorbidität, — wir haben übrigens mit 15jährigen die 10fache Zahl der Tuberkuloseinfizierten — hält Wallgren selbst nach wie vor die allgemeine Impfung für notwendig. Er wünscht sie in Schweden fortgesetzt zu sehen bei einer Infektionsquelle in der Familie, beim Pflegepersonal, bei Medizinstudenten und allen Kasernierten, die bei uns heute noch keineswegs erfaßt zu werden pflegen. Die in der letzten Zeit beobachteten 4 tragischen Todesfälle in Skandinavien, die auf eine generalisierte BCG-Tuberkulose zurückgeführt werden mußten, bedeuten für ihn kein Hindernis. Sie sollten seines Erachtens nicht überschätzt werden. Tatsächlich bestehen hinsichtlich der Deutung dieser Erkrankungen Unklarheiten, die van Deinse vom Pasteur-Institut in Paris Anlaß gaben, Zweifel an der ätiologischen Bedeutung des BCG zu äußern. [Rev. de la Tuberkulose Ser. 5, **20**, 44 (1956)].

Daß durch BCG kein absoluter Schutz zu erreichen ist, ist hinlänglich bekannt und kann nach den Erfahrungen bei virulenter Infektion gar nicht erwartet werden. Erkrankungen durch humane Tuberkelbakterien bei Geimpften werden immer wieder vorkommen. Entsprechende Veröffentlichungen haben aber nur Interesse, wenn größere Zahlen von Geimpften und Ungeimpften längere Zeit verfolgt und miteinander verglichen werden. Sie sprechen eindeutig für den Wert der Impfung. Die Mitteilungen von Dannenbaum und Bingel gelegentlich der 4. wissenschaftlichen Tagung der Norddeutschen Tuberkulosegesellschaft in Lübeck am 18. 6. 1955 verdienen besondere Beachtung.

Es ist nur bedauerlich, daß das bisher in der Bundesrepublik Geleistete lediglich durch die Initiative einzelner Ärzte und Gesundheitspolitiker zustandegekommen ist.

In der Diskussion wurde die Unsicherheit der gewöhnlich geübten Tuberkulindiagnostik besprochen. Diese vermag nicht zu verhindern, daß einzelne bereits Infizierte der BCG-Impfung unterworfen werden. Es kann unter diesen Umständen vorkommen, daß der BCG für Erkrankungen verantwortlich gemacht wird, welche in Wirklichkeit auf eine frühere virulente Infektion zu beziehen sind. Daher wird beschlossen:

1. die Ustvedtsche Probe zur Feststellung der bazillären Allergie näher zu studieren,

2. zur Verwendung von GT Stellung zu nehmen, das nachweislich nicht einmal bei allen Tuberkulosekranken positive Reaktionen gibt.

Eine ausführliche Erörterung fand auf Anfrage des Bundesverteidigungsministeriums das Problem der *BCG-Impfung tuberkulinnegativer Rekruten der Bundeswehr*. Der Vorsitzende referierte über die Erfahrungen bei der französischen, schwedischen und Schweizer Armee, sowie die Altersaszension der tuberkulösen Meningitis infolge Verzögerung der Durchsuchung bei uns. Aus der Schweiz wurde über eine Tuberkuloseepidemie in der Rekrutenschule berichtet. Herr HEIN erklärte, daß zur Zeit bei uns trotz der gegebenen Sicherungsmaßnahmen wieder Offentuberkulöse eingestellt werden. Nach längerer Aussprache wurde die BCG-Impfung für *wünschenswert* erklärt.

Herr LYDTIN glaubt, die bestehende Gefährdung durch einfachere Maßnahmen bannen zu können, nämlich ein bei der Musterung bereits vorliegendes und von einem erfahrenen Arzt beurteiltes Röntgenbild, erneute Schirmbilduntersuchung innerhalb 8 Tagen nach Einziehung in die Kaserne und Auswertung innerhalb 2—3 Tagen, halbjährliche Überwachung des gesamten zivilen und militärischen Personals in der Kaserne. Diese Maßnahmen werden allerseits *neben* der BCG-Impfung für notwendig erklärt. Bezüglich ihrer Durchführung wird folgender Beschluß gefaßt:

„Die Untersuchung vor der Musterung — sowohl die Röntgenuntersuchung als auch der Tuberkulinkataster — muß je nach den örtlichen Verhältnissen von der Organisation (Schirmbildstelle) übernommen werden, die hierfür zur Verfügung steht und leistungsfähig ist. Die Kosten sollten von den Ländern, evtl. von den Kommunen getragen werden.“

Wenn zusätzlich die BCG-Impfung empfohlen wird, so wird das damit begründet, daß nicht nur innerhalb, sondern auch außerhalb der Kaserne Infektionen drohen und erfahrungsgemäß schon 2 oder 3 Monate nach negativen Schirmbilduntersuchungen Erkrankungen an Tuberkulose vorkommen. Hierüber liegen sowohl Erfahrungen aus Schweden wie Deutschland vor.

Nachdem in letzter Zeit an verschiedenen Stellen probeweise *BCG-Trockenimpfstoff* der Behringwerke Verwendung gefunden hat, wird hierüber diskutiert. Auf die Veröffentlichung des Berichterstatters SPIESS in der Monatsschrift für Kinderheilkunde **105**, 65 (1957) (KNOLL und SPIES: Über die BCG-Impfung mit Feucht- und Trockenimpfstoff der Behringwerke) wird verwiesen. Da allgemein günstige Erfahrungen vorliegen, wird vorgeschlagen, in Zukunft nur 3 Impfstoffe in die Richtlinien aufzunehmen, einen flüssigen, einen Trockenimpfstoff und einen Impfstoff für die Impfungen nach ROSENTHAL.

Erfahrungen mit der *oralen BCG-Impfung*, für die viel Interesse besteht, sind von WUNDERWALD gesammelt worden. Nach einmaliger Verabreichung von

0,1 g wurde teilweise erst verspätet Tuberkulinempfindlichkeit festgestellt, teilweise gar nicht. Nach 6maliger Verabreichung von 0,1 g (Vaccinatio concorrente der Brasilianer) fiel nach 8 Wochen die Pflasterprobe regelmäßig positiv aus, eine spätere völlige Auslöschung der Tuberkulinallergie wurde erwartet, aber nicht erreicht. Die Untersuchungen, müssen noch fortgesetzt werden, ehe ein ausreichendes Urteil abgegeben werden kann. Die passagere BCG Mesenterial-Lymphknotenentzündung, welche durch die anatomischen Untersuchungen von KOSTITCH-JOKSITCH festgestellt worden ist, muß Bedenken hervorrufen (Semaine Hôp. **1955**, 2213), da sie teilweise mit Nekrosen verbunden ist.

Dagegen liegen bezüglich der *Multipunkturmethode nach* ROSENTHAL aus Nordrhein-Westfalen günstige Erfahrungen großen Umfanges vor. 48565 Schulkinder wurden nach Mitteilung von Herrn LUTTERBERG in dieser Weise geimpft und reagierten allein auf die Salbenpflasterprobe zu 94% positiv. Lymphdrüsenkomplikationen wurden nicht beobachtet. Impfgeschwüre sind bei sachgemäßer Durchführung nicht zu erwarten. Die Methode erfordert mehr Zeit als die Intracutanmethode und größere Kosten, hat aber bei der Bevölkerung Anklang gefunden. Für Neugeborene bleibt man zweckmäßigerweise bei der Intracutanmethode, die ja hier erfahrungsgemäß kaum je Ulcerationen mit entsprechender Narbenbildung hervorruft.

Es steht nichts dem Wunsche *praktischer Ärzte* entgegen, die BCG-Schutzimpfung vorzunehmen. Voraussetzung ist allerdings, daß sie sich zuvor die nötige Übung in der Impftechnik verschaffen und sich in den Richtlinien des Zentralkomitees genau über die Notwendigkeit etwaiger Isolierung des Impflings unterrichten. Der Impfstoff kann von der nächstgelegenen Impfzentrale zur Verfügung gestellt werden.

Der Vorsitzende des Ausschusses wurde vom Niedersächsischen Landesgesundheitsrat zu einem Referat über die Notwendigkeit der BCG-Schutzimpfung auch nach der in den letzten Jahren erfolgten Senkung der Tuberkulosekranken- und Sterbeziffer im Kindesalter — aufgefordert. Anschließend wurde die Finanzierung aus Landesmitteln erörtert. Ebenso nahm der Vorsitzende auf Einladung des Innenministeriums des Landes Nordrhein-Westfalen an den Verhandlungen des Arbeitsausschusses für BCG-Impfungen der Arbeitsgemeinschaft des Rheinischen und Westfälischen Tuberkuloseausschusses teil. Vor den Kinder- und Frauenärzten Kölns wurde auf Wunsch der Kinderärzte speziell das Problem der Neugeborenenimpfung erörtert. (KLEINSCHMIDT: Medizinische **1956**, 1292). Insgesamt kann gesagt werden, daß das Interesse an der BCG-Impfung sowohl bei Ärzten wie bei der Bevölkerung zugenommen hat, aber doch noch regionär wechselnd ist.

3. Arbeitsausschuß für Milch und Tiertuberkulose

Vorsitzender: Prof. Dr. Dr. h. c. WAGENER, Hannover

Der Arbeitsausschuß trat am 12. Mai 1956 in Bad Homburg zu einer Sitzung zusammen. Verhandlungsgegenstand bildeten Technik und Desinfektionsmittel für die Stalldesinfektion im Rahmen der Rindertbk.-Bekämpfung bzw. -tilgung. Das Problem nimmt bei der immer mehr fortschreitenden Rindertbk.-Tilgung aktuelle Bedeutung ein, weil durch eine sorgfältige Desinfektion der Stallräume, die von Rindertbk. saniert worden sind, Reinfektionen in diesen sanierten Tierbeständen verhindert werden müssen. Außerdem sollen die Bundesratsausführungsvorschriften zum Viehseuchengesetz in ihrer Anlage A, die sich mit der praktischen Desinfektion u. a. auch bei der Tuberkulosebekämpfung befaßt, einer Revision nach dem neuesten Stand der Wissenschaft unterzogen werden. Hierfür sollen dem Gesetzgeber wissenschaftlich anerkannte Unterlagen an die Hand gegeben werden.

Als Verhandlungsgrundlage erstatteten Prof. TRAUTWEIN, Freiburg, und Prof. MEYN, München, die sich in der Vergangenheit eingehend mit dem Problem der praktischen Stalldesinfektion befaßt hatten, ausführliche Referate. Die Erörterung dieser Referate führte zu folgenden Entschlüssen:

1. Eine sichere Stalldesinfektion ist bei der Tbk.-Bekämpfung unerläßlich. Sie soll als Zwischendesinfektion nach der jeweiligen Entfernung von infizierten Tieren vom Tierbesitzer selber vorgenommen werden, während die Schlußdesinfektion von ausgebildeten Desinfektoren mit anerkannt wirkenden Desinfektionsmitteln ausgeführt werden soll.

2. Als wirksames Desinfektionsmittel hat sich bis dahin eine 3%ige Formaldehydlösung als Spray- bzw. Scheuerdesinfektion bewährt (bis dahin war in den Desinfektionsvorschriften im Rahmen des Viehseuchengesetzes eine 1%ige Formaldehydlösung vorgesehen worden). Andere Desinfektionsmittel, die mindestens 3% Formaldehyd enthalten, können ebenfalls zugelassen werden. Dagegen sollen nicht-Formalin-haltige Desinfektionsmittel nur dann für die Stalldesinfektion zugelassen werden, wenn ihre Wirksamkeit zuvor in 2 wissenschaftlichen Instituten gegenüber tuberkulösen Infektionsstoffen geprüft worden ist. Dabei sollten als Prüfungsmethoden die von dem Arbeitsausschuß für Desinfektion bei Tuberkulose ausgearbeiteten Prüfungsmethoden zugrunde gelegt werden.

Hiermit berührt die Arbeit des Ausschusses 3 die des Ausschusses 5. Dieser letztere Ausschuß hat inzwischen in seiner Sitzung vom 27. 8. 1956 beschlossen, daß die Entscheidung über anzuerkennende Desinfektionsmittel für die Stalldesinfektion vom Ausschuß 5 ausgesprochen werden soll.

Weiterhin wurde von dem Ausschuß eine Revision der Untersuchungsvorschriften für Trinkmilch auf TB. für notwendig erachtet. Mit dieser Frage soll sich der Arbeitsausschuß 3 in einer besonderen Sitzung befassen, auf Grund deren Ergebnisse dann der Bundesregierung sowie den Landesregierungen Vorschläge unterbreitet werden sollen.

Der Ausschuß nahm schließlich Kenntnis von dem Stand der Rindertuberkulosetilgung in der Bundesrepublik, für die im Haushaltsjahr 1956 aus Bundesmitteln 10 Millionen DM zur Verfügung gestellt wurden. Nach dem heutigen Stand kann damit gerechnet werden, daß die Sanierung der deutschen Rinderbestände in den nächsten 5 Jahren durchgeführt werden wird.

4. Arbeitsausschuß für Tuberkulose bei Studenten

Vorsitzender: Prof. Dr. HAGEN, Koblenz

Der Arbeitsausschuß zur Tuberkulose bei Studenten trat in seiner vollen Zusammensetzung im Berichtszeitraum nicht zusammen, da er auf seiner letzten

Arbeitssitzung im Februar 1956 über alle anhängigen Fragen beschlossen hatte und jetzt zunächst Erfahrungen bei der praktischen Durchführung gesammelt werden sollten. Es war beabsichtigt, im Anschluß an die Mitgliederversammlung in Baden-Baden den Ausschuß in St. Blasien zusammenkommen zu lassen, um an Ort und Stelle die Fragen des Hochschulsanatoriums zu besprechen. Auf Ersuchen des Deutschen Studentenwerkes wurde diese Besprechung auf einen späteren Zeitpunkt verlegt.

Am 1. Mai fand dann eine Aussprache des Generalsekretärs des DZK, des Vorsitzenden des Arbeitsausschusses für Tuberkulose bei Studenten, des Zentralverbandes des Deutschen Studentenwerkes, der Vorsitzenden der Hermann-Brehmer-Gesellschaft mit den Chefärzten der Sanatorien in St. Blasien statt, die der Beratung über die Methode der Studentenbetreuung diente.

Das Hochschulsanatorium St. Blasien hat nach jahrelangen Vorbereitungen im September 1956 seine praktischen Arbeiten aufnehmen können. Bereits in den ersten Monaten seines Bestehens — bis zum 31. 3. 1957 — konnten insgesamt 82 Veranstaltungen durchgeführt werden. Im gleichen Zeitraum stieg die Zahl der im Hochschulsanatorium befindlichen Studenten auf 70 an, womit die Anfangskapazität erreicht war. Die in enger Zusammenarbeit mit dem „Studium Generale" der Universität Freiburg durchgeführten Veranstaltungen dienten je zur Hälfte dem „Studium generale" und dem Fachstudium im Sinne der Arbeitstherapie. Im einzelnen handelte es sich um 26 Gastvorträge, 10 Seminare und 11 kulturelle Veranstaltungen, sowie 12 Vorlesungen und 23 Arbeitsgruppen.

Die Studien im Hochschulsanatorium erfahren durch den gegenüber dem Ausland kürzeren Kuraufenthalt sowie weiterhin durch die erforderlichen therapeutischen Maßnahmen eine nicht unerhebliche Einschränkung. Es ist daher ein geregeltes Studium in dem Umfang, wie es in französischen oder schweizer-Studenten-Sanatorien durchgeführt wird, in der Bundesrepublik nicht möglich. Daraus wird erklärlich, daß sich das Aufgabengebiet des Hochschulsanatoriums St. Blasien von den ausländischen Einrichtungen unterscheiden muß.

In den Besprechungen des Ausschusses wurde durch das Deutsche Studentenwerk immer wieder dargelegt, daß sich die Heilkur bei tuberkulös erkrankten Studenten in zwei Abschnitte gliedert, wobei bestimmend ist, daß die Studenten im Hochschulsanatorium in erster Linie Patienten und nicht Studierende seien. Im Vordergrund stehen demzufolge die klinischen Maßnahmen, die die Rehabilitation vorbereiten, um dadurch Rückfälle zu vermeiden.

Der erste Kurabschnitt macht vornehmlich die Einleitung einer intensiven Behandlung mit unbedingter Ruhe und das Eingehen des Arztes auf die besonderen psychischen Probleme des Kranken notwendig. Es muß daher die Aufgabe sein, dabei zu helfen, daß dem kranken Studenten die innere Einstellung zu seiner Krankheit vermittelt wird, die es ihm ermöglicht, sein Leben mit der Krankheit harmonisch weiterzuführen. Gerade bei den durch die Tuberkulose aus ihrem Studium gerissenen jungen Menschen kommt es in dieser Behandlungsphase darauf an, sie mit ihrem Schicksal zu versöhnen. Unter diesem Gesichtspunkt ist zunächst dem „Studium Generale" als der geeigneteren Methode gegenüber dem Fachstudium der Vorzug zu geben, um den Kranken nicht während des Heilverfahrens zu überfordern und dadurch den angestrebten Heilerfolg zu gefährden.

Bei eintretender Stabilisierung des Befundes konnten die Studierenden im zweiten Kurabschnitt ihr Fachstudium — soweit dies in einem Sanatorium überhaupt möglich ist — im Sinne der Arbeitsbelastung und des Trainings fortführen, wodurch der behandelnde Arzt gleichsam in die Lage versetzt wird, Aussagen über den Aktivitätsgrad des Befundes und die Leistungsfähigkeit des Kranken zu machen.

Im Hochschulsanatorium St. Blasien befinden sich zur Zeit durchschnittlich 60—70 kranke Studenten. Allein aus dem schnellen Anwachsen der Patientenzahl darf geschlossen werden, daß diese Einrichtung einem echten Bedürfnis der Kranken entspricht. Die Studenten sind in St. Blasien gruppenweise in zwei Heilstätten untergebracht. Mit den einzelnen Verwaltungen wurde vereinbart, daß kranke Studenten mit Vorrang aufgenommen werden. Durch die ausreichende Zahl der zur Verfügung stehenden Betten treten deshalb praktisch keine Wartezeiten auf.

Bedauerlicherweise steht noch immer eine ganze Reihe von Kostenträgern dem Bemühen des Deutschen Studentenwerkes, in St. Blasien ein Hochschulsanatorium zu unterhalten, skeptisch und abwartend gegenüber, obgleich für sie durch die Verlegung keine höheren Ausgaben entstehen als für eine Kur in einem allgemeinen Sanatorium. Es wäre zu wünschen, wenn künftig alle zuständigen Institutionen, ihrem grundsätzlichen Einverständnis entsprechend, die von ihnen betreuten kranken Studenten nach St. Blasien einweisen würden.

Das Deutsche Studentenwerk hat dort ein ständiges Sekretariat für das Hochschulsanatorium eingerichtet. Mit dem Aufbau einer wissenschaftlichen Bibliothek, die die gebräuchlichsten Fachbücher enthalten soll, wurde begonnen. Ihr Umfang beträgt schon jetzt etwa 1000 Bücher. Darüber hinaus wurde ein Lesezimmer eingerichtet, in dem die wichtigsten Fachzeitschriften, aber auch Tages- und Wochenzeitungen von Rang aufliegen sollen. Eine Sammlung von Tonbändern von Vorlesungen ist im Aufbau. In Kürze werden neben den bereits genannten Veranstaltungen Sprachkurse, Stenographiekurse sowie je ein Zirkel für Malen, Zeichnen und Musik eingerichtet.

Da das Deutsche Studentenwerk für diese Sozialeinrichtungen in der Anlaufperiode bis zum 31. 3. 1957 insgesamt 30000.— DM bereitgestellt hat, sind den Kostenträgern keine zusätzlichen Ausgaben entstanden. Es darf als sicher gelten, daß auch im Rechnungsjahr 1957/58 die erforderlichen Mittel durch das Deutsche Studentenwerk beschafft werden können.

Es ist über den Rahmen des Hochschulsanatoriums hinaus seit langem beabsichtigt, in Marburg ein Rekonvaleszentenheim für die Zwecke der Nachbehandlung zu bauen, jedoch ist das Projekt bislang an den Finanzierungsschwierigkeiten gescheitert. Wenn jedoch berücksichtigt wird, daß jährlich rund 800 Studierende aus den Heilstätten entlassen werden und sogleich an den Hochschulort zurückkehren, um mit den Studien zu beginnen, erscheint die Schaffung von Studentenheimen für die Nachbehandlung insbesondere auch deshalb erforderlich, weil etwa 70% der Studenten nicht bei ihren Angehörigen wohnen und auf sich selbst gestellt nicht nur ihrem Studium nachgehen, sondern auch für ihren Lebensunterhalt sorgen müssen.

5. Arbeitsausschuß für Desinfektion bei Tuberkulose

Vorsitzender: Prof. Dr. K. Heicken, Robert Koch-Institut, Berlin

In der Sitzung des Arbeitsausschusses am 27. 8. 1956 wurden folgende Themen erörtert:

1. Ergänzung der Gesichtspunkte betr. Desinfektion der Abwässer von Tuberkuloseanstalten

In einigen Bundesländern sind die Gesichtspunkte betr. die Desinfektion der Abwässer von Tuberkuloseanstalten auf dem Verordnungswege für die unterstellten Behörden verbindlich gemacht worden. In diesem Zusammenhang wurde angeregt, die Höhe des Chlorüberschusses, der zur Desinfektion der Abwässer notwendig ist, nicht nur für eine Verweildauer des Abwassers im Reaktionsbecken von 30 Min, sondern auch für 1 und 2 Std. anzugeben, weil unter diesen Bedingungen eine größere Wirtschaftlichkeit des Verfahrens erzielt werden könne. Auf Grund der von Prof. Heicken über die Desinfektion infektiöser Abwässer durchgeführten Untersuchungen kam der Ausschuß überein, dem Punkt 4a der Gesichtspunkte folgende Fassung zu geben:

„Bei einer Verweildauer des Chlors im Reaktionsbecken von $^1/_2$ Std. muß am Ablauf ein Chlorüberschuß von 5 mg/l, von 1 Std. von 3 mg/l und von 2 Std. von 2 mg/l nachweisbar sein.

Bei einer Temperatur des Abwassers von 12° C ist die Chlorkonzentration zu verdoppeln, bei noch tieferen Temperaturen zu verdreifachen.“

Revisionsbedürftig erwies sich ferner Punkt 5 der Gesichtspunkte betr. Behandlung des in Abwasseranlagen anfallenden Klärschlammes. Nach eingehender Diskussion wurde für Punkt 5 folgende Fassung vorgeschlagen:

„Der anfallende Schlamm ist in nassem Zustand mit mindestens 10 kg gemahlenem, gebranntem Ätzkalk (frischem Sackkalk) je m³ zu vermischen, auf Trockenbeeten bis zur stichfesten Beschaffenheit zu entwässern und alsdann zu kompostieren. Die Trockenbeete sollen auf durchlässigem Untergrund errichtet und nötigenfalls drainiert werden. Im letzteren Falle soll das Drain-Wasser dem Zulauf der Kläranlage zugeführt werden. Sofern keine Gefahr für Verunreinigungen des für Trink- und Brauchzwecke benutzten Grundwassers besteht, kann das vom Schlamm abgegebene Wasser versickert werden lassen.“

In Zusammenhang mit der Erörterung dieser Frage wurde von Prof. Wagener (Hannover) auch auf die Infektionsgefahr hingewiesen, die aus der landwirtschaftlichen Nutzung von Molkereiabwässern resultiert. Da diese Gefahrenquelle noch nicht hinreichend bekannt sei, wird empfohlen, die Gesundheitsbehörden darüber zu unterrichten, daß es untunlich sei, Abwässer aus Molkereien für landwirtschaftliche Zwecke zu verwenden, auch dann nicht, wenn sie vorher gechlort werden, da die Chlorung des Rohabwassers unwirksam sei.

2. Bücherdesinfektion in Lungenheilstätten

Die Frage, ob Bücher, die von Offentuberkulösen benutzt wurden, als infiziert anzusehen und deshalb zu desinfizieren seien, wird immer wieder von Bibliotheken gestellt, die an Lungenheilstätten Bücher ausleihen. Über die Notwendigkeit der

Durchführung von Desinfektionsmaßnahmen waren die Ansichten im Ausschuß geteilt. Mit Rücksicht auf das Bibliothekspersonal sei es jedoch angezeigt, daß Bücher, die von Offentuberkulösen benutzt worden sind, vor ihrer Rückgabe an die Bibliothek desinfiziert werden. Dem Bibliothekspersonal, das weiß, daß die Bücher von Tuberkulösen benutzt worden waren, muß das Gefühl der Sicherheit gegeben werden, daß durch eine gründliche Desinfektion die Ansteckungsgefahr beseitigt ist. Im übrigen besteht dazu sogar die Pflicht, da nach den seuchengesetzlichen Bestimmungen alle Gegenstände, die mit Infektionskranken in Berührung gekommen sind, — demnach auch die Bücher — vor ihrer Wiederverwendung desinfiziert werden müssen. Aus der Diskussion über die bisher zur Bücherdesinfektion vorgeschlagenen Verfahren (Heißluft- und Formalinverfahren) ging hervor, daß es bisher trotz zahlreicher Bemühungen nicht gelungen ist, eine praktisch befriedigende Lösung für diese Desinfektionsaufgabe zu finden. Zur Klärung der strittigen Punkte hat sich Herr Chefarzt EFFENBERGER (Heilstätte Stillenberg) bereit erklärt, Untersuchungen darüber anzustellen, ob an häufig benutzten Büchern aus der Bibliothek seiner Heilstätte Tuberkelbakterien nachweisbar sind und in welcher Weise ihre Desinfektion am zweckmäßigsten durchgeführt werden kann.

3. Desinfektion von Telefonapparaten

Nach Erörterung der im Schrifttum über diesen Gegenstand gemachten Ausführungen und der im Robert Koch-Institut durchgeführten Untersuchungen kam der Ausschuß zur Auffassung, daß im Telefon keine überdurchschnittliche Infektionsquelle zu erblicken sei. Die Infektion auf dem Atemwege beim Telefonieren erscheint sogar weniger wahrscheinlich als bei Menschenansammlungen in Räumen oder Transportmitteln, wo man sich anspricht oder anhustet. Die Infektionsgefahr sei auch nicht größer zu veranschlagen als bei gemeinsamer Benutzung anderer als Keimträger verdächtiger Gegenstände wie z. B. von Handgriffen, Haltestangen, Geldscheinen.

Desinfektionsmaßnahmen an öffentlichen Fernsprechern werden deshalb als nicht notwendig erachtet. Man sollte sich mit der regelmäßigen Reinigung der Fernsprecher, wie sie bereits von der Postverwaltung in regelmäßigem Turnus durchgeführt wird, begnügen. In Lungenheilstatten, die einen Sonderfall darstellen, könne nach vollzogener Reinigung als zusätzliche Maßnahme das feuchte Abwischen der Geräte mit 60%igem Propylalkohol empfohlen werden. Auch sei es zweckmäßig, den Patienten ein eigenes Fernsprechgerät zur Verfügung zu stellen.

4. Anträge um Aufnahme neuer Desinfektionsmittel in die „Desinfektionsordnung bei Tuberkulose“

Vor der Erörterung der eingegangenen Anträge wird vom Vorsitzenden auf die Schwierigkeiten bei der Prüfung von Mitteln zur Desinfektion bei Tuberkulose hingewiesen, die sich aus der unterschiedlichen Virulenz der Tuberkelbakterien ergeben, wodurch der Vergleich der Untersuchungsergebnisse verschiedener Prüfstellen sehr erschwert wird. Zur Vereinfachung des Prüfungsverfahrens wird in Vorschlag gebracht, daß künftig eine Stelle das Desinfektionsverfahren ausarbeitet und die zweite Prüfstelle sich ausschließlich darauf beschränkt, das in Vorschlag gebrachte Verfahren möglichst oft zu erproben.

Auf Grund der eingereichten Anträge und Gutachten wurde vom Ausschuß die Aufnahme folgender Mittel in die Desinfektionsmittelliste befürwortet:

Name des Präparates	Beantragter Verwendungszweck	Gebrauchs-verdünnung %	Einwir-kungszeit Std.
Gevisol	Wäschedesinfektion	0,5	12
		1,0	4
Septanin	Wäschedesinfektion	1,5	12
		4,0	4
Phendesin	Wäschedesinfektion	1,5	12
		4,0	4
Phenol-Lysoform S[1] .	Wäschedesinfektion	1,0	12
		2,0	4
Killophen	Wäschedesinfektion	1,5	12
		4,0	4
TB-Lysoform	Sputumdesinfektion	5,0	4

[1] Phenol-Lysoform S soll nach Mitteilung des Hersteller künftig unter dem Namen Grobdesin in den Handel kommen.

Als nicht ausreichend durch Gutachten begründet und deshalb vorerst abgelehnt wurden die Anträge der Firma Lysoform auf Zulassung der Präparate *Lyorthol* und *Tb-Lysoform* zur Wäschedesinfektion sowie auch von *Lysoform-technisch*, dessen Zulassung ohne die Vorlage eines Gutachtens beantragt wurde. Abgelehnt wurden ferner die Anträge der Firma Saile & Sohn, Berlin, auf Zulassung der Präparate *Neosept F* und *Neosept G*, ferner der Antrag der Firma Apotheker Sander, Weilburg a. d. Lahn, auf Zulassung des Präparates *Wasopon;* das Präparat *Tego 51 D* der Firma Goldschmidt, Essen, soll als Desinfektionsmittel für Lebensmittelbetriebe einer weiteren Prüfung unterzogen werden, nachdem sich der Arbeitsausschuß auch für diesen Anwendungsbereich von Desinfektionsmitteln als zuständig erklärt hat.

Ein Antrag auf Streichung des im Nachtrag 3 der Desinfektionsordnung bei Tuberkulose zur thermischen Wäschedesinfektion empfohlenen *Saptenolverfahrens* wurde nach ausgiebiger Erörterung vom Ausschuß als unbegründet abgelehnt.

6. Arbeitsausschuß für Röntgenschirmbilduntersuchungen und für Röntgentechnik

Vorsitzender: Prof. Dr. Heinz Lossen, Mainz

Eine Sitzung des Arbeitsausschusses fand im Berichtsjahr nicht statt. Auf dem *II. Internationalen Schirmbildkongreß* vom 4. bis 7. April 1956 in Paris hatte der Vorsitzende des Arbeitsausschusses ein Referat übernommen. Thema: „Wahl des besten Formates und der besten Filmqualität in der Radiographie". Äußere Gründe erlaubten seine Teilnahme nicht. Sein Oberarzt, Dr. J. Franzen trug das Referat vor, beteiligte sich an der Aussprache sowie an der Arbeit des Comitees on Radiology and Mass Radiography (Obmann: Prof. Dr. A. Maisani). Die Ausführungen des Referates kamen in den „Röntgen-Blättern" — 10 (1957): 227 bis 233 — zum Abdruck.

Wie die Zahl der mündlichen, schriftlichen und literarischen *Berichte* belegt, wurde allenthalben dank der Unterstützung der zuständigen staatlichen Stellen — das beweist der Inhalt — zielstrebig und eifrig mit dem Röntgenschirmbildverfahren in der westdeutschen Lungentuberkulosefürsorge gearbeitet. Vielleicht gelingt es, in Zusammenarbeit mit dem statistischen Arbeitsausschuß, *statistische* Zusammenstellungen über den Leistungsumfang und vor allem das Ergebnis der Röntgenschirmbilduntersuchungen dem III. Internationalen Kongreß für Schirmbildröntgenologie in Stockholm vom 20. bis 23. August 1958 vorzulegen. Man unterschätze den Wert einer solchen Arbeit nicht!

Überall ist man bestrebt, die Röntgenschirmbilduntersuchungen nicht zu einem reinen *Verwaltungsakt* werden zu lassen, bei dem der *Arzt* während seiner an sich möglichen persönlichen Begegnung mit dem Kranken, also bei der Aufnahme, wenig oder gar nicht in Erscheinung tritt. Daß hier aus finanziellen Gründen der ärztliche Personalstand der Röntgenschirmbildeinrichtungen vielerorts zu knapp bemessen ist, kann nur bedauert werden.

Von seiten der Träger der Röntgenreihenuntersuchungen wird das Ergebnis als das einer echten ärztlichen Maßnahme im Rahmen *präventiver* Aufgaben einer umsichtigen öffentlichen Gesundheitspflege in zunehmendem Maße gewertet. Diese Einstellung gegenüber den öffentlichen Tuberkulosefürsorgestellen ist um so nötiger, als die Kostenfrage von Vorsorgeuntersuchungen bislang noch keineswegs einheitlich geregelt ist.

Den *Kritikern,* die der Ansicht sind, die Aufgabe der Gesundheitsämter bzw. der öffentlichen Lungenfürsorgestellen — bei der Tuberkulosebekämpfung nicht bekannte, nicht richtig diagnostizierte oder verheimlichte Erkrankungen an Lungentuberkulose festzustellen — würde weit besser in der ärztlichen Sprechstunde durchgeführt, ist immer wieder entgegenzuhalten, daß auch heute noch ein nicht geringer Prozentsatz tuberkuloseverdächtiger Personen oder bereits wirklich Erkrankter erst durch die Schirmbildaktion aufgespürt wird. Solche Personen können anschließend unverzüglich den in freier Praxis behandelnden Ärzten zugeführt werden, während sie ihnen andernfalls, d. h. ohne das Ergebnis der Schirmbildaktion, mindestens noch längere Zeit entgehen würden.

Immer wieder muß gefordert werden, mit der *Aufklärung* der Bevölkerung über die Eigentümlichkeit des Krankheitsgeschehens bei der Lungentuberkulose, die lange unbemerkt bleiben kann oder mißdeutet wird, und über den Sinn der Röntgenreihenuntersuchungen nicht zu ermüden. Es ist richtig, daß hierbei der Tätigkeitsaufwand des einzelnen Arztes nicht immer in einem ihn befriedigenden Verhältnis zum Ergebnis zu stehen scheint. Ist das aber nicht auch sonst in der Heilkunde der Fall? Eine sinnvolle Unterrichtung der Laien muß darauf hinweisen, daß enges Zusammenleben in der Familie, in Lehrstätten und an Arbeitsplätzen, z. B. der Aufenthalt in Seminaren der Studenten, in Wohnheimen usw., gesteigert die Gefahr der Weiterverbreitung der Lungentuberkulose durch *eine* erkrankte Person heraufbeschwört. Daß dann die Verhältnisse auf dem offenen Land oft weit schwieriger zu bearbeiten sind als in der Stadt, liegt in den äußeren Umständen begründet. Bewegungsbehinderte alte Leute sind nicht selten versteckte Infektionsquellen, die nicht übersehen werden dürfen. Ihnen nachzugehen gelingt einem großen Röntgen-Omnibus, oft schon aus verkehrstechnischen Gründen, in entlegenen Bezirken der Ebene wie des Gebirges nicht in jedem Fall. Der rückfällig Gewordene ist nicht immer geneigt, seine vielleicht nach langer Kurzeit wiedergewonnene Arbeitsfähigkeit ohne weiteres aufzugeben. Um so weniger sehen solche Personen ein, daß sie erneut erkrankt sein könnten, wenn eine gewisse

Tagespresse allzugern nachdrücklich den Sieg der modernen Behandlungsweisen über die Lungentuberkulose in einprägsamen Schlagzeilen herausstellt.

Das selbstverständliche Bemühen, *haushälterisch* namentlich mit öffentlichen Mitteln umzugehen, darf niemals vergessen, welche Gefahr ein einziger Offen-Tuberkulöser für seine Umgebung darstellt. Solange Röntgenstrahlen das wirksamste Mittel sind, um eine Phthise frühzeitig zu erfassen, sind wir Ärzte verpflichtet, dieses Untersuchungsverfahren durchzuführen, mag das technische und methodische Wie dem Wandel unterliegen.

Auch die Forderung nach ständiger gehöriger Unterweisung aller *Ärzte* muß beachtet werden. Schon im Unterricht der Studenten, erst recht bei der Weiterbildung der Ärzte und nicht zuletzt in den staatsmedizinischen Lehrgängen ist es notwendig, ein entsprechendes Wissen um die Schirmbilduntersuchung, ihre Möglichkeiten und Grenzen sowie Fehlerquellen vorzuführen. Auch die Schulen der med.-techn. Assistentinnen müssen entsprechende technische Belehrungen einbauen. Von ganz besonderer Bedeutung ist das Wissen um den *Strahlenschutz* der Kranken und Beschäftigten und den sinnvollen Umgang mit Strahlenschutzplaketten. Auch hier muß man um die Irrtumsmöglichkeiten der Methode wissen.

Die Notwendigkeit, aufs engste mit den Arbeitsausschüssen für Tuberkulosefürsorge, für Tuberkulose bei Studenten, für Kindertuberkulose, für Arbeitsfürsorge und Rehabilitation bei Tuberkulose und für Statistik *zusammenzuarbeiten*, bedarf keines Hervorhebens. Gerade das Röntgenbild als Symbol benötigt zur Ausdeutung der Hilfen aus anderen nichtröntgenologischen Bereichen. Selbstverständlich wird der Ausschuß für Tuberkulose und Gesetzgebung sich zu gehöriger Zeit mit Fragen *gesetzlicher Ordnung* des Durchführens von Schirmbilduntersuchungen der gesamten Bevölkerung oder bestimmter gezielter Untersuchungen zu beschäftigen haben.

Schon seit einiger Zeit macht sich eine Unruhe in der Bevölkerung geltend, die sich in Zusammenhang mit der Angstpsychose wegen der Auswirkungsmöglichkeit unkontrollierter Kernenergien auch mit der zwangsläufigen Röntgenreihenuntersuchung der Lungen beschäftigt. Personen weigern sich, zu den gesetzlich angeordneten Schirmbilduntersuchungen zu kommen. Darunter befinden sich auch Lehrpersonen, die um ihre Verantwortung den zu Unterrichtenden gegenüber wissen sollten! Hier ist es notwendig, nach jeder Richtung hin — naturwissenschaftlich, medizinisch und staatsrechtlich — die Begriffe klar auseinanderzuhalten. Tageszeitungen, die sich darüber erregen, daß ein tuberkulosekranker Lehrer einen großen Teil seiner Schulkinder infizieren konnte, sind leider ebenso bereit, eine längst bewährte, einzigartige Gesundheitskontrolle, wie die Röntgenschirmbilduntersuchung der Lungen, als Eingriff in die persönliche Freiheit und damit als Verletzung des Grundgesetzes anzuprangern!

7. Arbeitsausschuß für Kindertuberkulose

Vorsitzender: Prof. Dr. Opitz, Heidelberg

Im Berichtsjahr hat keine Ausschußsitzung stattgefunden.

1. In der Sitzung im Jahre 1955 war eine Generalisierungsprophylaxe für tbk.-infizierte Kinder der ersten beiden Lebensjahre empfohlen worden, und zwar mit INH. Eine Kombination mit PAS zur Resistenzverhütung von Tbk.-Bakterien wurde für überflüssig gehalten, da ein Resistentwerden der Keime belanglos

oder vielleicht sogar nicht unerwünscht erschien. Dieses Problem ist jedoch noch keineswegs geklärt. In letzter Zeit mehren sich Stimmen, die eine gegenteilige Ansicht vertreten. Unsere bisherige Generalisierungsprophylaxe muß also noch einmal überprüft werden. Das ist auch aus einem anderen Grunde erforderlich. In anderen Ländern dehnt man nämlich die prophylaktische Anwendung von Tuberkulostatika weiter aus.

Debré, Paris [New Engl. J. Med. **255**, 794 (1956)] empfiehlt nicht nur, Kinder in den ersten 2 Lebensjahren sowie in der Pubertät und in der Nachpubertätsperiode, die irgendwelche Allgemeinerscheinungen oder röntgenologische Veränderungen aufweisen, mit INH *und* PAS zu behandeln, sondern auch solche, die massiven Infektionen ausgesetzt sind. Ob man allergische Kinder ohne Symptome behandeln solle, sei strittig.

Daddi und Giotti [Giorn. ital. Tbk. **11**, 10 (1957)] wollen die INH-Prophylaxe auch bei tuberkulinnegativen Kindern, die in tuberkulösem Milieu leben, angewendet wissen. Das würde also eine *Ansteckungs*prophylaxe bedeuten.

An der stationären Anwendung von INH bei Kleinkindern sollte festgehalten werden.

2. Es müssen Erhebungen angestellt werden, ob stationär behandelte Kinder mit Primärtuberkulose in das häusliche Milieu mit einer fließenden Infektionsquelle entlassen werden können. Vogt, München [Brauers Beitr. **108**, 81 (1953)] hat zwar keinen Unterschied im weiteren Verlauf der Tuberkulose bei tuberkulösem und nichttuberkulösem Milieu gesehen, doch sind hier weitere Untersuchungen dringend erforderlich. — Problem der Superinfektion. — Wenn die BCG-Impfung tatsächlich einen Schutz vor Erkrankung auch bei fließender Infektionsquelle gewährt (Dannenbaum und Bingel, Dtsch. med. Wschr. **1957**, 919), so wäre erst recht ein Schutz durch spontane Infektion zu erwarten.

3. Große Schwierigkeiten bereitet die Unterbringung von Kleinkindern mit Primärtuberkulose nach Abschluß der stationären Behandlung, sofern sie in Krippen, Kinderheime oder Waisenhäuser kommen sollen. Wenn auch die Ansteckungsfähigkeit gering sein dürfte, so erscheint doch eine Abtrennung von nichtinfizierten Altersgenossen erforderlich, weswegen besondere Abteilungen eingerichtet werden müßten.

8. Arbeitsausschuß für Arbeitsfürsorge und Rehabilitation bei Tuberkulose

Vorsitzender: Ministerialrat a. D. Dr. Paetzold, Bonn

Im Berichtsjahr hat der Arbeitsausschuß im Hinblick auf das dem Bundestag vorliegende umfassende Sozialversicherungswerk, das neue soziale Grundlagen schaffen wird, keine Sitzung abgehalten. In der vorjährigen Sitzung am 8. Oktober 1955 in Koblenz war beschlossen worden, die Bundesanstalt für Arbeitsvermittlung und Arbeitslosenversicherung zu bitten, eine statistische Erfassung der arbeitssuchenden Tuberkulösen durchzuführen, um einen genauen Überblick über das Ausmaß des in Frage kommenden Personenkreises zu gewinnen. Diese Statistik hat die Bundesanstalt für Arbeitsvermittlung und Arbeitslosenversicherung am 3. August 1956 übermittelt; sie wird im Anhang des Tuberkulose-Jahrbuches veröffentlicht. Bei der relativ kleinen Zahl der arbeitssuchenden Tuberkulösen muß berücksichtigt werden, daß nur solche Personen gezählt werden konnten, die sich beim Arbeitsamt als Arbeitssuchende gemeldet haben. Die absolute Zahl der Arbeitsplatz-bedürftigen Tuberkulösen, die sich aus irgendwelchen Gründen *nicht* beim Arbeitsamt melden, dürfte erheblich größer sein.

Am 30. März 1957 hat die Bundesanstalt außerdem einen Erfahrungsbericht über die Arbeitsvermittlung von Tuberkulösen übersandt. Folgendes ist daraus besonders wichtig: Die bei vielen Arbeitsämtern eingetretene Verringerung der Zahl der arbeitslosen Tuberkulösen hängt in erster Linie mit der guten Arbeitsmarktlage zusammen. Als besondere Schwierigkeit stellt die Bundesanstalt jedoch eine gewisse grundsätzliche Abneigung der Betriebsleiter und Personalräte gegen die Beschäftigung von Tuberkulösen fest; sie ist überwiegend durch übertriebene Furcht vor Ansteckung und vor einer Gefährdung des Betriebsfriedens hervorgerufen. Die Bundesanstalt vertritt die gleiche Meinung wie der Arbeitsausschuß, daß eine intensive Aufklärung durch Presse und Film sowie durch die Arbeitgeberverbände und Gewerkschaften dringend notwendig ist.

Die Vermittlung der in ihrer Leistungsfähigkeit nur wenig eingeschränkten Tuberkulösen gelingt zumeist in relativ kurzer Frist, während bei den Tuberkulösen, deren physischer Allgemeinzustand nur eine geringe Arbeitsbelastung zuläßt, die Schwierigkeiten bei der Beschaffung eines geeigneten Arbeitsplatzes größer sind. Eine gute Hilfe hierbei bietet die Möglichkeit einer Gleichstellung nach § 2 des Schwerbeschädigtengesetzes. Für diesen Kreis wird auch die Vermittlung von Halbtags- oder stundenweiser Beschäftigung durchgeführt.

Besondere Schwierigkeiten bereitet die Vermittlung von Tuberkulösen, die über keine speziellen Berufskenntnisse verfügen, oder nicht mehr in ihrem erlernten Beruf beschäftigt werden können. Durch zweckentsprechend durchgeführte Fortbildungs- und Umschulungsmaßnahmen konnten diese jedoch wesentlich verringert werden.

Die Bundesanstalt stellt ferner fest, daß die Zusammenarbeit der Dienststellen der Bundesanstalt mit den Gesundheitsämtern und den Tuberkulose-Fürsorgestellen durchweg als gut bezeichnet werden kann. Die Zusammenarbeit zwischen den Arbeitsämtern und den Heilstätten verläuft den jeweiligen örtlichen Verhältnissen angepaßt. So führen viele Arbeitsämter regelmäßig Sprechstunden in den Heilstätten durch, während andere ihre Vermittler nur auf Anforderung in die Heilstätten schicken oder sich nach Übereinkunft mit den Chefärzten der Heilstätten auf die Bearbeitung der ihnen von den Gesundheitsämtern oder den Heilstätten übersandten Arbeitsgesuche beschränken. Die Bundesanstalt bedauert, daß zur Zeit in den Heilstätten noch verhältnismäßig wenig arbeitstherapeutische Maßnahmen durchgeführt werden können, da solche sich für die Arbeitsvermittlungen als außerordentlich nützlich erwiesen haben. Die Präsidenten der Landesarbeitsämter haben sich über die Erfolge der Richtlinien des Zentral-Komitees für die Beschäftigung von Lungentuberkulösen an geeigneten Arbeitsplätzen in der Praxis lobend geäußert. Ein Präsident hat darüber hinaus angeregt, die *Arbeitsbehandlung* in der Heilstätte (Ziffer I/6 und II/5 der Richtlinien) nicht nur als „erwünscht“ zu bezeichnen, sondern zwingend zu fordern.

Diese Forderung wird aller Voraussicht nach mit dem neuen Tuberkulosehilfegesetz, das in der 2. Legislaturperiode des Deutschen Bundestages nicht verabschiedet wurde und in der neuen Legislaturperiode erneut behandelt wird, erfüllt werden. Für § 2 des Gesetzentwurfes, der die Heilbehandlung umreißt, ist vorgesehen, daß auch Maßnahmen zur Erhaltung und Wiederherstellung der Arbeitsfähigkeit zur stationären Behandlung gehören. Damit würde anerkannt, daß Beschäftigungs- und Arbeitstherapie zu den Heilbehandlungsmaßnahmen gehören.

Bei der Beratung des Tuberkulosehilfegesetzes hatte der Bundestags-Ausschuß für Fragen der öffentlichen Fürsorge die Ressorts gebeten, § 10, der die Eingliederungshilfe behandelt, neu zu formulieren. Bei der Vorbereitung der Neufassung waren auch zwei Mitglieder des Arbeitsausschusses für Arbeitsfürsorge und Rehabilitation beteiligt.

Die Hilfe zur Eingliederung in das Arbeitsleben umfaßt nach der letzten Fassung dieses Gesetzes

1. Hilfe zur Schulbildung,
2. Hilfe zur Berufsausbildung, -fortbildung oder -umschulung oder zur Befähigung für eine andere Tätigkeit,
3. Hilfe zur Unterbringung im Beruf oder einer anderen Tätigkeit,
4. Nachgehende Hilfe, soweit die Erkrankung besondere Maßnahmen erfordert.

Da auch in dem neuen Rentenversicherungsgesetz Rehabilitationsmaßnahmen ausdrücklich verankert sind, werden in Zukunft genügend bundesgesetzliche Grundlagen vorhanden sein, um das Anliegen des erwähnten Ausschusses zu erfüllen.

Mit diesen gesetzlichen Möglichkeiten, die vor allem eine wirtschaftliche Sicherung für den Tuberkulosekranken und seine Familienangehörigen einschließen, und mit einer sinnvolleren Gestaltung der Heilstättenbehandlung durch kulturelle Betreuung, Beschäftigungs- und Arbeitstherapie wird es hoffentlich auch gelingen, die Zahl der zur Zeit beängstigenden Kurabbrüche auf ein Mindestmaß zu beschränken.

Die Tagung der wissenschaftlichen Gesellschaft Südwest-Deutscher Tuberkulose-Ärzte im Mai 1956 mit dem Thema „Rehabilitation Tuberkulosekranker" hat weite Kreise für dieses Problem interessiert. Zahlreiche Einzelanfragen an den Vorsitzenden und an Mitglieder des Arbeitsausschusses wurden beantwortet und Material zur Verfügung gestellt. Nach Verkündung des Tuberkulosehilfegesetzes wird in einer Sitzung des Arbeitsausschusses die Frage zu klären sein, ob eine Neufassung der Richtlinien notwendig ist.

9. Arbeitsausschuß der Landesstellen im Deutschen Zentralkomitee zur Bekämpfung der Tuberkulose

Vorsitzender: Direktor ZAPPE, Lübeck

Über die Aufgaben und Ziele des Arbeitsausschusses ist im Tuberkulose-Jahrbuch 1954/55 (S. 28) ausführlich berichtet worden. Eine Sitzung des Arbeitsausschusses hat im Berichtsjahr nicht stattgefunden. Im September 1956 hat der langjährige verdienstvolle Vorsitzende des Arbeitsausschusses, Herr Landesrat a. D. Dr. med. h. c. SERWE, sein Amt aus Gesundheitsgründen niedergelegt. Nach dessen Tod wurde Direktor ZAPPE zum neuen Vorsitzenden des Arbeitsausschusses gewählt und durch das Präsidium in seinem Amt bestätigt.

10. Arbeitsausschuß für Tuberkulosegesetzgebung

Vorsitzender: Prof. Dr. SCHMITZ, Düsseldorf

Der Arbeitsausschuß zur Tuberkulose-Gesetzgebung ist auch in diesem Berichtsjahr nicht zusammengetreten. Wir hatten gehofft, daß das Gesetz über die Tuberkulose-Hilfe (T.H.G.) im Sommer 1957 endlich verkündet werden würde. Diese Hoffnung hat sich leider nicht erfüllt. Der Entwurf zum T.H.G., den der Arbeitsausschuß im Jahre 1951 erstmalig vorgelegt hatte, ist im Laufe der Jahre in Bonn durch eine Menge von Ausschüssen gegangen und von zahlreichen Gremien bearbeitet worden. Endlich hatte dann im vergangenen Juni der Bundestag das T.H.G. verabschiedet, und wir hatten geglaubt, nunmehr der Verkündung des Gesetzes nahe zu sein. Aber der Bundesrat hatte Bedenken, dem T.H.G. in dieser Form zuzustimmen. Er rief den Vermittlungsausschuß an. Sein Vorschlag wurde auf der letzten Sitzung des Bundestages vor seiner Auflösung einstimmig abgelehnt. Auf einer nun folgenden Sitzung lehnte der Bundesrat es ab, von seinem früheren Standpunkt abzugehen. Damit ist das T.H.G. in der Legislaturperiode des 2. Bundestages gescheitert. Es ist gescheitert letztlich an der Frage, wer die Mittel für die Tuberkulose-Hilfe aufzubringen hat. Im Interesse einer einheitlichen Tuberkulosebekämpfung und besonders im Interesse der Tuberkulosekranken ist es tief bedauerlich, daß sich Landesfürsorgeverbände und Rentenversicherungsträger über Kompetenz- und Finanzfragen nicht einigen konnten. Wir können jetzt nur mit allen Mitteln darauf dringen, daß der neue Bundestag sich beschleunigt des T.H.G. annimmt und es baldigst zur Verkündung bringt.

Im Hinblick auf diese Erwartungen wurden gesonderte Probleme der Gesetzgebung in diesem Arbeitsausschuß nicht erörtert.

11. Arbeitsausschuß für Chemotherapie

Vorsitzender: Prof. Dr. LYDTIN, München

Der Ausschuß trat am 4. 3. 1956 in Borstel zu einer Arbeitssitzung zusammen. Beraten wurde, ob Veranlassung besteht, von seiten des Ausschusses irgendwie zur praktischen Durchführung der Behandlung mit tuberkulostatischen Mitteln Stellung zu nehmen. Die Mitglieder gingen dabei von der Meinung aus, daß es nicht Aufgabe des Ausschusses sein könne, zu allen Fragen der Chemotherapie ex cathedra Stellung zu nehmen, wohl aber dann, wenn es darauf ankomme, grobe Mißstände abzustellen oder die Kostenträger auf die Notwendigkeit besonderer Maßnahmen aufmerksam zu machen, daß aber die weitere Entwicklung zunächst dem über die ganze Welt gehenden Erfahrungsaustausch überlassen bleiben müsse.

Es wurden in einer eingehenden Diskussion die Hauptfragen der Routinebehandlung durchgesprochen. Man war sich einig, daß bei allen Fällen aktiver Lungentuberkulose Chemotherapie angewendet werden soll und muß. Es herrschte Einigkeit darüber, daß eine Behandlung nur mit tuberkulostatischen Mitteln ohne eine der Heilstättenbehandlung entsprechende Allgemeinbehandlung unzureichend ist, daß aber insbesondere eine chemotherapeutische Vorbehandlung bis zur Aufnahme in die Heilstätte sehr gut vertretbar und die ambulante Nachbehandlung nach der Heilstättenkur eine Selbstverständlichkeit ist.

Ebenso herrschte allgemeine Übereinstimmung, daß an der bisher empfohlenen Kombinationsbehandlung festgehalten werden soll. Es bestand wegen einer Anfrage besonderer Anlaß, zur Frage der parenteralen PAS-Behandlung Stellung zu nehmen. Sie schien zur Routinebehandlung nach Ansicht der Mehrzahl der Ausschußmitglieder, abgesehen von besonderen Fällen, wenig geeignet. Allen Beobachtungen nach führt sie sich aber auch in Deutschland mehr und mehr ein.

Zur Behandlung mit Pyrazinamid und Cycloserin lagen noch nicht hinreichende Erfahrungen vor, um dazu Stellung zu nehmen. Die Erörterung über die Anwendung von Cortison und ACTH bei gleichzeitiger Gabe von tuberkulostatischen Mitteln ergab keine neuen Gesichtspunkte.

Allgemein kam in der Besprechung zum Ausdruck, daß im Anfang der Chemotherapie zeitlich wohl zu kurz behandelt wurde, daß wohl immer eine Mindestbehandlungszeit von 6 Monaten, meist bis zu 12 Monaten — nicht selten eine noch längere — notwendig ist.

Hinsichtlich der Kombinationspräparate mit gering dosierten PAS-Mengen kamen die Mitglieder des Ausschusses zu der Meinung, daß die theoretischen Begründungen, mit denen die Kombinationspräparate mit unterschwelligen PAS-Anteilen propagiert werden, den bisherigen Erfahrungen über die Voraussetzung einer wirksamen Kombinationstherapie nicht entsprechen.

Bei der Diskussion über weitere neue Mittel kam der Ausschuß einmütig zu der Auffassung, daß vor der Verwendung neuerer Mittel in der Praxis sorgfältige experimentelle Untersuchungen abgewartet werden sollten. Auch glaubte der Ausschuß, bei der Publikation von klinischen Erfahrungen über therapeutische Ergebnisse größte Zurückhaltung empfehlen zu sollen.

Die Besprechung führte zu dem Ergebnis, daß zu einer besonderen Verlautbarung des Ausschusses — abgesehen von der Stellungnahme zu den Kombinationspräparaten mit unterschwelligen PAS-Anteilen — ein Anlaß nicht bestehe.

Die seit der Sitzung des Ausschusses verstrichene Zeit hat eine kaum übersehbare Zahl von Mitteilungen über die Behandlung mit tuberkulostatischen Mitteln gebracht. Als für die Weiterentwicklung wesentliche Fragen zeichnen sich etwa folgende ab:

1. Welche klinische Bedeutung kommt der Entwicklung resistenter Bakterien zu?
2. Wie ist die kurative Wirkung neuer Tuberkulostatica einzuschätzen?
3. In welchem Umfange ist eine Chemoprophylaxe angezeigt?

Zu 1. Herrscht auch Übereinstimmung darüber, daß die Feststellung Streptomycin- und PAS-resistenter Bakterien die weitere Anwendung dieser Mittel wenig aussichtsreich, ja fast aussichtslos macht, so ist die Frage der Bedeutung INH-resistenter Stämme mit ihren oft starken biologischen Veränderungen (Verlust der Katalase-Aktivität und Virulenzminderung für einige Tierarten) sowohl in therapeutischer, wie in epidemiologischer Hinsicht einstweilen nicht abgeklärt. Das zeigen die sehr eingehenden Verhandlungen auf dem letzten Kongreß der Internationalen Union gegen die Tuberkulose in New Delhi. Wohl ist die Zahl frischer Erkrankungen, bei denen INH-resistente Stämme festgestellt werden können, trotz der an und für sich so häufigen INH-Resistenz auffallend gering, aber die Zeit der Anwendung der INH-Präparate ist zu kurz, als daß daraus heute schon verbindliche Schlüsse über die epidemiologische Bedeutung INH-resistenter

Stämme gezogen werden könnten. Für die weitere Erforschung dieser Frage wird es notwendig sein, die Untersuchungen über die Häufigkeit des Vorkommens primär-INH-resistenter Tuberkelbakterien intensiv fortzusetzen.

Bei allen Schlüssen, die aus der klinischen Verlaufsbeobachtung von Kranken mit INH-resistenten Stämmen gezogen werden — z. B. daß dabei auch fortschreitende Tuberkulosen beobachtet werden —, wird offenbar die verschieden große oder geringe natürliche Widerstandskraft des Makroorganismus zu wenig beachtet. Einzelfälle lassen keine Schlüsse zu. Die statistische Auswertung des klinischen Verlaufs vieler Kranker mit INH-resistenten Stämmen stößt bei der außerordentlichen Verschiedenartigkeit der einzelnen Krankheitsbilder auf Schwierigkeiten, da sie eben sehr große Beobachtungsreihen zur Voraussetzung hat.

Sieht man von allen sowohl klinisch als auch pharmakodynamisch noch nicht geklärten Fragen ab, ergibt sich zur Zeit für die therapeutische Praxis: Auftreten resistenter Bakterien erscheint an und für sich als ein Zeichen einer relativ geringen natürlichen Widerstandskraft des Makroorganismus oder weist auf besondere örtliche Verhältnisse hin, die den Bakterien einen biologischen Unterschlupf (restierende Kaverne) gegen das Tuberkulostatikum gewähren. Die Konsequenzen für die Praxis erscheinen klar: Die überwiegende Mehrzahl der Autoren setzt sich dafür ein, durch kombinierte Behandlung die Entwicklung resistenter Stämme möglichst zu verhüten. Auch mit kombinierter Behandlung ist dies nur für begrenzte Zeit möglich. Zunehmend wird deshalb gefordert, den Frischfall wohl einer möglichst langen und intensiven kombinierten Behandlung mit tuberkulostatischen Mitteln zuzuführen. Wo aber die endgültige Ausheilung vor Auftreten der Resistenz nicht erreicht wird, ist der Kranke, bei dem örtlicher Befund dies zuläßt, einer chirurgischen Behandlung zuzuführen. Wo dies nicht möglich ist, sind wir, wenn der Wechsel des Tuberkulostatikums auch keinen Erfolg bringt, infolge einer zu geringen natürlichen Widerstandskraft des Makroorganismus an der Grenze unserer Einwirkungsmöglichkeiten mit tuberkulostatischen Mitteln angekommen. Diese Grenze besteht offenbar auch dann, wenn der Krankheitsprozeß in einem chronischen Verlauf zu weit vorgeschritten ist.

Zu 2. Die Erfahrungen mit Pyrazinamid und Cycloserin schreiten nur langsam weiter. Das liegt in der Natur der Dinge: Die konsequente Behandlung der Frischfälle mit den erprobten Tuberkulostatica führt in vielen Fällen allein, in anderen durch die Einschaltung chirurgischer Maßnahmen zu einem befriedigenden Ergebnis, so daß der ärztliche Therapeut sich scheut, auf bewährte Mittel gegenüber den ungewissen neuen zu verzichten. Die neuen Mittel werden meist als Ausweg bei aufgetretener Resistenz und damit bei Kranken mit an und für sich schon ungünstiger Prognose angewendet. Das bringt es mit sich, daß mit langen Zeiträumen gerechnet werden muß, bis über Pyrazinamid und Cycloserin wirklich entscheidende Erfahrungen vorliegen.

Die wenigen klinischen Mitteilungen, die über Dairin (Azorhodanit H) vorliegen, sind einstweilen wenig ermutigend. Die wichtigste Voraussetzung für eine breite klinische Anwendung des Mittels fehlt bisher. Die tierexperimentellen Versuche, die eine kurative Wirkung des Dairins zeigen sollen, waren bisher nicht reproduzierbar [Bartmann, Villnow und Zander: Beitr. Klin. Tbk. **116**, 42—48, (1956); Freerksen: Mündliche Mitteilung in der Sitzung des Chemotherapeutischen Ausschusses vom 4. 3. 1956].

Zu 3. Krankheit zu verhüten ist allgemein besser, als Krankheit zu heilen. Bei der Tuberkulose ist der Übergang vom Stadium der latenten Infektion zur Krankheit ein besonders fließender. Die Bekämpfung im Stadium der Infektion ist wohl naheliegend. Daß aber von allen Infizierten nur ein kleiner Bruchteil erkrankt, zeigt die Problematik einer Chemoprophylaxe deutlich auf.

Ohne weiteres liegt die Bekämpfung im Stadium der Infektion dann nahe, wenn eine besonders geringe natürliche Widerstandskraft angenommen werden kann, vor allem aber dann, wenn wir mit einer nur vorübergehenden Minderung der natürlichen Widerstandskraft rechnen können. Dies ist der Fall beim Säugling und beim Kleinkind. Die natürliche Widerstandskraft reift vom ersten Lebenstag bis zum Schulalter heran. Das klassische Schulbeispiel für eine sinnvolle Chemoprophylaxe ist deshalb die von dem Ausschuß für Kindertuberkulose empfohlene Behandlung aller Kinder der ersten zwei bis drei Lebensjahre im Falle der Infektion, auch wenn keine Krankheitserscheinungen vorliegen.

Sinngemäß wird dies für alle Zustände, bei denen man mit vorübergehender Minderung der natürlichen Widerstandskraft rechnen kann, zutreffen, z. B. für früher an Tuberkulose erkrankte, aber geheilte Frauen in Fällen einer Gravidität, für Träger ausgedehnter tuberkulöser Narbenherde, die größeren Operationen, insbesondere einer Strumektomie oder Magenresektion ausgesetzt sind.

Bei Zuständen, bei denen mit dauernder Resistenzminderung zu rechnen ist, z. B. beim Diabetes, erscheint eine Chemoprophylaxe problematisch. Ob die von Zorini in Angriff genommene Chemoprophylaxe aller Infektionsgefährdeten, gleichgültig ob sie infiziert sind oder nicht, zu Ergebnissen führt und ob sie bei einigermaßen geordneten Verhältnissen überhaupt vertretbar oder gar zu empfehlen ist, ist eine offene Frage.

Übersieht man die Dinge nach dem heutigen Stand unseres Wissens, behalten die bisherigen Verlautbarungen des chemotherapeutischen Ausschusses zur Behandlung mit tuberkulostatischen Mitteln ihre Gültigkeit. Die darin empfohlene Begrenzung der Streptomycin-Menge hat wohl dazu geführt, daß die Zahl der in Deutschland beobachteten Streptomycin-Resistenzen etwas geringer ist als in anderen Ländern, hat aber möglicherweise den Nachteil, daß die kurativen Möglichkeiten der Streptomycin-Anwendung nicht immer voll ausgenutzt werden. Wie überall in der gesamten Medizin läßt sich auch die Behandlung mit tuberkulostatischen Mitteln nicht in enge Schablonen pressen. Der Erfolg der Therapie wird immer abhängig bleiben von der auf Grund sorgfältiger Beobachtungen erfolgenden individuellen Anpassung der Behandlung an den einzelnen Krankheitsfall.

12. Arbeitsausschuß für Tuberkulose im Rahmen der Unfallversicherung

Vorsitzender: Reg.-Med.-Direktor Dr. med. habil. E. Lederer, München

Im Berichtszeitraum ist wegen Unfalls des Vorsitzenden eine Sitzung des Arbeitsausschusses nicht zustandegekommen. In Fortsetzung der schwierigen Vorarbeiten zur Frage der Entstehungszeiten der Tuberkulose für die Zwecke der Begutachtung fanden Besprechungen des hierfür tätigen kleinen Kreises von Sachverständigen am *11. 7. 1956* und am *30. 3. 1957* statt. Als Ergebnis kam es zur Aufstellung eines Entwurfes betr. ,,Gesichtspunkte zu der Frage der Inkubations- bzw. der Latenzzeit bei der Begutachtung der Tuberkulose als Berufskrankheit“, der nunmehr auf der nächsten Sitzung des Arbeitsausschusses, behandelt werden wird. — Für die gleiche Sitzung wurde der Entwurf eines Rundschreibens betr. frühzeitige Typendifferenzierung bei boviner Tuberkulose als Berufskrankheit, der schon auf einer Sitzung des Arbeitsausschusses (4. 11. 1954) zur Beratung gestanden hat, in notwendig gewordener Abänderung fertiggestellt.

13. Arbeitsausschuß für extrapulmonale Tuberkulosen

Vorsitzender: Dr. KASTERT, Bad Dürkheim (Pfalz)

Der Gesamtausschuß tagte am 30. 6. 1956 in Wiesbaden. Eingangs teilte Herr GRIESBACH mit, daß der Gesamtausschuß für extrapulmonale Tuberkulosen in Zukunft seltener tagen soll, und zwar nur noch zu dem Zweck, für die einzelnen Unterausschüsse Arbeitsprogramme aufzustellen. Anschließend ließ er die Wahl des Herrn KASTERT zum Vorsitzenden des Gesamtausschusses in der Sitzung vom 13. 8. 1955 bestätigen. — Herr GRIESBACH forderte dann für das DZK die Mitarbeit der Rentenversicherungsträger, damit neben den rein wissenschaftlichen Fragestellungen auch die Beschlüsse in praktisch-organisatorischer Hinsicht mit Unterstützung der Rentenversicherungsträger verwirklicht werden können, denn gerade auf dem Gebiet der extrapulmonalen Tuberkulose ergibt sich bezüglich Erfassung und Meldepflicht ein besonderes Aufgabengebiet, da sich die Tuberkulosefürsorgestellen in erster Linie nur als „*Lungen*fürsorgestellen“ betrachten.

Herr KASTERT hielt dann ein Referat über die Bakteriologie des tuberkulösen Skeletherdes. Das Referat wurde bereits veröffentlicht im Tuberkulose-Jahrbuch 1954/55 und im Tuberkulosearzt **11**, 300—305 (1957). Aus seinen Untersuchungen geht u. a. hervor, daß konservativ behandelte Fälle nach 5 bis 15 Jahren noch als aktiv anzusehen sind. Auf die große fürsorgerische Bedeutung dieser Erkenntnis wurde von Herrn GRIESBACH hingewiesen. Inzwischen wurden ähnliche Ergebnisse von W. SCHULZE [Beitr. Klin. Tbk. **115**, 433 (1956)] und REINHARD [Tuberkulosearzt **10**, 621—625 (1956)] mitgeteilt. — Als vordringliche Themen für den Ausschuß „Skelettuberkulose“ wurden vorgeschlagen: „Für welche Formen der Skelettuberkulose ist die operative Behandlung empfehlenswert“; „Wie lange muß eine Skelettuberkulose bei konservativer Behandlung als aktiv angesehen werden“; „Welche Folgerungen ergeben sich hieraus für die Tuberkulosefürsorge, auch in Hinsicht auf eine Bereicherung der Statistik“.

Da die Praxis zeigt, daß die Skelettuberkulosen bei der Diagnosestellung durchschnittlich eine Anamnese von mehr als 1 Jahr aufweisen, wurde die Bedeutung der Frühdiagnose erneut unterstrichen. Als praktische Auswirkung dieser Erkenntnis folgte die Aufstellung eines Merkblattes zur Früherkennung der Skelettuberkulose für Praktiker, dessen endgültige Fassung später im Ausschuß für Skelettuberkulose behandelt werden soll (s. Anh.). — Herr BOSHAMER berichtete dann über das 2. europäische Symposion für Urotuberkulose, das vom 22.—24. 5. 1956 auf dem Bürgenstock in der Schweiz stattfand. Sein Referat wurde im Tuberkulosearzt **10**, 569—73 (1956) veröffentlicht. Der ausführliche Kongreßbericht ist 1956 erschienen [Urol. internat. **3**, Nr. 2—3 (1956)]. Als eines der wesentlichsten Ergebnisse dieser Tagung erscheint die Feststellung, daß im Gegensatz zu anderen Gebieten der extrapulmonalen Tuberkulose für die Urotuberkulose die konservative Behandlung in den Vordergrund gerückt ist. Die Chemotherapie ist subjektiv zu variieren, jedoch systematisch durchzuführen. Eine lediglich ambulante Behandlung ist nicht vertretbar. Die Beobachtungen in deutschen Heilstätten haben gezeigt, daß die Urotuberkulosen zu spät diagnostiziert und oft zu früh operiert wurden. Deshalb ist es vor allen Dingen erforderlich, daß die Erfassung der Urotuberkulosen durch die Tuberkulosefürsorge einer Revision unterzogen wird, und daß entsprechend dem Ausland in den deutschen Heilstätten Spezialabteilungen für Urotuberkulose zur Einrichtung kommen. Diese Forderung, die bereits 1953 gestellt wurde, soll keine Neueinrichtungen bezwecken, sondern bei der vorhandenen Bettenkapazität lediglich eine fachurologische Behandlung garantieren. — In der nächsten Sitzung des Unterausschusses soll versucht werden, Zahlenmaterial zusammenzustellen, um der vorgenannten Forderung Nachdruck zu verleihen. — Anschließend berichtete Herr KIRCHHOFF über die Bedeutung der Diagnostik der Genitaltuberkulose der Frau aus dem Menstrualblut. Der Anteil der bovinen Infektionen betrug in Holstein 1—2%. Einer intensiveren Besprechung im Unterausschuß bedarf die Meldepflicht bei Genitaltuberkulose, die Infektiosität, Arbeitsfähigkeit, Schwangerschaft, Röntgentherapie, operative Therapie. Herr KIRCHHOFF unterstrich die Gefahr der Hormontherapie bei Cyclusstörungen. Diese kann bei tuberkulöser Genese zu Reaktivierungen bzw. Rezidiven führen. Zur Behandlung der Lymphknotentuberkulosen soll Herr MÜLLER ein Merkblatt entwerfen, in welchem die derzeitige optimale Behandlungsform herausgestellt werden soll. Das Merkblatt soll im Unterausschuß „Drüsen-, Ohren-, Meningialtuberkulose" noch behandelt werden. — Herr SCHOLTYSSEK berichtete über die Schwierigkeiten einer statistischen Aufgliederung der endogenen Augenerkrankungen. Nach Untersuchungen in Walsrode ist bei 50% der wegen Augentuberkulose eingewiesenen Patienten keine Tuberkulose anzunehmen. Während die Diagnostik der akuten Augentuberkulose nicht schwierig ist, kann die chronisch rezidivierende Form, die häufiger unter dem Bild rheumatoider oder allergischer Krankheitsschübe abläuft, erheblich schwerer diagnostiziert werden. Auf Grund neuer Untersuchungsmöglichkeiten des Hormonspiegels ist es möglich, bei endogenen und allergischen Augenerkrankungen die ätiologisch unklaren Fälle auf 10—12% zu verringern (s. a. HALLERMANN: Abhdlg. a. d. Geb. d. Augenheilkunde, Heft 8/1954). Auf der nächsten Sitzung des Unterausschusses ist die Häufigkeit und Behandlung der Augentuberkulose zu besprechen.

Auf dem Gebiet der Skelettuberkulose ist die Diskussion über die Therapie in vollem Gange. Der Schwerpunkt liegt allerdings nicht mehr bei der Frage „operative Herdtherapie oder nicht", sondern seit etwa 1955 bei der Frage „wann sollte die operative Herdtherapie zur Durchführung kommen". Diese veränderte Situation kam klar zum Ausdruck beim Vergleich der beiden Symposia über die Therapie der Skelettuberkulose 1954 und 1957 (Semmering bei Wien). Während 1954 nur wenige Delegierte (ERLACHER, KASTERT, ORELL, v. SCHOSSERER und einige andere) über eigene Erfahrungen mit der operativen Herdtherapie berichten konnten, waren es 1957 etwa 80% der Ländervertreter, die über eigene Erfahrungen mit der operativen Herdtherapie verfügten. Es ergibt sich heute schon keine Schwierigkeit mehr, die allgemeine Forderung anzunehmen: Wenn konservative Behandlungsmethoden versagen und wenn aus der Art des Herdbefundes (Sequester, Verkäsungen, Abszedierungen) mit einem chronischen Verlauf gerechnet werden muß, die operative Herdtherapie zu empfehlen. KASTERT vertrat dagegen nach wie vor die Operation im Frühstadium, d. h. die operative Herdausräumung nach Erkennung eines Destruktionsherdes. Er begründete seine seit 1950 vertretene Ansicht damit, daß 1. auf Grund ausgedehnter Untersuchungen an Operationsmaterial der Anteil der Verkäsungen bei der Skelettuberkulose 80 bis 90% ausmacht (bekanntlich neigen verkäsende tuberkulöse Gewebeherde weit weniger zu einer spontanen Abheilung als nicht verkäsende) und daß 2. zum Zeitpunkt einer röntgenologisch erkennbaren Destruktion der Knochenherd im Durchschnitt schon 1—2 Jahre besteht und daß man deshalb im allgemeinen überhaupt nicht Gelegenheit zu einer Frühoperation hat. Die pathologisch-anatomischen Untersuchungen über letzteren Punkt sind deshalb mit aller Energie voranzutreiben. — Eine weitere Begründung für die operative Herdtherapie sieht KASTERT in der unterschiedlichen Vernarbung des Skeletherdes. In der nach konservativer Therapie erzielten Narbe spielen sich noch jahrelang zum Teil spezifische, zum Teil unspezifische Entzündungsvorgänge ab. Auch ausschließlich unspezifische Entzündungen sind hierbei in der Lage, jahrelang zu erheblichen Beschwerden und damit zur Arbeitsunfähigkeit zu führen. Mit anderen Worten: Der fibrotische Block nach konservativer Behandlung führt auf Grund dieser chronischen entzündlichen Vorgänge nicht zur beschwerdefreien Belastungsfähigkeit. Die von KASTERT gemeinsam mit RANDERATH durchgeführten Untersuchungen an Sektionsmaterialien von interkurrent Verstorbenen beweisen dagegen, daß bereits der fibrotische Block nach operativer Herdtherapie keine entzündlichen Vorgänge mehr aufweist und daß er deshalb schon 4 Monate nach der Operation eine normale schmerzfreie Belastung ermöglicht. — Ein weiterer wesentlicher Diskussionspunkt war das Einbringen von Knochenships oder Knochenspänen in die ausgeräumten Knochenkavernen bei kleineren und größeren Destruktionen. ERLACHER, ORELL u. a. sahen sich nicht zuletzt auf Grund statischer Überlegungen veranlaßt, die ausgeräumten Skeletherde mit Knochenmaterial auszufüllen. Heute ist allerdings, insbesondere bei der operativen Herdtherapie der Spondylitis tuberculosa diese Methode von vielen wieder verlassen (v. SCHOSSERER, DÉBÈYRE, REINHARD u. a.). Die tuberkulotoxisch bedingte Hemmung der knöchernen Herdvernarbung an sich ist nach Ansicht von KASTERT auch der Grund für die schlechte Einheilungstendenz körpereigener und körperfremder Substanzen. So hat sich erwiesen, daß der Prozentsatz der nicht eingeheilten Endoprothesen bei Gelenkplastiken nach tuberkulösen Gelenkaffektionen am höchsten ist. v. SCHOSSERER berichtete u. a., daß die eingebrachten Knochenteile bei einem Fortschreiten der Tuberkulose oder gar bei einer Mischinfektion zu großen Komplikationen führen können. Die Untersuchungen von KASTERT haben außerdem gezeigt, daß auch bei ausgedehnten Wirbeldefekten (völlige Zerstörung von 2 oder mehr Wirbelkörpern) in der bindegewebigen Narbe bereits nach 4 Monaten Knocheninseln entstehen als Voraussetzung einer späteren soliden knöchernen Verblockung. FREERKSEN unterstrich, daß die Wirkungen der Tuberkulostatika lediglich tuberkulozider Art sind, und daß die endgültige Zerstörung der Tuberkelbakterien bis heute dem Makroorganismus überlassen bleibt. Die Wirkung der sog. Tuberkulostatika ist nur auf den virulenten Erreger beschränkt; das im tuberkulösen Käse „ruhende" Bakterium wird durch unsere neuen Tuberkuloseheilmittel nicht beeinflußt. Eine weitere Schwierigkeit bei der konservativen Behandlung der Skelettuberkulose ergibt sich aus der Tatsache, daß sowohl INH als auch Streptomycin aus einer Reihe bekannter bzw. unbekannter Faktoren in das Knochengewebe und ganz besonders in die verkästen Herde nur in ganz geringer Konzentration einzudringen vermag. — Als Vertreter der konservativen Therapie berichtete WASSERFALLEN, allerdings ohne genaue Zahlenangaben, daß 78% der Skelettuberkulosen vor Einführung der Antibiotika bei lediglich konservativer Behandlung zur Abheilung kamen. Welche Zeit er für eine knöcherne Vernarbung brauchte, wurde leider nicht angegeben, und außerdem wurde nicht berücksichtigt, daß Leysin vor allem in der vorantibiotischen Zeit keine moribunden Kranken aufnahm und daß diejenigen, die nach einer gewissen Zeit keine Heilungstendenz zeigten, verlegt wurden. Leider sind in den bekannten Statistiken über die Heilerfolge der konservativen Aera diese wichtigen Faktoren immer ausgelassen! — Zur Behandlung der Gelenktuberkulosen wurden für jedes Gelenk eine ganze Reihe von Behandlungsmethoden empfohlen. Von einer einheitlichen Richtung in der Therapie kann vorläufig noch keine Rede sein. Fest steht allerdings die alte Erkenntnis, daß die Frühdiagnose die Voraussetzung für günstige Resultate bei jeglicher Therapie darstellt.

Auf der Sitzung des Unterausschusses für Urotuberkulose am 30. 3. 1957 wurde erneut mit allem Nachdruck die Frühdiagnose der Urotuberkulose gefordert. Nur sie ergibt bei konservativer Therapie die besten, schnellsten und dauerhaftesten Ergebnisse. Deshalb ist die Aufklärung der allgemeinen Praktiker von grundsätzlicher Bedeutung. ALKEN zeigte anhand einer zentralisierten Erfassung der urologischen Tuberkulose im Saargebiet, welche Erfolge bei entsprechend großzügiger Aufklärung in dieser Hinsicht zu erreichen sind. Bei der Durchführung der Therapie unterteilt er in klinische Heilverfahren, Heilstättenkuren und schließlich auch ambulante Heilverfahren. Letztere sind jedoch nur möglich, wenn eine strenge Kontrolle garantiert ist und wenn regelmäßige Untersuchungen durchführbar sind. Wegen der Rezidivneigung gerade bei Nierentuberkulosen sind jahrelange Kontrollen erforderlich. — Nach BOSHAMMER fehlt das Verständnis der Sozialversicherungsträger für die Bedeutung der Urotuberkulose noch weitgehend. Die vom Ausschuß angeregte Einführung von speziellen urologischen Abteilungen in den bereits bestehenden Tuberkuloseheilstätten ist bisher so gut wie nicht durchgeführt. (Die Verwirklichung der Einrichtung dieser Abteilungen soll vom Ausschuß erneut nachdrücklichst gefordert werden). Welche Folgen eine solche Nichtbeachtung der Urotuberkulosen in Deutschland praktisch hat, beweist eine Erfahrungsmitteilung von Herrn KASTERT. In den Jahren 1949—1956 waren in 2 deutschen Bundesländern auf Spezialabteilungen für Urotuberkulosen in 55,3% der Fälle Nephrektomien erforderlich. Was diese Zahl bedeutet, wird deutlich, wenn nach BOSHAMER z. B. in Finnland 80% der Erkrankten durch konservative Therapie geheilt werden können. — Bei der männlichen Genitaltuberkulose war nach KASTERT in 35,1% der Fälle eine Semikastratio durchgeführt. Dieser hohe Prozentsatz gibt deshalb zu denken, weil auch die männliche Genitaltuberkulose zu Rezidiven und vor allem oft zur Miterkrankung des verbleibenden Nebenhodens führt. Auf Grund seiner Erfahrungen empfiehlt KASTERT auch bei einseitiger Erkrankung die möglichste Schonung des Hodens und — wenn erforderlich — die Durchführung von Teilresektionen. — Wegen der Bedeutung der Nachkontrollen bei den Urogenitaltuberkulosen bedarf die Kostenübernahme durch die Sozialversicherungsträger einer großzügigeren Regelung als bisher. — Nach

Boshamer wird die operative Therapie bei der Urotuberkulose noch viel zu oft durchgeführt. 70% (!) der Operationen könnten vermieden werden. Eine weitere dringliche Forderung ist eine länger dauernde, stationäre fachurologische Nachbehandlung nach operativer Entfernung einer Niere. Schröder sieht eine Möglichkeit der besseren Erfassung der Urotuberkulosen darin, daß diese von allgemeinen Krankenhäusern an zentrale Stellen abgegeben werden. Von entscheidender Bedeutung ist aber auch hier die Haltung der Sozialversicherungsträger. Nach May stößt die Errichtung von Spezialabteilungen in Sanatorien auf erhebliche Schwierigkeiten. Nach jahrelangen Bemühungen ist es ihm erst jetzt gelungen, eine Abteilung einzurichten, auf der eine einheitliche Behandlung durchgeführt werden kann.

Die Unterausschüsse zur „Genitaltuberkulose der Frau“ und „Augentuberkulose“ haben im abgelaufenen Geschäftsjahr keine Sitzungen abgehalten.

14. Arbeitsausschuß für stationäre Behandlung bei Tuberkulose

Vorsitzender Dr. Lorbacher, Essen-Heidhausen

Eine Sitzung des Arbeitsausschusses fand am 30. 3. 1957 statt. Dabei stand als 1. Punkt die Flucht der aktiv Tuberkulosekranken aus der stationären Behandlung auf der Tagesordnung. Medizinaldirektor Dr. Hoppe, Düsseldorf, stellte auf Grund einer Statistik aus verschiedensten Heilstätten fest, daß von 1946—1956 die Zahl der Kurabbrüche von 3,8 auf 30,3% stieg. Gleichzeitig fand in den letzten Jahren eine deutliche Verschiebung der belegten Tuberkulosebetten zugunsten der Krankenhäuser statt. Nur 28,2% der ansteckungsfähigen Tuberkulösen befinden sich in stationärer Behandlung.

Das Resultat einer ausgiebigen Diskussion ergab folgende Gründe für die allgemein beobachtete Tendenz der Kranken, sich der stationären Behandlung zu entziehen:

1. die Bagatellisierung der Tuberkulose;
2. die Lockerung der Disziplin in der Gesamtbevölkerung, besonders in den Großstädten;
3. die längere Kurdauer;
4. die falsche Propaganda hinsichtlich der Chemotherapie und ihrer Erfolge;
5. die uneinheitliche Auffassung der Ärzte in bezug auf die Behandlung;
6. familiäre Schwierigkeiten.

Bei der Debatte trat hervor, daß eine Erhöhung des Taschengeldes, das meist falsch angewandt wird, sich auf die Disziplin besonders ungünstig auswirkt. Der Arbeitsausschuß sieht eine wesentliche Möglichkeit zur Abhilfe:

a) in einer einheitlichen Tuberkulosebetreuung und Schaffung einer Arbeitsgemeinschaft da, wo der Kostenträger nicht einheitlich sein kann;

b) in der Einstellung einer dem Chefarzt unterstellten Heilstättenfürsorgerin unter Hinweis auf die früheren Richtlinien des DZK.

c) Die Auszahlung des Taschengeldes an den Patienten hat sich nicht bewährt. Der Arbeitsausschuß empfiehlt, die Auszahlung des Taschengeldes auf ein notwendiges Maß zu beschränken und den Rest direkt der Familie zukommen zu lassen.

Als Punkt 2 wurde über die einheitliche Regelung und Festsetzung von Richtlinien für die Beurteilung und Entlassung von Offentuberkulösen während der stationären Behandlung diskutiert. Der Arbeitsausschuß kam zur Übereinstimmung, daß grundsätzlich der Offentuberkulöse für eine Beurlaubung des Einverständnisses der zuständigen Tuberkulosefürsorge bedarf. Der Ausschuß schlägt vor, allen Krankenanstalten, die Tuberkulosekranke behandeln, zu empfehlen, eine Beurlaubung von Ansteckend-Tuberkulösen grundsätzlich nicht vorzunehmen. In Ausnahmefällen kann dies unter ausdrücklicher Zustimmung des zuständigen Gesundheitsamtes erfolgen.

Punkt 3 der Tagesordnung behandelte die Beurteilung der Arbeits- bzw. Erwerbsfähigkeit nach Resektionsbehandlung. Dr. Hanstein berichtete über 2 Statistiken von großen chirurgischen Kliniken, die eine über 141, die andere über 143 Resezierte. 79% waren erwerbsfähig, fast alle bereits nach dem ersten Jahr, nahezu die Hälfte schon in dem ersten halben Jahr. Es bestand die einheitliche Auffassung, daß nach der Resektion die Arbeit im allgemeinen zu früh aufgenommen wird. Der Ausschuß vertrat die Ansicht, daß die Arbeitsfähigkeit nach einer Lungenresektion irgendwelcher Art nicht vor Ablauf eines Jahres eintritt, und daß der Grad der Erwerbsminderung nach der Resektion für die Dauer von 2 Jahren immer über 50% beträgt. Die Arbeitsfähigkeit tritt also optimal nicht vor Ablauf eines Jahres ein, der Grad der Erwerbsminderung bleibt für 2 Jahre über 50%. Bei der Festsetzung der Erwerbsfähigkeit muß erstens von dem Ausgangsbefund (Art und Ausdehnung der tuberkulösen Veränderungen in den nicht resezierten Lungenabschnitten), zweitens von der Art und Größe des operativen Eingriffs und drittens von der verbliebenen Lungenfunktion ausgegangen werden.

Zu Punkt 4 der Tagesordnung referierte Dr. Mauch über die Bekämpfung der Tuberkulose im Strafvollzug. Es besteht einheitliche Ansicht, daß die Tuberkulose am besten während des Strafvollzuges saniert würde. Auch die operative Behandlung einschließlich der Resektionsbehandlung soll möglichst während des Strafvollzuges durchgeführt werden, da erfahrungsgemäß die Operationswilligkeit und das Einverständnis zur längeren stationären Behandlung nach dem Strafvollzug bei den Strafgefangenen nicht mehr zu erreichen ist. Die Erfahrung von Hohenasperg, wo die Operationen durch ein Team in der Anstalt ausgeführt werden, haben sich bewährt und sind gutzuheißen. Die Erfahrungen mit der Verlegung von Strafgefangenen in Heilstätten sind unterschiedlich, werden aber teilweise, insbesondere wenn der Heilstättenaufenthalt auf die Strafzeit angerechnet wird, mit gutem Erfolg durchgeführt.

Auf eine Anfrage hin vertrat der Arbeitsausschuß einmütig den Standpunkt, daß eine Vermehrung der z. Z. bestehenden Tuberkulosebetten durch Neubau von Heilstätten nicht erforderlich sei. Dringend wird dagegen die Renovierung und Modernisierung der bestehenden Heilstätten empfohlen.

15. Arbeitsausschuß für Tuberkulose-Statistik

Vorsitzender: Reg.Med.Rat Dr. B. Mikat, Wiesbaden

Auf seiner 1. Sitzung am 28.1.1956 hatte der Arbeitsausschuß für Tuberkulosestatistik eingehend die bisherige Organisation und Durchführung der Tuberkulosestatistik erörtert und Empfehlungen für eine Erweiterung und Verbesserung gegeben. Im Geschäftsjahr 1956/57 erschien daher eine Sitzung nicht unbedingt erforderlich, da zunächst abgewartet werden mußte, bis Erfahrungen über die auf Grund der Empfehlungen des Arbeitsausschusses eingeführten Änderungen vorlagen.

A. 1. Auf Grund der am 28. 1. 1956 gegebenen Empfehlung des Ausschusses, den Bestand der an Tuberkulose Erkrankten nach Geschlecht und fünfjährigen Altersgruppen auszuzählen, wurde bereits für das Berichtsjahr 1955 von fast allen Bundesländern, außer Rheinland-Pfalz und Baden-Württemberg, eine derartige Auszählung vorgenommen. Für das Berichtsjahr 1956 hat auch Rheinland-Pfalz diese Aufgliederung fertigstellen können, während dies in Baden-Württemberg noch nicht möglich war.

2. Die Ergebnisse der 1956 durchgeführten Röntgenreihenuntersuchungen in Bayern zeigen deutlich, daß der Anteil der unbekannten Tuberkulosekranken in höheren Lebensaltern größer ist als der entsprechende Anteil in den übrigen Altersgruppen. Die Empfehlung des Ausschusses, Röntgenreihenuntersuchungen der gesamten Bevölkerung bzw. bestimmter Altersgruppen durchzuführen, wird durch die bayerischen Ergebnisse erneut unterstrichen.

3. Entsprechend den Empfehlungen des Ausschusses wurden die Musterungsvorschriften der Bundeswehr im Hinblick auf Tuberkulose den Richtlinien des Deutschen Zentralkomitees zur Bekämpfung der Tuberkulose angepaßt. Musterungsergebnisse der Freiwilligen und Wehrpflichtigen liegen noch nicht vor.

B. Um die von den Tuberkulose-Fürsorgestellen aufgestellte Tuberkulosestatistik verbessern und ergänzen zu können, soll in der nächsten Zeit versucht werden, die Angaben über Neuzugänge aufzugliedern und Diagnoseübergänge und Abgänge aus der Tuberkulose-Fürsorge nach einheitlichen Richtlinien zu erfassen.

Neuzugänge

Nach der 1955 herausgegebenen Neufassung der Erläuterungen zur Führung der Tuberkulosestatistik in den Gesundheitsämtern ist für *Neuzugänge* folgende Definition festgelegt:

Unter „Neuzugänge" versteht man diejenigen Patienten, die erstmalig aus irgendwelchen Gründen in der Fürsorgestelle vorsprachen bzw. ihr überwiesen oder von ihr bestellt werden einschließlich derer, die in früheren Jahren als nicht mehr überwachungsbedürftig ausgeschieden worden sind und im Berichtsjahr wieder die Fürsorgestelle aufsuchten. Alle Erstuntersuchten werden im Berichtsjahr *einmal* gezählt.

Auf Grund der praktischen Erfahrungen in den Tuberkulose-Fürsorgestellen erscheint es aber erforderlich, die Neuzugänge im Berichtsjahr etwa nach folgenden Gesichtspunkten aufzugliedern:

a) Neuerkrankte

b) Wiedererkrankte (Personen, die in früheren Jahren als nicht mehr überwachungsbedürftig aus der Tbk.-Fürsorge ausgeschieden waren)

c) Zugezogene aus anderen Berichtskreisen

1) des Landes,

2) anderer Länder des Bundesgebietes.

In *Schleswig-Holstein* werden die Neuzugänge bereits seit 1954 wie folgt aufgegliedert:

a) Neuerkrankungen in Gemeinden des Berichtskreises,

b) Zugänge in den Berichtskreis aus anderen Ländern,

c) Zugänge in den Berichtskreis aus anderen Kreisen des Landes.

Nach den bisherigen Erfahrungen hat sich diese ergänzende Aufgliederung in Schleswig-Holstein bewährt. In der Zahl der Neuerkrankten ist aber die der Wiedererkrankten enthalten. Die Diagnoseübergänge, d. h. also Verbesserungen oder Verschlechterungen, werden in Schleswig-Holstein zusätzlich gesondert erfaßt.

In *Hessen* wird die Gesamtzahl der Neuzugänge seit 1957 wie folgt aufgeteilt: . . . . , darunter:

a) Wiedererkrankte (Personen, die in früheren Jahren als nicht mehr überwachungsbedürftig aus der Tbk.-Fürsorge ausgeschieden waren),

b) kreisfremde Zugezogene.

Durch diese in Hessen eingeführte Aufteilung ist ohne Schwierigkeiten die Zahl der „echten" Neuerkrankten im Berichtsjahr zu ermitteln. Die Diagnoseübergänge, d. h. also Verbesserungen oder Verschlechterungen, werden in Hessen ebenfalls zusätzlich gesondert erfaßt.

Um die Auszählung der Neuerkrankten und Wiedererkrankten einheitlich durchführen zu können, müßten die Definitionen für „Neuerkrankte" bzw. „Wiedererkrankte" entsprechend den Ausführungen bei der Definition für „Neuzugänge" wie folgt lauten:

Neuerkrankte: An Tuberkulose Neuerkrankte sind solche Personen, die *erstmalig* im Berichtsjahr wegen einer Erkrankung an Tuberkulose in Überwachung einer Tuberkulose-Fürsorgestelle oder eines behandelnden Arztes kamen und in der Tuberkulosestatistik ausgewiesen wurden.

Wiedererkrankte: An Tuberkulose Wiedererkrankte sind solche Personen, die in früheren Jahren als nicht mehr überwachungsbedürftig aus der Tbk.-Fürsorge ausgeschieden worden sind, aber im Berichtsjahr wieder die Fürsorgestelle oder einen behandelnden Arzt aufsuchten, erneut in Überwachung genommen und in der Tuberkulosestatistik ausgewiesen wurden.

Diagnoseübergänge

In den meisten Tuberkulose-Fürsorgestellen wird zur Erfassung der Diagnoseübergänge das von Blittersdorf entwickelte Schema benutzt. Die Ausfüllung dieses Schemas bereitet aber Schwierigkeiten, zumal nicht ganz eindeutig die Feststellung der Zahl der Verbesserungen bzw. Verschlechterungen der vorhandenen Befunde durch eine Diagonalteilung des Schemas möglich ist. Von der Gesundheitsabteilung des Hessischen Innenministeriums und dem Hessischen Statistischen Landesamt werden zur Zeit Untersuchungen durchgeführt, um das Blittersdorfsche Schema abzuändern und dadurch seine praktische Anwendung zu vereinfachen.

Abgänge aus der Tuberkulose-Fürsorge

In den meisten Tuberkulose-Fürsorgestellen des Bundesgebietes wird die Zahl der Abgänge der aus der Überwachung ausscheidenden Patienten erfaßt. Leider werden aber diese Ergebnisse noch nicht nach einheitlichen Richtlinien erstellt. Eine zweckmäßige Aufgliederung wäre folgende:

1. Wegzug der Erkrankten aus dem Berichtskreis,
2. Wegbleiben aus der Fürsorgeüberwachung,
3. nicht mehr fürsorgebedürftig,
4. an Tuberkulose gestorben,
5. an anderen Ursachen als Tuberkulose gestorben.

C. Um die laufende Tuberkulosestatistik der Fürsorgestellen zu ergänzen, erscheint es dringend erforderlich, die vorhandenen Unterlagen über ambulante und stationäre Tuberkulosebehandlung und Tuberkuloseheilverfahren auszuwerten. Derartige Unterlagen sind vorhanden:

1. in Landesversicherungsanstalten bzw. zentralen Tuberkulose-Einweisungsstellen,
2. in der Bundesversicherungsanstalt für Angestellte,
3. in Landesversorgungsämtern,
4. bei Berufsgenossenschaften, insbesondere Berufsgenossenschaft für Gesundheitsdienst und Wohlfahrtspflege und
5. in Tuberkulose-Krankenanstalten und -Heilstätten.

Die LVA Hessen bzw. die hessische zentrale Tuberkulose-Einweisungsstelle hat derartige Unterlagen bereits für die Jahre 1953 und 1954 gesammelt, und es ist zu hoffen, daß durch Bereitstellung von Forschungsmitteln durch das Deutsche Zentralkomitee zur Bekämpfung der Tuberkulose diese wichtigen Unterlagen aufbereitet werden können.

Die Bundesversicherungsanstalt für Angestellte beginnt mit einer Tuberkulose-Heilverfahrensstatistik ab 1. 1. 1958. Ebenso erfassen einige Tuberkulose-Krankenanstalten bzw. -Heilstätten die Angaben über die stationär behandelten Patienten. Allerdings wäre es erforderlich, diese Angaben nach einheitlichen Richtlinien zu erfassen, um die Ergebnisse vergleichen zu können.

Es ist wünschenswert, daß auch von den Landesversorgungsämtern und der Berufsgenossenschaft für Gesundheitsdienst und Wohlfahrtspflege die dort vorhandenen Unterlagen nach einheitlichen Richtlinien laufend erfaßt und aufbereitet werden.

Darüber hinaus ist es aber erforderlich, die umfangreichen Unterlagen der Tuberkulose-Fürsorgestellen zusätzlich auszuwerten und die Angaben für ein Berichtsjahr bzw. einen Stichtag („Querschnitt") durch Erfassung der bei Nachuntersuchungen festgestellten Änderungen über einen längeren Zeitraum verfolgen zu können. Damit wäre es möglich, Angaben zu erhalten über den Ablauf der Tuberkulose bei Personen, die z. B. in einem Berichtsjahr erstmalig erkrankten und deren Erkrankung mehrere Jahre kontrolliert werden könnte („Längsschnitt"-Ergebnis).

16. Arbeitsausschuß für Schwangerschaft und Tuberkulose

Vorsitzender: Prof. Dr. HEIN, Tönsheide

Im Berichtsjahr 1955/56 hat eine Sitzung des Arbeitsausschusses nicht stattgefunden, da vor allem die Ergebnisse der in der Sitzung am 3. 3. 1956 beschlossenen Umfrage über „Die Behandlungs- und Entbindungsmöglichkeiten für tuberkulöse Schwangere" ausgewertet werden sollten. Über die Regierungsstellen bzw. Kostenträger wurde in Erfahrung gebracht, wo Entbindungsmöglichkeiten bestehen und anschließend die betreffenden Anstalten bzw. Krankenhäuser angeschrieben und um Beantwortung folgender Fragen gebeten:

1. Besteht in Ihrer Anstalt eine Möglichkeit, daß tuberkulöse Schwangere entbinden; wie viele Betten stehen dafür zur Verfügung und wie viele Entbindungen haben bei Ihnen in den letzten drei Jahren stattgefunden?

2. Können in der Anstalt die Neugeborenen untergebracht werden; für welche Zeitdauer; wer trägt die Kosten für die Unterbringung?

3. Wohin werden die Neugeborenen verlegt, wenn eine Unterbringungsmöglichkeit in Ihrer Anstalt nicht besteht, und wer übernimmt in diesem Falle die Kosten?

Den rund 50 Antworten ist zu entnehmen, daß beinahe in jedem der Bundesländer eine oder zwei Abteilungen — meist in Verbindung mit einer Lungenheilstätte — geschaffen wurden, in denen tuberkulöse Schwangere, auch Offentuberkulöse, entbinden können und in welchen anschließend die Unterbringung von Neugeborenen für kürzere oder auch längere Zeit möglich ist.

Folgende Anstalten wurden angegeben, in welchen Entbindungsmöglichkeiten für tuberkulöse Schwangere bestehen:

Bayern:

Oberfürberg, Waldsanatorium üb. Fürth; Augsburg-Pfersee, Tuberkulose-Krankenhaus

Baden-Württemberg:

Evangelische Diakonissenanstalt Schwäbisch Hall; Caritas Krankenhaus Bad Mergentheim, Tbk.-Abteilung

Hessen:

Heilstätte Seltersberg, Gießen, in Verbindung mit dem Jesionek-Krankenhaus Gießen

Nordrhein-Westfalen:

Tbk.-Krankenhaus Brilonwald-Hohenheimberg; Entbindungsheim Hardterwald, Mönchen-Gladbach-Hehn

Niedersachsen:

Tbk.-Krankenhaus Kalandshof, Rotenburg-Hannover

Schleswig-Holstein:

Lungenheilstätte Holsteinische Schweiz

Hamburg:

Krankenhaus Heidberg, Gynäkologische Abteilung

Berlin:

Tbk.-Krankenhaus Heckeshorn, Berlin-Wannsee

Im übrigen können in allen Universitäts-Frauenkliniken und in einigen Allgemeinen- bzw. Kreiskrankenhäusern Tuberkulöse zur Entbindung aufgenommen werden. Die Patienten werden nach der Entbindung so schnell wie möglich in die Heilstätte zurückverlegt und die Neugeborenen in den meisten Fällen in einem Säuglingsheim untergebracht.

Die Kostenregelung ist unterschiedlich. Meistens kommen die zuständigen Kostenträger für die Kinder, also LVA, LFV und ab und zu die Ortskrankenkasse der Mutter, aber auch die Tuberkulosehilfe — besonders bei längerem Aufenthalt der Kinder — für die Kosten auf.

Im Berichtsjahr wurde außerdem Material in bezug auf Erfahrungen bei tuberkulösen Schwangeren gesammelt, mit welchem sich der Arbeitsausschuß in der nächsten Sitzung befassen wird.

17. Arbeitsausschuß für Ausbildung, Fortbildung und Aufklärung

Vorsitzender: Prof. Dr. SCHRETZENMAYR, Augsburg

Der Ausschuß trat am 22. 12. 1956 zu seiner konstituierenden Sitzung zusammen, anwesend waren

GRIESBACH — Augsburg
HANSTEIN — Frankfurt/Main
SIXT — München
SCHRETZENMAYR — Augsburg
LUTHER — Lübeck.

Auf Vorschlag von GRIESBACH übernimmt SCHRETZENMAYR — Augsburg den Vorsitz des Ausschusses. Es wird eine Erweiterung dieses Ausschusses angestrebt in dem Sinne, daß außer den anwesenden Herren folgende Mitglieder kooptiert werden:

MARTINI — Bonn
BRÜGGER — Wangen
KOCH † — Bonn
ALKEN — Homburg/Saar
LIEBING — Frankfurt/Main.

Ferner DENEKE — Köln (als Leiter der Pressestelle der Bundesärztekammer), Frau MARTIN — Sandbach, als Fürsorgerin und BRANDENBURGER als Amtsarzt. Es soll versucht werden, auch einen Bundestagsabgeordneten für den Ausschuß zu gewinnen.

Auf der anschließenden Aussprache wurden die Aufgaben umrissen und durchgesprochen, die ein Ausschuß für Ausbildung, Fortbildung und Aufklärung im Rahmen der Tuberkulosebekämpfung durchzuführen hat. Was die ärztliche Fortbildung betrifft, sollte sich diese, soweit sie sich an die praktizierenden Ärzte wendet, nach Ansicht von SCHRETZENMAYR nicht in Form von Tuberkulosetagungen, sondern in Form von Tuberkulose-Vorträgen, die in die allgemeine Fortbildung sinngemäß eingestreut werden, vollziehen. So wurde z. B. auf einem internationalen Lehrgang für praktische Medizin in Grado (Hauptthema „Der fiebernde Kranke") die Tuberkulose im Rahmen dieses Themas in mehreren eingehenden Vorträgen abgehandelt. Diese Form der Fortbildung hat sich nach Ansicht von SCHRETZENMAYR auch bei anderen Themen bewährt.

Ein wichtiges Problem ist auch die Aufklärung der praktischen Ärzte über Ziel und Zweck der präventiven Maßnahmen, insbesondere der Röntgenreihenuntersuchungen, Tuberkulin-Testung und Tuberkulose-Schutzimpfungen. Es ist wichtig, die behandelnden Ärzte für die Durchführung dieser Maßnahmen zu gewinnen, um der Bevölkerung die Möglichkeit zu geben, sich von ihrem zuständigen Arzt aufklären zu lassen. Es ist deshalb vorgesehen, im Rahmen der allgemeinen Fortbildung auch Fragen der präventiven Medizin, speziell was die Tuberkulosebekämpfung betrifft, mitaufzunehmen.

Ein ausführlicher Gedankenaustausch ist möglich durch die Verwendung von Aufklärungsbüchern, Schriften, Filmen usw., die sich direkt an den Laien wenden. Das Pro und Contra der Tagung wird genau ausgewogen, und im wesentlichen wird es Aufgabe der Landesstelle bleiben, hier Entscheidungen zu treffen. Auf Anregung von SCHRETZENMAYR wird auch auf Merkblätter hingewiesen, die unter Umständen sowohl für Ärzte wie auch für Laien in Frage kommen. Nach einem Vorschlag von GRIESBACH soll versucht werden, den in der Tuberkulosebekämpfung tätigen Ärzten auch eine Teilnahme an den Auslandskursen der Bundesärztekammer zu ermöglichen, insbesondere an dem Kurs in *Davos*. Falls eine Teilnahme finanziell tragbar wäre, würde in Davos ein spezielles Programm für diese Ärztegruppe im allgemeinen Programm auszuarbeiten sein.

Die Sitzung am 22. 12. 1956 diente im wesentlichen der Aussprache und der Vorbereitung spezieller Maßnahmen. Wie bereits erwähnt, wurde auf Grund dieser Aussprachen in der allgemeinen Fortbildung der praktischen Ärzte und Fachärzte bereits an mehreren Stellen auf die Wichtigkeit des weiteren Vorantreibens der Fortbildung in der Tuberkulosebekämpfung hingewiesen. Unter anderem wurde auch auf der Sitzung des Deutschen Senats für ärztliche Fortbildung am 2. 2. 1957 in Bad Nauheim, bei der alle in der Fortbildung tätigen wissenschaftlichen Leiter der Fortbildungsveranstaltungen, sowie die Fortbildungsreferenten der Landesärztekammern und weitere speziell an der Fortbildung interessierte Ärzte zu ihrer jährlichen Sitzung zusammenkommen, auf die Wichtigkeit der Tuberkulosebekämpfung als Thema für die Fortbildung hingewiesen.

Es wird notwendig sein, in Zukunft die Kleinarbeit, die bei allen diesen Problemen anfällt, unermüdlich zum Tragen zu bringen und die Ergebnisse dieser Arbeit auf einer weiteren Sitzung im Herbst 1957 zu koordinieren.

III. Übersichten über die Tuberkulosebekämpfung im Bundesgebiet und in West-Berlin

A. Bevölkerungsverhältnisse

1. Wohnbevölkerung der Länder und von West-Berlin Gliederung nach Alter und Geschlecht

Die statistischen Angaben der Tuberkulose-Jahrbücher des DZK berücksichtigen die Verhältnisse in den Ländern der Bundesrepublik Deutschland; West-Berlin wurde in die Statistik einbezogen. Die Tuberkulosesituation in dem am 1. Januar 1957 in das Bundesgebiet eingegliederten Saarland wird im Tbk.-Jb. 1957 behandelt werden.

Tabelle 1. *Die Wohnbevölkerung des Bundesgebietes am 31. 12. 1955 nach Altersgruppen und Geschlecht* (gesamte Wohnbevölkerung und Vertriebene)

Altersgruppe von... bis... Jahre	Gesamte Wohnbevölkerung						darunter Vertriebene			
	männlich		weiblich		zusammen		männlich	weiblich	zusammen	
	1000	%	1000	%	1000	%	1000	1000	1000	%[1]
0— 1	388,9	1,6	368,1	1,4	757,0	1,5	76,3	72,5	148,8	19,7
1— 5	1504,8	6,3	1428,4	5,4	2933,2	5,8	298,7	281,4	580,1	19,8
5—10	1774,5	7,5	1689,4	6,3	3463,9	6,9	309,3	292,7	602,0	17,4
10—15	1797,4	7,6	1726,5	6,5	3523,9	7,0	334,6	322,9	657,5	18,6
15—20	2293,8	9,7	2199,3	8,2	4493,1	8,9	404,0	388,8	792,8	17,6
20—25	1877,2	7,9	1780,5	6,7	3657,7	7,3	340,2	324,1	664,3	18,2
25—30	1838,8	7,8	1833,8	6,9	3672,6	7,3	349,7	337,6	687,3	18,7
30—35	1555,3	6,6	2047,1	7,7	3602,4	7,1	321,9	393,4	715,3	19,9
35—40	1100,3	4,6	1493,2	5,6	2593,5	5,1	216,9	266,2	483,1	18,6
40—45	1537,5	6,5	2019,3	7,6	3556,8	7,1	278,6	337,5	616,1	17,3
45—50	1734,9	7,3	2134,6	8,0	3869,5	7,7	291,5	343,9	635,4	16,4
50—55	1741,5	7,3	1932,3	7,3	3673,8	7,3	269,8	307,2	577,0	15,7
55—60	1387,5	5,9	1697,7	6,4	3085,2	6,1	213,1	273,5	486,6	15,8
60—65	1007,1	4,2	1409,0	5,3	2416,1	4,8	153,8	223,6	377,4	15,6
65—70	823,2	3,6	1121,5	4,2	1944,7	3,9	116,0	178,5	294,5	15,2
70—75	637,8	2,7	831,1	3,1	1468,9	2,9	83,0	127,7	210,7	14,4
75—80	432,4	1,8	549,3	2,1	981,7	2,0	54,4	82,4	136,8	13,9
80—85	201,6	0,9	256,4	1,0	458,0	0,9	25,9	39,4	65,3	14,3
85—90	57,6	0,2	81,3	0,3	138,9	0,3	7,4	12,6	20,0	14,4
90 u. mehr	10,1	0,0	17,2	0,0	27,3	0,1	1,5	2,7	4,2	15,0
Insgesamt	23702,2	100	26616,0	100	50318,2	100	4146,6	4608,6	8755,2	17,4

[1] = prozentualer Anteil an der Gesamtbevölkerung

Die Altersgliederung der gesamten Wohnbevölkerung und der Vertriebenen am 31. 12. 1955 im Bundesgebiet ist in Tab. 1 zusammengestellt. Sie belief sich auf rund 50,3 Millionen, darunter befanden sich 8,756 Millionen = 17,4% Vertriebene. Diese Darstellung des Statistischen Bundesamtes dürfte allerdings nicht exakt den tatsächlichen Verhältnissen entsprechen, da die Masse etwa der 0- bis

10jährigen kaum als *echte* Flüchtlinge angesehen werden kann, sondern als Kinder von Vertriebenen, die bereits in der Bundesrepublik zur Welt gekommen sind. Der Anteil der tatsächlich Vertriebenen an der Gesamtbevölkerung wird Ende 1955 nicht 17,4%, sondern schätzungsweise knapp 15% betragen haben.

Gegenüber dem Vorjahr hat die Bevölkerung um rund 555000 zugenommen, und zwar um 296000 Männer und 259000 Frauen.

Die Entwicklung der Bevölkerung der Bundesrepublik Deutschland seit der Volkszählung im September 1950 zeigt folgendes Bild:

Jahr	Gesamtbevölkerung	darunter % Männer	absolute Zunahme
1950	47695,9	47,3	—
1951	48305,9	46,9	610000 = 1,28% (Sept.1950—Dez. 1951)
1952	48708,7	46,9	403000 = 0,83%
1953	49278,0	47,0	569000 = 1,17%
1954	49763,4	47,1	485000 = 0,98%
1955	50318,1	47,2	555000 = 1,12%

Seit September 1950 hat die Bevölkerung der Bundesrepublik um rund 2,612 Millionen zugenommen. Der Anteil der Männer hat sich dabei wenig verändert, er ist seit 1951 von 46,9% auf 47,2% im Jahre 1955 angestiegen (Diese Proportion findet sich mit geringfügigen Änderungen in allen Ländern der Bundesrepublik; in West-Berlin dagegen zeigt sich eine wesentliche Abweichung; der Anteil der Männer beläuft sich dort auf nur 42,5% der Gesamtbevölkerung). In der Altersgliederung macht sich seit 1950 eine deutliche Zunahme des Anteils der über 50 Jahre alten Personen bemerkbar: Die Männer von mehr als 50 Jahren waren 1950 mit 24,2%, 1955 mit 26,6%, die gleichaltrigen Frauen 1950 mit 26,3%, 1955 mit 29,7% an der Gesamtzahl der Männer bzw. Frauen beteiligt. In erster Linie betrifft diese Entwicklung die Steigerung des Anteils der 50—60jährigen; oberhalb 60 Jahre ist die Änderung nur sehr geringfügig.

Die nach Alter und Geschlecht gegliederten Angaben über die Bevölkerung der einzelnen Länder sind in Tab. I (Tabellenanhang) zusammengestellt.

Zusammenfassung

Am 31. 12. 1955 belief sich die Bevölkerung der Bundesrepublik Deutschland auf 50,3 Millionen, darunter befanden sich 8,76 Millionen Vertriebene = 17,4%. Gegenüber dem Vorjahr hat die Bevölkerung um 296000 Männer und 259000 Frauen zugenommen. Seit der Volkszählung im September 1950 ist die Gesamtbevölkerung um 2,6 Millionen angestiegen. Der Anteil der Männer beträgt 47,2%, in West-Berlin nur 42,5%. Die über 50 Jahre alten Männer sind mit 26,6%, die über 50 Jahre alten Frauen mit 29,7% an der Gesamtzahl aller Männer bzw. Frauen beteiligt.

Population of the Federal Republic of Germany and Western-Berlin articulated in Age- and Sexgroups

On the 31 of December 1955 the population of the Federal Republic of Germany amounted to 50,3 millions including 8,76 millions of refugees = 17,4%.

Compared with last year's population it has increased in 296000 men and 259000 women. The total number of population augmented in 2,6 millions since the census of population in September 1950. The share of men amounts to 47,2%, in Western Berlin only to 42,5%. The over 50 years old men have a share with 26,6%, the over 50 years old women with 29,7% in the total of all men and women.

B. Die Tuberkulosefürsorgestellen, ihr ärztliches und fürsorgerisches Personal, Betrieb der Fürsorgestellen

1. Zahl der Tuberkulosefürsorgestellen und ihr Personal

Die wohl wichtigste Einrichtung auf dem Gebiete der Tuberkulosebekämpfung stellt die Tuberkulosefürsorgestelle dar, deren Gründung im Mai 1899 auf die Initiative des Stadtrates PUTTER in Halle zurückzuführen ist. Ihre Ausstattung mit günstigen Räumlichkeiten, Untersuchungs- und Laborgerät und ihre Besetzung mit ausreichendem, geschultem Fachpersonal ist eine Selbstverständlichkeit geworden.

Ende 1955 bestanden im Bundesgebiet nach Tab. 2 490 Hauptfürsorgestellen und 439 Nebenstellen, die mit 774 Ärzten und 3844 Fürsorgerinnen besetzt waren.

Die Zahl der Ärzte hat gegenüber 1954 um 47 zugenommen, wovon 13 auf Bayern, 10 auf Nordrhein-Westfalen und 10 auf Niedersachsen entfallen. Bezogen auf die Bevölkerung ergeben sich in den einzelnen Ländern große Unterschiede: In Niedersachsen kommen 38500 Einwohner auf 1 Fürsorgearzt, in Bayern noch fast 137000. Auch in Baden-Württemberg und Hamburg ist die Zahl der Fürsorgeärzte im Verhältnis zur Bevölkerungszahl niedrig. Wenn die Länder Niedersachsen, Schleswig-Holstein, Nordrhein-Westfalen und Rheinland-Pfalz es für notwendig erachten, eine im Verhältnis zur Bevölkerung relativ hohe Zahl von Tuberkulosefürsorgeärzten zu beschäftigen, und die Tuberkulosesituation in anderen Ländern nicht sehr wesentlich von der in diesen Ländern abweicht, dann ist es auffällig, warum man in den Ländern Bayern, Baden-Württemberg, Hamburg, Bremen und Hessen glaubt, mit einer relativ niedrigen Zahl von Fürsorgeärzten den Forderungen einer systematischen Tuberkulosebekämpfung genau so gerecht werden zu können, wie es in den Ländern Schleswig-Holstein usw. der Fall ist. Man braucht in diesem Zusammenhang nur an die Kontrolluntersuchungen (s. S. 48) zu denken, die in der erforderlichen Weise auch von den personell gut besetzten Stellen nicht durchgeführt werden können, um festzustellen, daß in einigen Ländern die Zahl der vorhandenen Ärzte zur Bewältigung aller anfallenden Aufgaben nicht ausreichen dürfte.

Nach Tab. 3 handelt es sich bei den Fürsorgeärzten in den Ländern Hamburg, Bremen, Hessen, Baden-Württemberg und Bayern überwiegend um Lungenfachärzte, während in Nordrhein-Westfalen über 80% der Tuberkulosefürsorgeärzte Nichtlungenfachärzte sind.

2. Zahl der Erstuntersuchten im Verhältnis zum Personal der Fürsorgestellen

Nach Tab. 4 wurden 1955 im Bundesgebiet rund 103000 Erstuntersuchungen durchgeführt. Bezogen auf die Bevölkerung liegt deren Zahl in Nordrhein-Westfalen, Rheinland-Pfalz und Bayern am niedrigsten, in Baden-Württemberg am höchsten. Auf 1 Arzt entfallen (maximal) in Baden-Württemberg 3352, in Nordrhein-Westfalen (minimal) nur 764 Erstuntersuchungen. Bei rund 270 Arbeitstagen pro Jahr kommen auf 1 Arzt in Baden-Württemberg 12,4, in Nordrhein-Westfalen nur 2,8 Erstuntersuchungen pro Tag. Zwischen der Zahl der

Tabelle 2. *Personal der Fürsorgestellen 1955* (entnommen aus den Länderstatistiken 1955) [1] = Krankenhausfürsorgerinnen

Länder	Fürsorgestellen 1955		Tbk.-Fürsorgeärzte		1 Tbk.-Fürsorgearzt auf ... Einwohner		Zahl der Fürsorgerinnen 1955			1 Fürsorgerin auf ... Einwohner 1954 und 1955	
	Hauptstellen	Nebenstellen	1954	1955	1954	1955	Allgemeine	Tbk.-Fürs.	zusammen	1954	1955
Schleswig-Holstein	20	29	46	47	50076	48400	129	20	149	15357	15300
Hamburg	15	—	15	17	116808	104700	12	64	76	22179	23400
Niedersachsen	75	62	160	170	41058	38500	543	36	579	12465	11300
Bremen	2	1	7	7	89000	91300	77+6[1]	11	94	6699	6800
Nordrhein-Westfalen	94	251	280	290	52005	51200	1432	32	1464	10190	10150
Hessen	44	20	49	52	92261	88100	192	35	227	20092	20200
Rheinland-Pfalz	39	23	53	59	61639	56000	191	3	194	17564	17000
Baden-Württemberg	65	45	63	65	111240	110000	325	44	369	20673	19400
Bayern	136	8	54	67	169597	136800	661	31	692	13389	13300
Bundesgebiet	490	439	727	774	68450	65000	3568	276	3844	13406	13100
West-Berlin	12	—	32	33	68508	66700	101	4	105	21923	20500

Tabelle 3. *Ärzte in den Fürsorgestellen 1955* (entnommen aus den Länderstatistiken 1955) [1] nur im öffentlichen Gesundheitsdienst

Länder	Gesamtzahl der in den Fürsorgestellen tätigen Lungenfach- u. Nichtlungenfachärzte (Sp. 8 u. 15)	Lungenfachärzte							Nichtlungenfachärzte						
		Hauptamtlich als Ärzte des öffentlichen Gesundheitsdienstes tätig			Nebenamtlich als Tbk.-Fürsorgeärzte tätig			Lungenfachärzte insges. (Sp. 4 u. 7)	Hauptamtlich als Ärzte des öffentlichen Gesundheitsdienstes tätig			Nebenamtlich als Tbk.-Fürsorgeärzte tätig			Nichtlungenfachärzte insgesamt (Sp. 11 u. 14)
		ausschl. als Tbk.-Fürsorgeärzte	nicht ausschl. als Tbk.-Fürsorgeärzte	zusammen (Sp. 2 u. 3)	hauptberuflich in freier Praxis	hauptberufl. in Heilst. u. Krankenhäusern	zusammen (Sp. 5 u. 6)		ausschl. als Tbk.-Fürsorgeärzte	nicht ausschl. als Tbk.-Fürsorgeärzte	zusammen (Sp. 9 u. 10)	hauptberuflich in freier Praxis	hauptberufl. in Heilst. u. Krankenhäusern	zusammen (Sp. 12 u. 13)	
	1	2	3	4	5	6	7	8	9	10	11	12	13	14	15
Schleswig-Holstein	47	11	2	13	—	2	2	15	2	30	32	—	—	—	32
Hamburg	17	16	—	16	—	—	—	16	1	—	1	—	—	—	1
Niedersachsen	170	8	7	15	23	29	52	67	3	76	79	13	11	24	103
Bremen	7	7	—	7	—	—	—	7	—	—	—	—	—	—	—
Nordrhein-Westfalen	290	18	16	34	5	15	20	54	7	225	232	—	4	4	236
Hessen	52	8	5	13	11	13	24	37	5	7	12	—	3	3	15
Rheinland-Pfalz	59	24	2	26	—	8	8	34	1	19	20	2	3	5	25
Baden-Württemberg	65	46	8	54	2	4	6	60	1	3	4	—	1	1	5
Bayern	67	41	2	43	10	9	19	62	4	—	4	1	—	1	5
Bundesgebiet	774	179	42	221	51	80	131	352	24	360	384	16	22	38	422
West-Berlin	33	11	—	11	3	1[1]	4	15	13	—	13	2	3[1]	5	18

Tabelle 4. *Erstuntersuchungen aller Art (Gruppen I—IV) absolut und auf 10000 Einwohner sowie im Vergleich zum Personal der Fürsorgestellen 1954 und 1955*
(Entnommen aus den Länderstatistiken)

Länder	Erstuntersuchungen		... Erstunters. auf 10000 E		... Erstunters. auf 1 Arzt		... Erstunters. auf 1 Fürsorgerin	
	1954	1955	1954	1955	1954	1955	1954	1955
Schleswig-Holstein . .	77720	61272	337	269	1689	1304	518	411
Hamburg	58029	50250	331	282	3869	2958	734	662
Niedersachsen	157212	135562	239	207	982	798	289	234
Bremen	12764	16613	205	260	1823	2372	137	177
Nordrhein-Westfalen .	214776	221503	147	149	767	764	150	151
Hessen	112393	102717	249	224	2294	1975	499	452
Rheinland-Pfalz	58373	57940	179	176	1101	982	314	299
Baden-Württemberg . .	173481	217908	247	304	2754	3352	512	591
Bayern	176117	163342	192	178	3261	2435	257	236
Bundesgebiet	1040865	1027107	209	204	1432	1327	280	267
West-Berlin	33181	34052	151	155	1037	1032	332	324

Erstuntersuchungen und der Zahl der Neuerkrankungen an aktiver Tuberkulose bestand 1955 folgendes Verhältnis:

Tabelle 5. *Auf 100 Erstuntersuchungen entfallen ... Neuerkrankungen an aktiver Tuberkulose (Ia—Id) 1955*

Länder	Erkrank.	Länder	Erkrank.
Schleswig-Holstein . .	9,2	Rheinland-Pfalz	9,6
Hamburg	11,1	Baden-Württemberg .	5,9
Niedersachsen	9,2	Bayern	9,8
Bremen	8,0		
Nordrhein-Westfalen .	11,6	Bundesgebiet	8,9
Hessen	6,2	West-Berlin	20,5

Bei 90% aller Erstuntersuchungen handelt es sich nicht um eine Tuberkulose, in Hessen und Baden-Württemberg sogar bei ungefähr 94%.

3. Zahl der Kontrolluntersuchungen im Verhältnis zu den Fürsorge- und Überwachungsfällen

Nur ein kleiner Teil der Tuberkulösen erliegt heute noch seiner Tuberkulose, ein nicht bekannter — wahrscheinlich nicht sehr hoher — Prozentsatz wird völlig geheilt; der Gesundheitszustand der Chronisch-Tuberkulösen verbessert und verschlechtert sich jahre- und jahrzehntelang in kleineren oder größeren Zeitintervallen. Besonders für diese wird die Tuberkulose zum Schicksal. Solange die moderne Therapie den Tod verhindert oder verzögert und nicht in allen Fällen zu einer völligen Ausheilung führt, ist diese Gruppe der Chronisch-Tuberkulösen in erster Linie die Quelle der Neuinfektionen und Neuerkrankungen; sie bildet den „eisernen Bestand“ an Fürsorge- und Überwachungsfällen bei den Tuberkulosefürsorgestellen und ist zu einem beträchtlichen Prozentsatz an den Heilstättenkuren beteiligt.

Diesen chronischen Fällen gehören wohl überwiegend auch jene Tuberkulösen an, welche sich der ständigen Kontrolle durch die Tuberkulosefürsorgestellen entziehen, ohne Rücksicht darauf, welche Konsequenzen sich daraus für sie persönlich als auch für eine breite Öffentlichkeit ergeben können.

Die Maßnahmen der Tuberkulosefürsorgestellen dienen u. a. der Entdeckung einer Tuberkulose oder einer Verschlechterung, um den Kranken möglichst frühzeitig einer Behandlung zuzuführen und durch diese mögliche Neuansteckungen auf ein Mindestmaß zu reduzieren. Ein wesentlicher Teil der Fürsorgearbeit wird deshalb von den Erst- und Kontrolluntersuchungen in Anspruch genommen. Über 1 Million Erstuntersuchungen wurden jährlich von den Tuberkulosefürsorgestellen im Bundesgebiet vorgenommen, bei weniger als 10% der Untersuchten handelt es sich tatsächlich um tuberkulöse Erkrankungen. Die Kontrolluntersuchungen erstrecken sich auf evtl. Nachuntersuchungen von Erstmeldern, Kontrollen der Offentuberkulösen und auch der Ic-Fälle in Hinblick auf mögliche Besserungen sowie auf den gesamten Personenkreis der Ib—III-Fälle unter dem Gesichtspunkt eventueller Verschlechterungen. Die Häufigkeit der Kontrollen ist u. a. abhängig vom Zustand des Erkrankten und von seinem Alter.

Im Jahre 1955 belief sich die Zahl der an aktiver Lungentuberkulose erkrankten Personen auf rund 370000; der Kreis der Personen mit inaktiver Lungentuberkulose ist etwa auf 665000, der der Exponierten auf mindestens 650000 zu schätzen, so daß bei insgesamt etwa 1700000 Personen Kontrolluntersuchungen nötig sind. Nach den Länderstatistiken wurden 1955 tatsächlich rund 1,8 Millionen derartige Untersuchungen durchgeführt, so daß im Mittel *jede einzelne in Frage kommende Person während des ganzen Jahres 1955 einmal nachuntersucht* wurde. Da nach den Statistiken pro Jahr 5% der geschlossenen Tuberkulosen und etwa 0,8% der inaktiven Fälle offen werden, somit täglich allein 45—50 neue Offentuberkulöse aus diesen beiden Gruppen hervorgehen (s. S. 112), muß *die Zahl der Kontrolluntersuchungen* als *unzureichend* angesehen werden. Wenn aus einer Personengruppe von etwa 900000 Menschen jährlich 18—19000 Offentuberkulöse hervorgehen, dann bedarf diese Gruppe besonders intensiver Überwachung und Kontrolle sowohl im Interesse der Erkrankten als mit Rücksicht auf Millionen gefährdeter Personen in der Umgebung dieser zunächst unerkannten Ansteckungsfähigen. Mit einer höchstens einmaligen Kontrolle im Jahr ist es bei weitem nicht getan, und es hieße die Tuberkulosebekämpfung bagatellisieren, fände man hier nicht die erforderlichen Mittel und Wege, um diese Entwicklung beschleunigt abzubremsen.

4. Zuweisung zur fachärztlichen Erstuntersuchung durch die Tuberkulosefürsorgestellen

Von den Ländern Niedersachsen und Bayern werden seit 1946 bzw. 1947 regelmäßig Angaben darüber veröffentlicht, von welchen Stellen die Erstuntersuchten den Fürsorgestellen zugewiesen werden. In der nachstehenden Tabelle sind diese Zahlen wiedergegeben, welche den Jahresberichten dieser Länder (*Die Tuberkulose in Niedersachsen*, herausgegeben vom Niedersächsischen Sozialminister und *Die Tuberkulose in Bayern*, herausgegeben vom Bayerischen Statistischen Landesamt) entnommen sind.

Tabelle 6. *Zuweisung zur fachärztlichen Erstuntersuchung*

Länder	Jahr	Erstuntersuchungen Gesamtzahl	Die Zuweisung erfolgte durch						Selbstmelder und Sonstige	
			Ärzte		Gesundheitsämter		sonstige Behörden			
			abs.	in %	abs.	in %	abs.	in %	abs.	in %
Niedersachsen	1946	113586	42922	37,8	35645	31,3	8616	7,6	26403	23,3
	1947	180688	80011	44,3	49875	27,6	10902	6,0	39900	22,1
	1948	224528	102657	45,7	59270	26,4	18903	8,4	43698	19,5
	1949	248272	104143	41,9	73446	29,6	24948	10,0	45735	18,5
	1950	221966	92285	41,6	70091	31,6	18175	8,2	41415	18,6
	1951	210641	89085	42,3	68438	32,5	19258	9,1	33860	16,1
	1952	187043	72372	38,7	64540	34,5	21651	11,6	28480	15,2
	1953	172530	63227	36,9	59342	34,6	25605	14,9	24356	13,6
	1954	157427	52979	33,7	59456	37,8	23179	14,7	21813	13,8
	1955	135522	42060	31,0	53237	39,3	22220	16,4	18005	13,3
Bayern	1947	217354	94764	43,6	74175	34,1	17002	7,8	31413	14,5
	1948	218151	99753	45,7	68767	31,5	16836	7,7	32795	15,1
	1949	190197	75144	39,5	69817	36,7	20770	10,9	24466	12,9
	1950	183986	70623	38,4	71273	38,7	19308	10,5	22782	12,4
	1951	180428	70980	39,3	67669	37,5	19584	10,9	22195	12,3
	1952	183035	68668	37,5	72124	39,4	19996	10,9	22247	12,2
	1953	187451	69220	36,9	74798	39,9	21537	11,5	21896	11,7
	1954	176117	60435	34,3	73350	41,7	21854	12,4	20478	11,6
	1955	163342	52222	32,0	69728	42,7	21013	12,9	20379	12,4
	1956	165214	48337	29,2	69683	42,2	26559	16,1	20635	12,5

In Niedersachsen erreicht die Zahl der Erstuntersuchungen im Jahre 1949 ein Maximum, in Bayern bereits 1948. Nach 1948 bzw. 1949 sinkt die Zahl in Niedersachsen ständig ab, während in Bayern zwischen 1950 und 1953 ein leichter Anstieg erfolgt. In beiden Ländern wird 1955 ein Minimum erreicht.

Der Anteil der durch Ärzte zugewiesenen Personen erreicht in beiden Ländern etwa um 1948 einen Höchstwert von 45,7%. Bis 1955 verringert sich dieser Anteil in Niedersachsen auf 31%, in Bayern auf 32%. Der Prozentsatz der durch Gesundheitsämter und sonstige Behörden Zugewiesenen steigt in beiden Ländern an, der Anteil der Selbstmelder verringert sich in Bayern unwesentlich, in Niedersachsen um etwa 6%. In Niedersachsen beträgt die Differenz zwischen Maximum (1949) und Minimum (1955) der Erstuntersuchten 113010 Personen, in Bayern 54809. Die Zahl der durch Ärzte überwiesenen Personen verringerte sich in diesem Zeitraum in Niedersachsen um 62083, in Bayern um 47531. *Es entfallen somit in Niedersachsen 55,0%, in Bayern 86,7% des Rückganges an Erstuntersuchungen auf die von den Ärzten überwiesenen Fälle!*

Auch die Beziehung zwischen Erstuntersuchungen und Neuerkrankungen an Tuberkulose hat sich seit 1948 wesentlich geändert:

Auf 100 Erstuntersuchungen kommen . . . Neuerkrankungen:

Land	1947	1948	1949	1950	1951	1952	1953	1954	1955
Niedersachsen	19,4	15,0	10,1	9,8	10,1	9,8	9,2	8,9	9,1
Bayern	15,8	14,9	11,5	10,2	9,7	9,1	8,3	8,2	9,8

Infolge der notwendigen Vorbeugungsmaßnahmen war der Prozentsatz der Tuberkulösen unter den Erstuntersuchten bis zur Währungsreform relativ hoch;

er sank dann in Niedersachsen auf rund 10% ab und verringerte sich nach 1952 weiter. Die Verhältnisse in Bayern liegen ähnlich, hier betrug der Anteil der Tuberkulösen 1954 sogar nur noch 8,2%; die Zunahme von 1954 auf 1955 hängt mit den RRU zusammen. Der Prozentsatz der Tuberkulosekranken unter den Erstuntersuchten muß zwangsläufig abfallen, wenn diese mehr ambulant behandelt werden und die vorschriftsmäßige Meldung an die Tuberkulosefürsorgestelle unterbleibt. Die obigen Angaben und die Analyse der Zahlen von Tab. 6 deuten darauf hin, daß mitunter in dieser Weise verfahren wird.

Anfangs der fünfziger Jahre wurde mehrfach (s. u. a. ICKERT u. KEUTZER: Die Diskrepanz zwischen Tuberkulose-Sterbe- und -Erkrankungsziffern. Ärztl. Wschr. 1951, H. 38) auf die Diskrepanz zwischen Tuberkulose-Morbidität und -Mortalität hingewiesen. Damals sanken die Sterbeziffern ab, während die Morbidität keinen Abfall aufwies. Die Erklärung dafür wurde u. a. in der besseren Erfassung und der verminderten Sterblichkeit der Tuberkulösen gesehen. Heute ist wiederum eine Diskrepanz zu beobachten, nur nimmt nunmehr die Morbidität ab, während die Mortalität ziemlich konstant bleibt. Welche Faktoren diese Entwicklung verursachen, läßt sich noch nicht ganz übersehen, möglicherweise spielen die hier dargelegten Gründe dabei eine gewisse Rolle.

5. Röntgenleistungen der Tuberkulose-Fürsorgestellen

Nach Tab. 7 hat im Berichtsjahr die Zahl der Großaufnahmen in den Fürsorgestellen etwas zugenommen. Die Forderung *1 Großaufnahme auf 4 Durchleuchtungen* wird aber trotzdem nur von Hamburg und Nordrhein-Westfalen erfüllt; in Hessen kommen 10,5, in Bayern sogar 14,1 Durchleuchtungen auf 1 Großaufnahme. Die Zahl der Reihendurchleuchtungen außerhalb der Sprechtage hat in Nordrhein-Westfalen beträchtlich abgenommen.

6. Laboratoriumsuntersuchungen in den Tuberkulose-Fürsorgestellen

Hinsichtlich der Sputum-Untersuchungen ist gegenüber 1954 keine wesentliche Änderung eingetreten, wie aus Tab. 8 zu ersehen ist. In Hamburg entfallen nur 1,2 Sputumuntersuchungen auf 1 Angehörigen des Bestandes an Offentuberkulösen, in Niedersachsen 3,2. Blutsenkungen wurden 1955 in wesentlich größerem Umfange gemacht als 1954, dagegen ist die Zahl der Tuberkulinproben in den Fürsorgestellen ganz erheblich zurückgegangen.

Zusammenfassung

In der Bundesrepublik Deutschland bestanden Ende 1955 490 Hauptfürsorgestellen und 439 Nebenstellen, die mit 774 Ärzten und 3844 Fürsorgerinnen besetzt waren. Mit Rücksicht auf die von den Fürsorgestellen zu bewältigenden Aufgaben ist die Zahl der Ärzte in einigen deutschen Ländern als zu niedrig anzusehen.

Die Zahl der Erstuntersuchungen belief sich 1955 auf rund 1030000, in über 90% aller Fälle handelte es sich jedoch nicht um eine Tuberkulose.

Im Jahre 1955 wurden rund 1,8 Millionen Kontrolluntersuchungen bei einem Personenkreis von 1,7 Millionen vorgenommen.

Mit Rücksicht auf den relativ hohen Prozentsatz an Verschlechterungen, welchen besonders die Personen mit geschlossener und mit inaktiver Tuberkulose aufzuweisen haben, muß die Zahl der Kontrolluntersuchungen als zu niedrig angesehen werden.

Tabelle 7. *Röntgenleistungen der Tuberkulose-Fürsorgestellen 1954 und 1955* (Entnommen aus den Länderstatistiken 1955)

Länder	Sprechstundendurchleuchtungen (Erst- u. Kontrolluntersuch.)		Durchleuchtungen auf 10000 Einwohner		Großaufnahmen		Durchleuchtungen pro Großaufnahme		Reihendurchleuchtungen außerh. der Sprechtage		Schichtaufnahmen	
	1954	1955	1954	1955	1954	1955	1954	1955	1954	1955	1954	1955
Schleswig-Holstein	197498	168125	857	739	26741	23270	7,4	7,2	19474	24397	3139	3322
Hamburg	127659	123990	728	696	29079	37197	4,4	3,3	14592	16319	10996	11221
Niedersachsen	406666	371640	619	568	57940	57758	7,0	6,4	72240	67281	5882	8265
Bremen	61274	52986	983	829	7569	6295	8,1	8,3	6090	2764	5302	6116
Nordrhein-Westfalen	689252	645507	474	434	131582	141207	5,2	4,6	216464	168962	7830	9167
Hessen	215792	205721	477	449	19436	19561	11,1	10,5	28288	23777	878	1206
Rheinland-Pfalz	150261	150948	460	457	25764	24205	5,8	6,2	46386	50770	860	762
Baden-Württemberg	430845	425783	621	595	63063	69254	6,8	6,1	51263	56485	26671	21688
Bayern	472086	461181	515	503	34815	32759	13,5	14,1	94190	86183	6441	6401
Bundesgebiet	2751333	2605881	553	518	395989	411606	6,9	6,3	548987	496938	67999	68148
West-Berlin	158095	157155	721	713	18498	19454	8,5	8,1	7038	7817	1802	2025

Tabelle 8. *Laboratoriumsuntersuchungen in den Tuberkulose-Fürsorgestellen 1955* (Entnommen aus den Länderstatistiken 1955)

Länder	Sputumuntersuchungen		Kehlkopfabstriche	Magensaftuntersuchungen	Tierversuche	Kulturversuche	Sputumuntersuchungen bezogen auf [1])			Blutsenkungen	Blutbilder	Tuberkulinproben (in den Fürsorgestellen)
	abs.	rel. auf 10000 Einwohner					Ia + Ib Bestand	Ia—Ic Bestand	Ia—Ic Neuerkrank.			
	1	2	3	4	5	6	7	8	9	10	11	12
Schleswig-Holstein	20039	88,0	1028	—	5	61	2,7	0,8	4,1	41053	2351	25840
Hamburg	8627	48,4	4676	32	5	—	1,2	0,3	1,7	26232	361	8410
Niedersachsen	50560	77,2	706	150	267	515	3,2	1,0	4,8	66481	7351	49956
Bremen	4382	68,5	521	5	—	868	1,7	0,6	3,9	5133	4053	8714
Nordrhein-Westfalen	96574	65,0	1967	196	302	3702	2,7	0,8	4,4	261569	19357	303363
Hessen	15666	34,2	1314	—	27	208	1,9	0,6	3,2	22454	787	15646
Rheinland-Pfalz	16927	51,2	808	10	5	26	1,9	0,7	3,9	37705	2032	30366
Baden-Württemberg	31535	44,1	4203	857	661	3460	2,2	0,7	2,9	50277	4412	102210
Bayern	53840	58,7	1224	194	368	5519	2,6	1,0	3,9	42207	1688	85595
Bundesgebiet	298150	59,3	16447	1444	1640	14359	2,5	0,8	3,8	553111	42392	630100
Bundesgebiet (1954)	309977	62,6	18250	1617	1357	14071	2,4	0,8	3,8	485983	42958	759467
West-Berlin	41962	190,5	7761	560	158	5365	3,9	1,3	6,5	26315	2103	5546

[1] Auf einen Kranken kamen 1955 ... Sputumuntersuchungen.

Laboratory-Investigation in the Tuberculosis Dispensaries

In the end of 1955 the Federal Republic of Germany had 490 main-dispensaries and 439 agencies being occupied by 774 physicians and 3844 aids. With regard to the tasks to be conclused by the dispensaries the number of the physicians is too low in several German Lands.

The number of the first-investigations amounted to 1030000 in 1955, however, 90% of all cases were not considered as a tuberculosis. In 1955 nearly 1,8 millions of control-investigations have been accomplished within a population of 1,7 millions. With regard to the relative high percentage of deteriorations, which are to be found especially by the persons with closed and with inactive tuberculosis, the number of control-investigations are considered as too low.

C. Die Tuberkulose-Morbidität 1955 im Bundesgebiet und in West-Berlin

1. Allgemeines über die Anzeige- bzw. Meldepflicht der Krankheitsfälle von Tuberkulose und die Gliederung der Morbiditäts-Statistik

Die Maßnahmen, welche im Kampf gegen eine die Volksgesundheit bedrohende Seuche, wie die Tuberkulose, anzuwenden sind, hängen in erster Linie von der Kenntnis der Art und der Ausdehnung dieser Krankheit ab. Diese Unterlagen können aber nur durch eine sorgfältige Statistik vermittelt werden, zu deren Durchführung gesetzliche Handhaben gegeben sein müssen. Im Deutschen Reich waren die ansteckungsfähigen Tuberkulosen seit 1938 anzeigepflichtig; ab 1946 wurde die Meldepflicht auf alle Formen von aktiver Tuberkulose ausgedehnt.

Die von den Tuberkulosefürsorgestellen erstellten Statistiken, über welche über die Gesundheitsämter an die vorgesetzten Behörden und Statistischen Landesämter berichtet wird, gliedern sich folgendermaßen:

a) Fürsorgefälle

Gruppe Fa oder Ia = ansteckende Lungentuberkulose mit Bakteriennachweis,
Gruppe Fb oder Ib = ansteckende Lungentuberkulose ohne Bakteriennachweis,
Gruppe Fc oder Ic = aktive, nicht ansteckende Lungentuberkulose,
Gruppe Fd oder Id = aktive Tuberkulose anderer Organe.

b) Überwachungsfälle

Gruppe Üa oder IIa = klinisch geheilte Lungentuberkulose,
Gruppe Üb oder IIb = klinisch geheilte Tuberkulose anderer Organe,
Gruppe Üc oder IIc = exponierte und exponiert gewesene Gesunde,
Gruppe Üd oder IId = unentschiedene Diagnosen.
Gruppe III = nichttuberkulöse Erkrankung der Atmungsorgane.
Gruppe IV = Gesunde.

Erfaßt werden *Neuerkrankungen* und *Bestand*; über diese liegen Unterlagen sowohl für die Länder als auch für das Bundesgebiet vor. Darüber hinaus sind jedoch auch spezifizierte Angaben über Art und Umfang jenes Personenkreises von Bedeutung, der im Laufe des Berichtsjahres eine Änderung seines Zustandes durch Verbesserungen oder Verschlechterungen erfährt. Diese „aus anderen Krankheitsgruppen" (der Fürsorge- und Überwachungsfälle) stammenden Personen spielen zahlenmäßig eine derart bedeutende Rolle, daß ihre Berücksichtigung bei epidemiologischen Betrachtungen erforderlich ist. Die Sammlung und Veröffentlichung des entsprechenden Zahlenmaterials durch das Statistische Bundesamt erscheint deshalb wünschenswert.

In früheren Tuberkulose-Jahrbüchern wurde bereits darauf hingewiesen, daß die Alters- und Geschlechtsgliederung der Morbiditäts-Statistiken notwendig erscheint, weil die durch eine solche Gliederung vermittelten Kenntnisse als Unterlage für Bekämpfungsmaßnahmen wichtig sind.

Die vom „Arbeitsausschuß für Tuberkulosefürsorge" des DZK aufgestellten Richtlinien für die Tuberkulose-Statistik sind als *Erläuterungen zur Führung der Tuberkulosestatistik in den Gesundheitsämtern* veröffentlicht (s. Tbk.-Jb. 1950/51, S. 223, Tbk.-Jb. 1952/53, S. 194) und durch die Länderregierungen den Gesundheitsämtern bzw. Tuberkulosefürsorgestellen als Arbeitsgrundlage zugeleitet worden. Ihre sorgfältige Beachtung dürfte die Erstellung zuverlässiger und vergleichbarer Morbiditätsstatistiken der Tuberkulose ermöglichen, auch wenn in der zwangsläufig subjektiven Beurteilung einzelner Tuberkuloseformen eine gewisse Fehlerquelle gesehen werden muß.

Vereinzelt werden in den Statistiken noch Angaben für größere Altersgruppen gemacht, wobei die 25—45 jährigen eine besonders beliebte Gruppe sind.

Es sei wiederholt darauf hingewiesen, daß bei vielen (auch nicht tuberkulösen) Krankheitsformen der Frauen ein Maximum zwischen 20 und etwa 30 Jahren und ein Minimum um 40 Jahre auftritt (s. Tbk.-Jb. 1953/54, S. 79). Durch die Zusammenfassung beider Extreme in einer Altersgruppe ergeben sich somit Zahlenverhältnisse, die keinerlei Aussagewert besitzen und das tatsächlich Wesentliche verfälscht wiedergeben. Wir benötigen eine Morbiditäts-Statistik, die nach Alter und Geschlecht ebenso gegliedert ist wie die Mortalitäts-Statistik. Andere Altersangaben als die von 5 zu 5 Jahren haben nur geringen Wert.

2. Bestätigte Neuerkrankungen an aktiver Tuberkulose

Die Begriffe Neuerkrankung, Neuzugang und Neumeldung, welche in der Tuberkulosestatistik z. T. identisch behandelt werden, gelten keineswegs grundsätzlich für Primärerkrankungen, sondern schließen auch *erneute* Erkrankungen jenes Personenkreises ein, der infolge wesentlicher Besserung einer früher durchgemachten Tuberkulose schon seit Jahren oder Jahrzehnten nicht mehr in der Statistik der Tuberkulosefürsorgestellen geführt wird.

Es erscheint zweckmäßig, den obigen Begriffen eine einheitliche Definition zu Grunde zu legen.

Schwierig ist die Frage der Registrierung der Neumeldungen, die sich durch Wohnortwechsel ergeben. So verzeichnet z. B. Hessen (Stat. Berichte des Hess. Stat. Landesamtes vom 15. 4. 1957, S. 12) allein im 4. Vierteljahr 1955 insgesamt 60664 Zuzüge und 36961 Fortzüge. Unter ersteren müßten sich theoretisch etwa 500, unter letzteren etwa 320 Tuberkulöse befunden haben, deren Krankheit in ihren Ursprungsländern erfaßt war.

Wenn die in Frage stehenden Personen sich sämtlich bei den zuständigen Fürsorgestellen meldeten und registiert wurden, dann bedeutet dies allein für Hessen im Jahre 1955 etwa 720 ([500—320] mal 4) Fälle, welche aber nur Neumeldungen und nicht Neuerkrankungen darstellen. Innerhalb der Länder des Bundesgebietes werden sich diese Verhältnisse im allgemeinen ausgleichen, aber es können doch in den Altersgruppen usw. gewisse Verschiebungen auftreten. Andererseits werden durch die Meldungen sowieso nicht alle Neuerkrankungen erfaßt, so daß die mitgeteilten Unterlagen im großen und ganzen befriedigend zu unterrichten vermögen. Die Zahl der jährlich gemeldeten Neuerkrankungen stellt natürlich nur eine untere Grenze der tatsächlichen Erkrankungsfälle dar.

Die mitunter angeschnittene Frage, ob den Neuerkrankungen oder dem Bestand für die Beurteilung des Tuberkulosegeschehens die größere Bedeutung zukommt, soll hier nicht diskutiert werden. Beide sind mit nicht unerheblichen Fehlerquellen behaftet. Wenn diese bekannt sind und eine gewisse Berücksichtigung finden, so erfüllen die Statistiken der Neuerkrankungen und des Bestandes ihren Zweck.

Außer *Rheinland-Pfalz* und *Baden-Württemberg* haben alle Länder die Neuerkrankungen an Tuberkulose im Jahre 1955 nach dem Geschlecht und in Altersgruppen von 5 zu 5 Jahren gemeldet. Es ist zu hoffen, daß für das Tbk.-Jb. 1957 diese Unterlagen entsprechend den Beschlüssen der Tuberkulosereferenten der Länder vom Dezember 1952 für alle Länder der Bundesrepublik Deutschland vorliegen werden.

Wie im Tbk.-Jb. 1954/55 sollen auch in dem vorliegenden Bericht die verschiedenen Diagnosegruppen einzeln behandelt werden.

a) Ansteckende Lungentuberkulose mit Bakteriennachweis (Ia-Fälle)

Diese Gruppe der Fürsorgefälle umfaßt alle jene Neuerkrankungen, bei welchen klinisch oder röntgenologisch eine Lungentuberkulose festgestellt und der Nachweis von TB erbracht werden konnte. Für diesen Nachweis sollen nach den Erläuterungen alle in Betracht kommenden Verfahren angewendet werden (Untersuchungsmaterial: Sputum, Kehlkopfabstrich, Magensaft; Untersuschungsverfahren: mikroskopisch und kulturell). Der Diagnose der ansteckenden Lungentuberkulose mit Bakteriennachweis liegt somit ein völlig eindeutiger Maßstab zugrunde, während bei der Beurteilung der übrigen Tuberkuloseformen subjektive Momente eine entscheidende Rolle spielen.

In Tab. 9 sind die bestätigten Neuerkrankungen an ansteckender Lungentuberkulose mit Bakteriennachweis im Bundesgebiet und in den Ländern der Bundesrepublik Deutschland im Jahre 1955 und ab 1950 zusammengestellt.

Im Bundesgebiet hat die Zahl der Neuerkrankungen (Ia) von 1950 bis 1955 um rund 4300 Fälle, bezogen auf die Relativzahlen um 24% abgenommen. In den Ländern ist die Abnahme unterschiedlich. In Bayern ist seit 1950 keine Änderung erfolgt. Die seit 1954 laufenden systematischen Röntgenreihenuntersuchungen haben dazu geführt, daß die Zahl der Neuerkrankungen in Bayern heute über dem Bundesdurchschnitt liegt und nach Hamburg und Berlin — neben Nordrhein-Westfalen — die höchsten Werte aufweist. Noch im Jahre 1950 hatte Bayern die niedrigste Erkrankungsziffer von allen Bundesländern aufzuweisen. Auf diese Verhältnisse ist auch das in den früheren Jahrbüchern behandelte *Nord-Süd-Gefälle* der Tuberkulosemorbidität zurückzuführen. Seine Ursache liegt, wie wir angenommen hatten, in der verschiedenartigen Erfassung. 1950 betrug, wenn man von West-Berlin absieht, der Unterschied zwischen Maximum (Niedersachsen = 6,1) und Minimum (Bayern = 4,1) der Erkrankungsziffern 2,0 auf 10000 E; diese Differenz hat sich 1955 auf 1,5 auf 10000 E verringert. Weiterhin ist festzustellen, daß die Zahl der Neuerkrankungen in Schleswig-Holstein seit 1954 besonders stark abgefallen ist. Der für 1955 angegebene Wert liegt knapp unter dem Mittel des Bundesgebietes. Die Höchstwerte entfallen auf die beiden Stadtstaaten West-Berlin und Hamburg, während Hessen die niedrigsten Werte aufweist. Es erscheint denkbar, daß eine in Hessen durchgeführte systematische

Röntgenreihenuntersuchung wie in Bayern zu anderen Ergebnissen führen wird. Die Verhältnisse in West-Berlin dürften nicht unwesentlich durch den anhaltenden Zustrom von Flüchtlingen aus der Sowjetzone beeinflußt sein. Andererseits spielt natürlich auch die Tatsache eine Rolle, daß die Altersgliederung der Berliner Bevölkerung sich beträchtlich von der der Bundesländer unterscheidet; standardisiert man die Morbiditätsziffern von Berlin auf die Bevölkerung von Schleswig-Holstein, dann ergibt sich für die Neuerkrankungen an Ia-Fällen ein Wert von 5,6/10000 statt von 6,2, so daß allein der Unterschied in der Altersgliederung der

Tabelle 9. *Bestätigte Neuerkrankungen*[1] *an ansteckender Lungentuberkulose mit Bakteriennachweis (Ia) im Bundesgebiet, in den Ländern der Bundesrepublik und in West-Berlin im Jahre 1955 und seit 1950 absolut und auf 10000 E* [entnommen aus Wirtschaft u. Statistik **6**, 299* (1955)]

Jahr, Land	1955 abs.	1955 rel.	1954	1953	1952	1951	1950
	Bundesgebiet						
1950[2]	23227	5,0					
1951[2]	23294	4,97					
1952[3]	22275	4,71					
1953	21983	4,49					
1954	19898	4,0					
1955	18906	3,8					
Schleswig-Holstein	842	3,7	4,7	4,9	5,2	5,7	6,0
Hamburg	786	4,5	4,6	4,7	5,5	5,6	5,5
Niedersachsen	2223	3,4	4,0	4,4	5,2	5,9	6,1
Bremen	215	3,4	3,4	4,0	3,6	4,3	5,0
Nordrhein-Westfalen	6219	4,2	4,7	5,3	5,3	5,6	5,5
Hessen	1357	3,0	3,1	3,6	4,0	4,0	4,4
Rheinland-Pfalz	1193	3,6	3,8	4,5	4,7	4,9	4,8
Baden-Württemberg	2203	3,1	3,4	3,8	3,8	3,2	—
Bayern	3868	4,2	3,7	4,1	4,1	4,2	4,1
West-Berlin	1352	6,2	6,8	7,6	7,2	7,6	7,7

[1] Nur Neuerkrankungen, keine Zugänge aus anderen Gruppen.
[2] Ohne Reg. Bez. Südwürttemberg-Hohenzollern und Lindau.
[3] Ohne Reg. Bez. Südwürttemberg-Hohenzollern.

Bevölkerung beider Länder zu einer Verringerung der Erkrankungsziffer um rund 10% führt. Der Grund dafür liegt darin, daß in Schleswig-Holstein die wenige Erkrankungen aufweisenden jüngeren Jahrgänge stärker, die relativ häufiger erkrankten älteren Altersgruppen dagegen zum Teil wesentlich schwächer besetzt sind. Auf diese Weise können zwei Länder mit gleicher Gesamtbevölkerung allein durch die verschiedenartige Besetzung der einzelnen Jahrgänge kleinere oder größere Unterschiede in der Morbidität und Mortalität aufweisen. Zu ähnlichen Ergebnissen wird man auch in bezug auf Hamburg gelangen. Selbstverständlich sind aber darüber hinaus für die Verbreitung von Infektionskrankheiten in Siedlungsgemeinschaften mit größerer Bevölkerungsdichte andere Voraussetzungen maßgebend als in Ländern mit aufgelockerten Wohnverhältnissen.

Eine Altersgliederung der Neuerkrankungsfälle von 5 zu 5 Jahren, wie sie für eine zuverlässige Überwachung der Entwicklung erforderlich ist, liegt von Bremen ab 1952, von anderen Bundesländern erst seit 1953, zum Teil seit 1955 vor. Lediglich von Rheinland-Pfalz und Baden-Württemberg sind diese Angaben bisher noch nicht gemacht worden. Damit entfällt auch in diesem Jahrbuch noch die

Möglichkeit, über die Neuerkrankungen nach Alter und Geschlecht im gesamten Bundesgebiet zu berichten, und die Vergleichbarkeit beschränkt sich auf die übrigen 9 Länder einschl. Berlin.

Im Tbk.-Jb. 1954/55 veranschaulichte Abb. 4, welche zum Teil beträchtliche Unterschiede in der Altersgliederung der Neuerkrankungen zwischen den einzelnen Ländern bestehen. Im vorliegenden Jahrbuch kann deshalb auf die Wiedergabe einer ähnlichen Darstellung für 1955 verzichtet werden. Wir beschränken uns auf die in den Abb. 1 bis Abb. 3 zum Ausdruck kommenden Vergleiche.

Die Zahl der Neuerkrankungen der Kinder und Jugendlichen ist in den 4 Ländern — ebenso wie in den übrigen Ländern — ungefähr gleich, lediglich West-Berlin weist bei den 0—5jährigen etwas höhere Werte auf. Oberhalb 15 Jahre steigen die Kurven an und laufen nach einem Maximum um 30 Jahre ungleichmäßig — aber im Charakter ziemlich einheitlich — dem Höchstwert um 60—70 Jahre zu, um dann endgültig abzufallen. Während aber Berlin bereits ab 20—25 Jahre eine wesentlich höhere Erkrankungsziffer als die übrigen Länder aufweist, zeigen die anderen Länder größere Diskrepanzen erst zwischen etwa 45 und 70 Jahren mit den höchsten Werten in Bayern und den niedrigsten in Niedersachsen. Der Anstieg ab etwa 15 Jahre hängt vielleicht damit zusammen, daß in diesem Alter sich für die Masse der Jugendlichen mit dem Übertritt ins Berufsleben und stärkerem Kontakt mit Erwachsenen (mit höherer Tuberkulosemorbidität) sowohl eine erhöhte körperliche Belastung als auch eine größere Ansteckungsgefährdung ergibt, als innerhalb des durch Schule, Sport und Familie gegebenen engeren Lebenskreises.

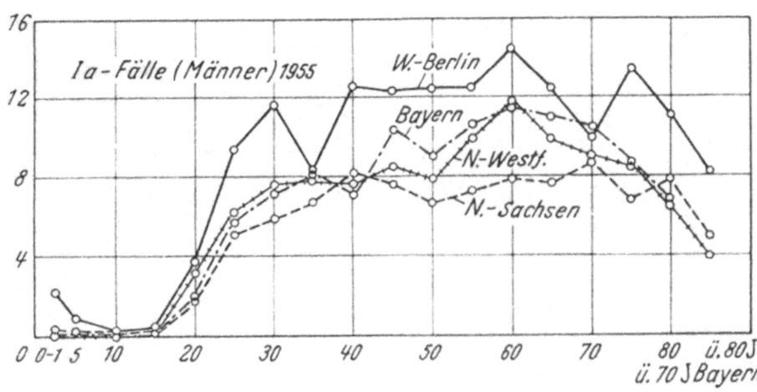

Abb. 1. Neuerkrankungen der Männer an ansteckender Lungentuberkulose (Ia) in West-Berlin, Nordrhein-Westfalen, Niedersachsen und Bayern im Jahre 1955 auf 10000 Männer

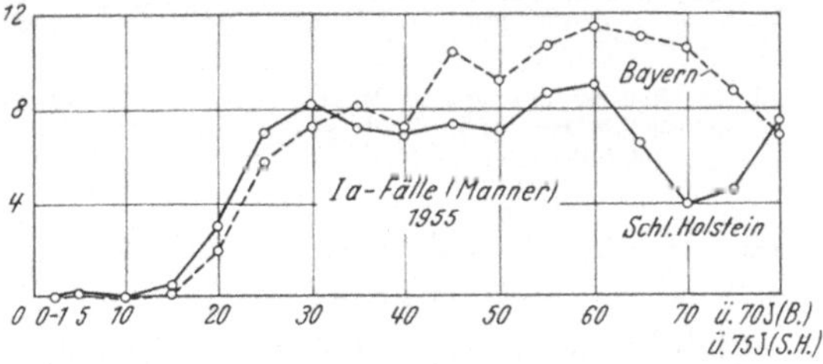

Abb. 2. Neuerkrankungen an ansteckender Lungentuberkulose (Ia) der Männer in Schleswig-Holstein und Bayern im Jahre 1955 auf 10000 Männer

Zwischen 10 und 30 Jahren liegen die Neuerkrankungen in Schleswig-Holstein höher als in Bayern, während sich oberhalb dieser Altersgruppe zum Teil sehr hohe Unterschiede zuungunsten von Bayern ergeben. Leider liegen von Bayern aus der Zeit vor 1955 altersgegliederte Statistiken der Neuerkrankungen nicht vor, so daß nicht feststellbar ist, ob auch in früheren Jahren ähnliche Verhältnisse geherrscht haben, als die Zahl der Neuerkrankungen in Bayern noch wesentlich niedriger lag als in Schleswig-Holstein (z. B. 1950: Schleswig-Holstein 6,0/10000 E, Bayern 4,1/10000 E). Wahrscheinlich liegt die Erklärung für diese Verhältnisse aber in der Tatsache, daß die in Bayern erst seit wenigen Jahren durchgeführten systematischen Röntgen-Reihenuntersuchungen sehr zahlreiche Fälle bisher unbekannter ansteckungsfähiger Tuberkulöser höherer Altersklassen aufgedeckt haben.

In der Altersgruppe um 30 Jahre ist in Abb. 2 ein kleines Maximum gerade noch angedeutet; es ist bekannt, daß diese Altersgruppe noch vor wenigen Jahren das absolute Maximum gestellt hat. Ähnlich wie bei der Tuberkulosemortalität erscheint auch bei der Morbidität der Abbau dieses Gipfels anzuhalten; *die Tuberkulose entwickelt sich* damit *mehr und mehr zu einer Krankheit und Todesursache der älteren Personen.*

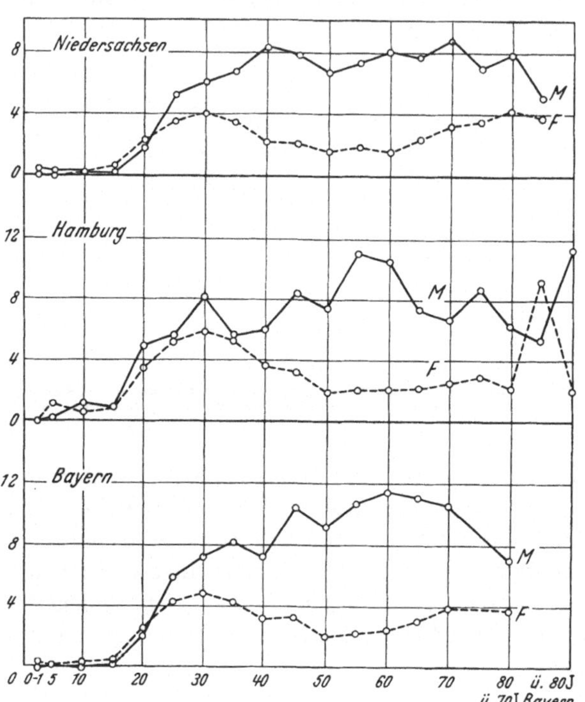

Abb. 3. Neuerkrankungen der Männer und Frauen an ansteckender Lungentuberkulose (Ia) in Niedersachsen, Hamburg und Bayern im Jahre 1955 auf je 10000 Männer und Frauen

Bei den Verhältnissen, welche Abb. 3 wiedergibt, kommt es weniger auf die Unterschiede in der Größenordnung der Neuerkrankungen zwischen den einzelnen Ländern an als vielmehr auf die Morbiditätsunterschiede zwischen den Geschlechtern. Es zeigen sich bereits ab 10 Jahre kleinere Unterschiede und im allgemeinen eine leicht erhöhte Morbidität der Mädchen und Frauen bis ungefähr 20 Jahre, wenn auch sonst bis zu dieser Altersgruppe der Kurvenverlauf eine große Ähnlichkeit besitzt. Oberhalb 20 Jahre weichen die Kurven der Männer und Frauen aber grundlegend von einander ab; während die Morbidität bei den Männern im allgemeinen um 25—30 Jahre ein kleines, um 60 Jahre *das* Maximum aufweist, ergibt sich bei den Frauen im Alter von 25—30 Jahren das Optimum, dem ein rascher Abfall bis zu einem Minimum bei etwa 45—60 Jahren folgt. Danach steigen die Werte wieder etwas an. Wenn die *Mädchen* bereits *zwischen 10 und 20 Jahren eine gegenüber den gleichaltrigen Knaben und Männern erhöhte Tuberkulosemorbidität* erkennen lassen, so dürfte die *Ursache in der körperlichen und seelischen Belastung der Mädchen durch die Pubertät* zu suchen sein. Der weitere Anstieg der weiblichen Morbidität bis zum 30. Jahre und ihr Abfall bis zum Minimum bei etwa 45 Jahren umschließt zusammen mit dem bei 10—15 Jahren beginnenden Anstieg einen Zeitraum, der mit Beginn und Ende des weiblichen Zyklus zusammenfällt. Dies kann keine zufällige Erscheinung, sondern dürfte ein Beweis dafür sein, daß zwischen Zyklus der Frau und Tuberkulosemorbidität eine enge Relation besteht. Wenn das Maximum der Morbidität der Frauen auf die Altersgruppe 25—30 Jahre entfällt, auf die Altersgruppe also, welche das Maximum an Geburten aufweist, dann kommt darin doch wohl zum Ausdruck, daß die Tuberkulose im

Leben der schwangeren Frau eine recht wesentliche Rolle spielt. Auch wenn diese Zusammenhänge vielfach abgestritten oder bagatellisiert werden, so sind diese und andere statistische Ergebnisse doch kaum zu übersehen und rechtfertigen die hier angedeuteten Folgerungen.

Tabelle 10. *Prozentualer Anteil der Neuerkrankungen an ansteckender Lungentuberkulose (Ia) der 15—40jährigen Männer und Frauen an der Gesamtzahl der Neuerkrankungen Ia*

Länder	M %	F %	Länder	M %	F %
Hamburg	32,1	52,2	Niedersachsen . . .	36,3	49,3
Bayern	30,8	49,8	Schleswig-Holstein .	38,8	53,6
Nordrhein-Westfalen .	36,6	60,5	Berlin	27,0	45,3
Mittel gesamt				34,8	53,8

Aus Tab. 10 ist zu ersehen, daß auf die Altersgruppe 15—40 Jahre im Mittel 54% der Neuerkrankungen aller Frauen (Ia), aber nur etwa 35% der Neuerkrankungen aller Männer entfallen. Auch diese Zahlen zeigen, daß die Tuberkulose im Leben der Frau zwischen 15 und 40 Jahren eine ganz andere Bedeutung hat als in dem des Mannes, auch wenn die Morbidität der Männer in diesem Alter schon wesentlich höher liegt als die der Frauen.

M. Farquharson hat aus diesen Tatsachen Folgerungen gezogen und bestimmte Forderungen zum Schutze der werdenden und der jungen Mutter sowie der Neugeborenen aufgestellt, über die im Tbk.-Jb. 1954/55 S. 116 berichtet wurde.

Über die Entwicklung der Neuerkrankungen an ansteckender Lungentuberkulose mit Bakteriennachweis (Ia) seit 1952 bzw. 1953 unterrichtet Abb. 4.

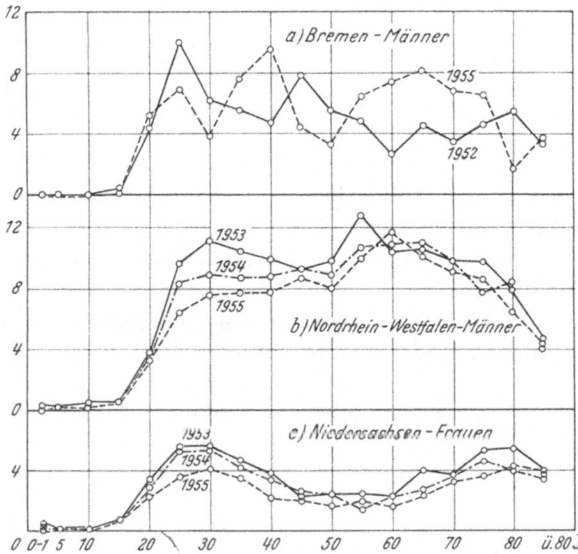

Abb. 4. Neuerkrankungen an ansteckender Lungentuberkulose (Ia) auf 10000. a) Bremen 1952 und 1955 (Männer) b) Nordrhein-Westfalen 1953, 1954, 1955 (Männer). c) Niedersachsen 1953, 1954, 1955 (Frauen)

Die geringe Bevölkerungszahl von Bremen führt bei geringfügiger Änderung der Zahl der Neuerkrankungen zu beträchtlichen Schwankungen der Relativzahlen, so daß aus den Kurven keine Folgerungen gezogen werden können. Dagegen zeigt sich bei Nordrhein-Westfalen für die Männer und bei Niedersachsen für die Frauen deutlich ein Rückgang der Erkrankungshäufigkeit, welcher bei den 20—35jährigen am stärksten ist. Aber auch in den höheren Altersklassen ist diese Abnahme festzustellen. Diese Verhältnisse können als charakteristisch für die Entwicklung in der Bundesrepublik angesehen werden; sie rechtfertigen den Schluß, daß in den kommenden Jahren eine weitere Verringerung der Neuerkrankungen zu erwarten ist.

b) *Ansteckende Lungentuberkulose ohne Bakteriennachweis (Ib-Fälle)*

Die Einreihung eines Falles von tuberkulöser Erkrankung in die Gruppe Ib setzt voraus, daß ausreichende Symptome vorhanden sind, die für Infektiosität sprechen, daß aber trotz *Anwendung aller in Betracht kommenden Verfahren* Bakterien nicht gefunden werden konnten. Da die Diagnose solcher Erkrankungsformen nur auf klinischer und röntgenologischer Grundlage beruht, bedürfen die Ib-Fälle exakter diagnostischer Überprüfung und fürsorgerischer Überwachung.

Die seit Jahren von SCHRÖDER und GRIESBACH vertretene Auffassung, daß die Zahl der Ib-Fälle höchstens 10% der ansteckungsfähigen Tuberkulose betragen darf, ist auch heute noch nicht erfüllt (s. Tab. 11).

Tabelle 11. *Prozentualer Anteil der Ib-Fälle an den Ia + Ib-Fällen (Neuerkrankungen) in den Ländern der Bundesrepublik Deutschland*

Jahr	Schlesw.-Holst.	Hamburg	Nordrh.-Westf.	Bremen	Niedersachsen	Hessen	Rheinl.-Pfalz	Bad.-Württ.	Bayern	Berlin
1948	40,2	40,0	34,0	37,6	32,4	31,1	—	32,9	33,8	—
1949	41,3	38,3	30,9	32,5	30,3	25,4	37,0	34,3	31,7	57,4
1950	35,5	42,1	25,7	34,2	31,4	25,4	35,2	32,8	30,5	51,3
1951	38,1	32,5	21,1	38,6	33,7	23,1	33,8	27,3	28,8	49,3
1952	33,7	36,0	20,5	33,3	32,4	24,5	33,1	21,3	25,8	46,8
1953	31,7	36,0	19,0	35,0	30,2	27,0	31,7	20,4	25,6	41,1
1954	29,4	33,3	15,5	38,5	24,3	26,8	29,4	18,0	19,4	34,0
1955	35,0	32,5	15,9	31,8	26,3	23,8	29,9	20,9	21,6	35,7

Außer in Nordrhein-Westfalen, das die obige Forderung annähernd erfüllt, beträgt der Anteil der Ib-Fälle in den übrigen Ländern durchweg über 20, zum Teil weit über 30%.

Über den prozentualen Anteil der verschiedenen Altersklassen der Ib-Fälle an der Zahl der Ia + Ib-Fälle unterrichtet Abb. 5.

Abgesehen von einer erheblichen Diskrepanz zwischen 0—20 Jahren stimmen Hamburg und Berlin im weiteren Kurvenverlauf gut überein; bei rund 30% aller Offentuberkulösen zwischen 20 und über 80 Jahren ist ein Bakteriennachweis nicht durchgeführt worden bzw. negativ geblieben. Wesentlich andere Ergebnisse zeigen sich in Nordrhein-Westfalen mit durchweg 15% Personen ohne Bakteriennachweis.

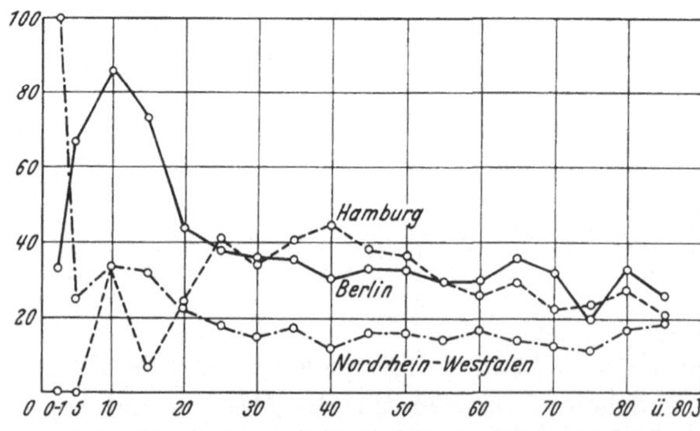

Abb. 5. Prozentualer Anteil der Ib-Fälle der Männer an den Ia + Ib-Fällen in Hamburg, Nordrhein-Westfalen und Berlin (Neuerkrankungen 1955)

Da kaum anzunehmen ist, daß die Ursache dieser Unterschiede zwischen Hamburg und Berlin einerseits und Nordrhein-Westfalen andererseits in verschiedenartigem Auftreten der beiden Tuberkuloseformen in diesen Ländern zu suchen ist, muß vermutet werden, daß in Nordrhein-Westfalen intensivere Bemühungen als in manchen anderen Ländern angestellt werden, um den Bakteriennachweis zu führen.

Das Verhältnis Ib : Ia+Ib ist in gewisser Beziehung ein Kriterium für die Arbeitsweise der Tuberkulosefürsorgestellen; in diesem Sinne ist auch die SCHRÖDER-GRIESBACHsche Forderung zu verstehen.

Tab. 12 unterrichtet über die Neuerkrankungen an ansteckender Lungentuberkulose ohne Bakteriennachweis (Ib) im Bundesgebiet im Jahre 1955 und seit 1950.

Tabelle 12. *Bestätigte Neuerkrankungen*[1] *an ansteckender Lungentuberkulose ohne Bakteriennachweis (Ib) im Bundesgebiet, in den Ländern der Bundesrepublik und in West-Berlin im Jahre 1955 und seit 1950 absolut und auf 10000 E* [entnommen aus Wirtschaft u. Statistik **6**, 299* (1955)]

Jahr, Land	1955		1954	1953	1952	1951	1950
	abs.	rel.					
	Bundesgebiet						
1950[2]	10105	2,2					
1951[2]	9182	2,0					
1952[3]	8006	1,7					
1953	7371	1,5					
1954	5435	1,1					
1955	5488	1,1					
Schleswig-Holstein	453	2,0	2,0	2,3	2,7	3,2	3,3
Hamburg	377	2,1	2,3	2,6	3,1	2,7	4,0
Niedersachsen	795	1,2	1,3	1,9	2,5	3,0	2,8
Bremen	100	1,6	2,2	2,2	1,8	2,7	2,6
Nordrhein-Westfalen	1184	0,8	0,9	1,3	1,4	1,5	1,9
Hessen	421	0,9	1,2	1,3	1,3	1,2	1,5
Rheinland-Pfalz	510	1,6	1,6	2,1	2,3	2,5	2,6
Baden-Württemberg	583	0,8	0,7	1,0	0,1	1,2	—
Bayern	1065	1,2	0,9	1,4	1,4	1,7	1,8
West-Berlin	751	3,4	3,5	5,3	6,4	7,4	8,1

[1] Nur Neuerkrankungen, keine Zugänge aus anderen Gruppen.
[2] Ohne Reg. Bez. Südwürttemberg-Hohenzollern und Lindau.
[3] Ohne Reg. Bez. Südwürttemberg-Hohenzollern.

Im Bundesgebiet ist die Zahl der Neuerkrankungen (Ib) seit 1950 auf die Hälfte abgesunken. Sie liegt — abgesehen von Berlin — jetzt noch am höchsten in Hamburg und Schleswig-Holstein. In Bayern ist eine leichte Zunahme von 1954 auf 1955 festzustellen, bedingt wohl durch die Ergebnisse der RRU.

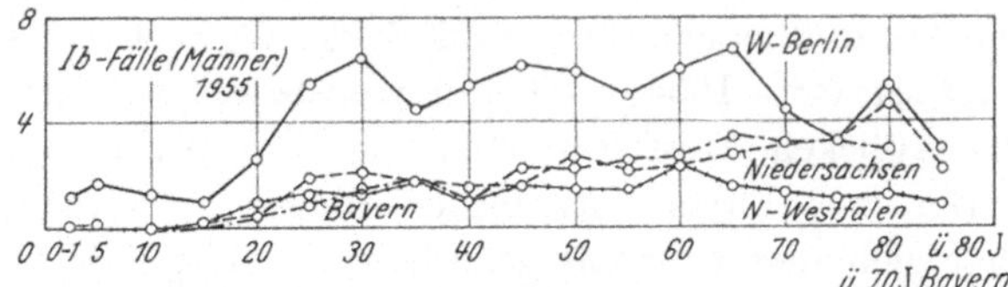

Abb. 6. Neuerkrankungen der Männer an ansteckender Lungentuberkulose ohne Bakteriennachweis (Ib) in West-Berlin, Nordrhein-Westfalen, Niedersachsen und Bayern im Jahre 1955 auf 10000 Männer

In Abb. 6 sind die Neuerkrankungen der Männer (Ib) in einigen Ländern im Jahre 1955 altersgegliedert wiedergegeben.

Abgesehen wiederum von Berlin verlaufen die Kurven ziemlich gleichartig, bilden um 30 Jahre ein kleines Maximum und steigen nach einem geringfügigen Absinken wieder leicht an.

Nach Abb. 7 zeigen sich auch bei den Ib-Fällen ähnliche Unterschiede zwischen den Geschlechtern wie bei den Ia-Fällen.

Die Höchstwerte fallen bei den Frauen auch hier auf die Altersklassen um 25—30 Jahre, dann fallen die Kurven mehr oder weniger steil ab. Die Erkrankungsziffern der Männer liegen zwischen etwa 25 und 65 Jahren ungefähr gleich hoch.

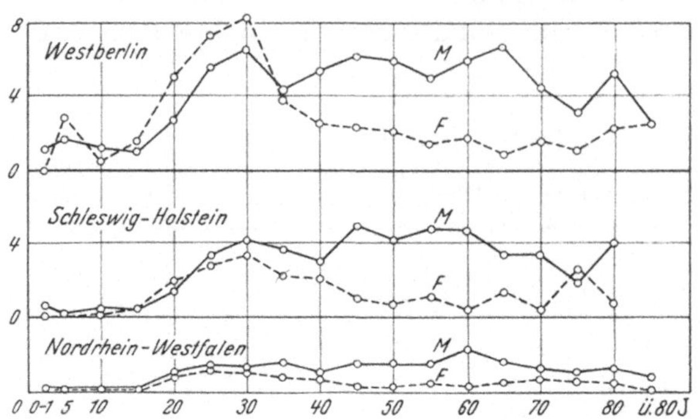

Abb. 7. Neuerkrankungen der Männer und Frauen an ansteckender Lungentuberkulose ohne Bakteriennachweis (Ib) auf je 10000 Männer und Frauen im Jahre 1955

Nach Abb. 8 betrifft der Rückgang der Erkrankungsziffern die Altersklassen oberhalb 20 Jahre ziemlich gleichförmig.

Die Zahl der Erkrankungsfälle an ansteckender Lungentuberkulose ohne Bakteriennachweis hängt weitgehend von den Bemühungen um den Bakteriennachweis ab. Ihre Zu- oder Abnahme gibt deshalb kein objektives Bild über die Entwicklung. Diese ist nur in Zusammenhang mit den Ia-Fällen zu verstehen. Wir haben uns deshalb auf die Wiedergabe einiger zahlenmäßiger Ergebnisse der Neuerkrankungen an ansteckender Lungentuberkulose ohne Bakteriennachweis beschränkt und behandeln nachstehend die Neuerkrankungen an ansteckender Lungentuberkulose (Ia + Ib) in ihrer Gesamtheit.

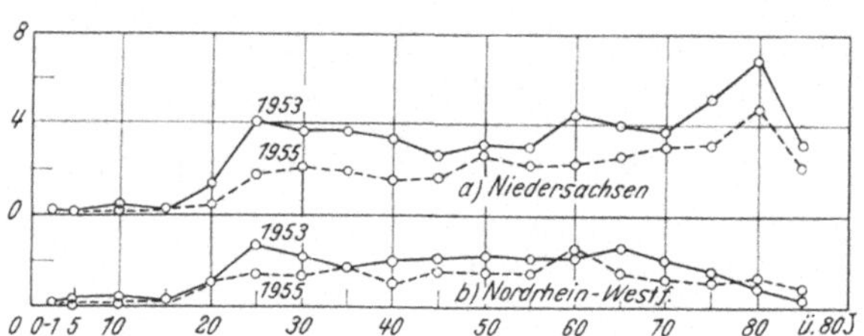

Abb. 8. Neuerkrankungen der Männer an ansteckender Lungentuberkulose ohne Bakteriennachweis (Ib) in Niedersachsen und Nordrhein-Westfalen 1953 und 1955 auf 10000 Männer

Neuerkrankungen an ansteckender Lungentuberkulose (Ia + Ib)

Die Zahl der Neuerkrankungen im Bundesgebiet hat nach dieser Tabelle seit 1950 um rund 9000, oder um 2,3/10000 E abgenommen. Der zahlenmäßig stärkste Rückgang entfällt — abgesehen von West-Berlin — auf die Länder Niedersachsen und Schleswig-Holstein. Die Ursache dafür ist zweifellos in den in Niedersachsen und Schleswig-Holstein seit bald 10 Jahren, in Bayern erst seit etwa 1954 durchgeführten bzw. laufenden Röntgenreihenuntersuchungen zu erblicken. Hessen weist neben Bayern (bis 1954) die niedrigste Erkrankungsziffer auf; Bayern lag bisher immer unter dem Bundesdurchschnitt, ab 1955 hat sich dies erstmals geändert — neben Berlin und Hamburg entfallen die höchsten Werte für die Neuerkrankungen auf Bayern. Es ist wahrscheinlich, daß eine systematische Röntgenreihenuntersuchung z. B. in Hessen zu anderen Neuerkrankungsziffern führen wird.

Die Zahlenwerte von Tab. 13 sind in Abb. 9 zeichnerisch dargestellt und zeigen deutlich ein allmähliches Absinken, nur in West-Berlin tritt ein relativ kräftiger Abfall ein. Die Streuung zwischen den verschiedenen Ländern ist geringer geworden. Etwa ab 1953 macht sich in einigen Ländern ein etwas stärkeres Absinken bemerkbar. Es (s. S. 51) kann sein, daß infolge der Möglichkeiten der

Tabelle 13. *Neuerkrankungen an ansteckender Lungentuberkulose (Ia+Ib) im Bundesgebiet, in den Ländern der Bundesrepublik und in West-Berlin im Jahre 1955 absolut und auf 10000 E und seit 1947 auf 10000 E.* [entnommen aus Wirtschaft u. Statistik **6**, 299* (1956)]

Jahr, Land	1955 abs.	1955 rel.	1954	1953	1952	1951	1950	1949	1948	1947	1938	Abnahme 1947—50	Abnahme 1950—55
							Bundesgebiet						
1950	33332	7,2											
1951	32476	7,0											
1952	30281	6,4											
1953	29354	6,0											
1954	25333	5,1											
1955	24394	4,9											
Schlesw.-Holst.	1295	5,7	6,7	7,2	7,9	8,9	9,3	9,2	9,7	10,0	6,0	0,7	3,6
Hamburg . . .	1163	6,6	6,9	7,3	8,7	8,3	9,5	10,2	9,0	11,6	7,7	2,1	2,9
Niedersachsen .	3018	4,6	5,3	6,4	7,7	8,9	8,9	8,9	10,8	12,8	6,1	3,9	4,3
Bremen . . .	315	5,0	5,6	6,2	5,4	7,0	7,6	8,3	7,7	9,4	7,7	1,8	2,6
Nordrh.-Westf.	7403	5,0	5,5	6,6	6,7	7,1	7,4	8,1	10,0	10,9	6,7	3,5	2,4
Hessen	1778	3,9	4,3	4,9	5,3	5,2	5,9	6,3	7,3	9,3	3,0	3,4	2,0
Rheinl.-Pfalz .	1703	5,2	5,3	6,6	7,0	7,4	7,4	7,3	—	—	6,0	—	2,2
Baden-Württ. .	2786	3,9	4,1	4,8	4,8	4,4	5,8	6,7	7,6	—	—	—	—
Bayern	4933	5,4	4,6	5,5	5,6	5,9	6,0	6,0	7,4	8,1	4,1	2,1	0,5
West-Berlin . .	2103	9,6	10,2	12,8	13,6	15,0	15,8	19,7	—	—	7,6	—	6,2

ambulanten Therapie manche Neuerkrankung nicht mehr zur Kenntnis der Tuberkulosefürsorgestellen gelangt. Im übrigen gestattet der Kurvenverlauf trotz gewisser Ungleichmäßigkeiten den Schluß, daß mit einer weiteren Abnahme der Neuerkrankungen an ansteckender Lungentuberkulose gerechnet werden kann. Nach den vorläufigen Unterlagen über die Neuerkrankungen im Jahre 1956 haben diese in Niedersachsen um über 10%, in Nordrhein-Westfalen um etwa 5% gegenüber 1955 abgenommen.

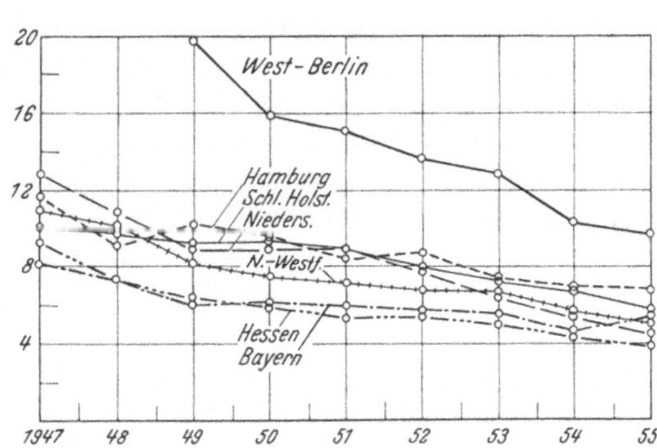

Abb. 9. Neuerkrankungen an ansteckender Lungentuberkulose (Ia + Ib) auf 10000 E. 1947—1955

Von 1950 bis 1955 hat sich die Zahl der Neuerkrankungen an ansteckender Lungentuberkulose (Ia + Ib) in der Bundesrepublik um rund 9000 Fälle verringert. Allein in Niedersachsen sind in diesem Zeitraum die Neuerkrankungen um über 3000 zurückgegangen, so daß mehr als 30% der gesamten Abnahme auf Niedersachsen entfallen, obwohl dessen Einwohnerzahl nur mit 13,2% an der Gesamtbevölkerung der Bundesrepublik beteiligt ist. Ähnlich liegen die Verhältnisse in Schleswig-Holstein mit einem Anteil von 4,5% an der Bevölkerung und von über 10% an dem Rückgang der ansteckenden Lungentuberkulosen in West-Deutschland. In beiden Ländern laufen die RRU bereits im 3. Durchgang, und es sind dabei bis 1950 sowohl sehr zahlreiche bis dahin unbekannte Offentuberkulöse entdeckt worden als auch Personen mit geschlossener und inaktiver Lungentuberkulose, deren rechtzeitige Behandlung ein „Offenwerden“ in den Jahren nach 1950 wohl in zahlreichen Fällen verhinderte. Zweifellos sind vor 1950 — und besonders bis zur Währungsreform — Eingliederungen auch in die Gruppe der ansteckenden Fälle aus prophylaktischen Gründen vorgenommen worden, aber dies betrifft sicher nicht nur jene Länder, in denen der Rückgang der Neuerkrankungen an ansteckender Lungentuberkulose seit 1950 besonders stark in Erscheinung tritt. Die wesentliche Ursache dieser Entwicklung muß deshalb wohl in den systematischen Röntgenreihenuntersuchungen gesehen werden.

Hinsichtlich der prozentualen Beteiligung der einzelnen Länder an der Gesamtzahl der Neuerkrankungen an ansteckender Lungentuberkulose in der Bundesrepublik ergeben sich folgende Zahlen:

Land	1950	1955	Land	1950	1955
Schleswig-Holstein . .	7,0	5,3	Hessen.	7,3	7,3
Hamburg	4,3	4,8	Rheinland-Pfalz. . .	6,3	7,0
Niedersachsen	17,4	12,3	Baden-Württemberg	13,0	11,4
Bremen	1,2	1,3	Bayern	15,7	20,2
Nordrhein-Westfalen .	27,8	30,4			
zusammen:				100	100

In Bremen und Hessen sind danach keine wesentlichen Änderungen erfolgt, in Niedersachsen ist ein beträchtlicher, in Schleswig-Holstein und Baden-Württemberg ein kleinerer Rückgang zu verzeichnen. Hamburg und Rheinland-Pfalz zeigen einen leichten, Nordrhein-Westfalen einen stärkeren Anstieg, während Bayern heute über 20% aller Neuerkrankungen an ansteckender Lungentuberkulose in der Bundesrepublik stellt; Bayerns Anteil an der Gesamtbevölkerung beträgt etwa 18,3%.

Die Zahl der Neuerkrankungen an ansteckender Lungentuberkulose (Ia + Ib) hat in Niedersachsen von 1947—1956 (vorläufige Ergebnisse!) um 5752 abgenommen; davon entfallen 2100 = 36,5% allein auf die Altersgruppe 25—40 Jahre. Interessant ist in diesem Zusammenhang die prozentuale Aufteilung der Neuerkrankungsfälle nach Altersgruppen in Niedersachsen in den Jahren 1947 und 1956 (M + F):

Jahre	1947	1956
0— 5	0,8	0,3
5—15	3,6	0,9
15—25	20,6	14,5
25—40	32,8	24,9
40—60	29,4	35,2
über 60	12,8	24,2
	100	100

Im Jahre 1947 waren die Altersgruppen bis 40 Jahre mit fast 60%, die oberhalb 40 Jahre mit etwas mehr als 40% an der Gesamtzahl der ansteckenden Tuberkulosen beteiligt; im Jahre 1956 liegen die Dinge umgekehrt, wobei sich der Anteil der über 60jährigen fast verdoppelt hat.

In diesem Zeitraum von 1947—1956 hat sich allerdings auch in der Zusammensetzung der Bevölkerung eine Änderung vollzogen: 1947 waren die über 40jährigen mit 38%, 1955 mit rund 43% an der Gesamtbevölkerung Niedersachsens beteiligt.

Diese geringfügige Veränderung steht aber in keinem Verhältnis zu der Altersverschiebung der Tuberkulösen; obwohl es sich bei den vorstehenden Betrachtungen um absolute Zahlen handelt, können sie danach doch als ein Zeichen für einen wesentlichen Wandel in der Beziehung zwischen Tuberkulosemorbidität und Lebensalter gewertet werden: Die Tuberkulose verliert mehr und mehr ihren über viele Jahrzehnte beherrschenden Einfluß auf die jüngeren Menschen und entwickelt sich zur Krankheit und Todesursache der Älteren. Diese Überlegung dürfte auch dann Gültigkeit haben, wenn, wie auf S. 51 dargelegt, wahrscheinlich ein Teil der neuerkrankten Personen den Tuberkulosefürsorgestellen nicht gemeldet und ambulant behandelt wird.

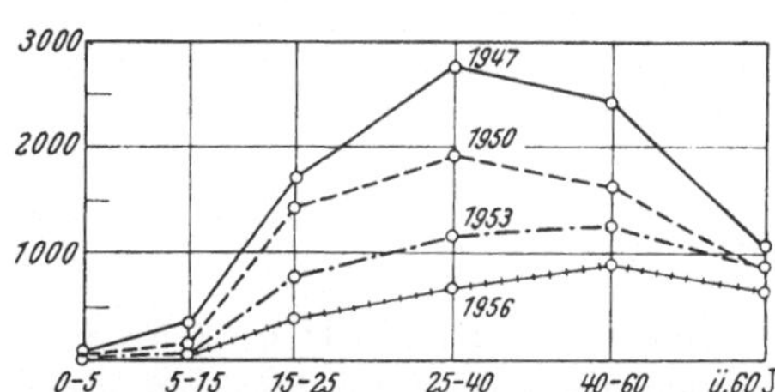

Abb. 10. Neuerkrankungen der Männer und Frauen an ansteckender Lungentuberkulose (Ia + Ib) in Niedersachsen 1947—1956, absolute Zahlen

Von Niedersachsen liegen Angaben über die Neuerkrankungen nach Alter und Geschlecht seit 1947 vor, wenn auch bis zum Jahre 1952 in großen Altersgruppen. Da auch bereits die Unterlagen für 1956 zur Verfügung stehen (nur in absoluten Zahlen, da die Bevölkerungsgliederung von 1956 noch nicht bekannt ist), kann die Entwicklung der Neuerkrankungen an ansteckender Lungentuberkulose für einen Zeitraum von 10 Jahren übersehen werden. In Abb. 10 sind diese Verhältnisse wiedergegeben.

Die Darstellung zeigt eine stetige Abnahme der absoluten Zahl der Neuerkrankungen, von der besonders die Altersgruppe der 25—40 jährigen betroffen wird. Bis zum 15. Jahr und oberhalb 60 Jahre ist nur eine geringe Abnahme der Neuerkrankungen festzustellen. Es ist zu erkennen, daß der Gipfel, welcher 1947 auf die 25—40 jährigen entfiel, mehr und mehr abgebaut worden ist, so daß heute das Maximum (der absoluten Zahlen!) die Altersgruppe 40—60 Jahre betrifft.

Über die Geschlechts- und Altersgliederung (letztere wiederum in großen Gruppen, da aus der Zeit vor 1953 keine anderen Unterlagen vorliegen) der Neuerkrankungen (Ia + Ib) 1948 und 1955 in Niedersachsen gibt Abb. 11 Auskunft.

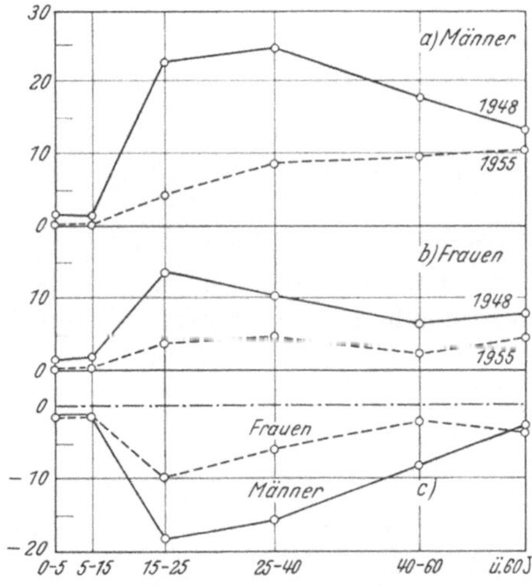

Abb. 11. Neuerkrankungen der Männer (a) und Frauen (b) an ansteckender Lungentuberkulose in Niedersachsen 1948 und 1955 auf je 10000 und (c) Abnahme der Neuerkrankungen von 1948 auf 1955 auf je 10000

Wie schon aus Abb. 10 für die absoluten Zahlen der Neuerkrankungen in den Jahren 1947 und 1956 für beide Geschlechter zu ersehen ist, sind diese erheblich zurückgegangen. Abb. 11 zeigt, daß dieser Rückgang in besonderem Maße sowohl bei den Männern als auch bei den Frauen auf die Altersgruppe zwischen 15—40 Jahre entfällt und im übrigen bei den Männern (Abb. 11) wesentlich stärker auftritt als bei den Frauen. Die Neuerkrankungen der Männer von 15—25 Jahren an ansteckender Lungentuberkulose haben von 1948—1955 um rund 18/10000 M, die der Frauen um 9,5/10000 F abgenommen, die der 25—40jährigen Männer um 15,5/10000 M, im Gegensatz zu nur knapp 6,0 auf je 10000 F von 25—40 Jahren. Der *Unterschied* (M—F) in der Erkrankungshäufigkeit der Männer und Frauen hat sich in diesem Zeitraum sehr verringert:

Jahre	0—5	5—15	15—25	25—40	40—60	über 60 Jahre
1948	—0,1	—0,5	+9,1	+13,9	+11,1	+5,6 auf 10000
1955	+0,2	—0,3	+0,4	+ 4,1	+ 7,1	+6,3 auf 10000

1948 waren noch 9,1/10000 Männer von 15—25 Jahren *mehr* an ansteckender Lungentuberkulose neu erkrankt als Frauen, 1955 handelte es sich nur noch um eine Differenz von 0,4/10000. Die Frage der höheren Morbidität und Mortalität der Männer an Tuberkulose ist häufig Gegenstand von Diskussionen gewesen; in den Tuberkulose-Jahrbüchern des DZK ist in den vergangenen Jahren bereits mehrfach darauf hingewiesen worden, daß sich diese Unterschiede allmählich verringern werden.

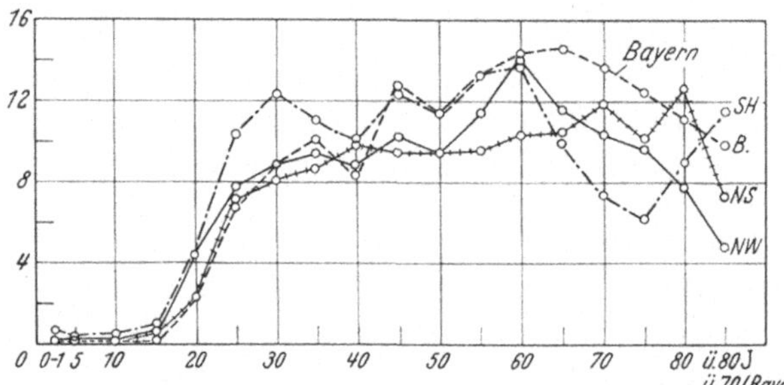

Abb. 12. Neuerkrankungen der Männer an ansteckender Lungentuberkulose (Ia + Ib) im Jahre 1955 auf 10000 M in den Ländern Schleswig-Holstein (SH), Niedersachsen (NS), Nordrhein-Westfalen (NW) und Bayern

Abb. 12 zeigt die Neuerkrankungen an ansteckender Lungentuberkulose (Ia + Ib) der Männer in einigen Ländern der Bundesrepublik im Jahre 1955.

In allen Ländern beträgt die Zahl der Neuerkrankungen der Männer von mehr als 20 Jahren zwischen 8 und 12 auf 10000 M, bis zum 15. Lebensjahr spielt die ansteckende Lungentuberkulose nur eine geringe Rolle.

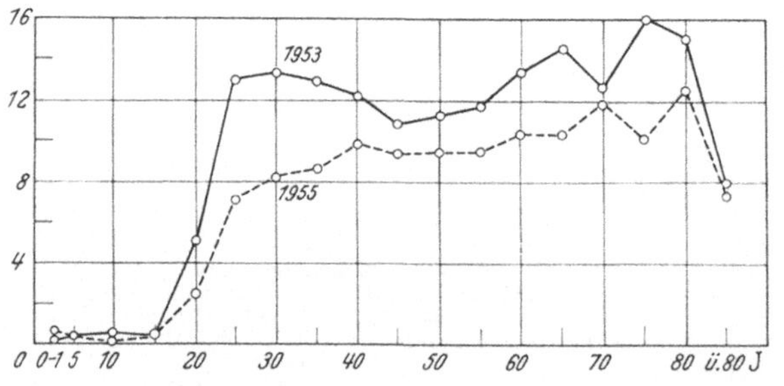

Abb. 13. Neuerkrankungen der Männer an ansteckender Lungentuberkulose (Ia + Ib) in Niedersachsen auf 10000 M 1953 und 1955

Abb. 13 veranschaulicht den anhaltenden Abbau des Tuberkulosemaximums der 20—40jährigen. Bei den 0- bis 15jährigen ist keine Änderung eingetreten; auch oberhalb 40 Jahre macht sich ein Rückgang der Neuerkrankungen bemerkbar.

Deutlich ist diese Entwicklung aus Abb. 14 zu ersehen.

Der Kurvenverlauf ist nicht völlig einheitlich, er zeigt aber doch sehr deutlich, daß von dem Rückgang zwei Altersgruppen besonders stark betroffen werden: 20—35 Jahre und etwa 60—80 Jahre. Außerdem ist zu sehen, daß die Abnahme bei den Männern in stärkerem Ausmaße als bei den Frauen erfolgt ist.

Als Ergänzung der bisherigen Betrachtungen über die Entwicklung der ansteckenden Lungentuberkulose mögen noch die Abb. 15 und 16 dienen.

Im Jahre 1947 weisen die 25—40jährigen wesentlich höhere Erkrankungszahlen auf als die Personen der übrigen Altersklassen. Dieses Maximum ist bis zum Jahre 1949 schon erheblich abgebaut und tritt 1955 nur noch andeutungsweise in Erscheinung; der Gipfelwert hat sich auf die höchsten Altersgruppen verschoben. Die Erkrankungsziffer der über 60jährigen ist seit 1947 nur relativ gering abgesunken. 1947 liegen die Erkrankungsfälle der Männer an ansteckender Lungentuberkulose oberhalb 15 Jahre wesentlich höher als die der Frauen; bis zum Jahre 1955 ist der Unterschied geringer geworden und tritt außerdem erst oberhalb 25 Jahre auf. Im Tbk.-Jb. 1954/55 war im Zusammenhang mit der Betrachtung über die Bevölkerungsentwicklung und die Sterblichkeit an Tuberkulose seit 1947 darauf hingewiesen worden, daß nach 1947 viele deutsche Kriegsgefangene in die Heimat zurückgekehrt sind. Dabei handelte es sich um einen sehr hohen Prozentsatz der männlichen Bevölkerung zwischen 15 und 70 Jahren und — soweit es Soldaten waren — um ausgesuchtes Menschenmaterial mit wesentlich geringerer allgemeiner Morbidität und Mortalität als die Zivilbevölkerung aufwies. Die Angaben über die Erkrankungshäufigkeit und die Sterblichkeit an Tuberkulose in den ersten Jahren nach 1945 bezogen sich auf die Zivilbevölkerung mit einer relativ hohen Erkrankungs- und Sterbeziffer. Mit der Rückkehr von Hunderttausenden von Soldaten (ab 1946/47) mit wesentlich geringerer Morbidität sanken automatisch die Morbiditätszahlen ab, ohne daß irgendwelche sonstigen Einflüsse maßgebend gewesen wären. Diese Erklärung für die Entwicklung des Tuberkulosegeschehens zwischen 1947 und 1950 läßt sich auch aus den Darstellungen der Abb. 16 ablesen, die eine zum Teil beträchtliche Ver-

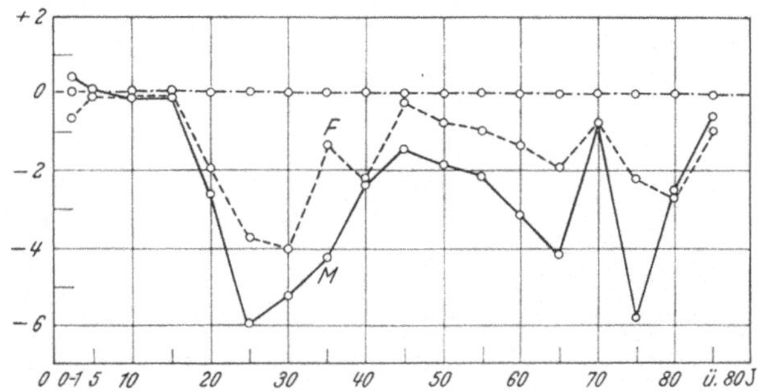

Abb. 14. Abnahme der Neuerkrankungen der Männer und Frauen in Niedersachsen an ansteckender Lungentuberkulose (Ia + Ib) von 1953—1955 auf 10000 E.

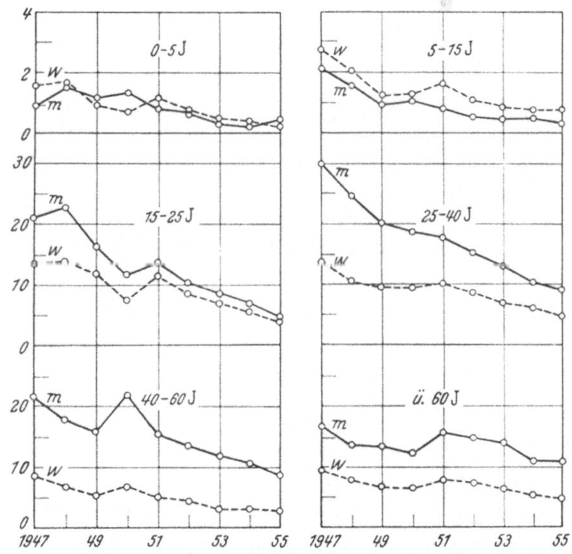

Abb. 15. Neuerkrankungen der Männer und Frauen verschiedener Altersklassen an ansteckender Lungentuberkulose (Ia + Ib) auf 10000 in Niedersachsen 1947—1955

ringerung der Diskrepanz zwischen Männern und Frauen in den Altersklassen 15—60 Jahre zeigt. Allerdings müssen dabei auch noch andere Faktoren eine Rolle spielen, da die Morbiditätsziffern sich auch noch nach 1950 mehr und mehr nähern, auch wenn hierbei nach 1950/51 eine Verlangsamung zu erkennen ist. Die Erkrankungsziffern der 0—5jährigen Knaben und Mädchen sind ungefähr gleich; bei den 5—15jährigen findet sich als einziger Altersklasse eine höhere Tuberkulosemorbidität der Mädchen, bedingt durch die Pubertät.

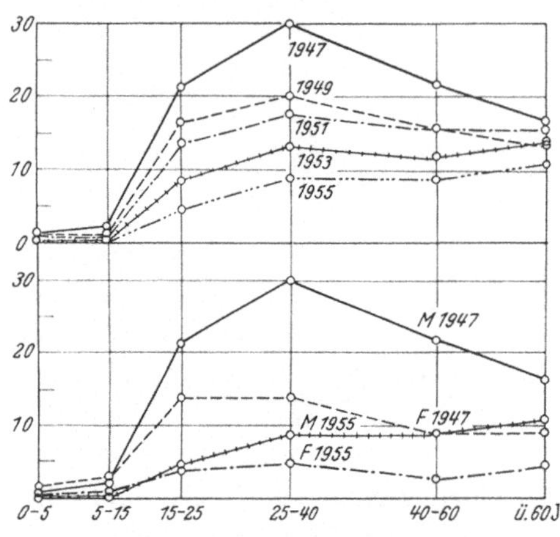

Abb. 16. Neuerkrankungen an ansteckender Lungentuberkulose(Ia + Ib) in Niedersachsen auf 10000, a) Männer 1947—1955, b) Männer und Frauen 1947—1955

Bei den über 60jährigen Männern und Frauen sind die Unterschiede konstant geblieben. In den Altersklassen 15—25 und 25—40 Jahre kann nach dem Verlauf der Kurven noch mit weiterem Absinken gerechnet werden, bei den jüngeren und älteren Personen scheint diese Entwicklung abgebremst zu sein; besonders bei den über 60jährigen ist seit 1950 keine wesentliche Änderung der Erkrankungshäufigkeit erfolgt. In allen Altersklassen — außer bei den 40—60jährigen — zeigt sich ein Anstieg im Jahre 1951. Es liegt die Vermutung nahe, daß es sich dabei um Folgen der Grippe-Epidemie 1950/51 gehandelt hat.

Über die Neuerkrankungen im Jahre 1956 liegen nur Teilergebnisse einiger Länder vor, über die nachstehend kurz berichtet wird:

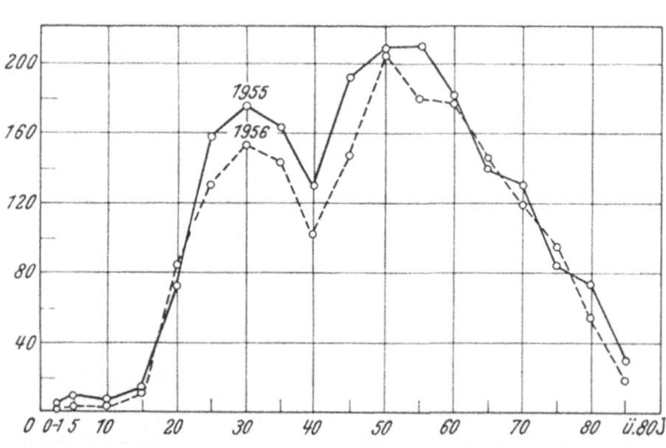

Abb. 17. Neuerkrankungen der Männer in Niedersachsen an ansteckender Lungentuberkulose (Ia + Ib) 1955 u. 1956 — absolute Zahlen

In *Niedersachsen* sind 1956 2647 Personen = 4,0/10000 E neu an ansteckender Lungentuberkulose erkrankt; diese Zahl liegt um 371 niedriger als im Jahre 1950 (3018). Die Verteilung nach Alter und Geschlecht (absolute Zahlen, da die Angaben über die Bevölkerungsverteilung im Jahre 1956 noch nicht vorliegen) ist aus Abb. 17 zu ersehen. Es zeigt sich ein Abfall bei den Altersgruppen 25—55 Jahre. Unterhalb 25 Jahre und oberhalb 55 Jahre sind nur geringfügige Änderungen eingetreten.

In *Nordrhein-Westfalen* beläuft sich die Zahl der Neuerkrankungen (Ia + Ib) im Jahre 1956 auf 7061 Personen, gegenüber 7403 im Vorjahr (1955: 5,0, 1956: 4,7/10000 E).

In *Hessen* wurden 1956 1638 Neuerkrankungen an ansteckender Lungentuberkulose registriert, das sind 140 weniger als im Jahre 1955.

Nach „Die Tuberkulose in Bayern 1956" (Bayerisches Statistisches Landesamt) hat *Bayern* im Jahre 1956 einen Rückgang der Neuerkrankungen (Ia + Ib) um 896 Fälle zu verzeichnen (1955: 5,4/10000 E, 1956: 4,4/10000 E), obwohl allein durch die RRU (von 960455 verwertbaren Aufnahmen) 920 bisher unbekannte ansteckungsfähige Tuberkulöse im Jahre 1956 ermittelt wurden.

Aus diesen wenigen Unterlagen für 1956 ist zu entnehmen, daß auch im Jahre 1956 der Rückgang der Neuerkrankungen an ansteckender Lungentuberkulose angehalten hat.

In der Bundesrepublik Deutschland ist seit Bestehen der modernen Tuberkulose-Morbiditäts-Statistik ein Absinken der Neuerkrankungen an ansteckender Lungentuberkulose zu beobachten. Allein seit 1950 hat sich die absolute Zahl um rund 9000 verringert. Der stärkste Abfall mit über 4000 (!) Fällen ist von 1953 auf 1954 eingetreten, zu einem Zeitpunkt also, als erste Erfahrungen über die Möglichkeiten der 1952 eingeführten Isoniazide vorlagen. Die Dynamik gerade der Neuerkrankungen an ansteckender Lungentuberkulose ist ein wichtiges Kriterium für die Prognose der weiteren Entwicklung der Tuberkulosemorbidität. Obwohl die absinkende Tendenz unverkennbar ist und besonders bei den mittleren Altersgruppen noch anhalten dürfte, erkranken immer noch über 20000 Personen jährlich neu an ansteckender Lungentuberkulose und tragen mit dazu bei, die Tuberkulose-Endemie in Gang zu halten. Dabei darf nicht übersehen werden, daß es sich bei den bekannt werdenden Fällen um eine unterste Grenze der tatsächlich erfolgenden Neuerkrankungen handelt.

c) Aktive, nicht ansteckende Lungentuberkulose (Ic)

Für die Diagnose einer ansteckungsfähigen Lungentuberkulose sind durch klinische, röntgenologische und bakteriologische Untersuchungen ausreichende Möglichkeiten gegeben, welche eine weitgehend objektive Beurteilung gestatten. Daß bei der geschlossenen Tuberkulose subjektive Überlegungen eine entscheidende Rolle spielen müssen, geht schon aus der entsprechenden Formulierung in den *Erläuterungen* hervor; danach sind u. a. in Ic einzureihen „diejenigen Patienten mit beginnender Tuberkulose der Lungen, bei denen nach dem Allgemeinbefund, dem klinischen und vor allem Röntgenbefund (Röntgenserien) *mit einer Entwicklung zur ansteckungsfähigen Lungentuberkulose zu rechnen ist*". Es liegen keine exakten Unterlagen darüber vor, wieviel der an geschlossener Tuberkulose erkrankten Personen im Laufe der Zeit eine solche Verschlechterung erfahren und wie hoch der Prozentsatz derjenigen ist, die als geschlossen gemeldet, aber niemals ansteckungsfähig werden. Nach den seit Jahren übereinstimmenden Ergebnissen der Auswertung der BLITTERSDORF-Tabellen erkranken jährlich etwa 5% der Personen mit geschlossener Tuberkulose an einer ansteckenden Lungentuberkulose. Selbst wenn man die Diagnose „geschlossene Tuberkulose" bei der Mehrzahl der kindlichen Erkrankungsfälle als eine Überbewertung des tatsächlichen Geschehens ansieht und die Übergangsfälle von Ic nach Ia + Ib nur auf die Erwachsenen bezieht, dürfte es sich um kaum mehr als 10% handeln, bei denen eine derartige Verschlechterung erfolgt. Theoretisch würde danach innerhalb von 10 Jahren aus jeder geschlossenen Tuberkulose eine ansteckungsfähige Erkrankung. An eine solche Entwicklung dürfte in den Erläuterungen wohl kaum gedacht worden sein, sondern an eine Verschlechterung innerhalb einer relativ kurz bemessenen Frist. Da bei den Ic-Fällen keine präzise Diagnose und noch weniger eine verbindliche Prognose gestellt werden kann, wird auch in den Erläuterungen des DZK ausdrücklich darauf hingewiesen, daß die Personen mit geschlossener Lungentuberkulose besonders eingehender diagnostischer Überprüfung mit allen zur Verfügung stehenden Mitteln und sorgfältiger fürsorgerischer Überwachung bedürfen. Dieser Hinweis bedarf insofern besonderer Beachtung, als es vom epidemiologischen Standpunkt wichtiger ist, den Zeitpunkt der Verschlechterung einer bisher geschlossenen Lungentuberkulose möglichst frühzeitig zu erfassen als jenen des Verschwindens der Bakterien bei einem bereits bekannten Offentuberkulösen. Letzterem ist sein Zustand und die Ansteckungsfähigkeit seiner Krankheit bekannt, er kann und wird in der Mehrzahl der Fälle sein Verhalten in der Öffentlichkeit dadurch bestimmen lassen. Die Verschlechterung einer bisher geschlossenen Tuberkulose dagegen bedeutet bis zum Zeitpunkt ihrer Entdeckung sowohl für den Betroffenen als auch für seine Umgebung eine erhebliche Gefahr.

Tabelle 14. *Bestätigte Neuerkrankungen*[1] *an aktiver, nicht ansteckender Lungentuberkulose (Ic) im Bundesgebiet, in den Ländern der Bundesrepublik und in West-Berlin im Jahre 1955 absolut und auf 10000 E* und seit *1947* auf *10000 E.* [entnommen aus Wirtschaft u. Statistik **6**, 299* (1956)]

Jahr, Land	1955		1954	1953	1952	1951	1950	1949	1948	1947
	abs.	rel.								
				Bundesgebiet						
1950[2]	73204	15,8								
1951[2]	68824	14,7								
1952[3]	65195	13,8								
1953	63300	12,9								
1954	56927	11,5								
1955	53414	10,7								
Schlesw.-Holst.	3595	15,7	17,8	19,3	25,6	26,1	26,9	34,1	58,8	56,0
Hamburg . . .	3958	22,4	25,3	25,8	29,3	28,1	31,6	43,8	42,0	53,8
Niedersachsen .	7532	11,5	12,9	14,8	16,6	19,1	18,9	21,9	32,4	34,5
Bremen . . .	812	12,9	12,3	15,6	19,8	22,6	33,3	35,2	39,7	39,3
Nordrh.-Westf.	14609	9,9	10,9	12,8	12,9	13,4	14,6	21,0	30,4	28,8
Hessen	3183	7,0	8,3	9,6	9,7	9,3	11,0	13,7	21,0	25,6
Rheinl.-Pfalz .	2675	8,1	9,6	9,9	9,7	11,6	11,8	16,5	—	—
Baden-Württ. .	8067	11,4	12,1	14,4	13,7	12,1	16,2	19,8	25,7	—
Bayern	8983	9,8	9,0	9,1	10,1	10,8	12,0	14,5	23,8	24,8
West-Berlin . .	4319	19,7	20,2	21,1	18,9	21,3	26,5	39,7	—	—

[1] Nur Neuerkrankungen, keine Zugänge aus anderen Gruppen.
[2] Ohne Reg. Bez. Südwürttemberg-Hohenzollern und Lindau.
[3] Ohne Reg. Bez. Südwürttemberg-Hohenzollern.

Die Zahl der Neuerkrankungen an geschlossener Tuberkulose hat im Bundesgebiet von 1950—1955 um rund 20000, oder um 5,1/10000 E abgenommen. Auch bei den Ic-Fällen spielt das Jahr 1953/54 eine besondere Rolle, denn der bei weitem größte Abfall ereignete sich von 1953 auf 1954.

Abb. 18 zeigt die Entwicklung der Ic-Fälle von 1947—1955.

Bis zum Jahre 1950 tritt in allen Ländern ein ziemlich erheblicher Abfall der Neuerkrankungen auf; in früheren Berichten hatten wir darauf hingewiesen, daß es sich dabei überwiegend um den Fortfall der Vorbeugungsdiagnosen handelt, die nach Stabilisierung der Ernährungsverhältnisse überflüssig wurden. Zwischen 1952 und 1954 macht sich in allen Ländern ein stärkerer Rückgang bemerkbar, sonst verlaufen die Kurven ziemlich kontinuierlich. 1947 beträgt die Differenz zwischen Maximum (Schleswig-Holstein) und Minimum (Bayern) 31,2/10000 E, 1955 hat sich der Unterschied der Extremwerte (Hamburg und Hessen) auf 15,4/10000 E verringert. Allerdings liegen auch 1955 die Neuerkrankungen in Hamburg noch über 3mal so hoch wie in Hessen. Die niedrigsten Erkrankungsziffern während des Zeitraumes 1947—1955 werden von Hessen und Bayern gemeldet, ab 1955 tritt als Folge der RRU in Bayern ein Anstieg von 9,0 auf 9,8/10000 E ein, während das gesamte Bundesgebiet ein Absinken von 11,5 auf 10,7/10000 E aufweist. Systematische Röntgenreihen-Untersuchungen in allen Bundesländern dürften auch bei den Neuerkrankungen an geschlossener Tuberkulose zu anderen Ergebnissen führen, als sie durch die gemeldeten Zahlen wiedergegeben werden.

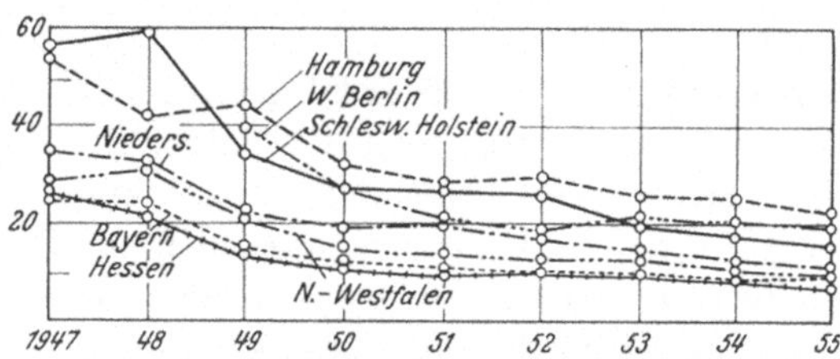

Abb. 18. Neuerkrankungen an aktiver nichtansteckender Lungentuberkulose (Ic) auf 10000 E 1947—1955

Die in Tab. 14 wiedergegebenen Werte für die Neuerkrankungen an geschlossener Lungentuberkulose weichen z. T. so sehr voneinander ab, daß dies bei der relativ geringen Ausdehnung der Bundesrepublik selbst bei größeren Unterschieden in der soziologischen Struktur nicht verständlich ist. Seit 1947 finden sich ausnahmslos die höchsten Werte im Norden, die niedrigsten im Süden der Bundesrepublik. Auf dieses Gefälle der Tuberkulosemorbidität wurde in den Tuberkulosejahrbüchern immer wieder hingewiesen. Erst in letzter Zeit, nachdem die Zunahme der Neuerkrankungsfälle in Bayern auf Grund der RRU sich bemerkbar macht, verdichtet sich die Wahrscheinlichkeit, daß das Gefälle auf die verschiedenartige Erfassung zurückzuführen ist. Diese Frage wird ausführlich an anderer Stelle behandelt, es soll hier nur bereits auf folgendes hingewiesen werden: Die Unterschiede bei den Neuerkrankungen an ansteckender Lungentuberkulose (Ia + Ib) zwischen den einzelnen Ländern sind relativ gering, groß dagegen bei den nicht ansteckenden Lungentuberkulosen (Ic).

Es ist anzunehmen, daß letztere sich in geringerem Umfange durch Krankheitssymptome bemerkbar machen als die Ia + Ib-Fälle und daß deshalb die Träger solcher Krankheitsformen nur durch systematische Röntgenreihen-Untersuchungen in erhöhtem Maße entdeckt werden können. Unter dieser Voraussetzung müßten aber zwangsläufig Länder ohne RRU eine im Verhältnis geringere Zahl solcher Fälle aufweisen als die übrigen Länder mit systematischen RRU. Über diese Dinge gibt das Verhältnis zwischen Neuerkrankungen an ansteckender Lungentuberkulose und jenen an geschlossener Tuberkulose Auskunft, das in Tab. 15 für einige Länder berechnet worden ist.

Zunächst zeigt sich, daß das Verhältnis erst ab 1950 ungefähr konstant ist, die Angaben über die geschlossenen Tuberkulosen aus der Zeit vor 1950 liegen ohne Zweifel zu hoch. Dann ergeben sich zwischen den einzelnen Ländern größere Abweichungen; es ist jedoch schwierig, danach die Frage zu entscheiden, ob im

Norden zuviel oder im Süden zu wenig geschlossene Tuberkulosen gemeldet worden sind. Die Beantwortung dieser Frage ergibt sich jedoch mit ziemlicher Sicherheit aus der Analyse der RRU in Bayern im Jahre 1955. In diesem Jahre wurden 1052 ansteckende und 2433 nichtansteckende Tuberkulosen aufgefunden, von welchen 353 Ia + Ib-Fälle und 532 Ic-Fälle bekannt, 699 Ia + Ib- und 1901 Ic-Fälle unbekannt waren. Für die bereits bekannten Erkrankungsfälle ergibt sich

Tabelle 15. *Auf 1 Neuerkrankung Ia + Ib kommen ... Neuerkrankungen Ic*

Länder	1955	1954	1953	1952	1951	1950	1949	1948	1947
Schleswig-Holstein . .	2,8	2,7	2,7	3,2	2,9	2,9	3,7	6,1	5,6
Hamburg	3,4	3,7	3,5	3,4	3,4	3,3	4,3	4,7	4,6
Niedersachsen	2,5	2,4	2,3	2,2	2,2	2,1	2,5	3,0	2,7
Hessen	1,8	1,9	1,9	1,8	1,8	1,9	2,2	2,9	2,8
Bayern	1,8	1,9	1,7	1,8	1,8	2,0	2,4	3,2	3,0

ein Verhältnis von 1,5 Ic-Fällen auf 1 Ia + Ib-Fall, für die unbekannten jedoch von 2,7! Der Wert von 1,5 entspricht ungefähr dem in Bayern seit Jahren bestehenden Verhältnis, der von 2,7 stimmt sehr gut mit der Situation in Schleswig-Holstein und Niedersachsen überein. Es muß daraus geschlossen werden, daß in Bayern und auch Hessen, Nordrhein-Westfalen und Rheinland-Pfalz — noch sehr zahlreiche Personen besonders mit geschlossener Tuberkulose nicht bekannt sind. Andererseits ist nicht ohne weiteres eine Begründung zu geben für die Diskrepanz zwischen Niedersachsen und Schleswig-Holstein, denn in beiden Ländern werden seit vielen Jahren Röntgenreihen-Untersuchungen auf gesetzlicher Grundlage durchgeführt.

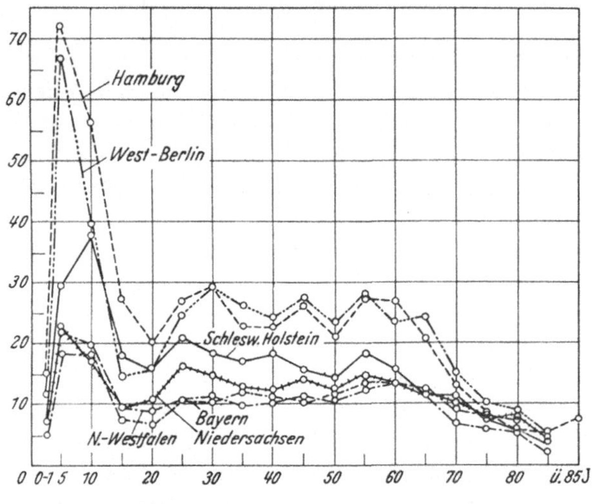

Abb. 19. Neuerkrankungen der Männer an nichtansteckender Lungentuberkulose (Ic) 1955 auf 10000 M

Nach Abb. 19 besteht hinsichtlich der Neuerkrankungen an geschlossener Lungentuberkulose zwischen den beiden Stadtstaaten Berlin und Hamburg weitgehende Übereinstimmung. Ähnlich ist es bei den Ländern Nordrhein-Westfalen, Niedersachsen und Bayern. Schleswig-Holstein liegt zwischen beiden Gruppen. Hamburg, Berlin und z. T. auch noch Schleswig-Holstein unterscheiden sich im wesentlichen von den anderen Ländern durch die unverhältnismäßig hohe Zahl an Neuerkrankungen der Kinder zwischen 1 und 5, teilweise auch noch von 5—10 Jahren. In den meisten Ländern liegen die Neuerkrankungsziffern der 1—5jährigen bei etwa 20/10000 K, Hamburg und Berlin weisen Werte von etwa 70/10000 K auf. Diese Situation ist allein durch die andersgearteten Verhältnisse in den Stadtstaaten nicht zu erklären. Es erscheint im Interesse einer vergleichbaren Statistik und exakter Angaben über die tatsächlichen Morbiditätsverhältnisse notwendig, die Bewertung der positiven Tuberkulinreaktion der Kinder auf das richtige Maß zu reduzieren. Es dürfte Aufgabe der Arbeitsausschüsse für Tuberkulose-Fürsorge und für Statistik sein, entsprechende Vorschläge auszuarbeiten, um endlich eine zuverlässige und vergleichbare Statistik der Kindertuberkulose zu erhalten. Abgesehen von dem auf die Altersklassen der Kinder entfallenden Maximum zeigen die Kurven zwischen 20 und 60 Jahren keine deutlichen Höchstwerte. Diese Altersklassen sind alle ziemlich gleichmäßig von den Erkrankungen an geschlossener Tuberkulose betroffen.

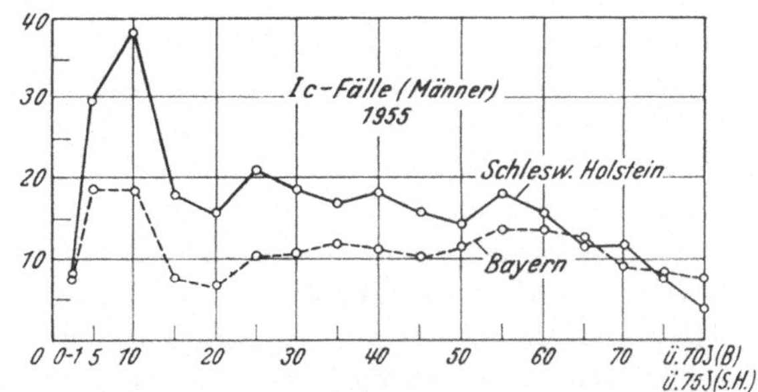

Abb. 20. Neuerkrankungen der Männer an geschlossener Lungentuberkulose (Ic) in Schleswig-Holstein und Bayern auf 10000 M 1955

Abb. 20 zeigt, daß zwischen Bayern und Schleswig-Holstein — im Gegensatz zu den ansteckenden Tuberkulosen — beträchtliche Differenzen bestehen, während nach Abb. 21 zwischen Bayern und Nordrhein-Westfalen eine gute Übereinstimmung festzustellen ist. Die Verhältnisse bedürfen besonders in Schleswig-Holstein der Überprüfung. Es erscheint möglich, daß hier die Flüchtlinge noch eine besondere Rolle spielen.

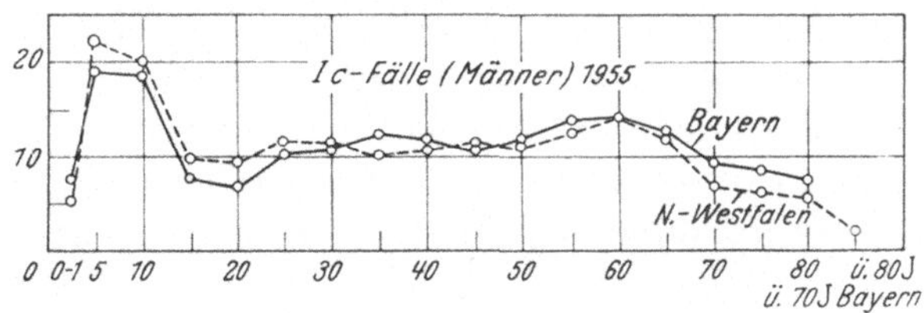

Abb. 21. Neuerkrankungen der Männer an geschlossener Lungentuberkulose (Ic) in Bayern und Nordrhein-Westfalen 1955 auf 10000 M

Nach Abb. 22 liegen die Neuerkrankungen an nichtansteckender Lungentuberkulose der Männer und Frauen in den Altersgruppen 0—30 Jahre gleich hoch (Hamburg weicht von diesen Verhältnissen ein wenig ab), erst oberhalb 30 Jahre divergieren die Kurven und weisen eine höhere Morbidität der Männer auf. Abgesehen von dem auf die Kinder entfallenden Höchstwert ist auch bei den

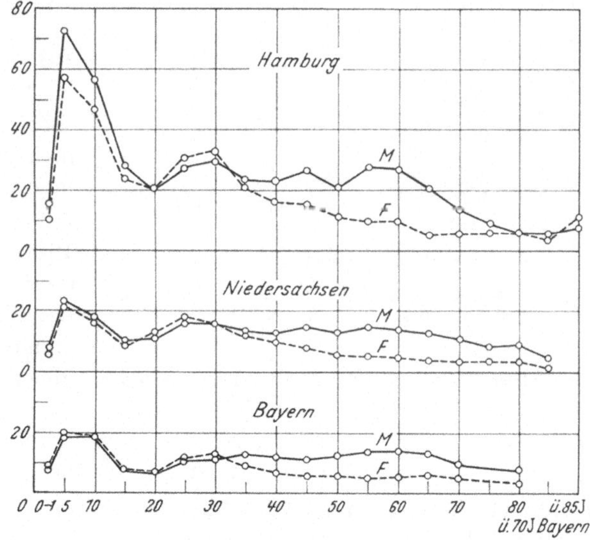

Abb. 22. Neuerkrankungen der Männer und Frauen an nichtansteckender Lungentuberkulose (Ic) in Hamburg, Niedersachsen und Bayern im Jahre 1955 auf je 10000 M u. F

Ic-Fällen der Frauen — ebenso wie bei Ia + Ib — ein Maximum bei 20—30 Jahren deutlich erkennbar, während die Erkrankungsziffern der Männer zwischen 20 und 60 Jahren fast einheitlich verlaufen. Auch diese Verhältnisse weisen darauf hin, daß der Tuberkulose im Leben der Frau zwischen 20 und 30 Jahren eine besondere Bedeutung zukommt. Es ist naheliegend, die Ursache in Gestationsvorgängen zu suchen. Leider besteht keine Möglichkeit, derartige wesentliche Fragen eindeutig nachzuprüfen, weil keine Unterlagen darüber vorliegen und die starke Beanspruchung des Personals der Tuberkulosefürsorgestellen eine Erstellung weiterer Statistiken praktisch unmöglich macht. Aber es dürfte möglich sein, im Rahmen von Dissertationen solchen Problemen nachzugehen. Die Tuberkulosefürsorgestellen führen Statistiken über Neuerkrankungen und Bestand, gegliedert nach Alter und Geschlecht; sie registrieren auch die Übergänge (Verschlechterungen und Verbesserungen) von einer Gruppe in die andere. Die Aufgliederung dieser Übergangsfälle nach Alter und Geschlecht und eine exakte Analyse des gesamten Materials dürfte manche heute noch ungelöste Frage klären.

In Abb. 23 ist — in großen Altersgruppen und in absoluten Zahlen — die Entwicklung der Neuerkrankungen an nichtansteckender Lungentuberkulose in Niedersachsen von 1947—1956 dargestellt. Eindrucksvoll ist der Abbau des Maximums der 5—15 jährigen auf weniger als ein Drittel im Zeitraum von 1947 bis 1950; hierin ist allerdings in dem wiedergegebenen Ausmaß kein Rückgang tatsächlicher Erkrankungsfälle zu erblicken, sondern in erster Linie der Fortfall der Vorbeugungsdiagnosen. Zum wesentlichen Teil mag dies auch die Ursache der Abnahme der Erkrankungen der 15—60 jährigen sein, die besonders in den beiden Jahren von 1947 bis 1949 auffällt.

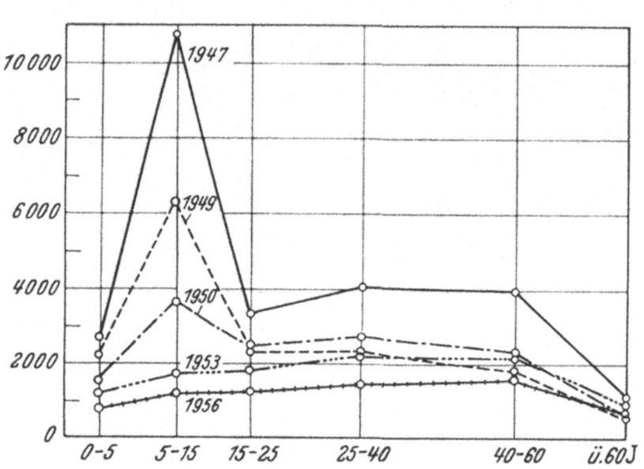

Abb. 23. Neuerkrankungen der Männer und Frauen an nichtansteckender Lungentuberkulose (Ic) in Niedersachsen 1947—1956 (absolute Zahlen)

Im Jahre 1947 sind in Niedersachsen 25541 Neuerkrankungen an nichtansteckender Lungentuberkulose gemeldet worden, 1956 nur noch 6575. An der Abnahme um rund 19000 Fälle sind die Kinder von 0—15 Jahren mit 11600 = 61% beteiligt. 39% des gesamten Rückganges entfallen auf sämtliche übrigen Altersklassen. Von 1947—1950 belief sich der Anteil der Kinder am Rückgang der Neuerkrankungen auf 66%, von 1950—1953 auf 72% und von 1953—1956 auf immer noch 31%. Die 15—60 jährigen waren 1947—1950 mit 30,3%, 1950—1953 mit 36,5% und 1953—1956 mit 60% an der Abnahme der Neuerkrankungen an nichtansteckender Lungentuberkulose beteiligt.

Von 1950—1953 setzt sich der Rückgang besonders bei den Jugendlichen fort, von 15—40 Jahren verläuft er ziemlich gleichförmig und verschwindet gänzlich bei den Personen oberhalb 40 Jahre. Der weitere Abbau von 1953—1956 erfaßt ziemlich gleichmäßig alle Altersklassen bis 60 Jahre.

Abb. 24 veranschaulicht die Entwicklung der auf jeweils 10000 Personen einer Altersklasse bezogenen Neuerkrankungsfälle und läßt ebenfalls erkennen, daß der stärkste Abfall bei den 5—15jährigen erfolgt ist, während er bei den 15—60jährigen ungefähr gleichartig verlief und sich bei den Altersklassen von über 60 Jahren am geringsten ausgewirkt hat. Die Kurve für 1955 zeigt nur noch wenig erhöhte Werte für die 0—5jährigen, auf welche nunmehr das absolute Maximum entfällt. Für die übrigen Altersklassen liegen die Erkrankungsziffern praktisch gleich hoch. Nach Abb. 24 bestanden 1947 noch größere Unterschiede zwischen den Geschlechtern; diese sind 1955 bis zum 40. Lebensjahr fast völlig verschwunden, oberhalb 40 Jahren haben sie sich wesentlich verringert.

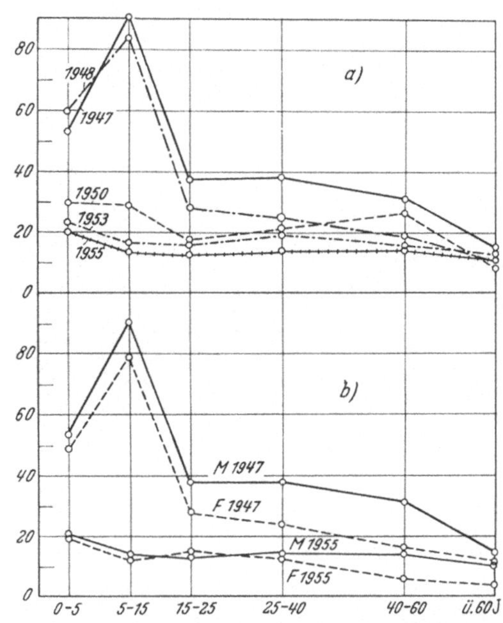

Abb. 24. Neuerkrankungen an nichtansteckender Lungentuberkulose (Ic) in Niedersachsen auf 10000 a) Männer 1947—1955; b) Männer und Frauen 1947 und 1955

Über die Entwicklung der Neuerkrankungen der Männer und Frauen in den verschiedenen Altersklassen seit 1947 unterrichtet Abb. 25.

Auch hier zeigt sich sehr eindrucksvoll der starke Abfall der Neuerkrankungen der 5–15jährigen, der in diesem Ausmaß nicht den tatsächlichen Verhältnissen entspricht. Mit steigendem Alter nehmen die Kurven einen immer flacheren Verlauf an; es liegen die Werte für die 15—25jährigen im Jahre 1955 nur wenig niedriger als im Jahre 1950. Dasselbe ist bei den 25—40, 40—60 und über 60jährigen der Fall, deren Erkrankungsziffern 1955 etwa jenen des Jahres 1949 entsprechen. Der in allen Kurven — außer 5—15 Jahre — zu beobachtende Anstieg zwischen 1949 bzw. 1950 auf 1951 dürfte wohl mit der Grippe-Epidemie 1950/51 zusammenhängen. *Wenn man von der Entwicklung bei den 0—15jährigen absieht, hat sich in Niedersachsen die Erkrankungsziffer seit 1949 nicht wesentlich geändert.* Ob und in welchem Ausmaß die BCG-Schutzimpfungen an der Verringerung der Erkrankungsziffern der Kinder

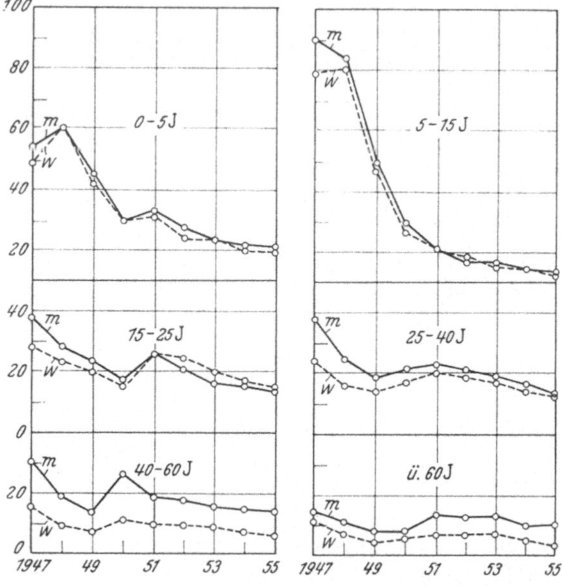

Abb. 25. Neuerkrankungen der Männer und Frauen verschiedener Altersklassen an nichtansteckender Lungentuberkulose (Ic) auf 10000. Niedersachsen 1947—1955

ursächlich beteiligt sind, kann man noch nicht sagen. Da diese Frage wegen ihrer Bedeutung für die Beurteilung des Wertes der BCG-Schutzimpfung aber sehr wesentlich ist, erscheint es erforderlich, diese in die Anamnese der neuerkrankten Kinder aufzunehmen und im Jahresgesundheitsbericht darüber zu berichten.

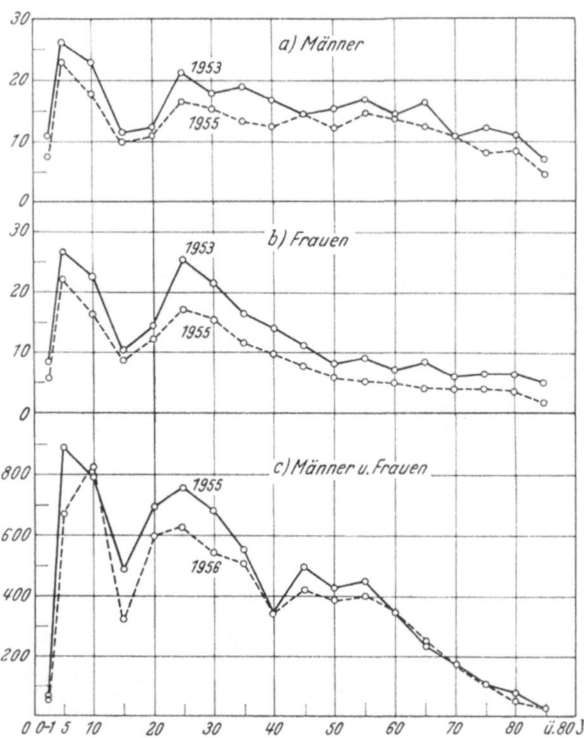

Abb. 26. Neuerkrankungen an nicht-ansteckender Lungentuberkulose (Ic) in Niedersachsen: a) der Männer 1953 und 1955 auf 10000 M, b) der Frauen 1953 und 1955 auf 10000 F, c) der Männer und Frauen 1955 und 1956 (absolute Zahlen)

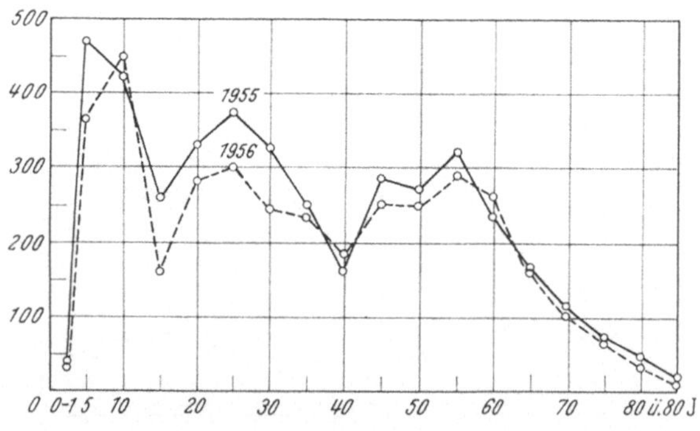

Abb. 27. Neuerkrankungen der Männer in Niedersachsen an geschlossener Lungentuberkulose (Ic) 1955 u. 1956, absolute Zahlen

In Abb. 26 ist die Entwicklung von 1953—1955 in Niedersachsen dargelegt. Wie auch aus den übrigen Abbildungen ersichtlich ist, haben die Neuerkrankungen in diesen beiden Jahren weiter abgenommen, wobei der Schwerpunkt auf die Jugendlichen und die Altersklassen zwischen 20 und etwa 40 Jahren entfällt. Auch von 1955—1956 zeigt sich eine weitere Verringerung der absoluten Zahlen unterhalb 55 Jahre, besonders aber bei 1—5 und von 10—30 Jahren, sonst ist die Änderung gering (s. Abb. 27). Insgesamt haben die Neuerkrankungen (Ic) in *Niedersachsen* von 1955—1956 um 957 Fälle (1955 : 7532 = 11,5; 1956 : 6575 = 10,0 pro 10000 E) abgenommen.

Demgegenüber weist *Nordrhein-Westfalen* nur einen Abfall von 14609 (= 9,9/10000 E) im Jahre 1955 auf 14425 (= 9,6/10000 E) im Jahre 1956 auf.

Hessen meldete 1955 3183 (= 7,0/10000 E) Neuerkrankungen an nichtansteckender Lungentuberkulose, 1956 2906 (etwa 6,3/10000 E).

In *Bayern* hat sich die Zahl der Neuerkrankungen an Ic-Fällen von 1955 auf 1956 von 8983 auf 8658, oder um 325 Personen verringert, oder — auf jeweils 10000 Einwohner bezogen — von 9,8 auf 9,4, obwohl 2094 Fälle von geschlossener Lungentuberkulose = 24,2% der Neuerkrankungen als bisher unbekannte Tuberkulöse bei den RRU entdeckt worden sind.

Die Unterlagen über die Entwicklung der Neuerkrankungen an nichtansteckender Lungentuberkulose zeigen somit seit 1947 einen stetigen Abfall zugunsten der jüngeren Altersklassen, während in den mittleren und höheren Altersgruppen seit 1949/50 keine wesentliche Änderung erfolgt ist. Die Abnahme scheint anzuhalten, jedoch dürfte sich das Tempo mehr und mehr verlangsamen.

d) *Neuerkrankungen an aktiver Lungentuberkulose (Ia—Ic)*

Die in den Ländern der Bundesrepublik Deutschland seit 1947 erfolgten Neuerkrankungen an ansteckender und an geschlossener Lungentuberkulose (Ia—Ic) sind in Tab. 16 zusammengestellt.

Tabelle 16. *Bestätigte Neuerkrankungen an aktiver Lungentuberkulose (Ia—Ic) im Bundesgebiet, in den Ländern der Bundesrepublik Deutschland und in West-Berlin im Jahre 1955 und seit 1947. Absolute und relative Zahlen auf 10000 E*[1] [entnommen aus Wirtschaft u. Statistik **6**, 299*(1956)]

Jahr, Land	1955		1954	1953	1952	1951	1950	1949	1948	1947
	abs.	rel.								
				Bundesgebiet						
1950[2] . . .	106536	22,9								
1951[2] . . .	101300	21,6								
1952[3] . . .	95476	20,2								
1953	92654	18,9								
1954	82260	16,6								
1955	77808	15,6								
Schlesw.-Holst.	4890	21,4	24,4	26,5	33,5	35,0	36,1	43,3	68,5	66,0
Hamburg . . .	5121	29,0	32,2	33,2	38,0	36,4	41,1	54,0	51,0	65,4
Niedersachsen .	10550	16,1	18,2	21,1	24,3	28,0	27,8	30,8	43,2	47,3
Bremen . . .	1127	17,9	17,9	21,8	25,2	29,6	40,9	43,5	47,4	48,7
Nordrh.-Westf.	22012	15,0	16,5	19,4	19,7	20,5	22,0	29,0	40,5	39,7
Hessen	4961	10,9	12,6	14,5	15,0	14,5	16,8	20,0	28,3	34,9
Rheinl.-Pfalz .	4378	13,3	14,9	16,5	16,6	19,0	19,2	23,8	—	—
Bad.-Württ.[4] .	10853	15,3	16,2	19,2	18,5	16,5	22,1	26,5	33,4	—
Bayern	13916	15,2	13,6	14,6	15,7	16,7	18,0	20,5	31,2	32,9
West-Berlin . .	6422	29,3	30,4	34,0	32,5	36,3	42,3	59,4	—	—

[1] Nur Neuerkrankungen, keine Zugänge aus anderen Gruppen.
[2] Ohne Reg.-Bez. Südwürttemberg-Hohenzollern und Lindau.
[3] Ohne Reg.-Bez. Südwürttemberg-Hohenzollern.
[4] bis 1950 nur Württemberg-Baden.

Seit 1950 sind die Neuerkrankungen an aktiver Lungentuberkulose im Bundesgebiet um fast 30000 Fälle (7,3 auf 10000 E) zurückgegangen. Der Abfall ist in den einzelnen Bundesländern sehr uneinheitlich vor sich gegangen, und zwar

in Schleswig-Holstein	um 14,7/10000 E;	in Hessen	um 4,9/10000 E
in Hamburg	um 12,1/10000 E;	in Rheinland-Pfalz	um 5,9/10000 E
in Niedersachsen	um 11,7/10000 E;	in Baden-Württemberg	um 6,8/10000 E
in Bremen	um 23,0/10000 E;	in Bayern	um 2,8/10000 E
in Nordrhein-Westfalen	um 7,0/10000 E;	in West-Berlin	um 13,0/10000 E

Neben Bremen, dessen geringe Bevölkerung bei leichten Änderungen der Morbidität größere Schwankungen der Relativziffern verursacht, weist Schleswig-Holstein den stärksten Rückgang auf; in Bayern machen sich die RRU bemerkbar. Hessen und Rheinland-Pfalz weisen die bei weitem niedrigsten Zahlen an Neuerkrankungen auf; Hessen liegt beträchtlich unter dem Bundesdurchschnitt.

An dem Rückgang aller Neuerkrankungen (Ia—Ib) in der Bundesrepublik seit 1950 sind die einzelnen Länder mit folgendem Prozentsatz beteiligt:

Land	Rückgang %	Anteil an Gesamt-Bevölkerung %
Niedersachsen	25,2	13,0
Nordrhein-Westfalen	20,2	29,6
Baden-Württemberg	14,8	14,2
Schleswig-Holstein	13,7	4,5
Bayern	7,7	18,2
Hessen	6,9	9,1
Hamburg	4,2	3,6
Rheinland-Pfalz	3,9	6,5
Bremen	3,4	1,3
	100	100

In Niedersachsen und Schleswig-Holstein, den Ländern mit den seit langen Jahren durchgeführten Röntgenreihenuntersuchungen, ist der Rückgang weit höher als dem Anteil dieser Länder an der Gesamtbevölkerung entspricht; fast 40% des Betrages, um den die Neuerkrankungen in der Bundesrepublik seit 1950 abgenommen haben, entfallen auf diese beiden Länder, deren Bevölkerung aber nur 17,5% der der Bundesrepublik ausmacht. Auch in Bremen zeigt sich ein ähnliches Ergebnis. In den übrigen Bundesländern stimmen entweder die Verhältniszahlen für den Rückgang und den Anteil an der Gesamtbevölkerung überein (Baden-Württemberg, Hamburg) oder aber die Verringerung ist kleiner als der Bevölkerung nach zu erwarten wäre (Nordrhein-Westfalen, Bayern, Hessen, Rheinland-Pfalz). Hierbei handelt es sich um die Länder, die keine systematischen Röntgenreihenuntersuchungen durchführen oder erst seit wenigen Jahren.

Die Entwicklung der Neuerkrankungen läßt vermuten, daß die Tuberkulose-Situation in der Bundesrepublik heute günstiger aussehen würde, wenn die Suche nach den unbekannten Tuberkulösen in allen deutschen Ländern schon seit 8—10 Jahren mit der Zielstrebigkeit durchgeführt würde wie u. a. in Schleswig-Holstein und Niedersachsen.

Bei den Kindern, Männern und Frauen in Niedersachsen haben sich die Neuerkrankungen an Lungentuberkulose von 1947—1955 entsprechend Tab. 17 geändert.

Die ansteckende Lungentuberkulose der Kinder hat in diesen 8 Jahren um 2,0/10000 K abgenommen, die der Männer um 18,8/10000 M, die der Frauen um 8,0/10000 F. Allein bis zum Jahre 1950 betrug die Abnahme bei den Männern 10,6/10000 M, bei den Frauen 4,2/10000 F. Ähnlich liegen die Verhältnise bei den Ic-Fällen, die bei den Kindern um 51,9/10000 K, bei den Männern um 20,2/10000 M, bei den Frauen um 11,7/10000 F abgesunken sind. 1947 lag die Morbidität der Kinder noch um 33,8/10000 höher als die der Männer, 1955 beträgt die Differenz nur noch 1,9/10000 K. Zwischen Männern und Frauen betrug der Unterschied der Neuerkrankungsziffern für die ansteckende Tuberkulose 1947 noch 15,7/10000, 1955 nur noch 4.7/10000 M. Auch aus dieser Tab. 17 ist zu ersehen, daß die Angaben über die Neuerkrankungen aus der Zeit vor etwa 1950 als nicht zuverlässig angesehen werden dürfen, und zwar sowohl für die Kinder als auch für Männer und

Tabelle 17. *Neuerkrankungen an Lungentuberkulose der Kinder (0—15 Jahre), Männer und Frauen in Niedersachsen auf je 10000. 1947—1955*[1]

	1947	1948	1949	1950	1951	1952	1953	1954	1955
				Ansteckende Lungentuberkulose (Ia—Ib)					
Kinder	2,4	1,7	1,5	1,0	1,0	0,5	0,4	0,5	0,4
Männer	27,2	19,8	16,5	16,6	14,8	13,2	11,0	9,6	8,4
Frauen	11,7	9,3	7,9	7,5	7,7	6,3	5,2	4,4	3,7
				Geschlossene Lungentuberkulose (Ic)					
Kinder	66,8	75,6	46,4	22,0	21,0	16,9	15,5	16,8	14,9
Männer	33,0	20,6	15,9	18,8	17,9	15,8	14,5	13,9	12,8
Frauen	20,3	13,3	11,1	12,5	13,7	12,7	11,7	10,4	8,6
				Lungentuberkulose insgesamt (Ia—Ic)					
Kinder	69,2	77,3	47,9	23,0	22,0	17,4	15,9	17,3	15,3
Männer	60,2	40,4	32,4	35,4	32,7	29,0	25,5	23,5	21,2
Frauen	32,0	22,6	19,0	20,0	21,4	19,0	16,9	14,8	12,3

[1] Entnommen: A. Keutzer: Über die Tuberkulose-Morbidität in der Bundesrepublik Deutschland und ihre Entwicklung seit 1947, Gesundh. Fürs. **2**, 36 (1957).

Frauen, und daß nach 1950 die Morbidität bei den Männern stärker abgenommen hat als bei den Frauen. Die Unterschiede zwischen den Geschlechtern gleichen sich mehr und mehr aus; sie betragen (für Ia—Ic)

1947	1948	1949	1950	1951	1952	1953	1954	1955
28,2	17,8	13,4	15,4	11,3	10,0	8,6	8,7	8,9/10000

Bei Abschluß des Manuskriptes des Jahrbuches 1956 liegt die Veröffentlichung der *vorläufigen Ergebnisse* der Neuerkrankungen in den Ländern der Bundesrepublik im Jahre 1956 vor [Wirtschaft u. Statistik **7**, 340* (1957)], welche in Tab. 18 wiedergegeben werden.

Die Neuerkrankungen an *ansteckender Tuberkulose mit Bakteriennachweis (Ia)* haben 1956 um rund 1900 Fälle gegenüber 1955 abgenommen. In Bayern erreicht der Rückgang trotz RRU mit beinahe 22% ein Maximum. Rund 45% des Betrages, um den sich die Ia-Fälle im gesamten Bundesgebiet verringert haben, entfallen auf Bayern. Das Maximum liegt 1956 bei Nordrhein-Westfalen; das Minimum weisen Hessen und Baden-Württemberg auf, gefolgt von Bremen. Die Unterschiede zwischen den einzelnen Ländern gleichen sich mehr und mehr aus.

Die Abnahme bei den *Ib-Fällen* beläuft sich auf 568 Personen. Es zeigt sich, daß auch 1956 noch in den Ländern Schleswig-Holstein, Hamburg, Bremen, Rheinland-Pfalz und West-Berlin die Neuerkrankungen an fakultativ offener Lungentuberkulose hoch sind im Verhältnis zu den Ia-Fällen und rund 30—35% der Ia + Ib-Fälle betragen.

Die Zahl der an *offener Lungentuberkulose (Ia + Ib)* neuerkrankten Personen im Bundesgebiet wird mit 21967 angegeben; sie hat sich gegen 1955 um 2427 verringert = 10,0%. In Bayern beläuft sich der Rückgang auf 896 Neuerkrankungen = 18,0% der Neuerkrankungen Ia + Ib im Jahre 1955 in Bayern und 37% des Rückganges aller Neuerkrankungen Ia + Ib im gesamten Bundesgebiet. In allen übrigen Ländern zusammen haben die Ia + Ib-Fälle gegenüber 1955 nur um 7,8% abgenommen. Durch RRU wurden 1956 im Land Bayern 920 bisher

Tabelle 18. *Neuerkrankungen an aktiver Tuberkulose im Jahre 1956 im Bundesgebiet, den Ländern der Bundesrepublik und in West-Berlin absolut und auf 10000 E*

	Ia	Ib	Ia + Ib	Ic	Ia—Ic	Id	Ia—Id
			Bundesgebiet (absolute Zahlen)				
1955	18906	5488	24394	53414	77808	13847	91655
1956	17047	4920	21967	51050	73017	12545	85562
			auf 10000 E				
1955	3,8	1,1	4,9	10,7	15,6	2,8	18,3
1956	3,4	1,0	4,3	10,1	14,4	2,5	16,9
			nach Ländern (absolute Zahlen)				
Schlesw.-Holst.	806	434	1240	3048	4288	708	4996
Hamburg . . .	688	327	1015	4083	5098	417	5515
Niedersachsen .	1989	658	2647	6575	9222	1699	10921
Bremen . . .	188	91	279	701	980	228	1208
Nordrh.-Westf.	5976	1085	7061	14425	21486	3462	24948
Hessen	1290	348	1638	2906	4544	1198	5742
Rheinl.-Pfalz .	1087	456	1543	2545	4088	1060	5148
Baden-Württ. .	2020	487	2507	8109	10616	1962	12578
Bayern	3003	1034	4037	8658	12695	1811	14506
West-Berlin . .	1267	667	1934	4176	6110	515	6625
			Auf 10000 E (1955 kursiv)				
Schlesw.-Holst.	3,5 *3,7*	1,9 *2,0*	5,5 *5,7*	13,4 *15,7*	18,9 *21,4*	3,1 *3,4*	22,0 *24,7*
Hamburg . . .	3,8 *4,5*	1,8 *2,1*	5,7 *6,6*	22,8 *22,4*	28,5 *29,0*	2,3 *2,7*	30,8 *31,7*
Niedersachsen .	3,0 *3,4*	1,0 *1,2*	4,0 *4,6*	10,0 *11,5*	14,1 *16,1*	2,6 *2,9*	16,7 *19,0*
Bremen . . .	2,9 *3,4*	1,4 *1,6*	4,3 *5,0*	10,8 *12,9*	15,1 *17,9*	3,5 *3,3*	18,7 *21,2*
Nordrh.-Westf.	4,0 *4,2*	0,7 *0,8*	4,7 *5,0*	9,6 *9,9*	14,4 *15,0*	2,3 *2,5*	16,7 *17,5*
Hessen	2,8 *3,0*	0,8 *0,9*	3,6 *3 9*	6,3 *7,0*	9,9 *10,9*	2,6 *3,1*	12,5 *14,0*
Rheinl.-Pfalz .	3,3 *3,6*	1,4 *1,6*	4,6 *5,2*	7,7 *8,1*	12,3 *13,3*	3,2 *3,6*	15,5 *17,0*
Baden-Württ. .	2,8 *3,1*	0,7 *0,8*	3,5 *3,9*	11,3 *11,4*	14,7 *15,3*	2,7 *2,9*	17,4 *18,2*
Bayern	3,3 *4,2*	1,1 *1,2*	4,4 *5,4*	9,4 *9,8*	13,8 *15,2*	2,0 *2,4*	15,8 *17,6*
West-Berlin . .	5,7 *6,2*	3,0 *3,4*	8,8 *9,6*	18,9 *19,7*	27,7 *29,3*	2,3 *2,6*	30,0 *31,8*

nicht bekannte Offentuberkulöse festgestellt. In der Annahme, daß keiner dieser bisher unbekannten Ia + Ib-Fälle *ohne RRU* zur Kenntnis der Fürsorgestelle gelangt wäre, müßte die Zahl der Neuerkrankungen an Ia + Ib in Bayern um 920 Personen niedriger gewesen sein und 3117 Personen betragen haben. Das Jahr 1956 würde dann gegenüber 1955 einen Rückgang der Neuerkrankungen an ansteckender Lungentuberkulose um 36,8% (4933 im Jahre 1955 und 3117 im Jahre 1956) aufweisen, während die Abnahme bei der Gesamtheit der übrigen Länder nur 7,8% beträgt. Derartige Abweichungen zwischen den Ländern der Bundesrepublik sind undenkbar; es müßte also angenommen werden, daß die erwähnten 920 durch die RRU entdeckten unbekannten Offentuberkulösen auch ohne RRU zur Kenntnis der Fürsorgestellen gelangt wären, zumal trotz dieser 920 Fälle der Rückgang in Bayern mit 18,0% über doppelt so hoch liegt als dem Bundesdurchschnitt 1956 entspricht. Wir haben für diese Verhältnisse keine Erklärung, sie bedürfen jedoch einer Überprüfung.

Die Neuerkrankungen an *geschlossener Lungentuberkulose (Ic)* liegen 1956 um 2364 = 4,4% niedriger als 1955. Sie haben besonders in Bremen (16,3%), Schleswig-Holstein (14,6%), Niedersachsen (13,1%) und Hessen (10,0%) abgenommen. Über 40% der Abnahme im gesamten Bundesgebiet entfallen auf Niedersachsen, obwohl auch dort durch die RRU (allerdings im 3. Durchgang) zweifellos zahlreiche bisher nicht bekannte Ic-Fälle ermittelt worden sein dürften.

Hessen und Rheinland-Pfalz weisen auch 1956 wieder die bei weitem niedrigsten — wahrscheinlich zu niedrigen — Werte auf. In Hamburg (mit absolutem Maximum) sind die Neuerkrankungen an geschlossener Tuberkulose im Jahre 1956 sogar noch leicht angestiegen.

Insgesamt haben die Neuerkrankungen an Lungentuberkulose (Ia—Ic) im Bundesgebiet 1956 um rund 4800 Fälle = 6,2% abgenommen. Rund 53% des Rückgangs entfallen auf Niedersachsen und Bayern, die mit knapp 31% an der Gesamtbevölkerung der Bundesrepublik beteiligt sind.

Eine ausführliche Analyse der Neuerkrankungen im Jahre 1956 kann erst auf Grund der alters- und geschlechtsgegliederten Statistiken im Tbk.-Jb. 1957 erfolgen.

Zusammenfassung

In Deutschland sind alle Formen von Tuberkulose seit 1946 meldepflichtig. Vergleichbare Statistiken über die Neuerkrankungen liegen seit 1947 vor. Sie sind für die Beurteilung der Epidemiologie der Tuberkulose von besonderer Bedeutung, nachdem die Statistiken über die Mortalität an Tuberkulose mit deren starkem Absinken nach dem 2. Weltkrieg erheblich an Wert eingebüßt haben, da die Tuberkulose heute kein Mortalitätsproblem mehr darstellt, sondern zu einem Invaliditätsproblem geworden ist. Bis etwa zum Jahre 1950 sind die Morbiditätsstatistiken mit Unsicherheitsfaktoren behaftet; die Angaben über Neuerkrankungen zeigen naturgemäß nur eine untere Grenze des tatsächlichen Geschehens an. Es kann angenommen werden, daß die Erkrankungsziffern der Jahre 1947/48 um etwa ein Drittel zu hoch liegen. Aber auch bei Berücksichtigung dieser Verhältnisse haben die Neuerkrankungen an Lungentuberkulose im Zeitraum von 9 Jahren um etwa die Hälfte abgenommen. An der Abnahme sind neben den Kindern in erster Linie die Männer beteiligt, deren Erkrankungsziffern wesentlich stärker abgesunken sind als die der Frauen. Hinsichtlich der Altersverteilung der Neuerkrankten ist im Laufe der letzten Jahre insofern eine Verschiebung eingetreten, als das in früheren Jahren bei den 20—30jährigen zu beobachtende Maximum der Erkrankungshäufigkeit mehr und mehr abgebaut wird. Die Tuberkulose, früher in hohem Maße die Todesursache besonders der jüngeren Menschen, entwickelt sich langsam zur Krankheit der höheren Lebensalter.

Es erscheint begreiflich, wenn das Absinken der Sterblichkeit und der Neuerkrankungen an Tuberkulose vielfach Anlaß zu einer Bagatellisierung des Problems gegeben hatte, aber nur eine oberflächliche Analyse der statistischen Unterlagen dürfte der These vom Sieg über die Tuberkulose eine gewisse Berechtigung geben. Es wird bei solchen Erwägungen zu leicht übersehen, daß zur Zeit immer noch etwa 70000 Personen jährlich in der Bundesrepublik Deutschland an Lungentuberkulose erkranken, von welchen nur ein kleiner Prozentsatz an Tuberkulose stirbt, während ein hoher Prozentsatz niemals endgültig geheilt wird, invalid bleibt und eine Ansteckungsquelle darstellt. Im Zeitraum von 1950—1955 wurden in der Bundesrepublik Deutschland rund 560000 Neuerkrankungen an Lungentuberkulose registriert, darunter befanden sich 175000 Personen mit ansteckender Lungentuberkulose.

In diesen nur 6 Jahren sind demnach über 1% der Bevölkerung der Bundesrepublik neu an Tuberkulose erkrankt, davon 0,35% mit einer offenen Tuberkulose. Die Zahl der Neuerkrankungen wird voraussichtlich in den kommenden Jahren weiter abnehmen, nur dürfte sich das Tempo dieser Entwicklung allmählich verlangsamen.

1955's Morbidity of Tuberculosis in the Federal Republic of Germany and Western Berlin

In Germany, since 1946 all kinds of tuberculosis are subject to registration. Comparable statistics about new cases are available since 1947. They are of specific importance for the judging of the development of tuberculosis, because statistics dealing with mortality of tuberculosis — which has considerably dropped after World War II — have lost their value. Today tuberculosis is no more a problem of mortality, but has become a problem of invalidity. Until about 1950 morbidity statistics have become uncertain. Data about new cases of the disease naturally only indicate a low limit of the actual situation. It can be assumed that 1947—48's figures of the illness are too high by one third. But even if we consider these circumstances, during nine years new cases of tuberculosis have diminished by about 50%. Next to children men's share of the decrease is most noticable; men's figures of illness far more have dropped than women's figures did. During the last years the distribution in the age groups of new cases such changed that the maximum of illness frequency, observed with people in their twenties and thirties, has lessened more and more. In former times especially younger people died of tuberculosis; it is now slowly becoming a disease of the older age-groups.

Evidently the problem has been trifled because of the decrease of mortality and of new cases of tuberculosis. Only a superficial analysis of statistical records might authorize the thesis of a victory over tuberculosis. People too often omit to notice that at the present time in the Federal Republic of Germany about 70000 persons are annually falling ill of tuberculosis. Only a small percentage of them die, whereas a high percentage is never cured completely, and remains invalid. About 560000 new cases of tuberculosis have been recorded in the Federal Republic of Germany from 1950 to 1955, 175000 of them with infectious tuberculosis.

Hence, during these very six years more than 1% of the population of the Federal Republic of Germany fell ill with tuberculosis, the percentage of open tuberculosis cases being 0,35. The number of new cases will probably decrease furthermore during the next years, the pace of this development, however, may gradually slow down.

3. Bestand der an aktiver Lungentuberkulose Erkrankten im Jahre 1955

Die deutsche Tuberkulose-Morbiditäts-Statistik registriert als *Neuerkrankungen* alle im Laufe eines Jahres durch die Tuberkulosefürsorgestellen bestätigten Fälle einer neuen Erkrankung an Tuberkulose. Der *Bestand* stellt die Summe der am Quartals- bzw. Jahresende vorhandenen Personen mit aktiver Tuberkulose dar. Diese setzt sich zusammen aus dem Bestand am Ende des Vorjahres, vermehrt um die Neuerkrankungen und die Zugänge aus anderen Krankheitsgruppen und vermindert um die Sterbefälle, Verzogenen, Abgänge in andere Krankheitsgruppen und um die aus der Beobachtung Entwichenen. Da dem Fürsorgearzt im Rahmen der *Erläuterungen* die Entscheidung überlassen bleibt, zu welchem Zeitpunkt die Überführung in andere Gruppen vorzunehmen ist, kann auch der Bestand niemals ein völlig objektives Bild der wirklichen Verhältnisse darstellen, sondern gibt ebenfalls nur eine untere Begrenzung an.

Wenn trotz dieser Einschränkungen bezüglich der Morbiditäts-Statistik und der durchaus bekannten Unzulänglichkeiten Wert auf alters- und geschlechtsspezifische Angaben gelegt wird, dann deshalb, weil nur aus solchen Unterlagen ein ungefähres Bild der Entwicklung gewonnen werden kann. Wie nahe dies den wahrscheinlichen Verhältnissen kommt, kann aus der Tatsache geschlossen werden, daß nationale und internationale alters- und geschlechtsgegliederte Morbiditäts-Statistiken in ihrem charakteristischen Verlauf eine völlige Übereinstimmung aufweisen.

Für das Jahr 1955 liegen alters- und geschlechtsgegliederte Bestands-Statistiken aus allen Ländern der Bundesrepublik vor, *außer* von *Rheinland-Pfalz* und *Baden-Württemberg*. Eine vollständige Bestands-Statistik, wie sie bereits im Jahre 1952 beschlossen worden ist, kann deshalb auch für 1955 noch nicht vorgelegt werden. Die Statistik von West-Berlin umfaßt die Altersgruppen 0—5, 5—15, 15—20, 20—25, 25—30, 30—40, 40—50, 50—60 und über 60 Jahre. Sie kann deshalb auch nur bedingt zu Vergleichen herangezogen werden.

a) Ansteckende Lungentuberkulose mit Bakteriennachweis (Ia)

Nach den *Erläuterungen* ist ein Ia-Fall frühestens 12 und spätestens 24 Monate nach dem letzten Bakterienbefund nach Ic zu überführen, wenn nach *eingehenden mehrfachen* Untersuchungen keine Bakterien mehr nachgewiesen worden sind. Die Entscheidung darüber ist dem Fürsorgearzt überlassen. Es ist verständlich, daß der Bestand an Ia-Fällen bei den einzelnen Fürsorgestellen stärker differieren muß, wenn der zuständige Arzt sich mehr an die Bestimmung der Überführung nach 12 oder mehr an die nach 24 Monaten hält. Zum Teil mögen auf die verschiedenartige Behandlung dieser Bestimmung die Unterschiede zurückzuführen sein, welche der Bestand an Ia-Fällen in den deutschen Bundesländern aufweist. Wir werden auf diese Verhältnisse bei Besprechung der Übergangsfälle zurückkommen.

Tabelle 19. *Bestand der an ansteckender Lungentuberkulose mit Bakteriennachweis (Ia) Erkrankten im Bundesgebiet, in den Ländern der Bundesrepublik Deutschland und in West-Berlin am 31. 12. 1956* (vorläufige Zahlen. Stat. Berichten d. Stat. Bundesamtes v. 24. 4. 1957), *am 31. 12. 1955* [Wirtschaft u. Statistik **6**, 299* (1956)] *und seit 1947* (nach Tbk.Jb.), absolute und relative Zahlen auf 10000 E

Jahr, Land	1956		1955		1954	1953	1952	1951	1950	1949	1948	1947
	abs.	rel.	abs.	rel.								
			Bundesgebiet									
1950	89575	18,7										
1951	94555	19,6										
1952	99061	20,3										
1953	100477	20,4										
1954	97753	19,6										
1955	92425	18,4										
1956	87754	17,4										
Schlesw.-Holst.	3833	16,9	4459	19,6	21,4	21,4	21,1	20,5	19,4	17,2	14,9	12,2
Hamburg . . .	4267	23,8	4605	25,8	26,8	27,7	27,8	25,8	24,9	22,6	20,7	19,9
Niedersachsen .	12688	19,4	13863	21,2	23,4	24,4	24,8	23,6	21,9	19,4	17,0	15,6
Bremen . . .	1262	19,5	1318	20,6	22,1	24,5	25,4	25,3	23,8	21,5	24,9	29,4
Nordrh.-Westf.	26549	17,7	27482	18,5	20,1	21,2	21,2	20,9	20,3	19,1	18,2	17,0
Hessen	6686	14,5	6922	15,1	16,1	17,6	18,2	17,7	18,4	16,5	14,0	—
Rheinl.-Pfalz .	5688	17,1	5763	17,4	17,6	17,6	17,0	15,9	15,5	13,8	—	—
Baden-Württ.[1] .	10940	15,2	11333	15,8	18,0	18,6	18,3	16,9	17,7	20,1	19,9	—
Bayern	15841	17,2	16680	18,2	18,0	18,0	17,6	16,9	15,9	14,4	12,9	11,6
West-Berlin . .	8907	40,4	9640	43,8	45,5	44,8	42,2	40,4	39,1	39,2	—	—

[1] 1948—1950 nur Württemberg-Baden.

Im Bundesgebiet ist der Bestand an Ia-Fällen bis zum Jahre 1953 angestiegen. Er hat sich seit dieser Zeit um rund 13000 Fälle verringert. Im Jahre 1956 wurde erstmalig der Bestand des Jahres 1950 geringfügig unterschritten.

Bei den Bestandszahlen des Jahres 1956 weisen Berlin und Hamburg extrem hohe, Hessen und Baden-Württemberg besonders niedrige Werte auf. Zwischen den übrigen Ländern bestehen nur relativ geringe Differenzen. Der Abfall der Bestandsziffern entfällt in den einzelnen Ländern auf die Jahre 1952/53. Im allgemeinen entspricht der Bestand im Jahre 1956 dem von 1948, zum Teil liegt er etwas höher, lediglich in Bremen und Baden-Württemberg (1948 Württemberg-Baden) ist er wesentlich niedriger.

Abb. 28 zeigt die Entwicklung des Bestandes an Ia-Fällen in einigen Ländern der Bundesrepublik seit 1947. Die Kurven verlaufen im wesentlichen parallel, erreichen zwischen 1952 und 1953 ein Maximum und sinken dann langsam ab. Bis 1952 entfielen die niedrigsten Werte auf Bayern, ab 1953 auf Hessen. Die Bestandsziffern in Berlin sind durchweg doppelt so hoch wie im Mittel der sonstigen Länder. Nach der sich in der Darstellung abzeichnenden Entwicklung müßte sich der Bestand in etwa 20 Jahren dem Wert 0 stark genähert haben, wenn nicht aus irgendwelchen Gründen eine wesentliche Verlangsamung der absinkenden Bewegung erfolgt.

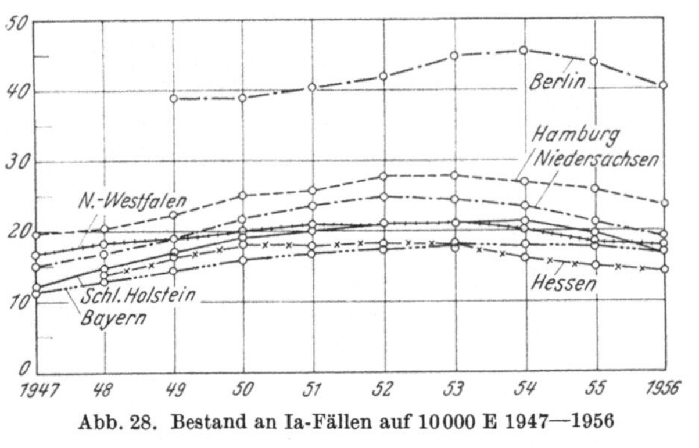

Abb. 28. Bestand an Ia-Fällen auf 10000 E 1947—1956

In der Altersgliederung der an offener Lungentuberkulose erkrankten Männer zeigt sich ein kleines Maximum um 25 bis 40 Jahre, während der eigentliche Höchstwert auf die etwa 60jährigen entfällt. Unterhalb 15—20 Jahre sind nur relativ wenige Fälle von ansteckender Tuberkulose registriert, oberhalb 70 Jahre sinken die Werte stark ab. Nach der Darstellung von Abb. 29 könnte man annehmen, daß die Tuberkulose in engem Zusammenhang mit dem Berufsleben steht, da sie besonders stark bei den Männern zwischen 15 und etwa 70 Jahren in Erscheinung tritt, sich also vorwiegend in dem Alter bemerkbar macht, in dem Arbeitsbelastung und Kontakt mit anderen Menschen (beruflich und außerberuflich) ein Maximum erreichen.

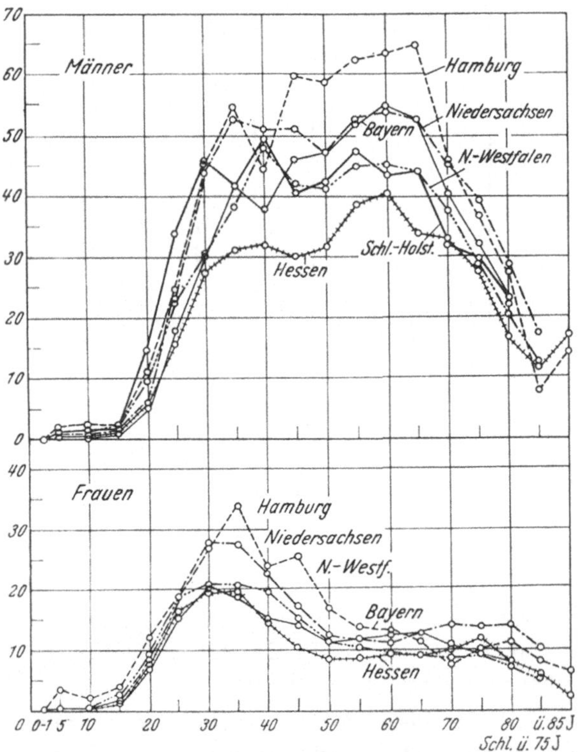

Abb. 29. Bestand an Ia-Fällen nach Altersgruppen auf je 10000 Männer 1955
Hamburg — — —, Niedersachsen — · —, N.-Westf. — · · · —, Bayern ——

Wenn man von Hamburg und Hessen absieht und die Unmöglichkeit einer völlig objektiven Beurteilung berücksichtigt, stimmen die Angaben der Länder hinsichtlich der Erkrankungsziffern der verschiedenen Altersklassen befriedigend überein.

Beim Bestand an Frauen mit offener Lungentuberkulose zeigen sich — wie bei den Männern — in der Charakteristik der Kurven dieselben Verhältnisse wie bei den Neuerkrankungen: rasches Ansteigen ab 15 Jahre, Maximum zwischen 20 und 35 Jahren, Abfall bis etwa zum 45. Lebensjahr, dann gleiche Bestandsziffern für alle Frauen bis etwa zum 80. Lebensjahr. Auch bei den Frauen weichen die Angaben der Länder voneinander ab, ohne jedoch so stark zu streuen wie bei den Kurven der Männer.

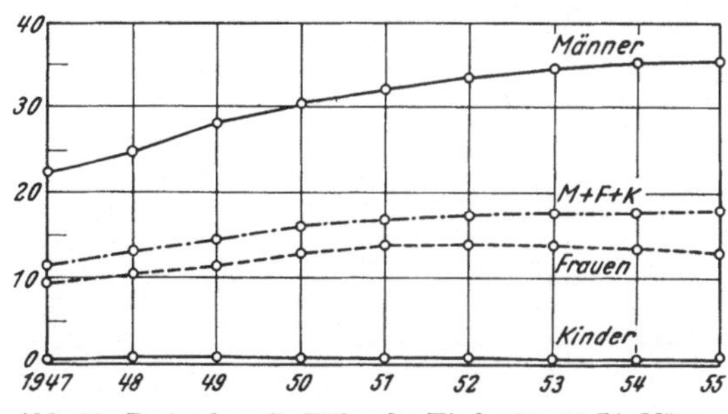

Abb. 30. Bestand an Ia-Fällen der Kinder (0—15 J.), Männer (üb. 15 J.) und Frauen (üb. 15 J.) in Bayern 1947—1955 auf je 10000

Bis etwa zum 20.—25. Lebensjahr sind die Erkrankungsziffern der Männer und Frauen gleich, vielfach finden sich etwas höhere Werte bei den Frauen; oberhalb dieser Altersklasse tritt eine starke Diskrepanz zu Ungunsten der Männer auf, die erst in den höchsten Altersgruppen geringer wird. Auf diese Verhältnisse kommen wir an anderer Stelle zu sprechen.

Die Statistiken des Bayerischen Statistischen Landesamtes (Die Tuberkulose in Bayern 1947—1955) geben die Möglichkeit, die Entwicklung des Bestandes an Ia-Fällen seit 1947 — getrennt nach Kindern bis 15 Jahre, Männern und Frauen — zu beobachten. In Abb. 30 sind diese Angaben kurvenmäßig dargestellt (s. auch Tab. 20).

Tabelle 20. *Bestand an Ia-Fällen der Kinder (0—15 Jahre), Männer (über 15 J.) und Frauen (über 15 J.) in Bayern 1947 bis 1955 auf je 10000*

Jahr	Kinder	Männer	Frauen	zus.
1947	0,4	22,5	9,7	11,6
1948	0,4	25,2	10,6	12,9
1949	0,5	28,0	11,6	14,4
1950	0,5	30,4	13,1	15,9
1951	0,5	32,4	13,8	16,9
1952	0,5	33,7	14,1	17,6
1953	0,5	35,0	13,8	18,0
1954	0,5	35,3	13,6	18,0
1955	0,5	35,6	13,2	18,2

Nach Abb. 30 und Tab. 20 ist der Bestand an Kindern mit ansteckender Lungentuberkulose seit 1947 in Bayern praktisch konstant geblieben, der Bestand an Männern ist von 22,5/10000 M innerhalb von 8 Jahren um 13,1/10000 M angestiegen; ab 1953 hat sich die Zunahme deutlich verlangsamt. Die Frauen haben den Maximalwert im Jahre 1952 erreicht. Von diesem Zeitpunkt an fallen die Werte langsam ab; der Bestand ist 1955 gegenüber 1947 noch um 3,5/10000 F erhöht. Im Jahre 1947 waren 12,8/10000 mehr Männer erkrankt als Frauen, bis 1955 hat sich der Unterschied auf 22,4/10000 vergrößert. Ab 1950 hat sich der Bestand an Frauen nur geringfügig geändert, der Bestand an Männern ist in dieser Zeit noch um 5,2/10000 angestiegen. Die Ursachen für diese etwas merkwürdige Entwicklung lassen sich aus dem statistischen Material nicht ergründen.

Eine Altersgliederung des Bestandes von 5 zu 5 Jahren liegt von Niedersachsen seit 1952, von anderen Ländern seit 1953 vor. Abb. 31 zeigt die Änderungen des Bestandes an Ia-Fällen von 1952 auf 1955.

Bei den Männern hat der Bestand in den Altersgruppen von 15—50 Jahren abgenommen, und zwar recht erheblich von 20—35 Jahren. In der Altersgruppe der 25—30jährigen ist in den 3 Jahren zwischen 1952 und 1955 ein Abfall um 26,4/10000 erfolgt. Oberhalb 50 Jahren hat der Bestand leicht zugenommen, obwohl sich gerade in diesen Altersgruppen die Sterblichkeit an Tuberkulose und sonstigen Ursachen am stärksten bemerkbar macht.

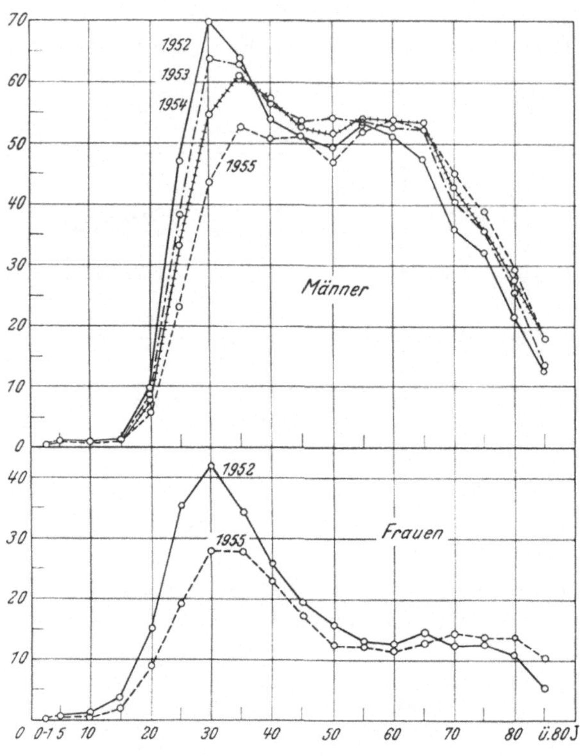

Abb. 31. Bestand an Ia-Fällen in Niedersachsen 1952—1955 auf je 10000

Die Entwicklung des Bestandes an Frauen mit ansteckender Lungentuberkulose ist ähnlich verlaufen; die Abnahme macht sich hier zwischen 20 und 30 Jahren bemerkbar.

Auch in West-Berlin zeigt sich nach Abb. 32 dieselbe Entwicklung des Bestandes an Ia-Fällen seit 1952.

b) *Ansteckende Lungentuberkulose ohne Bakteriennachweis (Ib)*

Die Einreihung eines Falles von tuberkulöser Erkrankung nach Ib setzt voraus, daß alle Möglichkeiten des Nachweises von Bakterien erschöpft wurden. Der Bestand an Ib-Fällen stellt deshalb noch mehr als dies bei den Neuerkrankungen der Fall ist ein Kriterium für die Arbeitsintensität der Tuberkulosefürsorgestellen in bezug auf die bakteriologischen Untersuchungen der Tuberkulose dar.

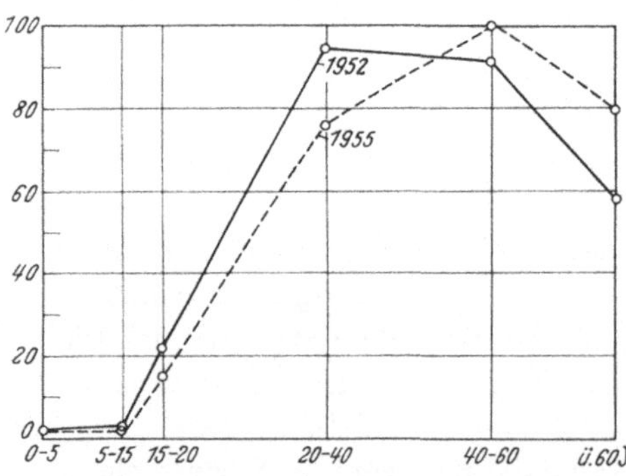

Abb. 32. Bestand an Ia-Fällen (Männer) in West-Berlin 1952 und 1955

Tab. 21 symbolisiert deutlich die Problematik der Ib-Fälle. Die Unterschiede zwischen den einzelnen Ländern und die Entwicklung seit 1947 deuten darauf hin, daß sich die meisten Länder um eine Klärung der Verhältnisse bemüht haben. Die Angaben von Bremen, Hamburg, Schleswig-Holstein und Rheinland-Pfalz sind ohne Zweifel stark überhöht; intensive bakteriologische Untersuchungen werden in diesen Ländern bessere und eindeutigere Verhältnisse ergeben.

Inwieweit der Bestand an Ib-Fällen in den einzelnen Ländern die Bedingungen erfüllt, wonach die Ib-Fälle höchstens 10% der Ia + Ib-Fälle betragen sollen, geht aus Tab. 22 hervor.

Tabelle 21. *Bestand der an ansteckender Lungentuberkulose ohne Bakteriennachweis (Ib) Erkrankten im Bundesgebiet, in den Ländern der Bundesrepublik Deutschland und in West-Berlin am 31. 12. 1956* (vorläufige Zahlen n. Stat. Ber. d. Stat. Bundesamtes v. 24. 4. 1957), *am 31. 12. 1955* [Wirtschaft u. Statistik **6**, 299* (1956)] *und seit 1947* (nach Tbk.-Jb.), absolute und relative Zahlen auf 10000 E

Jahr, Land	1956		1955		1954	1953	1952	1951	1950	1949	1948	1947
	abs.	rel.	abs.	rel.								
			Bundesgebiet									
1950	47683	10,0										
1951	46490	9,6										
1952	42157	8,7										
1953	38021	7,7										
1954	30795	6,2										
1955	27576	5,5										
1956	23963	4,7										
Schlesw.-Holst.	2430	10,7	2839	12,4	13,1	12,9	13,9	13,4	13,2	13,0	11,4	10,2
Hamburg . . .	2411	13,5	2489	14,0	14,2	15,5	15,8	15,9	14,7	13,8	14,7	16,3
Niedersachsen .	1863	2,8	2170	3,3	3,8	5,5	8,3	9,8	10,4	10,0	10,5	10,2
Bremen . . .	1080	16,7	1238	19,4	19,3	19,7	16,8	17,0	16,1	12,7	11,8	9,7
Nordrh.-Westf.	6474	4,3	7902	5,3	6,2	8,1	9,4	9,9	10,5	11,2	11,3	10,2
Hessen	963	2,1	1214	2,7	3,1	3,9	4,1	4,5	5,0	5,1	5,8	—
Rheinl.-Pfalz .	3007	9,0	3052	9,2	9,5	10,1	10,4	10,4	11,1	10,2	—	—
Baden-Württ.[1]	2090	2,9	2703	3,8	4,9	6,0	6,8	9,0	10,7	9,3	8,8	—
Bayern	3645	4,0	3979	4,3	5,0	7,4	7,6	9,1	9,6	9,6	9,6	8,4
West-Berlin . .	913	4,1	1078	4,9	5,3	10,0	14,3	19,6	23,3	28,2	—	—

[1] 1948—1950 nur Baden-Württemberg.

1947 lag der Anteil der Ib-Fälle noch zwischen 25 und 45%, er ist 1956 in der Mehrzahl der Länder auf unter 20% abgesunken, in Berlin sogar auf 9,2%. Es wird mitunter geltend gemacht, daß nach Chemotherapie in zahlreichen Fällen keine Bakterien mehr nachgewiesen werden können, der röntgenologische oder klinische Befund jedoch noch für ansteckungsfähige Tuberkulose spreche. In solchen Fällen bliebe nur die Möglichkeit der Eingliederung nach Ib. Hierzu ist zu bemerken, daß entsprechend den Erläuterungen die Überführung eines Falles von offener Tuberkulose in eine andere Gruppe frühestens 12 und spätestens 24 Monate nach dem letzten Bakterienbefund und erst, wenn intensive Untersuchungen keinen weiteren positiven Befund ergeben, vorgenommen werden soll. Es ist aber kaum anzunehmen, daß für die Dauer von 24 Monaten eine Tuberkulose als ansteckungsfähig angesehen werden muß, ohne daß es bei häufigen

Tabelle 22. *Prozentualer Anteil des Bestandes an Ib-Fällen an den Ia + Ib-Fällen 1947—1956*

Land	1947	1948	1949	1950	1951	1952	1953	1954	1955	1956
Schlesw.-Holst.	45,6	43,3	43,1	40,5	39,5	39,7	37,6	38,0	38,8	38,8
Hamburg . . .	45,0	41,5	37,9	37,2	38,2	36,3	35,9	34,6	35,2	36,2
Niedersachsen .	39,6	38,2	34,0	32,2	29,4	25,1	18,6	14,0	13,5	12,6
Bremen . . .	24,8	32,1	37,2	40,4	40,2	39,8	47,6	46,6	48,5	46,2
Nordrh.-Westf.	37,5	38,3	37,0	34,1	32,1	30,7	27,6	23,6	22,3	19,5
Hessen	—	29,3	23,6	21,4	20,3	18,4	18,2	16,2	15,2	12,6
Rheinl.-Pfalz .	—	—	42,5	41,7	39,6	38,0	36,5	35,1	34,6	34,5
Baden-Württ. .	—	30,7	31,6	37,6	34,7	27,1	24,4	21,4	19,4	16,0
Bayern	42,0	42,7	40,0	37,7	35,0	30,2	29,1	21,8	19,1	18,9
West-Berlin . .	—	—	41,8	37,3	32,7	25,3	18,2	10,4	10,0	9,2

bakteriologischen Untersuchungen in diesen 2 Jahren gelungen wäre, Bakterien nachzuweisen. Viele solcher Fälle dürften sich in dieser Zeit doch als Ia- oder als Ic-Fälle herausstellen.

Es erscheint in diesem Zusammenhang der Hinweis angebracht, daß es vielfach notwendig ist, die bakteriologischen Untersuchungen der Ib-Fälle zu intensivieren, zumal es sich hierbei keineswegs nur um eine Richtigstellung der Statistik handelt.

Der Anteil der Ib-Fälle an der Gesamtzahl der Ia + Ib-Fälle nach Altersklassen zeigt folgendes Bild (Männer):

Land	0—1	5	10	15	20	25	30	35	40	45	50	55	60	65	70	75	80	85	üb. 85 J
Bremen	0	42,9	33,3	66,7	40,6	50,4	55,8	50,0	52,4	46,3	42,8	33,7	38,5	38,1	39,5	50,6	26,2	45,5	50,0 %
Hessen	0	0	36,2	23,7	15,8	12,0	11,5	11,0	13,0	9,7	12,0	11,5	12,5	17,0	21,7	24,9	26,1	25,0	26,7 %

In Hessen beträgt der Anteil der 20—70jährigen ausnahmslos unter 20%, unterhalb 20 und oberhalb 70 Jahren 20—30%, in Bremen sind die Ib-Fälle meist mit 40—60% beteiligt. Ein Kommentar zu diesen Zahlen erübrigt sich.

Über die Altersgliederung des Bestandes an Ib-Fällen unterrichtet Abb. 33.

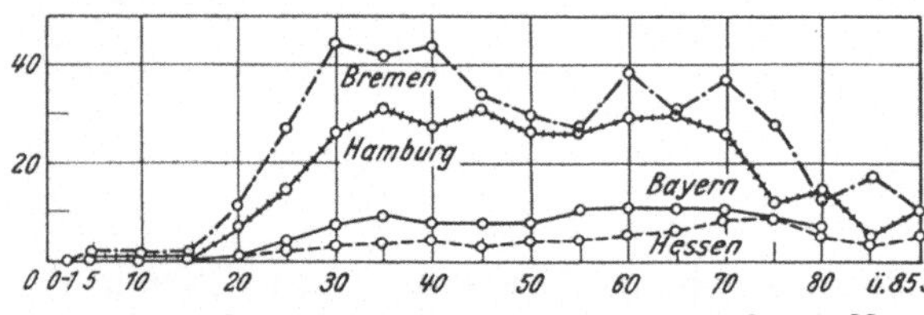

Abb. 33. Bestand an Ib-Fällen (Männer) 1955 auf 10000 M

Der Bestand in Bremen ist bei manchen Altersgruppen über 10mal so hoch wie in Hessen; diese Verhältnisse entsprechen zweifellos nicht der tatsächlichen Situation.

Nach den Darlegungen über den Bestand an Ib-Fällen ist dessen weitere Analyse illusorisch; irgendwelche Folgerungen können aus den Unterlagen nicht gezogen werden. Damit wird aber auch die Betrachtung der Ia-Fälle allein problematisch, da angenommen werden muß, daß es sich bei der Mehrzahl der Ib-Fälle in Wirklichkeit um Ia-Fälle handelt, für die der Bakteriennachweis nicht erbracht oder nicht mit der erforderlichen Intensität durchgeführt worden ist. Die Entwicklung des Bestandes an ansteckungsfähigen Tuberkulosen dürfte danach mit einiger Zuverlässigkeit nur aus der Gesamtheit der Ia + Ib-Fälle zu ersehen sein, welche nachstehend behandelt wird.

Ansteckende Lungentuberkulose (Ia + Ib)

Nach Tab. 23 hat der Bestand an Personen mit ansteckender Lungentuberkulose im Bundesgebiet in den Jahren 1951/1952 mit je rund 141000 Fällen sein Maximum erreicht und hat seit 1952 um rund 30000 Personen abgenommen, und zwar am stärksten von 1953 auf 1954.

Die höchsten Bestandszahlen weisen grundsätzlich die Stadtstaaten Berlin, Hamburg und Bremen auf; das Minimum entfällt seit Bestehen der Statistik auf Hessen und Bayern, es hat sich allmählich auf Hessen und Baden-Württemberg verschoben. Die früher bestehenden größeren Differenzen zwischen Niedersachsen und Nordrhein-Westfalen einerseits und Bayern andererseits haben sich als Folge der RRU in Bayern weitgehend ausgeglichen.

Tabelle 23. *Bestand der an ansteckender Lungentuberkulose (Ia + Ib) Erkrankten im Bundesgebiet, in den Ländern der Bundesrepublik Deutschland und in West-Berlin am 31. 12. 1956* (vorläufige Zahlen nach Stat. Ber. d. Stat. Bundesamtes v. 24. 4. 1957) *am 31. 12. 1955* [Wirtschaft u. Statistik *6*, 299* (1956)] *und seit 1947* (nach Tbk.-Jb.), absolute und relative Zahlen auf 10000 E

Jahr, Land	1956		1955		1954	1953	1952	1951	1950	1949	1948	1947
	abs.	rel.	abs.	rel.								
				Bundesgebiet								
1950	137258	28,7										
1951	141323	29,3										
1952	141218	29,0										
1953	138498	28,1										
1954	128548	25,8										
1955	120001	23,8										
1956	111717	22,1										
Schlesw.-Holst.	6263	27,6	7288	32,0	34,5	34,3	34,9	33,9	32,6	30,2	26,3	22,4
Hamburg . . .	6678	37,3	7094	39,8	41,0	43,2	43,6	42,7	39,6	36,4	35,4	36,2
Niedersachsen .	14551	22,2	16033	24,5	27,2	29,9	33,0	33,5	32,3	29,4	27,6	25,8
Bremen . . .	2342	36,2	2556	40,0	41,4	44,2	42,3	42,3	39,8	34,2	36,7	39,1
Nordrh.-Westf.	33023	22,1	35384	23,8	26,4	29,3	30,6	30,8	30,8	30,3	29,5	27,2
Hessen	7649	16,6	8136	17,8	19,2	21,5	22,3	22,2	23,4	21,6	19,8	18,2
Rheinl.-Pfalz .	8695	26,2	8815	26,7	27,1	27,7	27,4	26,3	26,6	24,0	—	—
Baden-Württ.[1]	13030	18,1	14036	19,6	22,9	24,7	25,1	25,9	28,4	29,4	28,7	27,4
Bayern	19486	21,2	20659	22,5	22,9	25,4	25,2	25,9	25,5	24,1	22,6	20,0
West-Berlin . .	9820	44,5	10718	48,6	50,8	54,8	56,4	60,0	62,4	67,4	—	—

[1] 1947—1950 Württemberg-Baden.

In Schleswig-Holstein liegt der Bestand im Jahre 1956 noch wesentlich höher als 1947, in Hamburg, Hessen und Bayern hat er sich gegenüber 1947 nur minimal verändert; in den übrigen Ländern hat er in diesen 10 Jahren z. T. beträchtlich abgenommen. In Berlin findet sich das Maximum des Bestandes bereits 1949. Dort ist bis zum Jahre 1952, in welchem die meisten Länder Höchstwerte aufweisen, bereits ein Abfall um 11,0/10000 E zu verzeichnen. Der Bestand an ansteckenden Tuberkulosen liegt auch 1956 in Berlin noch doppelt so hoch wie im Mittel des Bundesgebietes.

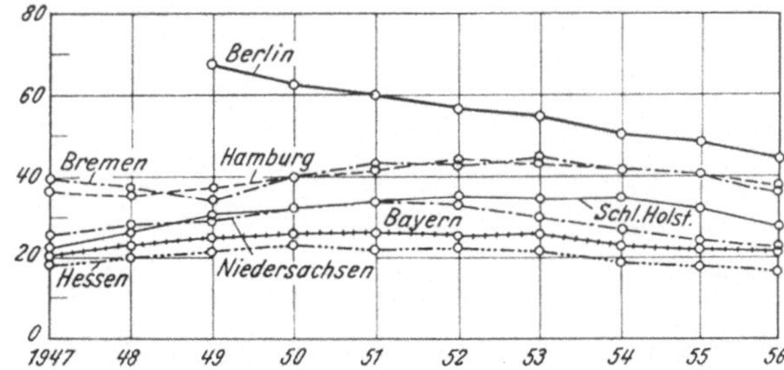

Abb. 34. Bestand an Ia + Ib-Fällen auf 10000 E 1947—1956

Abb. 34 gibt die hier geschilderten Verhältnisse wieder. Außer bei Berlin ergibt sich ein Anstieg des Bestandes bis 1952/53, dann allmähliches Absinken.

Die absinkende Tendenz ist unverkennbar; soweit der Kurvenverlauf eine prognostische Deutung zuläßt, kann mit einer weiteren Verringerung des Bestandes an ansteckender Tuberkulose gerechnet werden. Dabei darf aber nicht übersehen werden, daß im Jahre 1956 immer noch rund 112000 Offentuberkulöse registriert waren.

Der nach Kindern (0—15 Jahre), Männern und Frauen gegliederte Bestand (Ia + Ib) in Bayern zeigt für 1947—1956 folgende Entwicklung (auf 10000):

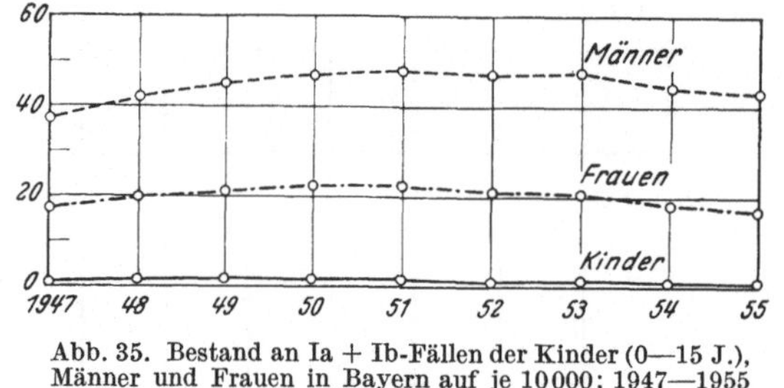

Abb. 35. Bestand an Ia + Ib-Fällen der Kinder (0—15 J.), Männer und Frauen in Bayern auf je 10000; 1947—1955

Jahr	K	M	F
1947	0,9	37,4	17,5
1948	1,0	42,0	19,8
1949	1,1	44,9	20,7
1950	1,0	46,9	22,4
1951	1,0	47,8	22,5
1952	0,9	46,7	21,2
1953	0,9	47,8	20,7
1954	0,7	44,2	18,0
1955	0,7	43,2	17,0
1956	0,5	40,7	15,6

Wie die Tabelle und auch Abb. 35 zeigen, hat sich der Bestand an Kindern mit ansteckender Lungentuberkulose seit 1947 nicht wesentlich geändert, der Bestand an Männern ist bis 1951 und nochmals von 1952/53 angestiegen, er sinkt seit diesem Zeitpunkt ab, liegt aber 1956 immer noch höher als 1947. Bei den Frauen wurde das Maximum 1951 erreicht; dann begann das Absinken. Der Wert für 1955 liegt wenig unter dem des Bestandes im Jahre 1947. Auch nach dieser Darstellung scheint der Höhepunkt der Entwicklung um 1953 überschritten worden zu sein. Ob und in welchem Ausmaß die Abnahme des Bestandes als reelle Gegebenheit anzusehen ist, als zahlenmäßiger Ausdruck einer positiven Entwicklung, oder inwieweit sonstige Umstände an diesem Ablauf beteiligt sind, kann statistisch nicht eindeutig geklärt werden; auf diese Dinge wird jedoch noch an anderer Stelle eingegangen werden.

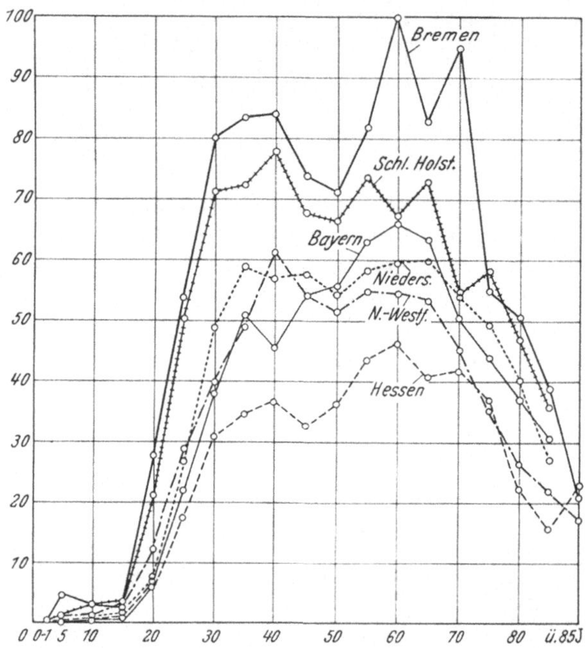

Abb. 36. Bestand an Ia + Ib-Fällen 1955 auf 10000 E (Männer)

Die Altersgliederung des Bestandes an offentuberkulösen Männern ist aus Abb. 36 zu ersehen. Vom 15.—20. Jahr an erfolgt ein steiler Anstieg bis zum Maximalwert um 30—40 Jahre, anschließend leichtes Absinken, dann Wiederanstieg der Werte bis zum Optimum um 60—70 Jahre. Zwischen den einzelnen Ländern bestehen beträchtliche Differenzen, wobei die Werte von Hessen als zu niedrig, die von Schleswig-Holstein und Bremen als zu hoch erscheinen. Nach den Länderangaben müßten in Schleswig-Holstein etwa 0,75% aller Männer zwischen 25 und 65 Jahren an einer ansteckenden Tuberkulose erkrankt sein, in

Bremen sogar 1% aller Männer zwischen 50 und 70 Jahren, während Hessen nur etwa 0,4% aller 30—75jährigen als offentuberkulös angibt.

Fast alle Darstellungen einer Altersgliederung der an Tuberkulose erkrankten Männer weisen unterhalb 25—30 und oberhalb etwa 70 Jahren relativ niedrige Werte auf und einen Sattel zwischen etwa 35 und 55 Jahren mit dem Minimum bei 45—50 Jahren. Im Tbk.-Jb. 1953/54 (S. 75) war darauf hingewiesen worden, daß die Tuberkulose im Rahmen des Krankheitsgeschehens keine Sonderstellung einnimmt, sondern daß die Altersgliederung bei vielen anderen Krankheiten sehr ähnliche Verhältnisse zeigt. Es muß angenommen werden, daß berufliche und außerberufliche physische Belastungen der jüngeren Männer sich in einem Morbiditätsmaximum zwischen 25 und 35 Jahren bemerkbar machen. Das Berufsleben endet im allgemeinen mit 65—70 Jahren, und darin *könnte* eine Ursache dafür liegen, daß sich die Erkrankungshäufigkeit an Tuberkulose verringert, da die Belastungen geringer werden und weniger Kontakt mit evtl. ansteckungsfähigen Personen besteht. Andererseits ergeben RRU vielfach noch recht hohe Erkrankungsziffern bei älteren Personen, so daß deren relativ niedrige Tuberkulosemorbidität zweifelhaft erscheint. Die Sterblichkeit der 65—70jährigen an allen Ursachen liegt um 3,5%, die der 75—80jährigen um 10%, der über 90jährigen bei etwa 35%. Oberhalb 70 Jahren sterben in der Bundesrepublik jährlich etwa 275000 Personen an allen Ursachen, das sind etwa 10% der vorhandenen über 70jährigen. Betrachtet man die innerhalb von 3—4 Jahren Sterbenden als „krank", dann handelt es sich um rund 1 Million Menschen, von welchen sich die Masse wegen der Krankheit, die schließlich auch die Todesursache ist, in ärztlicher Behandlung befinden dürfte. In erster Linie handelt es sich dabei um Herzkrankheiten, Krebs usw. Dabei dürften diese Krankheiten — 1—3 Jahre vor dem Tode — bereits so schwerwiegend und hinsichtlich eines baldigen Endes so eindeutig in Erscheinung treten, daß die Frage nach dem evtl. zusätzlichen Vorhandensein einer Tuberkulose kaum noch zur Diskussion steht und die für eine Tuberkulose sprechenden Symptome bei der präzisen Diagnose einer anderen Hauptkrankheit vielfach unbeachtet bleiben. Hierdurch wird manche Tuberkulose der älteren Personen unbekannt bleiben und sich erst bei einer evtl. Sektion offenbaren. Es liegen kaum andere Gründe vor, die einen derartig abrupten Abfall sowohl der Morbiditäts- als auch der Mortalitätszahlen an Tuberkulose oberhalb 70 Jahren verursachen könnten. Es ist unter diesen Umständen als sehr wahrscheinlich anzunehmen, daß sich unter den über 60—70jährigen zahlreiche inapperzepte Tuberkulosen verbergen, darunter selbstverständlich auch ansteckungsfähige Fälle. Die Morbidität der 50—65jährigen an ansteckender Tuberkulose liegt um 0,6%, die der über 65—70jährigen bei etwa 0,3—0,4%. Nach vorsichtiger Schätzung dürfte es sich im Bundesgebiet um etwa 3000—5000 Personen der höheren Altersklassen handeln, deren ansteckende Lungentuberkulose nicht bekannt ist und vor dem Tode auch nicht bekannt wird. Unter den 1955 von der RRU in Bayern erfaßten Personen befanden sich rund 5,1% über 70jährige; deren Anteil an der Bevölkerung beträgt jedoch 6,6%. Unter diesen befanden sich 0,44% mit ansteckender Lungentuberkulose; nach der Bestandsstatistik weist Bayern jedoch nur 0,3% Offentuberkulöse oberhalb 70 Jahren auf. Rund ein Drittel der oberhalb 70 Jahre vorhandenen Offentuberkulösen war danach 1955 nicht bekannt. Älteren Personen ist sehr häufig die Obhut über Säuglinge und

Kleinkinder anvertraut, hauptsächlich dann, wenn beide Eltern berufstätig sind. Die damit verbundene erhöhte Gefährdung der Kinder liegt auf der Hand. Eine entsprechende Aufklärung, besonders im Zusammenhang mit systematischen Röntgenreihenuntersuchungen, erscheint notwendig.

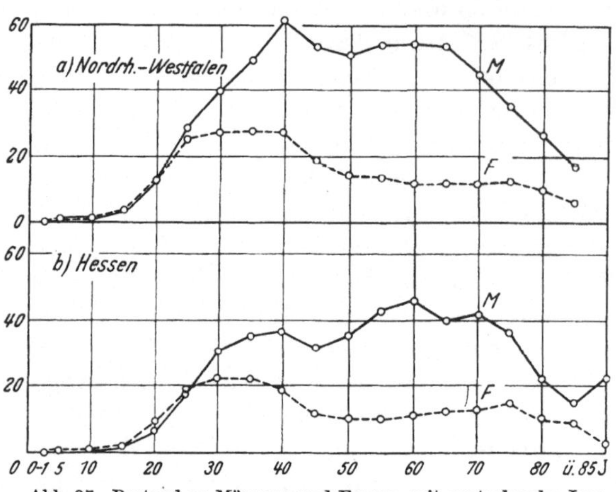

Abb. 37. Bestand an Männern und Frauen mit ansteckender Lungentuberkulose (Ia + Ib) auf je 10000. a) Nordrhein-Westfalen, b) Hessen. 1955

Nach Abb. 37 stimmen die Erkrankungsziffern beider Geschlechter bis zum 25. Lebenjahr fast völlig überein; sie sind ab 10—15 Jahren bei den Frauen ein wenig höher als bei den Männern. Zwischen 20 bis 25 Jahren und etwa 40—45 Jahren liegen beim weiblichen Geschlecht die Maximalwerte. Oberhalb 45—50 Jahren — also etwa ab Ende des weiblichen Zyklus — verlaufen die Kurven der Erkrankungsfälle der einzelnen Altersklassen annähernd horizontal bis zum höchsten Lebensalter, wo sich die Werte beider Geschlechter, die zwischen etwa 30 und 70 Jahren eine starke Diskrepanz aufweisen, wieder sehr nähern. Es war schon darauf hingewiesen worden, daß die Übereinstimmung zwischen maximaler weiblicher Tuberkulosemorbidität und Gestationsperiode nicht als Zufall angesehen werden kann.

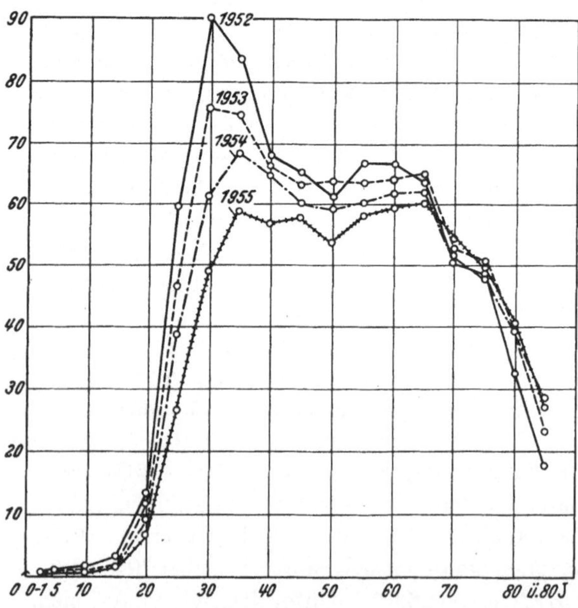

Abb. 38. Bestand an Ia + Ib-Fällen der Männer in Niedersachsen auf 10000 M 1952—1955

Aus Abb. 38 ist zu ersehen, daß der Bestand an Männern mit ansteckender Lungentuberkulose in den Jahren 1952 bis 1955 zwischen 15—20 Jahren und 60—65 Jahren abgesunken, darüber etwas angestiegen ist. In erster Linie wurden von dieser Entwicklung die 20—35 jährigen betroffen, deren Erkrankungsziffern teilweise ganz erheblich kleiner geworden sind; der Bestand an Ia + Ib-Fällen z. B. der 25—30 jährigen hat sich in 3 Jahren auf fast die Hälfte — um rund 42/10000 25—30 jährige — verringert. Bei den 20—25 jährigen beträgt die Abnahme etwa 24/10000. Warum gerade diese Altersklasse zwischen 20 und

30 Jahren durch diese Entwicklung bevorzugt erfaßt wurde, läßt sich statistisch nicht feststellen. Nach Abb. 38 scheint die Vermutung berechtigt, daß ein langsamer weiterer Abbau des Bestandes, und zwar besonders zwischen 20 und 40 Jahren, zu erwarten ist. Diese Auffassung wird gestützt durch die in Abb. 39 wiedergegebenen Verhältnisse.

c) *Aktive, nicht ansteckende Lungentuberkulose (Ic)*

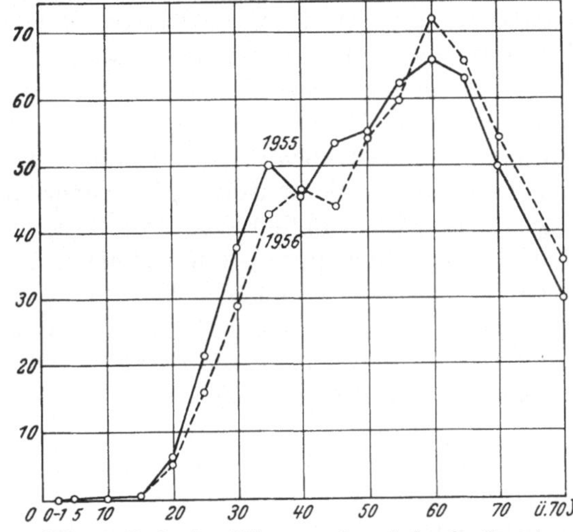

Abb. 39. Bestand an Männern mit ansteckender Lungentuberkulose (Ia + Ib) in Bayern 1955 und 1956 auf 10000 M

Für die Beurteilung einer ansteckenden Lungentuberkulose sind neben klinischen und röntgenologischen Untersuchungen noch bakteriologische Ergebnisse maßgebend, so daß ziemlich zuverlässige Argumente für eine objektive Diagnose gegeben sind. Bereits in den früheren Tbk.-Jb. wurde darauf hingewiesen, daß die Ic-Fälle besonders sorgfältiger diagnostischer Überprüfung bedürfen, um diese Gruppe nicht zu einem Sammelbecken ungeklärter und unklarer Fälle werden zu lassen. Diese Überlegungen sind schon bei der Frage der Eingliederung neuerkrankter Personen entscheidend; beim Bestand tritt mit der *Zeit*, während der eine aktive Tuberkulose als Ic-Fall in den Statistiken zu führen ist, ein Unsicherheitsfaktor hinzu, der mit Anlaß dazu gibt, den Bestandsangaben über die Ic-Fälle mit Skepsis zu begegnen. Es kann deshalb nicht oft genug hierauf hingewiesen werden, sofern man nicht Gefahr laufen will, daß die örtlichen und zentralen Stellen den Überblick über die tatsächliche Tuberkuloselage verlieren. Wenn wir in unseren Betrachtungen auf Grund der vorliegenden statistischen Unterlagen immer wieder gezwungen sind, die Richtigkeit mancher Angaben zu bezweifeln, dann geschieht dies nicht, um an der Tätigkeit der Fürsorgestellen Kritik zu üben, sondern weil wir eine unserer Aufgaben darin sehen, eine möglichst zuverlässige Darstellung über Stand und Entwicklung der Tuberkulose zu geben, und weil manche gegen die Tuberkulose zu ergreifenden Maßnahmen auf exakten Zahlenangaben basieren müssen.

Von einigen Ländern wurden über den Bestand an Personen mit nicht ansteckender Lungentuberkulose (Ic) in den verschiedenen Regierungsbezirken für 1955 nachstehende Angaben gemacht (auf 10000 E):

Regierungsbezirk		Regierungsbezirk		Regierungsbezirk	
Oberbayern . . .	23,7	Stade	41,3	Braunschweig	51,3
Niederbayern . .	31,6	Mittelfranken . . .	45,2	Lüneburg	52,3
Lindau	32,3	Hildesheim	45,5	Oldenburg	54,3
Unterfranken . .	33,7	Oberfranken	45,8	Hannover	54,5
Oberpfalz	36,5	Detmold	46,3	Aurich	54,9
Schwaben	38,5	Düsseldorf	49,2	Köln	56,7
Osnabrück	40,3	Aachen	49,3	Arnsberg	61,0
		Münster	50.6		

Der Bestand in Arnsberg liegt danach um fast 160%, in Oberfranken noch um beinahe 100% höher als in Oberbayern. Es sind keine Gründe einzusehen, welche eine derartige Diskrepanz rechtfertigen, sondern es muß angenommen werden, daß entweder die hohen Werte zu hoch oder die niedrigen zu tief liegen. In Oberbayern beträgt der Bestand an Ia + Ib-Fällen 1955 23,0/10000 E. Da aber bei weitem nicht jede geschlossene Tuberkulose ansteckend (offen) wird, muß der Bestand an nicht ansteckenden Tuberkulosen höher liegen als der an Ia + Ib-Fällen. Nach allgemeinen Erfahrungen verhalten sich ansteckende Tuberkulosen zu geschlossener Tuberkulose wie 1:2 bis 1:3. Danach muß aber angenommen werden, daß die Angaben von Oberbayern nur etwa 50% der tatsächlich vorhandenen Personen mit nichtansteckender Tuberkulose umfassen und allein in diesem Regierungsbezirk etwa 6000 solcher Fälle nicht erfaßt wurden, bzw. nicht bekannt sind. Es ist anzunehmen, daß im Rahmen der RRU sich diese Zahlen z. T. wesentlich ändern werden. Es sei noch darauf hingewiesen, daß der *Bestand an Ia + Ib-Fällen* im Reg. Bez. Arnsberg 21,9, im Reg. Bez. Oberbayern 23,0/10000 E umfaßt, beide Bezirke damit in dieser Hinsicht fast völlig übereinstimmen. Nach den Ergebnissen der RRU im Jahre 1955 in Bayern wurden unter 767242 verwertbaren Aufnahmen 1901 bisher unbekannte Fälle geschlossener Tuberkulose entdeckt. Auf die 2,546 Millionen Bewohner von Oberbayern bezogen ergibt dies dort etwa 6300 bisher nicht erfaßte Ic-Fälle. Diese Zahl stimmt mit jener überein, die oben bezüglich der Diskrepanz zwischen Arnsberg und Oberbayern auf andere Weise geschätzt wurde. Für das Land Bayern sind nach Abschluß der RRU noch weitere etwa 20000 Fälle von bisher nicht bekannten geschlossenen Tuberkulosen zu erwarten, so daß der Gesamtbestand mit mindestens 52000 Ic-Fällen = 57/10000 E angenommen werden kann. Diese sehr wahrscheinlich in Bayern 1955 bereits vorhandenen, aber noch nicht bekannten 20000 nicht ansteckenden Tuberkulosen stellen allein über 8% des Gesamtbestandes an Ic-Fällen in der Bundesrepublik dar; eine systematische Röntgenreihenuntersuchung, die in *allen Ländern* des Bundesgebietes *kurzfristig* durchgeführt würde, ergäbe unter diesen Voraussetzungen einen um mindestens 20—25% höheren Bestand an Ic-Fällen, als er nach den amtlichen Statistiken angenommen werden muß. Daß Betrachtungen über die Entwicklung sich nur im Grenzbereich des Möglichen bewegen, jedoch keinen Anspruch auf Zuverlässigkeit haben können, resultiert aus diesen Erwägungen. Wenn wir uns trotzdem in den Jahrbüchern mit diesen Fragen ausführlich auseinandersetzen, dann deshalb, weil die Fehlerquellen seit Jahren dieselben sind, so daß auch die Perspektive im wesentlichen unverändert geblieben ist.

Im Hinblick darauf, daß die hier behandelten Statistiken vielfach die Grundlage für zu ergreifende Maßnahmen bilden und ebenso häufig wissenschaftliche Zusammenhänge aus diesen Unterlagen abgeleitet werden, halten wir uns veranlaßt, nachdrücklich darauf aufmerksam zu machen, daß besonders die Statistiken der Ic-Fälle — und hier wieder vornehmlich die des Bestandes — nur Näherungswerte darstellen. Am Rande sei noch vermerkt, daß die Angaben der Kreise noch weit mehr differieren als die der Regierungsbezirke; so meldet Hannover 1955 einen Bestand an Ic-Fällen der Männer von 85,0/10000 M, Hameln von nur 21,0/10000, Oldenburg von 104,7/10000 M, Lübeck von 21,5/10000 M, München von 20,2/10000, Cham aber von 103,5/10000. Es dürfte Aufgabe der Regierungsbezirke sein, derartig stark voneinander abweichende

Angaben überprüfen zu lassen, bevor sie Eingang in eine amtliche Statistik finden, zumal gerade die *Tuberkulose-Morbiditäts-Statistik* nicht *Selbstzweck, sondern* ein sehr wesentliches *Mittel zum Zweck* der Bekämpfung der Tuberkulose darstellen soll.

Tabelle 24. *Bestand an Personen mit aktiver nichtansteckender Lungentuberkulose (Ic) im Bundesgebiet, in den Ländern der Bundesrepublik Deutschland und in West-Berlin am 31. 12. 1956* (vorläufige Zahlen nach Stat. Ber. d. Stat. Bundesamtes vom 24. 4. 1957), *am 31. 12. 1955* [Wirtschaft u. Statistik 6, 299* (1956)] *und seit 1947* (nach Tbk.-Jb.), absolute und relative Zahlen a. 10000 E

Jahr, Land	1956		1955		1954	1953	1952	1951	1950	1949	1948	1947
	abs.	rel.	abs.	rel.								
			Bundesgebiet									
1950	286397	59,8										
1951	273345	56,5										
1952	265082	54,4										
1953	265476	53,9										
1954	260614	52,4										
1955	248824	49,5										
1956	238729	47,2										
Schlesw.-Holst.	16847	74,2	18157	79,7	84,5	87,6	90,2	92,8	97,6	113,2	126,7	116,0
Hamburg . . .	17774	99,3	17615	98,9	101,4	107,5	107,2	115,6	117,1	125,8	128,7	128,7
Niedersachsen .	30614	46,8	32596	49,8	50,7	50,1	53,2	58,1	61,5	67,0	69,9	66,2
Bremen . . .	5188	80,1	5313	83,1	85,2	92,6	94,9	99,8	110,5	98,2	93,8	80,0
Nordrh.-Westf.	72899	48,7	78416	52,8	57,5	59,4	59,2	61,6	68,5	75,2	77,4	67,3
Hessen	15132	32,9	16121	35,2	37,5	40,2	39,6	40,4	41,9	47,5	52,5	55,5
Rheinl.-Pfalz .	15771	47,4	15692	47,5	46,8	44,8	43,9	48,8	52,7	54,2	—	—
Baden-Württ.[1]	32119	44,6	33110	46,3	51,4	55,4	54,8	52,5	56,6	61,7	61,9	63,4
Bayern	32385	35,2	31804	34,7	35,7	35,9	36,9	37,3	40,2	45,4	49,7	45,7
West-Berlin . .	21875	99,2	20977	92,2	90,4	86,7	89,7	93,5	98,8	120,4	—	—

[1] 1947—1950 nur Württemberg-Baden.

Im Bundesgebiet beträgt die Abnahme seit 1950 rund 48000 Personen = 12,6/10000 E; in den einzelnen Ländern hat sich die Änderung seit 1946 bzw. seit 1950 sehr verschiedenartig vollzogen: In Bremen erreicht der Bestand 1956 dieselbe Höhe wie im Jahre 1947; in den anderen Ländern hat er mehr oder weniger stark abgenommen, und zwar folgendermaßen (auf 10000 E):

Land	seit 1947	seit 1950	Land	seit 1947	seit 1950
Schleswig-Holstein . .	—41,8	—23,4	Hessen.	—22,6	— 9,0
Hamburg	—29,4	—17,8	Rheinland-Pfalz . . .	—	— 5,3
Niedersachsen	—19,4	—14,7	Baden-Württemberg	—18,8	—12,0
Bremen	+ 0,1	—30,4	Bayern	—10,5	— 5,0
Nordrhein-Westfalen .	—18,6	—19,8	West-Berlin	—	+ 0,4

Die stärkste Abnahme seit 1947 entfällt auf Schleswig-Holstein, die geringste seit 1950 auf Berlin, Bayern, Rheinland-Pfalz und Hessen.

Nach Abb. 40 verläuft die Entwicklung des Bestandes in den Ländern Nordrhein-Westfalen, Niedersachsen und Baden-Württemberg ziemlich ähnlich. Dasselbe gilt für Bayern und Hessen mit den niedrigsten Bestandsziffern überhaupt. Eigenartig ist der Ablauf in Bremen mit starkem Anstieg bis 1950 und anschließendem Abfall, der in *allen* anderen Ländern mindestens seit 1948 festgestellt wird. Abb. 40 zeigt auch die erhebliche Diskrepanz zwischen den einzelnen Ländern, die aber nicht als Realität gewertet werden kann.

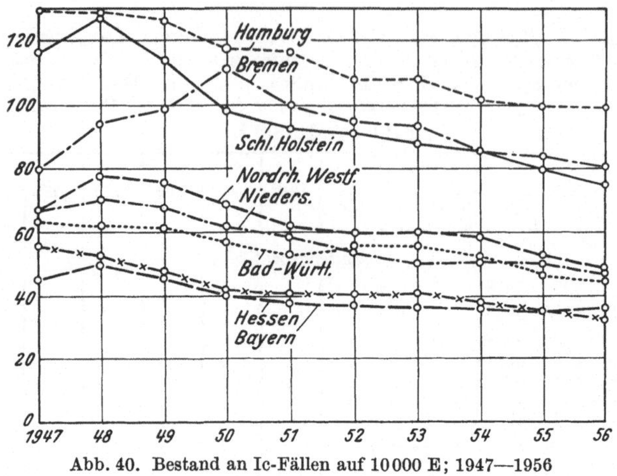

Abb. 40. Bestand an Ic-Fällen auf 10000 E; 1947—1956

Über die Entwicklung des Bestandes an Ic-Fällen in Bayern seit 1947, gegliedert nach Kindern (bis 15 Jahre), Männern (über 15 Jahre) und Frauen (über 15 Jahre) gibt nachfolgende Tabelle Auskunft (rel. auf 10000):

Tabelle 25

Jahr	Kinder		Männer		Frauen		gesamt	
	abs.	rel.	abs.	rel.	abs.	rel.	abs.	rel.
				Bayern				
1947	18775	83,2	12591	41,3	10572	27,3	41938	46,5
1948	20025	88,1	14253	45,7	12107	31,0	46385	49,9
1949	17554	76,8	13414	43,0	11310	28,8	42278	45,3
1950	12247	55,2	13245	42,8	11134	29,2	36626	40,0
1951	9955	45,3	13160	42,3	10978	28,8	34093	37,3
1952	8379	38,6	14033	44,5	11411	29,6	33823	36,9
1953	7580	34,9	13767	43,7	11171	29,0	32518	35,4
1954	6971	32,1	14362	45,5	11369	29,5	32702	35,7
1955	6444	31,6	14205	44,3	11155	28,5	31804	34,7
1956	6205	31,2	14884	45,9	11296	28,6	32385	35,2
				Niedersachsen				
1950	16577	91,4	13491	59,1	11733	41,8	41801	61,5
1955	5096	34,8	14749	63,4	12751	46,3	32596	49,8

In Bayern hat der Bestand an Ic-Fällen seit 1947 (bis 1955) um 10134 = 11,8 auf 10000 E abgenommen; die Zahl der Krankheitsfälle der Kinder allein hat sich dabei um 12331 = 51,6/10000 K verringert, die der Männer hat dagegen um 1614 = 3,0/10000 M, die der Frauen um 583 = 1,2/10000 F *zugenommen.* Daß es sich bei Bayern nicht um eine Ausnahme handelt, zeigen die Zahlen für Niedersachsen, wo seit 1950 eine Abnahme der Ic-Fälle für alle Altersklassen um 9205 = 11,7/10000 E erfolgt ist; die Zahl der Kinder mit nicht ansteckender Lungentuberkulose hat allein um 11481 *abgenommen*, die der *Männer* um 1258, der *Frauen* um

1018 *zugenommen.* In Bayern zeigt sich von 1954 auf 1955 eine sehr schwache Abnahme der Bestandszahlen auch bei den Erwachsenen, die aber noch nicht als Symptom für die weitere Entwicklung angesehen werden darf, zumal in Bayern noch mit mindestens 20000—25000 bisher nicht bekannten Fällen von nicht ansteckender Lungentuberkulose gerechnet werden muß. Die Erkrankungsziffern der Kinder stimmen 1955 in beiden Ländern relativ gut überein; 1950 betrug hier der Unterschied zwischen Niedersachsen und Bayern noch 36,2/10000 K. Dagegen waren 1950 in Niedersachsen 16,3/10000 Männer mehr an geschlossener Tuberkulose erkrankt als in Bayern, 1955 sogar 19,1/10000 M. Bei den Frauen hat sich die Differenz von 12,6 (1950) auf 17,8/10000 F (1955) vergrößert. Der prozentuale Anteil der Kinder, Männer und Frauen am Gesamtbestand an Ic-Fällen seit 1947 zeigt folgende Entwicklung:

Jahr	Kinder	Männer	Frauen	gesamt
		Bayern		
1947	44,7	30,0	25,3	100
1948	43,2	30,8	26,0	100
1949	41,5	31,8	26,7	100
1950	33,4	36,2	30,4	100
1951	29,2	38,6	32,2	100
1952	24,8	41,5	33,7	100
1953	23,3	42,3	34,4	100
1954	21,3	43,9	34,8	100
1955	20,3	44,7	35,0	100
1956	19,2	46,0	34,8	100
		Niedersachsen		
1950	39,7	32,3	28,0	100
1955	15,6	45,3	39,1	100

Der Anteil der Kinder ist von 44,7 auf 19,2% gefallen, der der Männer von 30,0 auf 46,0, der der Frauen von 25,3 auf 38% gestiegen. Sowohl nach dieser Tabelle als auch nach Abb. 41 müßte man schließen, daß die Entwicklung allmählich zum Stillstand kommt und vorerst kaum mit einer wesentlichen Änderung

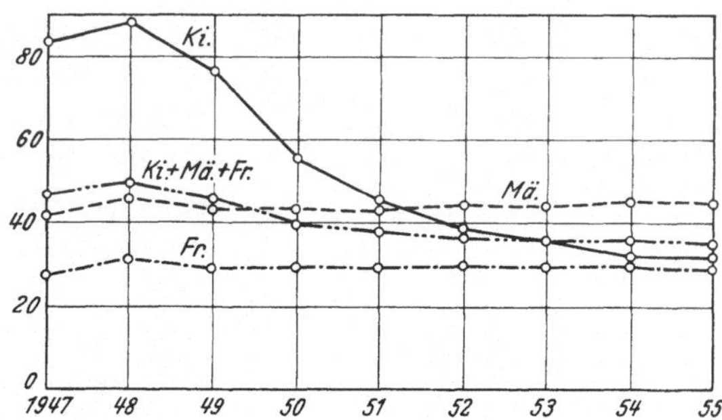

Abb. 41. Bestand an Ic-Fällen in Bayern 1947—1955 auf je 10000 Männer, Kinder und Frauen

des Bestandes an Ic-Fällen zu rechnen ist. Abb. 41 zeigt deutlich, daß die *Abnahme des Bestandes an Ic-Fällen überhaupt nur auf den Rückgang der Erkrankungsfälle der Kinder zurückzuführen ist.*

Neben Bayern und Niedersachsen zeigt auch Hessen hinsichtlich der Entwicklung des Bestandes an Ic-Fällen ähnliche Verhältnisse, welche hier nur auf Grund der absoluten Zahlen wiedergegeben werden sollen:

	Bestand		Änderung 1947—1955
	1947	1955	
Kinder (m) 0—15 J.	4809	1258	—3551
Kinder (w) 0—15 J.	4221	1086	—3135
Männer über 15 J.	6915	7983	+1068
Frauen über 15 J.	5385	5792	+ 407
Gesamt	21330	16119	—5211

Der Bestand hat sich um insgesamt 5211 Erkrankungsfälle verringert; 6686 Kinder umfaßt allein jedoch der Rückgang bei den 0—15 jährigen, während die Erwachsenen einen Zugang von 1475 Personen zu verzeichnen haben. Die prozentuale Gliederung ergibt:

Jahr	K %	M %	F %
1947	42,3	32,4	25,3
1955	14,5	49,5	36,0

Es zeigt sich somit in den Ländern Niedersachsen, Hessen und Bayern seit 1947 eine beträchtliche Abnahme des Bestandes an Personen mit nicht ansteckender Lungentuberkulose, die aber ausschließlich die 0—15 jährigen Kinder betrifft. Der Bestand an Ic-Fällen der Erwachsenen hat in diesen Ländern zugenommen. *Anzeichen für eine Verringerung des Bestandes auch bei den über 15 jährigen liegen nicht vor.*

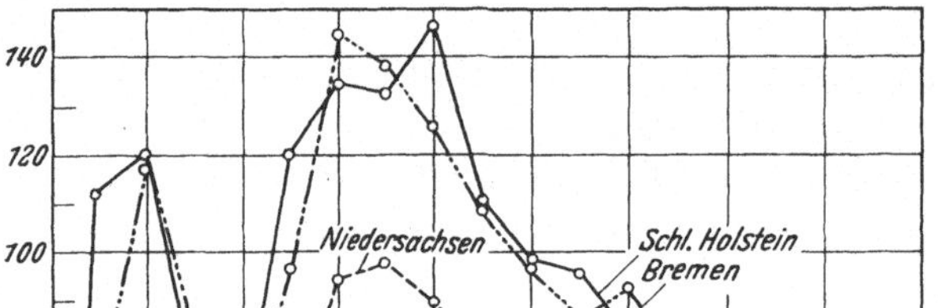

Abb. 42. Bestand der an nicht ansteckender Lungentuberkulose (Ic) erkrankten Männer auf 10000 M 1955

Nach der Altersgliederung des Bestandes an Männern mit nicht ansteckender Lungentuberkulose (Abb. 42) ergibt sich ein Maximum der Altersgruppen 1—10 Jahre, dem ein steiles Absinken bis zum Minimum bei 15—20 Jahren folgt. Der absolute Höchstwert entfällt auf die Personen von 25—40 Jahren. Oberhalb 40 Jahre fallen die Werte in allen Ländern mehr oder weniger steil ab. Die Bestandsangaben der einzelnen Länder weichen teilweise stark voneinander ab; besonders gilt dies für die Erkrankungsziffern der Kinder, welche zwischen etwa 40/10000 (Hessen) und 182/10000 (Hamburg) schwanken. Danach müßten fast 2% der Knaben von 5—10 Jahren in Hamburg an einer nicht ansteckenden

Lungentuberkulose erkrankt sein, in Bremen und Schleswig-Holstein etwa 1,2% und in Niedersachsen, Bayern und Hessen nur ungefähr 0,4%. Daß verschiedenartige soziale Struktur, andere Lebensgewohnheiten und wohl auch das Klima Einfluß auf die Höhe der Erkrankungsziffern an Tuberkulose haben können, wird kaum bestritten werden, daß aber diese und sonstige Faktoren innerhalb eines so eng begrenzten Raumes, wie ihn die Bundesrepublik Deutschland darstellt, derartige Differenzen der Erkrankungshäufigkeit der Kinder zu verursachen vermögen, ist nicht nur unwahrscheinlich, sondern erscheint uns unmöglich. Für die Beurteilung einer kindlichen Tuberkulose ist häufig allein der Ausfall der Tuberkulinprobe entscheidend; nach den Erläuterungen sind Kinder bis zu 2 Jahren mit positiver Tuberkulinreaktion als Ic-Fall anzusehen. Die erwähnte stark unterschiedliche Erkrankungshäufigkeit der Kinder legt die Vermutung nahe, daß diese Bestimmung auch noch häufig bei Kindern höherer Altersklassen zur Einreihung in die Gruppe der nicht ansteckenden Lungentuberkulose führt. Auf diese Weise ist es nicht möglich, ein objektives Bild über die tatsächlichen Verhältnisse zu gewinnen und die Tuberkulose-Situation der Kinder und Jugendlichen zu übersehen.

Die Kurven der Ia + Ib- und der Ic-Fälle unterscheiden sich in zwei Punkten wesentlich voneinander: Das auf die Kinder entfallende Maximum der geschlossenen Tuberkulose ist bei den ansteckenden Fällen nicht vorhanden, bei diesen liegen die Erkrankungsziffern der 25—70 jährigen ungefähr gleich hoch, teilweise findet man Höchstwerte um 60—70 Jahre; bei den geschlossenen Tuberkulosen tritt ein deutliches Maximum zwischen 25 und 40 Jahren auf, gefolgt von einem steilen Abfall. Abgesehen von den zweifelhaften Erkrankungsfällen der Kinder weisen die geschlossenen Tuberkulosen nach Abb. 43 wesentlich höhere Erkrankungsziffern der 20—50 jährigen auf; oberhalb 50 Jahre nähern sich die Kurven rasch und zeigen etwa ab 60 Jahre identische Werte.

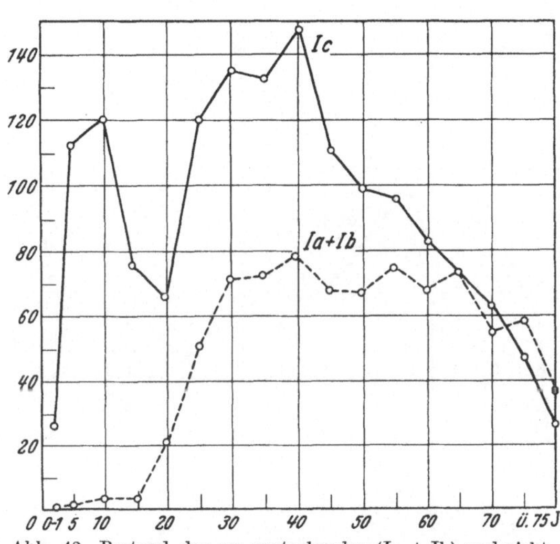

Abb. 43. Bestand der an ansteckender (Ia + Ib) und nichtansteckender (Ic) Lungentuberkulose erkrankten Männer in Schleswig-Holstein am 31. 12. 1955 auf 10000 M

Da sich die Manifestation einer tuberkulösen Infektion im allgemeinen zunächst in einer geschlossenen Tuberkulose äußert, bevor sie in einer gewissen Zahl von Fällen zu einer kavernösen Lungentuberkulose führt, müssen die Personen mit ansteckender Lungentuberkulose zu irgendeinem früheren Zeitpunkt an einer geschlossenen Tuberkulose erkrankt gewesen sein. Der Bestand an Ic-Fällen umfaßt u. a. jene Personen, bei welchen im Laufe der Zeit eine Verschlechterung zu einer ansteckenden Tuberkulose führen kann. Da in der Gruppe der Ic-Fälle des Bestandes auch jene Personen registriert sind, welche nach einer Besserung ihres Zustandes aus Ia + Ib nach Ic übergeführt wurden, kann nicht ermittelt werden, wie hoch der Anteil dieser Verschlechterungen liegt; die Unterlagen vermögen nur angenähert folgende Überlegungen zu unterstützen (Beispiel Schleswig-Holstein):

111,81/10000 Ic-Fällen der 1—5jährigen stehen 1,42/10000 Ia + Ib-Fälle dieser Altersklasse gegenüber und 119,75/10000 Ic-Fällen der 5—10jährigen 2,91/10000 Ia + Ib-Fälle; bei den 1—5jährigen entfällt auf etwa 80 geschlossene Tuberkulosen eine ansteckende Tuberkulose, für die 5—10jährigen lautet dieses Verhältnis ungefähr 1:40, für die 15—20jährigen 1:3, für die 25—40jährigen 1:2, für die über 60jährigen ungefähr 1:1.

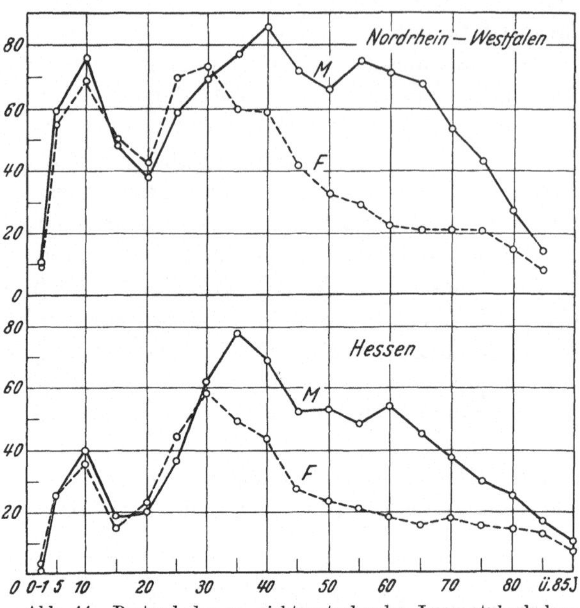

Abb. 44. Bestand der an nichtansteckender Lungentuberkulose erkrankten Männer und Frauen in Nordrhein-Westfalen und Hessen auf 10000 E, 1955

Aus diesen Angaben kann mit einiger Vorsicht gefolgert werden, daß zwischen Lebensalter und der Verschlechterung einer nicht ansteckenden Lungentuberkulose eine Beziehung besteht, welche besagt, daß die *Wahrscheinlichkeit der Entstehung einer kavernösen Lungentuberkulose aus einer geschlossenen Tuberkulose bei Kindern sehr gering ist, mit zunehmendem Alter rasch ansteigt und in den Altersklassen von über 60 Jahren mindestens 50% beträgt.* Der Abfall der Bestandskurven der Ic-Fälle ab 40 Jahre und der annähernd gleichmäßige Verlauf des Bestandes an Ia + Ib-Fällen bis über 60 Jahre macht es wahrscheinlich, daß die Verschlechterung bei den über 40jährigen nicht nur recht häufig, sondern auch relativ schnell vor sich geht. Diese Verhältnisse lassen sich *im Prinzip* für beide Geschlechter und alle Länder mit entsprechenden Statistiken ermitteln.

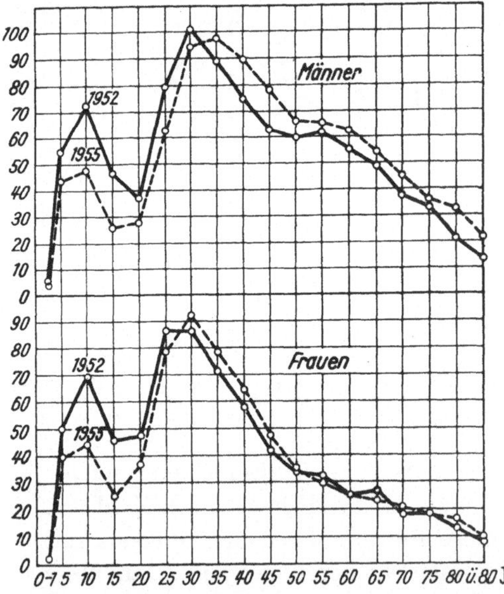

Abb. 45. Bestand der an nichtansteckender Lungentuberkulose erkrankten Männer und Frauen in Niedersachsen 1952 und 1955 auf je 10000

Nach Abb. 44 liegt die Erkrankungshäufigkeit der Männer und Frauen an geschlossener Lungentuberkulose bis etwa zum 30. Lebensjahr gleich hoch, ab 15 Jahre mit leicht erhöhten Werten beim weiblichen Geschlecht. Das Maximum wird von den Männern mit dem 35. bis

40., von den Frauen mit dem 25.—30. Lebensjahr erreicht. In dieser Hinsicht besteht ein Unterschied gegenüber der offenen Tuberkulose, bei welcher — ebenso wie bei der Mortalität — dieser Gipfel bereits abgebaut und einem Maximalwert in den höheren Altersklassen gewichen ist. Auf S. 97 wurde nachgewiesen, daß der Bestand an Männern und Frauen mit nichtansteckender Lungentuberkulose im Jahre 1955 immer noch gegenüber dem Bestand im Jahre 1947 erhöht ist. Nach Abb. 45 hat der Bestand von 1952—1955 eine Verringerung bei den Altersklassen von 1—30 Jahren erfahren, oberhalb 30 Jahre ist ein Anstieg erfolgt, der bei den Männern alle Altersklassen oberhalb 30 Jahre, bei den Frauen die 30—50jährigen betrifft. Die Maximalwerte selbst haben sich nur unbedeutend geändert, so daß hier von einem Abbau noch keine Rede sein kann.

Nach Tab. 24 hat sowohl im Bundesgebiet als auch in den meisten Ländern der Bestand an Ic-Fällen von 1955—1956 abgenommen, nur Hamburg, Bayern und Berlin machen davon eine Ausnahme. Die Entwicklung in Bayern ist aus Abb. 46 zu ersehen. Es ergibt sich eine geringfügige Abnahme bei den 1 bis 5 und 20 bis 30jährigen; in den sonstigen Altersklassen ist eine Zunahme erfolgt, die oberhalb 55 Jahre sogar recht beträchtlich ist. Eine Beurteilung dieser Situation ist schwierig, da die Entwicklung voraussichtlich durch die Röntgenreihenuntersuchungen in entsprechendem Sinne beeinflußt ist.

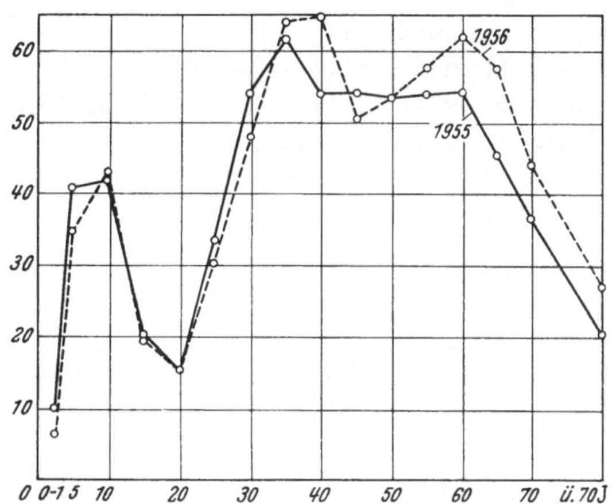

Abb. 46. Bestand an Männern mit geschlossener Lungentuberkulose (Ic) in Bayern 1955 und 1956 auf 10000 M

1952 wurden in Niedersachsen insgesamt 35352 Personen mit geschlossener Tuberkulose geführt, darunter 18673 im Alter von 0—30 Jahren und 16679 von über 30 Jahren. 1955 beträgt der Bestand 32596 Personen, darunter 14368 bis 30 Jahre und 18228 über 30 Jahre. Der Bestand an Ic-Fällen der 0—30jährigen hat in diesen 3 Jahren um rund 21000 Personen abgenommen, der der über 30jährigen um rund 1600 zugenommen. Auf 1 Fall von ansteckender Tuberkulose (Ia + Ib) der Männer entfielen folgende Fälle von geschlossener Tuberkulose:

Jahr	0—1	—5	—10	—15	—20	—25	—30	—35	—40	—45	—50	—55	—60	—65	—70	—75	—80	üb. 80 J.
1952	10	53	50	16	2,8	1,3	1,1	1,1	1,1	1,0	1,0	0,9	0,8	0,8	0,8	0,7	0,7	0,6
1955	22	42	89	15	4,0	2,4	1,9	1,7	1,6	1,4	1,2	1,1	1,0	0,9	0,8	0,7	0,8	0,8

Wenn auch diese Angaben, wie bereits erwähnt, streng genommen keine verbindlichen Schlußfolgerungen gestatten, so sprechen sie doch dafür, daß sich *während der letzten Jahre für die Personen des Bestandes an nichtansteckender Lungentuberkulose in den Altersklassen bis 50 Jahre die Wahrscheinlichkeit einer Verschlechterung in Richtung ansteckender Tuberkulose geringer geworden ist.* Für die über 50jährigen hat sich dieses Risiko während der 3 Jahre praktisch nicht geändert. Welche Faktoren diese Entwicklung beeinflußt haben, inwieweit sich hier die moderne Chemotherapie, eine evtl. Virulenzschwächung der Tuberkulosebakterien oder eine Erhöhung der Widerstandskraft bei den Personen unterhalb 50 Jahre bemerkbar macht, läßt sich aus dem Zahlenmaterial nicht feststellen. Wenn auch für die Eingliederung in die Ic-Gruppe und die Überführung aus Ic in andere Gruppen subjektive Momente nicht ausgeschaltet werden können, so spricht die Tatsache der einheitlichen Erhöhung des Bestandes an Ic-Fällen bei den über 30 jährigen dafür, daß für diesen Personenkreis die Tuberkulose auch heute noch eine bedeutsame Rolle spielt. Dabei ist weniger entscheidend, ob die Masse des Bestandes aus Neuerkrankungen besteht, oder ob Zugänge aus anderen Krankheitsgruppen wesentlich zu seiner Höhe beitragen. Da nach der Analyse der Statistiken jährlich etwa 5% des Bestandes an Ic-Fällen offen werden und dieser für *alle* Altersgruppen geltende Satz in den höheren Altersgruppen wahrscheinlich *wesentlich* größer ist, bildet der seit bald einem Jahrzehnt ansteigende Bestand an älteren Personen mit *zunächst* nicht ansteckender Lungentuberkulose ein Reservoir für Verschlechterungen und eine stete Quelle von Infektionen und Neuerkrankungen.

Es erscheint deshalb erforderlich, die Personen mit geschlossener Tuberkulose ab etwa 50 Jahre besonders häufig nachzuuntersuchen, um die Entwicklung einer ansteckungsfähigen Tuberkulose sowohl im Interesse der Erkrankten selbst als in Hinblick auf die damit verbundene Gefährdung der Öffentlichkeit möglichst frühzeitig zu ermitteln.

d) Bestand an Personen mit aktiver Lungentuberkulose (Ia—Ic)

Tabelle 26. *Bestand der an aktiver Lungentuberkulose (Ia—Ic) Erkrankten im Bundesgebiet, in den Ländern der Bundesrepublik und in West-Berlin am 31. 12. 1956* (vorläufige Angaben nach Stat. Ber. d. Stat. Bundesamtes v. 24. 4. 1957), *am 31. 12. 1955* [nach Wirtschaft u. Statistik *6*, 299* (1956)] *und ab 1947* (nach Tbk.-Jb.)

Jahr, Land	1956		1955		1954	1953	1952	1951	1950	1949	1948	1947
	abs.	rel.	abs.	rel.								
					Bundesgebiet							
1950	423655	88,4										
1951	414390	85,7										
1952	406300	83,4										
1953	403974	82,0										
1954	389162	78,2										
1955	368825	73,3										
1956	350446	69,3										
Schlesw.-Holst.	23110	101,7	25445	111,7	119,0	121,8	125,2	126,7	130,2	143,4	153,0	138,4
Hamburg . . .	24452	136,6	24709	138,7	142,4	150,7	150,8	157,3	156,7	162,2	164,1	164,9
Niedersachsen .	45165	69,0	48629	74,3	77,9	80,0	86,2	91,5	93,8	96,4	97,4	92,0
Bremen . . .	7530	116,3	7869	123,0	126,7	136,8	137,0	142,1	150,4	132,5	130,5	119,1
Nordrh.-Westf.	105922	70,8	113800	76,6	83,9	88,7	89,9	92,4	99,3	105,5	106,9	94,5
Hessen	22781	49,5	24257	53,0	56,7	61,7	61,8	62,6	65,3	69,1	72,4	73,7
Rheinl.-Pfalz .	24466	73,6	24507	74,2	73,9	72,5	71,3	75,1	79,3	78,2	—	—
Baden-Württ.[1]	45149	62,6	47146	65,9	74,3	80,0	79,9	78,4	87,0	91,1	90,6	90,8
Bayern	51871	56,4	52463	57,2	58,6	60,9	62,0	63,2	65,7	69,5	72,2	65,7
West-Berlin . .	31695	143,7	31695	143,9	141,1	141,4	146,1	153,5	160,9	187,8	—	—

[1] 1947—1950 nur Württemberg-Baden.

In der Bundesrepublik Deutschland waren am 31. 12. 1956 350446 Personen mit einer aktiven Lungentuberkulose registriert = 0,7% der Gesamtbevölkerung. *Seit 1950 hat der Bestand um rund 73000 Personen = 19,1/10000 E abgenommen,* und zwar in den 4 Jahren von 1950—1954 um etwas über 34000 und in den 2 Jahren von 1954—1956 um knapp 39000. Die Abnahme während dieses Zeitraumes ist, wie Abb. 47 zeigt, in den einzelnen Ländern nicht gleichmäßig vor sich gegangen; sie betrug z. B. in Bremen 34,1/10000 E, in Hessen nur 5,7/10000 E.

Der Bestand in Bremen erreicht im Jahre 1956 noch ungefähr dieselbe Höhe wie 1947; unverständlich ist hier der ziemlich steile Anstieg bis zum Jahre 1950, während alle übrigen Länder um 1947/48 das Maximum des Bestandes aufweisen; es wird vermutet, daß die Angaben aus der Zeit vor 1950 zu niedrig sind und die Entwicklung der Tuberkulose in Bremen ungefähr parallel der in Hamburg verlaufen ist.

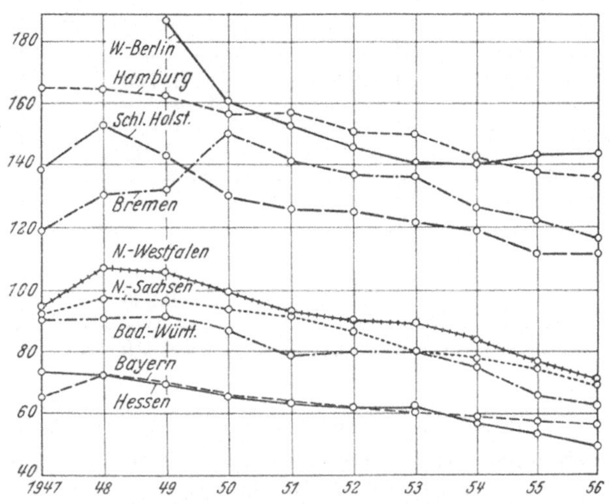

Abb. 47. Bestand der an aktiver Lungentuberkulose (Ia—Ic) Erkrankten auf 10000 E, 1947—1956

Abb. 47 zeigt die großen Unterschiede im Bestand an Tuberkulösen in den einzelnen Ländern. Zum Teil erklären sich diese mit den andersgearteten Verhältnissen in den Großstädten, mit den seit Jahren in Gang befindlichen RRU in mehreren Ländern, während in anderen Ländern keine systematischen Röntgenreihenuntersuchungen durchgeführt worden sind. Aber darüber hinaus müssen noch andere Gründe für diese Diskrepanz bestehen, die wahrscheinlich weitgehend mit der Art der Führung der Statistik zusammenhängen. Eine sorgfältige Überprüfung des gesamten Bestandes nach völlig einheitlichen Gesichtspunkten in allen Ländern der Bundesrepublik Deutschland dürfte zu etwas zuverlässigeren Ergebnissen führen.

Aus Abb. 47 ist zu ersehen, daß ab 1953 ein stärkerer Abfall des Bestandes erfolgt ist. Da Mitte 1952 die Isoniazide zur Anwendung kamen, könnte diese Entwicklung darauf zurückzuführen sein. Die statistischen Unterlagen allein gestatten derartige Folgerungen nicht. Die durch die moderne Therapie in Hinblick auf die ambulante Behandlung geschaffenen Möglichkeiten und die zwangsläufig mit der 1952/53 in den meisten Ländern eingeführten Altersgliederung des Bestandes verbundene Bereinigung der Statistik dürfen bei solchen Erwägungen nicht unberücksichtigt bleiben. Wir werden bei Besprechung der Letalität weiter auf diese Zusammenhänge eingehen (s. S. 142).

In den Ländern Bayern, Hessen und Niedersachsen hat sich der nach Kindern (bis 15 Jahre), Männern und Frauen gegliederte Bestand an Personen mit aktiver Lungentuberkulose seit 1947 bzw. 1950 entsprechend der Tab. 27 entwickelt:

Tabelle 27. *Bestand an Kindern, Männern und Frauen mit aktiver Lungentuberkulose (Ia—Ic) absolut und relativ 1947—1955 in Bayern, Hessen und Niedersachsen*

Land, Jahr	K		M		F		gesamt	
	abs.	rel.	abs.	rel.	abs.	rel.	abs.	rel.
Bayern 1947 . .	18987	84,2	23928	78,9	17334	44,8	60249	66,8
1948 . .	20249	89,1	27365	87,7	19843	50,8	67457	72,5
1949 . .	17802	77,9	27427	87,8	19430	49,4	64659	69,2
1950 . .	12462	56,2	27776	89,7	19662	51,6	59900	65,4
1951 . .	10173	46,3	28039	90,0	19576	51,3	57788	63,2
1952 . .	8572	39,5	28765	91,3	19570	50,8	56907	62,0
1953 . .	7775	35,8	28849	91,5	19173	49,7	55797	60,8
1954 . .	7126	32,8	28282	89,7	18296	47,5	53704	58,6
1955 . .	6581	32,3	28051	87,5	17831	45,5	52463	57,2
1947—1955 . . .	—12406	—51,9	+4123	+8,6	+ 497	+0,7	—7786	—9,6
Hessen 1947 . .	9133		11697		8180		29010	
1955 . .	2433		13213		8604		24250	
1947—1955 . . .	—6700		+1516		+ 424		—4760	
Niedersachsen								
1950 . .	16941		26776		20005		63722	
1955 . .	5255		25336		18038		48629	
1950—1951 . . .	—11686		—1440		—1967		—15093	

Seit 1947 hat der Bestand an Ia—Ic-Fällen in Bayern um 7786 Personen abgenommen, die Verminderung bei den 0—15jährigen beläuft sich allein auf 12406 = 51,9/10000 K. Bei den Männern liegt der *Bestand 1955* um 4123, bei den Frauen um 497 Personen *höher als 1947*. Eine ähnliche Situation ergibt sich in Hessen. Beide Länder zeigen allerdings einen Unterschied, für den eine Erklärung nicht gegeben werden kann: Die Zunahme des Bestandes ist bei den Frauen ungefähr gleich, dagegen beläuft sich der Anstieg bei den Männern in Hessen auf 1516, in Bayern auf 4123 Personen. — In Niedersachsen hat der Bestand seit 1950 um über 15000 Personen abgenommen; 77,5% davon entfallen auf die 0—15jährigen. Es ist anzunehmen, daß die Entwicklung in den übrigen Ländern einen ähnlichen Verlauf genommen hat, wie er sich in Tab. 27 abzeichnet (s. a. Abb. 48).

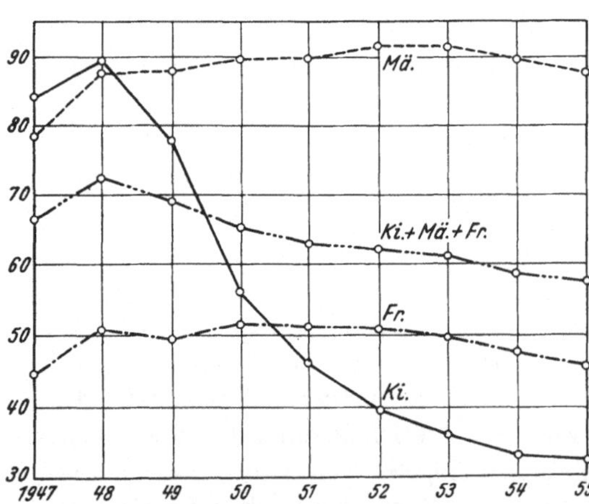

Abb. 48. Bestand der an aktiver Lungentuberkulose (Ia—Ic) erkrankten Kinder, Männer und Frauen in Bayern auf je 10000, 1947—1955

Ab 1948 sinkt in Bayern der Bestand an Personen mit aktiver Lungentuberkulose ab, und zwar bei den 0—15jährigen sehr steil bis zum Jahre 1950, dann verlangsamt sich das Tempo der Entwicklung, um ab 1954 weiter abgebremst zu werden. Bei den Männern erreicht der Anstieg im Jahre 1953 einen Höhepunkt, dann setzt ein allmählicher Abfall ein, der bei den Frauen schon 1951 beginnt und sich ab 1953 etwas beschleunigt hat. Bis 1948 liegen die Erkrankungsziffern der Kinder noch weit höher als die der Männer und Frauen; ihr Anteil am Gesamtbestand betrug damals 30%, er ist bis 1955 auf nur noch 12,5% gefallen. Dagegen entfallen 1955 53,4% aller tuberkulösen Erkrankungen der Lunge auf die Männer von über 15 Jahren.

Diese Darstellung gilt allerdings nur mit der Einschränkung, daß nach den Ergebnissen der Röntgenreihenuntersuchungen in Bayern im Jahre 1955 wahrscheinlich noch etwa 30000 Personen mit ansteckender und nichtansteckender Lungentuberkulose bisher nicht erfaßt worden sind, und es ist anzunehmen, daß eine Intensivierung der RRU zu einem Anstieg des Bestandes führen wird.

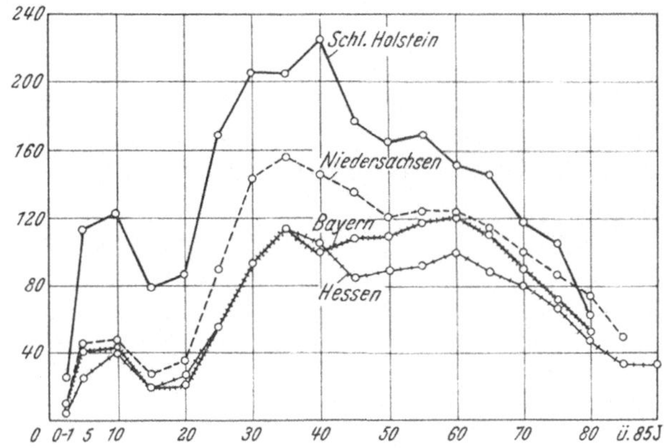

Abb. 49. Bestand der an aktiver Lungentuberkulose (Ia—Ic) erkrankten Männer; auf 10000 M, 1955

Der Anteil der ansteckenden Fälle (Ia + Ib) belief sich bei den Männern 1947 auf 47,3% des Bestandes an Ia—Ic; er hat sich bis 1955 leicht erhöht auf 49,3%, d. h. daß rund 50% aller Fälle von Lungentuberkulose der Männer (über 15 Jahre) ansteckende Tuberkulosen sind. Diesen Zahlen stehen bei den Frauen im Jahre 1947 39,0% und 1955 nur noch 37,4% gegenüber. Danach könnte man annehmen, daß bei den Männern ein höherer Prozentsatz der geschlossenen Tuberkulose zu einer Verschlechterung führt als bei den Frauen. Allerdings ist es unklar, welche Ursachen zu einem *Anstieg* der Ia + Ib-Fälle *bei den Männern* von 1947—1955 um 2509 Personen und *einem Abfall um 86 Frauen* in derselben Zeit geführt haben, während die Ic-Fälle bei den Männern um 1614, bei den Frauen um 583 angestiegen sind.

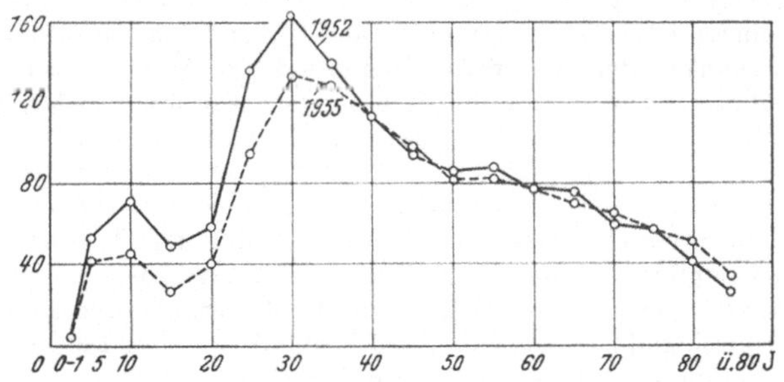

Abb. 50. Bestand der an aktiver Lungentuberkulose (Ia—Ic) Erkrankten (M + F) in Niedersachsen, auf 10000 E, 1952 und 1955

Die Altersverteilung des Bestandes der an aktiver Lungentuberkulose (Ia—Ic) erkrankten Männer in einigen Ländern der Bundesrepublik ist aus Abb. 49 zu ersehen.

Das Maximum liegt zwischen 25 und 40 Jahren und ist in allen Ländern deutlich ausgeprägt; lediglich Bayern zeigt eine Ausnahme mit dem Gipfel bei 60 Jahren. Nach dieser Darstellung wären in Schleswig-Holstein über 2%, in Niedersachsen 1,5% und in Hessen und Bayern etwa 1% der 25—40jährigen Männer an einer aktiven Lungentuberkulose erkrankt, außerdem in Schleswig-Holstein etwa *1,2% aller Knaben zwischen 1 und 10 Jahren*, in den anderen Ländern dagegen weniger als 0,5%.

Es hatte sich gezeigt, daß der Bestand bei den Kindern bis 15 Jahre seit 1947 stark abgefallen, bei den Erwachsenen angestiegen war. Nach Abb. 50, die die Entwicklung in Niedersachsen für Altersklassen von 5 zu 5 Jahren wiedergibt, umfaßt der Rückgang des Bestandes überwiegend die Altersgruppen von 1—30 Jahren, darüber ist seit 1952 keine wesentliche Änderung erfolgt.

Soweit die Angaben über die Entwicklung des Bestandes an Personen mit aktiver Lungentuberkulose prognostisch verwertet werden können, dürfte eine langsame weitere Abnahme wahrscheinlich sein, welche aber zunächst noch besonders den jüngeren Personen zugute kommt.

Zusammenfassung

Am 31. 12. 1955 wiesen die Länder der Bundesrepublik Deutschland einen Bestand von 368825 Personen mit aktiver Lungentuberkulose auf, darunter befanden sich 120001 Fälle von ansteckender und 248824 von nicht ansteckender Lungentuberkulose. Gegenüber 1954 hat der Bestand um 20337 Personen abgenommen, die Zahl der Offentuberkulösen hat sich um 8547 verringert. Bis zum 31. 12. 1956 ist eine Abnahme um weitere 18379 Personen erfolgt, worunter sich 8284 Offentuberkulöse befanden. Der Bestand an Personen mit aktiver Lungentuberkulose belief sich am 31. 12. 1956 auf 350446. Innerhalb der einzelnen Länder zeigen sich beträchtliche Abweichungen, die in dieser Größenordnung den tatsächlichen Verhältnissen kaum entsprechen dürften. Die Ursache liegt in andersgearteter Erfassung und verschiedenartiger Auslegung der für die Statistik geltenden Bestimmungen. Soziale, wirtschaftliche, klimatische und sonstige Ursachen sind nicht anzunehmen. Bei den offentuberkulösen Männern entfällt das Maximum auf die 25—60jährigen, bei den Frauen auf die 20—30jährigen. Die Höchstwerte der Erkrankungen an geschlossener Tuberkulose betreffen die 25—40jährigen Männer und Frauen. Der Bestand hat seit 1948 in allen Ländern abgenommen, besonders gilt dies für die nicht ansteckende Tuberkulose. Es zeigt sich jedoch, daß dieser Vorgang nur die Altersklassen bis 30 Jahre erfaßt hat, während oberhalb dieser Altersgruppe der Bestand bei Männern und Frauen angestiegen ist. Eine prognostische Deutung der Entwicklung seit 1947 läßt die Annahme berechtigt erscheinen, daß eine weitere Verringerung des Bestandes an Personen mit aktiver Lungentuberkulose wahrscheinlich ist, die Personen mittlerer und höherer Lebensalter davon zunächst aber kaum betroffen werden. Die Frage, ob die Auswirkungen der modernen Chemotherapie, evtl. Virulenzschwächung der Bakterien, Erhöhung der Widerstandkraft besonders der jüngeren Menschen oder andere Faktoren diese Entwicklung begünstigen, kann auf Grund der statistischen Unterlagen nicht beantwortet werden. Eindeutig sind zwei Vorgänge: Anhaltender Abfall der Erkrankungshäufigkeit der jüngeren Menschen, Stagnation der Entwicklung bei den über 30—40jährigen. Die Problemstellung verschiebt sich zusehends, und damit ändert sich die Zielsetzung der Tuberkulosebekämpfung. Diesen Verhältnissen sich anzupassen und ihnen gerecht zu werden, ist die Aufgabe der für die Bekämpfung der Tuberkulose verantwortlichen Stellen. Wir müssen in Deutschland zur Zeit mit einem Bestand von etwa 180000 Personen mit chronischer Lungentuberkulose rechnen, darunter befinden sich ungefähr 150000 Männer und Frauen im arbeitsfähigen Alter. Die Frage der evtl. Umschulung und der Eingliederung der arbeitsfähigen Nichtbeschäftigten in den Arbeitsprozeß erscheint als ein vordringlich zu lösendes Problem.

Registered Cases of Active Pulmonary Tuberculosis during 1955

368825 registered cases with infectious pulmonary tuberculosis have been recorded in the Federal Republic of Germany on the 31 of December 1955. Among them were known 120001 cases of infectious and 248824 cases of non-infectious pulmonary tuberculosis. Compared with the status of 1954, registered cases have dropped for 20337 persons, and the number of patients with open-tuberculosis indicated a decrease of 8547. Until the 31 of December 1956 another decline by 18379 was noticed, 8284 of whom have been open-tuberculars. 350446 registered cases of active pulmonary tuberculosis existed on the 31 of December 1956. Considerable deviations, however, are noticed in the statistics of each Land; the figures of which may hardly reflect the actual condition. Different principles of control and various interpretations of the governing statistical determinations are the cause. Social, commercial, climatic, and other reasons are not applicable. The maximum of open-tuberculars is found among men at the age of 25—60, and among women between 20—30 years. The majority of closed tuberculosis cases pertains to men and women at the age of 25—40. Since 1948 in all countries the number of registered cases, mainly that of non-infectious tuberculosis, has dropped. It is revealed that this process only concerns groups up to 30 years of age, whereas registered cases of men and women augmented above that age class. Making a prognostic calculation of the development since 1947, it may rightly be assumed that registered cases of active pulmonary tuberculosis will probably show a further decline. For the time being this process will hardly pertain to medium-aged and older people. Statistics cannot answer the question if this development is encouraged by: effects of modern chemotherapy, probably virulence weakening of tuberculosis bacilli, raise of resistance (especially of youngsters), or any other factors. There is no doubt about two phenomena: steady decline of illness frequency among younger people; stagnation of development among people above 30—40 years. The aim of the battle against tuberculosis is obviously undergoing a change, as there is a permanent varying of the problems. The installations which are responsible for curing of tuberculosis are forced to adapt themselves constantly to the new situations, and to try to do their best. In Germany we have to reckon today about 180000 persons as registered cases of chronic tuberculosis, about 150000 of whom are able-bodied men and women. Re-education and providing jobs for non-employed tuberculars, who are able to work, seems to be one of the most urgent problems.

4. Übergangsfälle aus anderen statistischen Gruppen (transitive Fälle)

Die deutsche Tuberkulose-Morbiditäts-Statistik registriert die Neuerkrankungen an Tuberkulose und den Bestand. In letzterem sind auch die Übergangsfälle aus anderen Krankheitsgruppen enthalten, die jedoch in der offiziellen Statistik nicht gesondert geführt werden.

Da der Bestand am Ende eines Jahres die Summe aller an aktiver Tuberkulose Erkrankten angibt, diese Summe sich jedoch u. a. aus Neuerkrankungen, Zugängen und Abgängen zusammensetzt, ist eine genauere Kenntnis der Zusammensetzung des Bestandes von Bedeutung, zumal dann, wenn die Zugänge aus anderen Krankheitsgruppen auf die zahlenmäßige Entwicklung des Bestandes größeren Einfluß haben, wie es seit Jahren der Fall ist. Bereits 1949 hat BLITTERSDORF [Tuberkulosearzt 3, 13 (1949)] sein bekanntes Schema zur genauen Erfassung dieser Übergangsfälle vorgeschlagen, welches leider auch jetzt noch nicht in allen Bundesländern Eingang gefunden hat, obwohl die Analyse der transitiven Fälle für die Beurteilung der Epidemiologie der Tuberkulose von größter Bedeutung ist. In früheren Jahren war in unseren Jahrbüchern bereits darauf hingewiesen worden, daß sich beim BLITTERSDORFschen Schema gewisse Mängel herausgestellt haben, die aber weniger durch dieses, als vielmehr durch nicht sinnentsprechende Handhabung des Schemas bedingt sind. Mit Rücksicht darauf, daß Art und Umfang der Übergangsfälle als ein sehr wesentliches Kriterium angesehen werden müssen, ist die Beteiligung der sich bislang noch ausschließenden Länder Hessen und Rheinland-Pfalz an der Erstellung eines umfassenden Überblickes sehr erwünscht. Von Hessen (Statistische Berichte des Hessischen Statistischen Landesamtes) liegen Angaben über eine Altersgliederung der Übergangsfälle vor, die von besonderer Bedeutung sein könnten, wenn sie nach Verschlechterungen und Verbesserungen gegliedert wären. Sonst hat die zahlenmäßige Angabe der in den einzelnen Altersgruppen etwa des Bestandes von Ic erfolgten Zugänge, welche *Verbesserungen* aus Ia + Ib *und Verschlechterungen* aus Id—III enthalten, keinen Aussagewert. Lediglich die Angaben über Zugänge bei Ia können verwendet werden, da es sich hierbei grundsätzlich nur um Verschlechterungen handelt.

Tabelle 28. *Diagnosenübergänge nach dem Schema von* Blittersdorf *im Jahre 1955*

nach \ von	Ia	Ib	Ic	Id	IIa	IIb	IIc	IId	III	Summe
Ia		2666	7932	99	3119	33	222	144	221	14436
Ib	4954		2278	39	912	54	76	67	49	8429
Ic	15787	8275		242	8426	126	3041	1082	794	37773
Id	53	46	551		576	734	195	147	72	2374
IIa	1799	1190	57209	486		178	2826	2091	1623	67402
IIb	12	11	111	7465	114		78	66	62	7919
IIc	233	60	1443	76	1315	37		351	414	3929
IId	19	13	169	114	212	22	173		136	858
III	115	82	1090	122	1107	39	496	1497		4548
Summe	22972	12343	70783	8643	15781	1223	7107	5445	3371	147668

Nordrhein-Westfalen ohne die Kreise Neuss, Krefeld, Unna, ohne Hessen und Rheinland-Pfalz.

Baden-Württemberg: Ohne Übergänge aus der Kindergruppe in die Gruppe der Erwachsenen.

Das Schema gilt für eine Bevölkerung von 41,95 Millionen.

Das vorstehende Blittersdorfsche Schema berichtet über die Verteilung von 147668 Übergangsfällen; es gilt für eine Bevölkerung von rund 41,95 Millionen. Die folgenden Berechnungen beruhen deshalb auf den Angaben über Neuerkrankungen und Bestand, welche auf diese Bevölkerungszahl bezogen sind. Auch hierbei kann es sich naturgemäß nur um Näherungswerte handeln.

Mit Rücksicht auf die Bedeutung, die wir den Angaben beimessen, seien einige kritische Bemerkungen vorweggenommen. Aus Ia sind im Jahre 1955 4954 Personen nach Ib übergeführt worden. Das sind etwa 6% des gesamten Bestandes an Ia-Fällen am Ende des Jahres 1955. Diese Zahl erscheint in Hinblick darauf, daß doch wohl die Mehrzahl der Ib-Fälle auch Bakterienträger sein dürften, reichlich hoch. Die Übergänge aus Ia nach Ib dürften in Wirklichkeit wesentlich niedriger liegen. Weitere 2231 ehemalige Ia-Fälle kamen nach Id—III. Wenn diese Überführung tatsächlich berechtigt war, dann muß es sich bei der Masse dieser 2231 Personen bei ihrer Eingliederung nach Ia um Fehldiagnosen gehandelt haben oder aber um solche Fälle, die bereits *seit Jahren* beim Bestand Ia geführt, im Jahre 1955 aber erstmalig nach längerer Zeit nachuntersucht wurden; anders kann die direkte Überführung nach IIa—III unter Umgehung der zunächst in Frage stehenden Gruppe Ic nicht gedeutet werden. Ähnlich ist die Situation bei Ib; von hieraus kamen 1402 Personen (= etwa 6%) ebenfalls direkt nach Id—III. Wenn 1443 Personen aus der Gruppe Ic (= aktive nicht ansteckende Lungentuberkulose) in IIc (= Exponierte und exponiert gewesene Gesunde) überführt wurden, kann es sich auch nur um langjährige Ic-Fälle oder um eine nicht berechtigte Eingliederung nach Ic handeln. In jedem anderen Fall wäre eine Überführung zunächst nach IIa erfolgt. Ein Übergang von Id nach IIa, wie er nach dem Schema 486mal erfolgt ist, setzt voraus, daß eine pulmonale Erkrankung vorgelegen hat, so daß die Berechtigung einer Einreihung bei Id fraglich ist. Bei 99 Id-Fällen wurde positiver Bakterienbefund festgestellt. Neben der extrapulmonalen Tbk. muß hier bereits eine Lungentuberkulose vorgelegen haben, die bei rechtzeitiger und häufiger Kontrolle in ihrer Bedeutung wahrscheinlich hätte erkannt werden können, bevor sie in fortgeschrittenem Stadium (Bakteriennachweis) entdeckt wurde. Aus der Gruppe IIa (= klinisch geheilte Lungentuberkulose) kamen 4031 Personen direkt in die Gruppe Ia + Ib; entweder handelte es sich dabei um Personen, deren noch schwelender Prozeß nicht erkannt wurde und die fälschlicherweise nach IIa überführt wurden, oder ihre Nachuntersuchung hat erst nach einer längeren Zeitspanne stattgefunden, während sich die Reaktivierung vollzogen hat. Dasselbe gilt für 866 IIb—III-Fälle, die als Offentuberkulöse registriert worden sind. Darüber hinaus werden 3534 IIc-, 1440 IId- und 1136 III-Fälle = insgesamt 6110 Personen als Übergangsfälle in die Gruppen Ia—Id = aktive Tuberkulosen übergeführt. Bei den Gruppen IIc—III handelt es sich nicht um Krankheitsgruppen, sondern der hier erfaßte Personenkreis unterliegt aus verschiedenen Gründen der Überwachung durch die Tuberkulosefürsorgestellen. Die 6110 Übergänge nach Ia—Id sind deshalb als *Neuerkrankungen* anzusehen, aber zweifellos nicht als solche gemeldet worden. Auf diese Weise werden jährlich mindestens 8—10% aller Neuerkrankungen wohl im Bestand erfaßt, nicht aber als Neuerkrankung bekannt.

Ohne Kommentar seien folgende nach den Länderstatistiken ausgewerteten Ergebnisse wiedergegeben (in Prozent des Bestandes):

Länder	aus Ia nach			aus Ic nach		
	Ib	Ic	gesamt	Ia	Ib	gesamt
Schleswig-Holstein . . .	9,2	13,9	23,1	2,4	1,5	3,9
Hamburg	13,8	12,3	26,1	3,2	1,6	4,8
Niedersachsen	1,7	27,9	29,6	4,6	0,8	5,4
Bremen	28,5	6,4	34,9	2,9	2,7	5,6
Nordrhein-Westfalen . .	7,4	19,4	26,8	3,0	0,8	3,8
Baden-Württemberg . .	4,1	24,2	28,3	3,9	1,0	4,9
Bayern	5,5	17,2	22,7	5,4	1,2	6,6
Berlin	1,2	24,4	25,6	6,1	1,4	7,5

Der dem Schema zugrunde liegenden Bevölkerungszahl von 41,95 Mill. entspricht im Jahre 1955 ein Bestand von rund 77600 Ia-Fällen; die Zahl an Neuerkrankungen (Ia) beläuft sich auf etwa 15600. Dazu kamen 14436 Zugänge aus anderen Gruppen, so daß die Gesamtzahl der Zugänge rund 30000 beträgt = 38,7% des Bestandes. Die Übergangsfälle, bei denen es sich durchweg um Verschlechterungen handelt, belaufen sich auf 48,1% aller Zugänge. Diese Zahlen stimmen gut mit den Verhältnissen in Bayern überein, wo ihr Anteil seit 1938 folgende Entwicklung zeigt:

1938	1947	1948	1949	1950	1951	1952	1953	1954	1955
15,4	28,0	40,9	46,2	45,8	47,0	47,0	47,0	49,3	48,4%

Am 31. 12. 1954 waren für eine Bevölkerung von 41,95 Mill. rund 82000 Personen mit nachweisbar offener Lungentuberkulose registriert. Im Jahre kamen 30000 Neuerkrankungen plus Verschlechterungen hinzu, 22972 Personen wurden als Verbesserungen nach Ib—III übergeführt. Die Zahl der Verstorbenen dürfte sich auf etwa 8000 belaufen. Der Bestand am 31. 12. 1955 müßte danach betragen: 82000 + 30000 — 23000 — 8000 = 81000. Er wurde mit 77600 Personen ermittelt, so daß sich etwa 3500 Personen, die am 31. 12. 1954 noch als ansteckend galten, der Beobachtung entzogen haben müßten, zumal kaum anzunehmen ist, daß Offentuberkulöse innerhalb eines Jahres als nicht mehr fürsorgebedürftig aus der Betreuung durch die Fürsorgestellen entlassen werden, ohne den Weg über Ic und IIa zu durchlaufen. Bezogen auf die tatsächliche Zahl an Offentuberkulösen, welche der Bevölkerung von rund 50 Mill. entspricht, dürften danach im Jahre 1955 rund 4000 Bakterienträger „untergetaucht" sein.

1955 wurden 4600 Neuerkrankungen an offener Lungentuberkulose ohne Bakteriennachweis gezählt. Hierzu kommen 3475 Verschlechterungen aus anderen Gruppen (Ic—III). Gesamtzahl der Zugänge mithin rund 8100, davon 43% Verschlechterungen. Die Zugänge belaufen sich auf 35% des Bestandes.

Die Entwicklung des Bestandes an Offentuberkulösen (Ia + Ib) vom 31. 12. 1954 bis zum 31. 12. 1955 ist etwa folgendermaßen abgelaufen:

Bestand an Offentuberkulösen auf 41,95 Mill. Einwohner am 31. 12. 1954	=	108000
Zugänge (Neuerkrankungen + Verschlechterungen aus Ic—III)	=	39000
		147000
Abgänge (Verbesserungen nach Ic—III).	=	28000
Abgänge durch Tod an allen Ursachen	etwa	11000
Sollbestand am 31. 12. 1955	etwa	108000

Der effektive Bestand (für 41,95 Mill.) beläuft sich auf knapp 101000 Offentuberkulöse, so daß mit einem Entweichen aus der Beobachtung von rund 7000 ansteckungsfähigen Tuberkulösen gerechnet werden muß. Für das gesamte Bundesgebiet beläuft sich deren Zahl auf annähernd 8500 Personen = 7% des noch vorhandenen Bestandes. Ein Teil dieser Abgänge wird sich wahrscheinlich im Laufe der Zeit bei den Fürsorgestellen wieder melden, dies gilt wohl im wesentlichen für die Verzogenen, ein anderer Teil wird sich ambulant behandeln lassen;

die Masse dieser 8500 Personen jedoch dürfte versuchen, sich einer weiteren Kontrolle durch die Fürsorgestellen zu entziehen.

Nach Tab. 28 sind 15245 Fälle von Verschlechterungen nach Ia + Ib übergeführt worden; diese verteilen sich prozentual auf folgende Diagnosegruppen:

aus: Ic	Id	IIa	IIb	IIc	IId	III	ges.
67,3	0,9	26,3	0,6	1,9	1,3	1,7	100%

Die nichtansteckenden und die sogenannten geheilten Lungentuberkulosen stellen somit beinahe 94% aller nach Ia + Ib übergeführten Verschlechterungen und 37,5% aller Zugänge zu Ia + Ib (Neuerkrankungen + Verschlechterungen) und bilden danach ein Reservoir, aus dem Jahr für Jahr etwa *14—15% des Bestandes an Ia + Ib-Fällen* überhaupt stammen. Es erscheint deshalb nur als eine Selbstverständlichkeit, für diese beiden Gruppen möglichst häufige und gründliche Nachuntersuchungen zu fordern.

Der Gesamtbevölkerung von 50 Mill. entsprechen 18000 Fälle von Verschlechterungen solcher Personen, denen die Tatsache ihrer Ansteckungsfähigkeit erst im Laufe des Jahres bei einer routinemäßigen oder im Zusammenhang mit auftretenden Symptomen erforderlich werdenden Nachuntersuchung bekannt wird. Ein wesentlicher Teil dieses Personenkreises wird dadurch Gelegenheit haben, Neuinfektionen zu verursachen. Nur durch wiederholte sorgfältige Nachuntersuchungen würde es möglich sein, die Verschlechterungen möglichst frühzeitig zu entdecken und die Gefahr weiterer Ansteckungen auf ein Minimum zu reduzieren. Dieser umfangreichen Aufgabe dürften aber die Tuberkulosefürsorgestellen aus personellen Gründen kaum gewachsen sein.

Der Bestand an nicht ansteckenden Tuberkulosen, bezogen auf 41,95 Mill., belief sich am 31. 12. 1954 auf rund 219000 Personen. Die Neuerkrankungen betrugen im Jahre 1955 knapp 45000 Fälle; dazu kamen weitere 37773 in Form von Verbesserungen aus Ia + Ib und Verschlechterungen aus Id—III. Die Gesamtzahl aller Zugänge belief sich danach auf rund 83000. An Abgängen nach Ia + Ib und Id—III sind 70783 Fälle angegeben. Ohne Verstorbene, Wegzüge und aus der Beobachtung Entwichene hätte der Bestand am 31. 12. 1955 betragen: 219000 + 83000 — 71000 = 231000. Gemeldet waren jedoch nur 209000. Setzt man die Sterbefälle mit 1,5% an (um etwa 50% erhöht gegenüber der allgemeinen Mortalität), so sind diese auf ungefähr 3000 zu beziffern. Daraus ergibt sich ein Defizit von etwa 19000 Personen als die Gruppe der Verzogenen und aus der Beobachtung Entwichenen. Die seit Jahren durchgeführte Auswertung der Blittersdorfschen Tabelle ergibt, daß jährlich etwa 5% der Ic-Fälle ansteckend werden. Auf die oben ermittelten 19000 Personen bezogen ergibt dies rund 1000 neue Offentuberkulöse, denen die Ansteckungsfähigkeit zunächst nicht bekannt ist oder doch erst zu einem Zeitpunkt, zu dem sie mit hoher Wahrscheinlichkeit bereits Neuansteckungen verursacht haben. Es muß angenommen werden, daß neben den sich asozial verhaltenden und den in engerem Kontakt mit Familienangehörigen (mangelnder Wohnraum!) lebenden Offentuberkulösen besonders die Personen für die Neuerkrankungen an Tuberkulose verantwortlich gemacht werden müssen, die aus Unkenntnis ihres Zustandes mehr oder weniger lange Kontakt mit bisher nicht erkrankten Personen haben.

An dem Bestand von 209000 Ic-Fällen (für 41,95 Mill. Einwohner) sind die gesamten Zugänge von 83000 Personen mit fast 40% beteiligt, so daß 60% auf alten Bestand entfallen. Neuerkrankungen + Verschlechterungen (aus Id—III) allein belaufen sich auf 59000 = 28% des Bestandes. An den Verschlechterungen sind die einzelnen Krankheitsgruppen prozentual folgendermaßen beteiligt:

Id	IIa	IIb	IIc	IId	III	ges.
1,8	61,4	0,9	22,2	7,9	5,8	100%

Aus den Gruppen der geheilten Lungentuberkulösen und Exponierten stammen somit fast 86% aller Verschlechterungen bei Ic.

Die Abgänge von Ic nach Ia + Ib betrugen 1955 10210 Personen = 4,9% des Bestandes an nicht ansteckenden Lungentuberkulosen. Die Wahrscheinlichkeit, ansteckend zu werden, beträgt demnach für jeden Ic-Fall rund 5%; dieses Risiko hat sich im Laufe der letzten Jahre kaum geändert. Die Bedeutung dieser Zahl möge die Feststellung erläutern, daß im Jahre 1955 für jeden Einwohner der Bundesrepublik eine Wahrscheinlichkeit von 0,156% bestand, an irgendeiner Form von Lungentuberkulose überhaupt zu erkranken, für die ansteckende Tuberkulose belief sich diese Wahrscheinlichkeit auf 0,049%. Die Aussicht, eine Verschlechterung einer bestehenden Lungentuberkulose zu erleiden, ist 100mal so groß wie die für jeden Einwohner der Bundesrepublik, an einer ansteckenden Lungentuberkulose zu erkranken. Wenn schon in den meisten Ländern der Bundesrepublik Gesetze erlassen worden sind und erhebliche finanzielle Aufwendungen gemacht werden, um den letzten bisher nicht bekannten Tuberkulösen ausfindig zu machen, um wieviel größer müßten die Anstrengungen sein, um bei diesen etwa 12000 *den Fürsorgestellen bekannten* Personen mit zunächst geschlossener Tuberkulose rechtzeitig eine Verschlechterung zu ermitteln, bevor sie Gelegenheit haben, zur Infektionsquelle zu werden. In Bayern wurden 1955 durch die Röntgenreihenuntersuchungen 699 Personen festgestellt, deren ansteckende Lungentuberkulose bis dahin nicht bekannt war. In derselben Zeit haben 2105 bislang in Ic geführte Personen (= 6,6% des Bestandes) eine Verschlechterung erfahren und dürften zu einem wesentlichen Teil zu jenen 13916 Neuerkrankungen an Lungentuberkulose im Jahre 1955 in Bayern beigetragen haben. Hinsichtlich der Bedeutung und der Notwendigkeit der systematischen Röntgenreihen-Untersuchungen bestehen nicht die geringsten Zweifel, es fragt sich nur, ob nicht eine wesentlich intensivere Kontrolle besonders der Ic- und IIa-Fälle hinsichtlich der Verhütung der Weiterverbreitung der Tuberkulose besonders erfolgversprechend sein würde.

Die Neuerkrankungen an extrapulmonaler Tuberkulose (Id) belaufen sich auf 11600 Personen, die Zugänge aus anderen Krankheitsgruppen auf 2374. Gesamtzahl der Zugänge = 14000, davon 17% aus anderen Gruppen. Neuzugänge + Verschlechterungen ergeben 13300 Zugänge = 26% des Bestandes. Der vielfach in Jahren verlaufende Heilungsprozeß gewisser extrapulmonaler Tuberkulosen und die relativ niedrige Letalität dürften wohl die Hauptursache dafür sein, daß der Anteil der Zugänge geringer als bei den verschiedenen Formen von Lungentuberkulose ist. Die einzelnen Diagnosegruppen sind an der Zahl der Verschlechterungen folgendermaßen prozentual beteiligt:

IIa	IIb	IIc	IId	III	ges.
33,4	42,6	11,3	8,5	4,2	100%

Erstaunlich hoch ist dabei die Zahl der Verschlechterungen aus IIa, der Gruppe der geheilten *Lungen*tuberkulosen. Aus den Gruppen Ia—Ic wurden 650 Personen nach Id übergeführt als Zeichen dafür, daß der Aktivität einer extrapulmonalen Tuberkulose in diesen Fällen größere Bedeutung beizumessen ist als einer vorhanden gewesenen oder noch aktiven Lungentuberkulose. Bei diesen 650 Zugängen aus Ia—Ic handelt es sich allerdings um nur 0,21% des Bestandes Ia—Ic und um 5,6% des Bestandes an Id-Fällen. Bei 380 Id-Fällen wurde eine Lungentuberkulose festgestellt, die Anlaß zur Überführung nach Ia—Ic gab; es handelt sich dabei um 0,7% des Bestandes. Die nach IIa—III überwiesenen 8263 Fälle stellen 16% des Bestandes dar, während die als Verbesserungen bei Ia—Ic registrierten Abgänge folgenden Anteil an dem jeweiligen Bestand haben:

Ia + Ib	Ic
32,4	29,1%

Die Gesamtzugänge zu Id belaufen sich, wie bereits erwähnt, auf rund 14000 Personen, und zwar 11600 Neuerkrankungen, welche direkt bei Id registriert wurden, und 2374 Zugänge aus anderen Krankheitsgruppen. Unter letzteren befinden sich 650 Personen, welche bis zu ihrer Überführung nach Id in den Gruppen Ia—Ic registriert waren, und 576 Übergangsfälle aus der Gruppe IIa = geheilte Lungentuberkulosen. An sämtlichen 14000 Zugängen sind danach nur 1226 (= 8,8% von 14000) Personen beteiligt, bei denen eine irgendwann durchgemachte tuberkulöse Erkrankung der Lunge mit ziemlich hoher Sicherheit festgestellt worden ist. Nach der Theorie entsteht die Mehrzahl der extrapulmonalen tuberkulösen Erkrankungen durch lymphatogene oder haematogene Streuung von Tuberkulosebakterien. Da Personen mit Lungentuberkulose bei vorschriftsmäßiger Auslegung der *Erläuterungen* im allgemeinen über Jahre hinaus — sei es als Fürsorgefälle, sei es als Überwachungsfälle — in den Statistiken der Tuberkulosefürsorgestellen geführt werden, erscheint es merkwürdig, wenn 11600 Neuerkrankungen und 1150 Zugänge bekannt werden, die *nicht* bisher unter Ia, Ib, Ic oder IIa geführt wurden. Wenn man für die Entwicklung einer extrapulmonalen Tuberkulose vielfach auch eine längere Latenzzeit annimmt und in zahlreichen Fällen nach Abklingen der für Lungentuberkulose sprechenden Aktivitätszeichen ein Ausscheiden aus der Statistik erfolgt ist, so muß zwangsläufig für Kinder und Jugendliche doch eine relativ kurze Entwicklungszeit für eine extrapulmonale Tuberkulose angenommen werden; unter den an extrapulmonaler Tuberkulose Neuerkrankten und nicht als Übergangsfälle registrierten Personen befinden sich über 50% im Alter von unter 30 Jahren und rund 30% unter 20 Jahren. Nach den Erläuterungen sollen tuberkulöse Lungenerkrankungen in und nach der Pubertät nach Abheilung *etwa 5 Jahre lang* bis zum 25. Lebensjahr *überwacht* werden, bei späteren Krankheitsfällen soll sich die Überwachung unter Berücksichtigung des Ausgangsbefundes in der Regel auf 5 Jahre erstrecken. Wenn nach diesen Bestimmungen verfahren wird und eine extrapulmonale Tuberkulose innerhalb dieses Zeitraumes manifest wird, müßte sie als Übergangsfall bekannt werden. Wenn aber über 50% aller Neuerkrankungen an extrapulmonaler Tuberkulose auf die 0—30jährigen entfallen und ihre Kennzeichnung als Neuerkrankung zu Recht besteht, müßten *alle* diese Fälle eine Latenzzeit von über 5 Jahren aufweisen. Das ist aber unwahrscheinlich. Daß diese Personen vor der extrapulmonalen Erkrankung eine tuberkulöse Lungenerkrankung durchgemacht haben, die bei der Masse dieser Fälle symptomlos ohne Kenntnis der Ärzte und Fürsorgestellen abgelaufen sein soll, ist kaum anzunehmen.

Der auf 41,95 Mill. entfallende Bestand an Personen mit aktiver Lungentuberkulose belief sich am 31. 12. 1954 auf 326000 Personen. Die Zahl der Neuerkrankungen (Ia—Ic) im Jahre 1955 betrug 65000, die Zahl der Verschlechterungen aus den Gruppen Id—III 18746. Am 31. 12. 1955 waren 309000 Ia—Ic-Fälle registriert. Der Anteil der Neuerkrankungen + Verschlechterungen (insgesamt als Verschlechterungen betrachtet) — 65000 + 18746 = rund 84000 — beläuft sich auf 27% des Bestandes. Berücksichtigt man darüber hinaus die Verschlechterungen, welche sich innerhalb des Bestandes an Ia—Ic-Fällen vollzogen haben, also die Übergänge von Ib und Ic nach Ia und von Ic nach Ib, so erhöht sich die Zahl der Verschlechterungen von 18746 auf 31622; ihre Gesamtzahl (einschl. Neuerkrankungen) beträgt nunmehr rund 97000 Fälle = 31,5% des Bestandes. Die Zahl der Verbesserungen innerhalb Ia—Ic, also der Übergänge von Ia + Ib nach Ic und schließlich auch derjenigen von Ia nach Ib, umfaßte 1955 rund 28000 Personen.

Der Bestand von 309000 Ia—Ic-Fällen setzt sich somit zusammen aus:

97000 Verschlechterungen	= 31,5%
28000 Verbesserungen	= 9,1%
184000 Fällen alter Bestand	= 59,4%

Zusammenfassung

Der Bestand an Personen mit aktiver Tuberkulose enthält neben den Neuerkrankungen noch die aus anderen Krankheitsgruppen stammenden Personen (transitive Fälle nach Ickert), welche eine Verbesserung oder eine Verschlechterung erfahren haben. Die Kenntnis des Umfanges dieser Übergangsfälle ist für Fragen der Epidemiologie der Tuberkulose von besonderer Bedeutung. Es zeigt sich, daß ungefähr 50% aller Zugänge an ansteckender Lungentuberkulose mit Bakteriennachweis Verschlechterungen solcher Personen darstellen, die bisher als geschlossene oder inaktive Tuberkulosen registriert waren. Allein 5% der bislang geschlossenen Tuberkulosen werden zur Zeit jährlich ansteckend. Daraus ergibt sich die Notwendigkeit häufiger und sorgfältiger Nachuntersuchungen dieser Personen. Nach den Angaben der Länder über Neuerkrankungen, Bestand, Sterbefälle und transitive Fälle kann geschätzt werden, daß sich 1955 etwa 6000 Offentuberkulöse und ungefähr 19000 Personen mit geschlossener Tuberkulose der Betreuung durch die Tuberkulosefürsorgestellen entzogen haben. Bei mindestens 1000 der geschlossenen Erkrankungen ist mit der Entwicklung einer ansteckenden Tuberkulose zu rechnen, welche diesen Personen zunächst ebenso wenig bekannt ist wie jenen etwa 14000 in Überwachung durch die Fürsorgestellen bleibenden Personen mit geschlossener Tuberkulose, die im Laufe des Jahres ansteckend werden. Dieser Personenkreis dürfte neben den in engstem Kontakt mit Familienangehörigen lebenden Offentuberkulösen zu einem wesentlichen Teil die Quelle für die nicht abreißende Zahl von Neuerkrankungen an Tuberkulose darstellen.

Nur 8,8% aller Zugänge zur Gruppe der extrapulmonalen Tuberkulose wurden mit Zeichen einer früher durchgemachten Lungentuberkulose geführt. Allein 11600 Neuerkrankungen ohne vorher bekannt gewordene pulmonale Erkrankungen verzeichnen die Fürsorgestellen.

Der Gesamtbestand an Personen mit aktiver Lungentuberkulose setzte sich 1955 aus 59,4% altem Bestand, 9,1% Verbesserungen und 31,5% Verschlechterungen zusammen.

Transient Cases from other Statistical Groups

Registered cases of persons with active tuberculosis besides new cases include people from other disease groups (transient cases referring to Ickert), who underwent either improvement or deterioration. To answer questions of the epidemiology of tuberculosis it is of special importance to know the number of these transient cases. We shall see that about 50% of all additions of infectious tuberculosis with proof of bacilli are representing deteriorations of such persons, hitherto registered with closed or inactive tuberculosis. At the present time 5% of patients with formerly closed tuberculosis are annually becoming infectious.

It is necessary to re-examine these people more frequently and with greater care. Following the reports of the Lands about new cases, registered cases, morbidity and transient cases, it can be estimated that during 1955 about 6000 open-tuberculars and 19000 persons with closed tuberculosis have deprived themselves of the care of tuberculosis dispensaries. It can be taken for granted that an infectious tuberculosis will develop out of at least 1000 cases of closed tuberculosis. The fact will remain unknown to these people, as well as to about 14000 persons with closed tuberculosis, who remain under the control of the tuberculosis dispensaries, and who are annually becoming infectious. Next to open-tuberculars, who live in closest touch with their family, this group may represent an essential part of the source of the never ceasing number of new cases of tuberculosis.

Only 8.8% of all additions to the category of extrapulmonary tuberculosis have been recorded with marks originating from a formerly suffered pulmonary tuberculosis. The tuberculosis dispensaries recorded but 11600 new cases with a previously not detected pulmonary disease.

In 1955 the total of registered people with active tuberculosis consisted of 59.4% old cases, 9.1% improvements and 31.5% deteriorations.

5. Inaktive Tuberkulose der Lunge (IIa)

Neben den Fürsorgefällen werden bei den Fürsorgestellen die Überwachungsfälle statistisch geführt. Diese Maßnahme hat den Zweck, den Personenkreis zu erfassen, der durch eine bereits überstandene Tuberkulose oder durch engeren Kontakt mit ansteckungsfähigen Tuberkulösen besonders gefährdet ist, um eine Wiedererkrankung an Tuberkulose oder eine Verschlechterung möglichst frühzeitig einer Behandlung zuführen zu können. Nach den *Erläuterungen* sollen klinisch geheilte Tuberkulosen im allgemeinen noch 5 Jahre in Überwachung stehen. Wieweit diese Bestimmung mit den Verhältnissen in der Praxis übereinstimmt, kann nicht festgestellt werden, da genauere Unterlagen darüber nicht vorliegen. Daß aber auch die Registrierung der Überwachungsfälle in den Ländern nach verschiedenen Gesichtspunkten erfolgt, geht aus der nachstehenden Aufstellung über den Bestand an IIa-Fällen in den Ländern Bayern und Niedersachsen hervor:

Land	1950	1951	1952	1953	1954	1955
Bayern	115199	114087	112289	116260	118165	122667
Niedersachsen	61248	71012	78740	83008	86945	87286

In Bayern ist der Bestand von 1950—1952 etwas gesunken und dann leicht angestiegen; er liegt 1955 wenig höher als 1950. Niedersachsen verzeichnet ab 1950 eine rasche Zunahme, die erst von 1954 auf 1955 abgebremst wird. Auf 10000 Einwohner bezogen weist Bayern 1955 einen Bestand von 133,8 Niedersachsen einen solchen von 133,3 auf. Die Angaben beider Länder, die beim Bestand an aktiven Lungentuberkulosen noch beträchtliche Differenzen zeigen, stimmen hier völlig überein. Die Zusammensetzung des Bestandes an IIa-Fällen hat sich in Niedersachsen seit 1950 folgendermaßen geändert:

Jahr	K %	M %	F %	ges.
1950	37,0	34,5	28,5	100
1955	23,4	41,2	35,4	100

Der Anteil der Kinder ist wesentlich zurückgegangen, der der Erwachsenen entsprechend angestiegen. Es kann wohl angenommen werden, daß es sich dabei — analog zu den Neuerkrankungen und zum Bestand an aktiven Tuberkulosen — primär um eine Abnahme des Bestandes an Kindern handelt; der prozentuale Anstieg bei Männern und Frauen ist deren Folge.

Nach diesen Angaben wurden von den Tuberkulosefürsorgestellen in Niedersachsen am 31. 12. 1955 wegen aktiver *und* inaktiver Lungentuberkulose betreut:

	K	M	F	gesamt
absolut	25699	61313	48903	135915
auf 10000	175,4	263,8	177,6	207,5

Danach sind rund 2% der gesamten Bevölkerung von Niedersachsen in fürsorgerischer Überwachung wegen aktiver und inaktiver *Lungen*tuberkulose, darunter 2,6% aller Männer von mehr als 15 Jahren.

Verallgemeinert man die Angaben von Bayern und Niedersachsen bezüglich des Bestandes von IIa-Fällen, so ergibt sich für das gesamte Bundesgebiet ein Bestand von etwa 665000 Personen mit inaktiver Lungentuberkulose; für die Übergangsfälle (Tab. 27), die sich auf 41,95 Mill. Einwohner beziehen, kommen somit ungefähr 560000 in Betracht. Von diesen erkrankten 1955

3119 = 0,56%	an Lungentuberkulose mit Bakteriennachweis
912 = 0,16%	an Lungentuberkulose ohne Bakteriennachweis
4031 = 0,72%	an ansteckender Lungentuberkulose
8426 = 1,51%	an nicht ansteckender Lungentuberkulose
12457 = 2,23%	an Lungentuberkulose aller Formen

Die Neuerkrankungen (bezogen auf die *Gesamt*bevölkerung) betrugen 1955 in der Bundesrepublik Deutschland:

Ia	Ib	Ic	Ia—Ic
0,038	0,011	0,107	0,156%

Für die IIa-Fälle liegt danach die Wahrscheinlichkeit eines Rückfalles

nach Ia	14,7 mal
nach Ib	14,6 mal
nach Ic	14,1 mal
nach Ia—Ic	14,3 mal

so hoch, wie für jeden einzelnen Einwohner der Bundesrepublik das Risiko, überhaupt an Lungentuberkulose zu erkranken.

Der *Bestand an Personen mit inaktiver Lungentuberkulose* (IIa) bildet danach ebenfalls *ein Reservoir, aus dem sehr zahlreiche Tuberkulosefälle stammen,* darunter im Jahre 1955 rund 4000 ansteckungsfähige Tuberkulosen, bzw. — für die Gesamtbevölkerung von 50 Millionen — annähernd 4800. Auch hier kommt es darauf an, den Beginn der Ansteckungsfähigkeit möglichst frühzeitig festzustellen, bevor durch diesen Personenkreis umfangreiche Neuinfektionen verursacht worden sind.

Zusammenfassung

Bei den deutschen Tuberkulosefürsorgestellen werden außer den Personen mit *aktiver* Tuberkulose auch diejenigen mit *inaktiver* Tuberkulose (IIa) statistisch erfaßt. Im allgemeinen sollen letztere 5 Jahre lang überwacht werden. Der Bestand an solchen inaktiven Lungentuberkulösen ist zur Zeit auf etwa 665000 im Bundesgebiet zu schätzen. Von diesen erkrankten im Jahre 1955 rund 15000 an einer aktiven Lungentuberkulose, darunter befanden sich 4800 Fälle von ansteckender Tuberkulose. Die Wahrscheinlichkeit, einen derartigen Rückfall zu erleiden, ist für diesen Personenkreis z. Z. ungefähr 14mal so hoch wie das Risiko der Gesamtbevölkerung, überhaupt an Lungentuberkulose zu erkranken. Bei den IIa-Fällen handelt es sich somit um ein Reservoir, aus dem zahlreiche Tuberkulosefälle stammen, die zur Quelle umfangreicher Neuinfektionen werden können, wenn nicht durch geeignete und ausreichende Maßnahmen eine möglichst frühzeitige Entdeckung der in Frage kommenden Personen gewährleistet wird.

In-active Cases of Pulmonary Tuberculosis — IIa Cases

Besides people with active tuberculosis also persons with in-active (IIa) tuberculosis are statistically registered by German tuberculosis dispensaries. Generally, the latter should be controlled for a period of 5 years. Today the number of registered cases with in-active tuberculosis is estimated at about 665000 in the Federal Republic of Germany. During 1955 about 15000 of them fell ill with active pulmonary tuberculosis, 4800 cases of infectious tuberculosis have been detected among this category. At present the probability of suffering such a relapse is about 14 times higher for that class than the risk of the entire population to fall ill of pulmonary tuberculosis at all. The IIa-cases consequently represent a reservoir causing numerous tuberculosis cases which are able to become the source of extensive new-infections. This is true if an early discovery of these people is not guaranteed by applying suitable and sufficient actions.

6. Exponierte und exponiert gewesene Gesunde (IIc)

In Überwachung durch die Fürsorgestellen stehen auch die durch Umgang mit ansteckungsfähigen Tuberkulösen besonders gefährdeten Personen. In erster Linie handelt es sich dabei um Familienangehörige, Verwandte, Bekannte, Arbeitskameraden usw. In Bayern belief sich der Bestand an Umgebungsgefährdeten 1955 auf 103903 Personen = 113,3 auf 10000 E oder auf 5 pro Offentuberkulösen, in Niedersachsen auf 97591 = 150/10000 E oder auf 6 pro Offentuberkulösen. Die Zahl der im Bundesgebiet registrierten Exponierten dürfte sich danach auf etwa 650000 belaufen oder auf etwa 550000 für 41,95 Millionen, die dem Blittersdorf-Schema zugrunde liegen. Von diesen 550000 Exponierten erkrankten 1955

222 = 0,04%	an ansteckender Lungentuberkulose mit Bakteriennachweis
76 = 0,01%	an ansteckender Lungentuberkulose ohne Bakteriennachweis
298 = 0,05%	an ansteckender Lungentuberkulose
3041 = 0,55%	an nicht ansteckender Lungentuberkulose
3339 = 0,60%	an Lungentuberkulose

Für 1953 errechnete sich für die Exponierten eine Wahrscheinlichkeit von 0,54%, an Lungentuberkulose zu erkranken. Soweit die etwas unsicheren Zahlen für derartige Überlegungen überhaupt Verwendung finden können, ergibt sich eine gute Übereinstimmung der Zahlen für 1953 und 1955. Da aber inzwischen für die Gesamtbevölkerung das Risiko der tuberkulösen Erkrankungen geringer geworden ist, ist das der Exponierten relativ angestiegen; die Wahrscheinlichkeit, daß Personen aus der Umgebung von Offentuberkulösen an Tuberkulose erkranken, war 1955 rund 4mal so hoch wie für die Gesamtbevölkerung gegenüber 2,5mal im Jahre 1953. Sicherlich führen auch sorgfältige Umgebungsuntersuchungen nicht zur Feststellung all jener Personen, die im strengen Sinne als exponiert angesehen werden müssen, so daß die Zahl der effektiv Gefährdeten höher veranschlagt werden muß. Unter diesen Umständen kann angenommen werden, daß die Wahrscheinlichkeit der Entstehung einer tuberkulösen Erkrankung für die Exponierten etwa 2—3mal so hoch ist wie für die Gesamtbevölkerung. Hierbei ist allerdings zu bedenken, daß nur die ungefähre Zahl aller Exponierten bekannt ist und die Erkrankungsfälle auf diese Zahl bezogen worden sind. Es muß jedoch angenommen werden, daß Exponierte aus der Umgebung von bisher nicht bekannten Offentuberkulösen eine höhere Erkrankungswahrscheinlichkeit aufweisen werden als jene, welche Umgang mit längst bekannten Offentuberkulösen haben.

Zusammenfassung

Im Bundesgebiet stehen etwa 650000 Umgebungsgefährdete in Überwachung, von welchen 1955 etwa 4000 an einer aktiven Lungentuberkulose erkrankt sind. Die Wahrscheinlichkeit dieser Exponierten, an Tuberkulose zu erkranken, war 1955 4mal so hoch wie diejenige der Gesamtbevölkerung, überhaupt an Lungentuberkulose zu erkranken.

Exposed and Formerly Exposed Recovered People

In the Federal Republic of Germany there are about 650000 persons under control, who are endangered by tuberculosis due to their surroundings. During 1955, 4000 from this category fell ill of active tuberculosis. The probability of these exposed people to fall ill of tuberculosis was four times higher than that of the entire population at all in 1955.

7. Ursachen der Neuerkrankungen an Lungentuberkulose

Die Zahl der Neuerkrankungen an Lungentuberkulose hat seit 1947 ständig abgenommen; über die Verhältnisse aus der Zeit vor 1947 liegen keine zuverlässigen Angaben vor. Im Jahre 1955 sind im Bundesgebiet immer noch 77808 Personen mit aktiver Lungentuberkulose neu gemeldet worden; *die Zahl der Neuerkrankungen von 1950—1955 umfaßt 546034 Personen, darunter befanden sich 175190 Offentuberkulöse.* In diesem Zusammenhang ergibt sich die Frage nach der Ursache bzw. nach der Quelle der Neuerkrankungen.

Die Erkrankung an Tuberkulose setzt eine Ansteckung voraus. Als Quelle kommen nur ansteckungsfähige Personen in Frage. Diese sind in der Mehrzahl den Tuberkulosefürsorgestellen bekannt, und es kann wohl angenommen werden, daß sich diese Offentuberkulösen überwiegend diszipliniert verhalten. Wenn trotzdem Neuerkrankungen in dem mitgeteilten Ausmaß erfolgen, dann muß deren Ursache deshalb weniger bei den bekannten Offentuberkulösen gesucht werden.

Es war vermutet worden, daß sich zur Zeit jährlich etwa 6000 ansteckende Tuberkulöse und rund 19000 Personen mit geschlossener Lungentuberkulose der Beobachtung entziehen. Allein von letzteren werden nach den statistischen Berechnungen jährlich mindestens 1000 zu neuen Infektionsquellen, ohne daß diese Tatsache diesem Personenkreis zunächst bekannt ist. Weitere etwa 14000 in Betreuung durch die Fürsorgestellen stehende Personen mit zunächst nicht ansteckender Lungentuberkulose erkranken jährlich an einer offenen Tuberkulose. Hinzu kommen mindestens 6000 neue Offentuberkulöse aus den Gruppen Id—III. Außer diesen mindestens 21000 Ansteckend-Tuberkulösen (1000 + 14000 + 6000) sind als Infektionsquelle anzusehen jene rund 25000 Personen, welche im Jahre 1955 wegen offener Tuberkulose als Neuerkrankungen registriert wurden. Außerdem ist mit mindestens 30000 sonstigen bisher nicht erfaßten Offentuberkulösen zu rechnen. Berücksichtigt man zudem noch die aus der Beobachtung entwichenen 6000 ansteckungsfähigen Personen, dann ergeben sich für das Jahr 1955 in der Bundesrepublik mindestens 80—85000 Offentuberkulöse, die wenigstens für einige Zeit Gelegenheit zur Weiterverbreitung ihrer Tuberkulose haben.

Trotz aller Vorsichtsmaßnahmen wird auch ein Teil der Personen, die im Bestand als Offentuberkulöse erfaßt sind, zu Neuinfektionen Anlaß gegeben, so daß insgesamt wenigstens 80—100000 Infektionsquellen anzunehmen sind, die für kürzere oder längere Zeit zur Aufrechterhaltung der Tuberkulose-Endemie beitragen, weil ihnen die eingetretene Ansteckungsfähigkeit nicht rechtzeitig bekannt wird, oder weil sie die Gefahr für ihre Umgebung unterschätzen. Der weitaus größte Teil ist den Tuberkulosefürsorgestellen bekannt und ist dort registriert.

Im Jahre 1955 sind 24394 Neuerkrankungen an ansteckender Lungentuberkulose registriert worden, die sich innerhalb der Gesamtbevölkerung von rund 50 Mill. ereignet haben = 4,9/10000 E. Nur aus den beiden Gruppen Ic (nicht ansteckende Lungentuberkulose) und IIa (inaktive Lungentuberkulose) mit insgesamt etwa 900000 bei den Fürsorgestellen gemeldeten Personen sind etwa 17000 neue Offentuberkulöse infolge Verschlechterung oder Wiederaufflackern alter Prozesse (Exazerbation) hervorgegangen = rund 190/10000! *Für diese Personengruppe* von weniger als 1 Million *ist die Wahrscheinlichkeit der Entwicklung einer ansteckungsfähigen Tuberkulose fast 40mal so hoch wie die der Gesamtbevölkerung.* Außerdem bedeuten diese 17000 neuen — aus Ic + IIa stammenden — Offentuberkulösen etwa *40% aller während des Jahres erfolgten Zugänge* zu Ia+Ib (Neuerkrankungen + Verschlechterungen). Diese Feststellungen charakterisieren die Situation und zeigen gleichzeitig die Maßnahmen auf, die sich im Interesse einer systematischen und konsequenten Tuberkulosebekämpfung zwangsläufig ergeben: wenn eine Bevölkerungsgruppe von weniger als 1 Million Personen *täglich* beinahe 50 neue ansteckende Tuberkulöse aufweist, dann muß sich die Tätigkeit der Tuberkulosefürsorgestellen darauf konzentrieren, durch möglichst häufige Nachuntersuchungen diese neuen Infektionsquellen so schnell wie möglich festzustellen, bevor sie Gelegenheit haben, umfangreiche Neuansteckungen zu verursachen.

In Niedersachsen wurden 1955 249068 Nachuntersuchungen durchgeführt = 384/10000 E und 2 auf 1 Ic + IIa-Fall. Bayern meldet 1955 297839 Kontrolluntersuchungen = 324/10000 E und ebenfalls etwa 2 für jeden Ic + IIa-Fall. Da die Nach- bzw. Kontrolluntersuchungen sich aber nicht nur auf den hier behandelten Personenkreis erstrecken, ist anzunehmen, daß *im Durchschnitt jeder Ic + IIa-Fall im Jahr etwa 1mal nachuntersucht* wird. Unter solchen Umständen kann aber nicht verhindert werden, daß durch diese 17000 ansteckend werdenden Ic + IIa-Fälle zahlreiche neue Infektionen und damit auch neue Erkrankungen an Lungentuberkulose verursacht werden. Dabei ist zu beachten, daß die weitere Entwicklung nunmehr in Form einer Kettenreaktion abläuft, da die zunächst Infizierten wegen der Unkenntnis ihres Zustandes nicht die geringste Ursache für besondere Rücksichtnahme auf ihre Umgebung haben und so schnell zur Weiterverbreitung der Tuberkulose Anlaß geben können. Da weit über 90% aller Infektionen mit Tuberkelbakterien nicht zu einer Manifestation führen und nur etwa 12—15% aller mit Tuberkulose infizierten Personen an einer Tuberkulose der Atmungsorgane erkranken, müssen bei 60000—75000 Neuerkrankungen (Ia—Ic) jährlich etwa 5—6 Millionen Infektionen verursacht und etwa 500000 Personen allein in der Bundesrepublik infiziert worden sein. Zu einer solchen Entwicklung dürften aber diese 17000 ehemaligen Ic + IIa-Fälle nicht unwesentlich beigetragen haben. Wenn unter solchen Umständen die Zahl der Neuerkrankungen seit Jahren im Absteigen begriffen ist, dann ist dies zum Teil der günstigen sozialen und wirtschaftlichen Entwicklung in der Bundesrepublik zuzuschreiben, die stärkere psychische und physische Erschütterungen des Volkskörpers und damit eine Steigerung der Zahl der Manifestationen verhindert hat. Den *Tuberkulosefürsorgestellen* ist ein großer Teil jener Personen bekannt, der für die Weiterverbreitung der Tuberkulose verantwortlich gemacht werden muß; sie *müssen personell und materiell in die Lage versetzt werden, die kaum 1 Million Personen umfassende Gruppe besonders der Ic + IIa-Fälle mindestens 2—3mal pro Jahr nachzuuntersuchen.* [s. a. KEUTZER: Ursachen der Neuerkrankungen an Lungentuberkulose im Spiegel der Statistik, Tuberkulosearzt 9, 533 (1957)].

Zusammenfassung

Im Bundesgebiet haben sich 1955 etwa 6000 Personen mit ansteckender und 19000 mit nicht ansteckender Lungentuberkulose der Beobachtung entzogen. Von letzteren werden 5% = etwa 1000 pro Jahr ansteckend, ohne Kenntnis davon zu haben. Rund 25000 Neuerkrankungen an ansteckender Lungentuberkulose wurden 1955 registriert. Weitere etwa 14000 in Überwachung durch die Fürsorgestellen stehende bisher nicht ansteckende Tuberkulöse wurden 1955 offen, außerdem etwa 6000 ebenfalls registrierte Personen, die im wesentlichen aus den Reihen der Überwachungsfälle (II u. III) stammen. Trotz aller Vorsichtsmaßnahmen wird auch ein Teil der bekannten Offentuberkulösen des Bestandes Neuansteckungen verursachen. Zusammen mit den sonstigen etwa 30000 bisher nicht bekannten ansteckungsfähigen Tuberkulösen sind jährlich etwa 80—100000 Personen für kürzere oder längere Zeit in der Lage, die Tuberkulose weiter zu verbreiten, ohne daß ihnen diese Tatsache zunächst bekannt ist. Allein 17000 = 40% aller Zugänge stammen aus den Gruppen Ic (nicht ansteckende Lungentuberkulose) und IIa (inaktive Lungentuberkulose). Dabei handelt es sich ausschließlich um bei den Fürsorgestellen registrierte, mithin bekannte Personen, die einer Gruppe von etwa 900000 Menschen entstammen. Bei 60—75000 Neuerkrankungen, welche jährlich im Bundesgebiet gemeldet werden, sind 5—6 Millionen Infektionen anzunehmen, welche mindestens 500000 Personen betreffen, die in der Masse mehrfach infiziert werden. Für die Ic + IIa-Fälle liegt die Wahrscheinlichkeit der Entstehung einer ansteckenden Lungentuberkulose ungefähr 40mal so hoch wie für die Gesamtbevölkerung. Im Durchschnitt werden diese etwa 1mal im Jahr nachuntersucht. Die Tuberkulosefürsorgestellen müssen personell und materiell in die Lage versetzt werden, besonders die hier erwähnten und entscheidend zur Weiterverbreitung der Tuberkulose beitragenden etwa 900000 Personen mindestens 2—3mal im Jahr nachzuuntersuchen.

Origin of New Cases of Tuberculosis

In 1955 about 6000 persons with infectious and 19000 with non-infectious pulmonary tuberculosis have managed to evade controlling observations. Five percent, i.e. 1000 out of the latter category are annually becoming infectious without being aware of that fact. About 25000 new cases of infectious pulmonary tuberculosis have been registered during 1955. Additionally about 14000, who were under control of the tuberculosis dispensaries and hitherto being non-infectious tuberculars, became open-tuberculars, also about 6000 registered persons, mostly out of the groups of the controlled cases (II and III). In spite of all security measures, also part of the known people with open tuberculosis out of the registered cases will be the cause of new infections. Together with about 30000 other hitherto unknown tuberculars, being able to infect, there exist 80—100000 people who are capable to spread tuberculosis for a short or longer period. First of all they are even not conscious of it. 17000, i.e. 40% of all additions originate from groups Ic (non-infectious tuberculosis) and IIa (inactive tuberculosis). These, exclusively, are people registered by the tuberculosis dispensaries, consequently well-known persons out of a group of about 900000. While 60—70000 new cases are annually reported in the Federal Republic of Germany, it has to be assumed that 5—6 millions of infections are going on, which affect 500000 human beings. And these people in the whole are repeatedly infested. The possibility to obtain an infectious pulmonary tuberculosis is about 40 times higher for Ic + IIa cases than for the entire population. On an average they are re-examined about once annually. The tuberculosis dispensaries must be made capable of re-examining two up to three times annually the especially here mentioned 900000 persons, who decisively contribute to spreading the tuberculosis disease. This requires increase of personnel and funds of the tuberculosis dispensaries.

8. Verhältnis der Neuerkrankungen (Verschlechterungen und Verbesserungen) zum Bestand

Der Bestand an Personen mit ansteckender Lungentuberkulose (Ia + Ib) am Ende des Jahres setzt sich zusammen aus: altem Bestand + Neuerkrankungen + Verschlechterungen (aus Ic—III); von den „Verbesserungen" von Ia nach Ib und den „Verschlechterungen" von Ib nach Ia sei in diesem Zusammenhang Abstand genommen. Bei der Zusammensetzung des Bestandes an nicht ansteckenden Lungentuberkulosen spielen die Verbesserungen aus Ia + Ib und die Verschlechterungen aus Id—III eine Rolle. Nach den bayerischen Statistiken, welche bei jeder Diagnosegruppe über Verschlechterungen und Verbesserungen berichten, kann die Entwicklung des Bestandes nach diesen Gesichtspunkten seit 1950 verfolgt werden (Tab. 29).

Tabelle 29. *Prozentualer Anteil der Neuerkrankungen, Verschlechterungen und Verbesserungen am Bestand an Ia + Ib- und an den Ic-Fällen in Bayern 1950—1956*

		1950	1951	1952	1953	1954	1955	1956
Ia + Ib	Neuerkrankungen	23,7	23,1	22,0	21,6	20,2	23,9	20,7
	Verschlechterungen	19,6	19,1	19,1	18,9	19,1	20,9	18,1
	alter Bestand	56,7	57,8	58,9	59,5	60,7	55,2	61,2
	Bestand	100	100	100	100	100	100	100
Ic	Neuerkrankungen	30,1	29,0	27,4	25,7	25,2	28,2	26,7
	Verschlechterungen	9,3	8,8	9,3	9,1	9,3	10,5	9,6
	Verbesserungen	9,8	10,3	14,1	13,7	16,7	15,0	14,2
	alter Bestand	50,8	51,9	49,2	51,5	48,8	46,3	49,5
	Bestand	100	100	100	100	100	100	100

Der Anteil der Neuerkrankungen hat sich in beiden Diagnosegruppen verringert, der alte Bestand ist bei den Ia + Ib-Fällen angestiegen, bei den Ic-Fällen etwas geringer geworden; der Prozentsatz der Verschlechterungen bei Ia + Ib ist etwas abgefallen, bei Ic gleich geblieben. 1950 waren die Verbesserungen bei Ic mit 9,8%, 1956 bereits mit 14,2% beteiligt. Seit 1952 ist in dieser Hinsicht allerdings keine wesentliche Änderung mehr festzustellen; der Anteil der einzelnen am

Bestand beteiligten Gruppen ist 1956 praktisch derselbe wie 1952. Vielleicht kommen in diesen Verhältnissen die Auswirkungen der modernen Chemotherapie — besonders der Isoniazid-Behandlung — zum Ausdruck. Bei den Ia + Ib-Fällen liegt der Anteil der Neuerkrankungen niedriger, der der Verschlechterungen höher als bei Ic. In der Summe beider Gruppen, welche man letzten Endes als Gesamtzahl aller Verschlechterungen ansehen kann (da eine Neuerkrankung die Verschlechterung eines bisher guten Gesundheitszustandes darstellt), stimmen die Prozentzahlen ungefähr überein, die Verschlechterungen sind also seit Jahren mit etwa 35—40% am Gesamtbestand beteiligt.

Für die Kinder (0—15 Jahre), die Männer (über 15 Jahre) und die Frauen (über 15 Jahre) ergeben sich bezüglich der prozentualen Anteile der Neuerkrankungen am Bestand folgende Verhältnisse (Bayern):

Tabelle 30

	Ia + Ib					Ic				
	1952	1953	1954	1955	1956	1952	1953	1954	1955	1956
Kinder	35,2	33,8	38,1	42,3	37,8	41,1	43,0	43,0	44,5	42,4
Männer.	22,2	21,3	19,9	23,0	20,2	23,6	20,6	20,8	24,3	22,2
Frauen	21,8	21,8	20,4	25,3	21,5	22,1	20,3	20,0	24,1	24,2

Die Neuerkrankungen der über 15 Jahre alten Männer und Frauen belaufen sich ziemlich einheitlich auf 20—25% des Bestandes, dagegen beträgt der Anteil der Neuerkrankungen der Kinder am entsprechenden Bestand bei den Offentuberkulösen 35—40%, bei den geschlossenen Tuberkulosen 40—45%.

Für Niedersachsen können diese Angaben ab 1950 berechnet werden:

Tabelle 31

	Ia + Ib						Ic					
	1950	1951	1952	1953	1954	1955	1950	1951	1952	1953	1954	1955
Kinder	46,9	41,1	28,0	32,6	40,7	38,9	27,5	27,7	34,4	40,0	44,1	43,5
Männer	27,5	24,7	22,7	19,9	19,1	18,4	27,6	29,6	26,0	23,7	22,1	20,1
Frauen	26,2	25,3	21,5	20,9	20,0	19,0	27,9	30,4	27,4	24,8	21,0	18,5

Die Angaben beider Länder weichen von einander ab, wohl ebenfalls eine Folge der unterschiedlichen Erfassung, im Prinzip zeigt sich aber, daß der Anteil der Männer und der Frauen in beiden Gruppen ungefähr übereinstimmt, der der 0—15jährigen dagegen wesentlich höher liegt. Diese Unterschiede machen sich bei den Ia + Ib-Fällen bereits 1950, bei den Ic-Fällen erst ab 1952 bemerkbar.

Da von Hessen bereits ab 1948 eine — wenn auch große — Altersgliederung von Neuerkrankungen und Bestand vorliegt, kann hier der prozentuale Anteil der Neuerkrankungen am Bestand für die einzelnen Altersgruppen ermittelt werden:

Tabelle 32. *Ia + Ib-Fälle (Männer)*

Alter, Jahre	1948	1949	1950	1951	1952	1953	1954	1955
0—15	77,1	66,0	42,2	32,8	40,3	30,4	35,4	43,2
15—25	66,0	46,7	29,4	29,9	33,6	34,8	38,4	38,5
25—45	26,5	22,3	22,9	21,1	22,4	21,5	20,6	20,9
45—65	30,6	25,6	22,4	19,0	20,0	18,6	18,6	17,9
über 65	46,9	33,7	32,9	30,5	25,0	23,4	22,9	22,8
gesamt	36,5	28,7	24,7	22,6	23,2	22,0	21,8	21,4

Diese Verhältnisse sind in Abb. 51 zeichnerisch dargestellt und zeigen etwa bis 1951/52 einen Abfall des Anteils der Neuerkrankungen, der bei den 0—15-, 15—25- und über 65 jährigen besonders eindrucksvoll ist. Ab 1952 steigt die Kurve bei den 0—15- und 15—25 jährigen wieder an, für alle übrigen Altersklassen läuft sie annähernd horizontal weiter. Ab 1950 liegt der prozentuale Anteil der Neuerkrankungen am Bestand am niedrigsten bei den 45—65 jährigen.

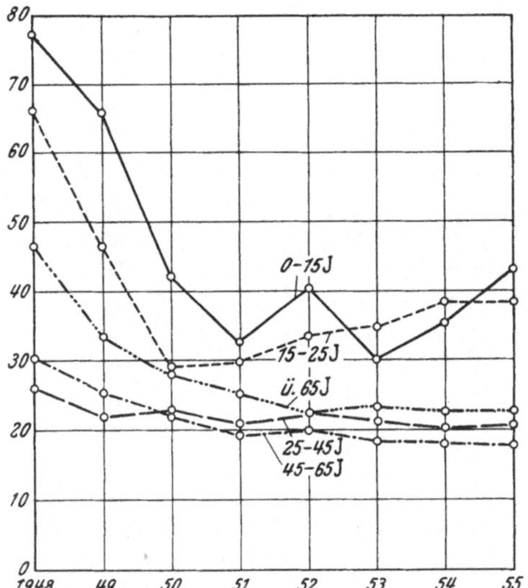

Abb. 51. Prozentualer Anteil der Neuerkrankungen der Männer an ansteckender Lungentuberkulose (Ia + Ib) am Bestand nach Altersgruppen. Hessen, 1948—1955

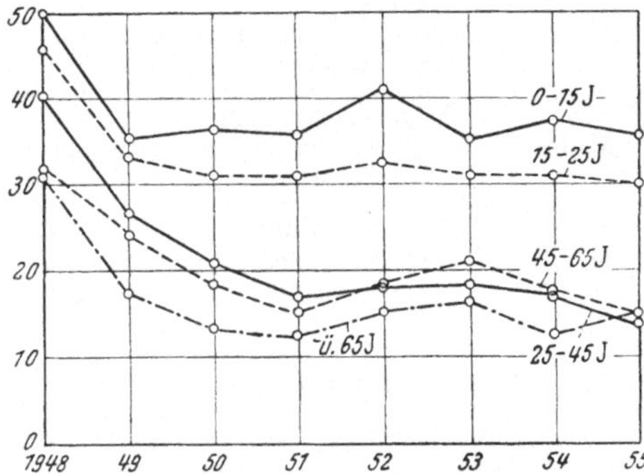

Abb. 52. Prozentualer Anteil der Neuerkrankungen der Männer an nichtansteckender Lungentuberkulose (Ic) am Bestand (nach Altersgruppen), Hessen, 1948—1955

Die Neuerkrankungen an geschlossener Lungentuberkulose (Ic) der Männer sind an den entsprechenden Altersgruppen des Bestandes folgendermaßen beteiligt:

Tabelle 33. *Ic-Fälle (Männer)*

Alter, Jahre	1948	1949	1950	1951	1952	1953	1954	1955
0—15	50,2	35,5	36,6	35,9	41,0	35,6	37,5	35,4
15—25	46,0	33,6	31,1	31,3	32,5	31,5	31,5	29,8
25—45	40,7	26,9	21,1	17,3	18,4	18,8	16,8	14,2
45—65	32,0	24,5	18,8	15,7	18,9	21,1	17,5	14,9
über 65	31,4	17,8	13,7	12,8	15,5	16,6	12,7	15,1
gesamt	42,3	26,5	22,9	22,0	24,2	23,7	21,4	19,1

Nach der vorstehenden Tabelle und Abb. 52 ergibt sich für den Anteil der Neuerkrankungen an geschlossener Tuberkulose am zugehörigen Bestand ebenfalls ein Abfall bis 1949/50, anschließend keine wesentliche Änderung. Die Altersgruppen von 25—65 Jahren sind im Mittel mit etwa 15—18% am Bestand an Ic-Fällen der 25—65 jährigen beteiligt, die 0—15 jährigen mit 35%, die 15—25 jährigen mit rund 30%. Diese Werte sind seit etwa 6 Jahren konstant geblieben.

Aus diesen Angaben resultiert die Folgerung, daß der Anteil der Verschlechterungen und Verbesserungen sowie der alte Bestand mit steigendem Alter Maximalwerte erreichen. Für die Jahre 1951—1954 liegen hierüber altersgegliederte Unterlagen von Hessen vor, die allerdings den Nachteil haben, daß diese Zugänge zu Ic leider nicht in Verbesserungen und Verschlechterungen getrennt sind. Für die verschiedenen Altersklassen der Männer ergeben sich folgende prozentualen Anteile am Bestand an Ic-Fällen:

Tabelle 34

Alter, Jahre	Erkrankungen	1951	1952	1953	1954
0—15	Neuerkrankungen	35,9	41,0	35,6	37,5
	Zugang aus anderen Gruppen	9,6	10,8	10,0	11,0
	alter Bestand	54,5	48,2	54,4	51,5
15—25	Neuerkrankungen	31,3	32,5	31,5	31,5
	Zugang aus anderen Gruppen	25,0	27,6	24,6	34,4
	alter Bestand	43,7	39,9	43,9	34,1
25—45	Neuerkrankungen	17,3	18,4	18,8	16,8
	Zugang aus anderen Gruppen	25,9	25,2	25,7	31,2
	alter Bestand	56,8	56,4	55,5	52,0
45—65	Neuerkrankungen	15,7	18,9	21,1	17,5
	Zugang aus anderen Gruppen	21,2	23,5	25,4	32,3
	alter Bestand	63,1	57,6	53,5	50,2
über 65	Neuerkrankungen	12,8	15,5	16,6	12,7
	Zugang aus anderen Gruppen	16,2	15,4	16,3	21,9
	alter Bestand	71,0	69,1	67,1	65,4

Bei den *0—15jährigen* setzt sich nach den Angaben dieser Tabelle der Bestand an Ic-Fällen zu etwa 35—40% aus Neuerkrankungen, zu rund 10% aus Verschlechterungen + Verbesserungen und zu 50—55% aus altem Bestand zusammen.

Der Anteil der Zugänge ist bei den *15—25jährigen* in diesen 4 Jahren von 25% auf fast 35% angestiegen, der Anteil des alten Bestandes von 44% auf 34% gefallen. Neuerkrankungen, Zugänge aus anderen Gruppen und alter Bestand sind am Gesamtbestand mit etwa je einem Drittel beteiligt.

In der Altersgruppe der *25—45jährigen* mit etwa 16—18% Neuerkrankungen ist erst 1954 eine größere Änderung eingetreten, indem die bisher um 25% liegenden Zugänge auf 31% angestiegen sind. Entsprechend hat sich der Anteil des alten Bestandes auf 52% verringert.

Ähnlich liegen die Dinge bei den *45—65jährigen*, bei welchen allerdings eine deutliche Zunahme der Verschlechterungen und Verbesserungen zu sehen ist. Der alte Bestand hat von 63% auf 50% abgenommen.

Bei den *über 65jährigen* ist der Anteil der Neuerkrankungen mit etwa 15% am niedrigsten, die Zugänge aus anderen Gruppen betragen 1954 etwa 22%. Der alte Bestand erreicht das Maximum aller Altersgruppen; er hat wie bei den anderen Altersgruppen abgenommen, beträgt jedoch 1954 noch 65%.

In vorhergehenden Abschnitten war festgestellt worden, daß sowohl Neuerkrankungen als auch Bestand besonders bei den Altersgruppen unterhalb 40 Jahre abgenommen, darüber sich aber kaum geändert haben. Wenn auch am Gesamtbestand — außer bei den 15—25jährigen — jeweils der aus dem Vorjahr (und vielleicht noch früheren Jahren) stammende alte Bestand mit über 50% beteiligt ist, so zeigt die Tab. 34 doch recht eindeutig, daß auch in den höheren Altersgruppen, in denen der Bestand an Ic-Fällen nicht absinkt, eine gewisse Dynamik vorhanden ist. In welchem Umfange die Verbesserungen und in welchem Maße die Verschlechterungen hierbei eine Rolle spielen, lassen die hessischen

Statistiken leider nicht erkennen; es ist aber denkbar, daß in den jüngeren Altersgruppen die Verbesserungen, in den höheren die Verschlechterungen (aus IIa—III) an der Zusammensetzung der Zugänge aus anderen Gruppen entscheidend beteiligt sind. Mit Rücksicht darauf, daß genauere Angaben über diese Verhältnisse nicht nur aus statistischen Gründen von Bedeutung sind, möchten wir der Hoffnung Ausdruck geben, daß eine weitere Gliederung der hessischen Statistik in Verbesserungen und Verschlechterungen vorgenommen wird, sofern dies ohne wesentliche personelle Belastung möglich ist.

Zusammenfassung

Der Anteil der Neuerkrankungen am Bestand geht von Jahr zu Jahr zurück, der Prozentsatz der Verschlechterungen hat sich kaum geändert, während die Verbesserungen größere Bedeutung erlangen. Die Neuerkrankungen der Kinder sind am Bestand an tuberkulösen Kindern wesentlich stärker beteiligt als dies bei den Erwachsenen der Fall ist. Als Ursache ist anzunehmen, daß im Zustand der Kinder unter Therapie ziemlich rasch eine Besserung erfolgt, so daß die Einreihung in eine andere Gruppe erforderlich wird, und sich ein relativ hoher Bestand nicht entwickeln kann. Es handelt sich bei den Kindern danach wohl mehr um akute, bei den Erwachsenen — mit dem Alter ansteigend — um chronische Fälle. Besonders in den Altersgruppen 15—65 Jahre zeigen die Zugänge aus anderen Krankheitsgruppen seit Jahren eine steigende Tendenz, während der — allerdings in den höheren Altersklassen noch hohe — Bestand aus früheren Jahren langsam abnimmt. Bei den über 65jährigen Personen mit nicht ansteckender Lungentuberkulose ist der Anteil der Zugänge aus anderen Krankheitsgruppen neben den 0—15jährigen am niedrigsten. Es wird vermutet, daß Verschlechterungen (aus IIa—III) bei älteren Personen relativ schnell zum Tode führen, so daß eine vorherige Eingliederung nach Ic statistisch nicht mehr möglich ist.

Relation between New Cases (Improvement and Deterioration) and Registered Cases

The share of new cases in registered cases is getting lower from year to year. The percentage of deteriorations remained nearly steady, whereas improvements are getting more important. New cases among children compose a far greater portion of registered cases than adults do. The following reasons might be assumed: Under therapy the health condition of children considerably quickly improves. Therefore, classification into another group is necessary, and a relative high degree of registered cases is not attained. It is supposed that there exist more acute cases among children and more chronic cases — increasing with age — among adults. Since years additions from other groups of illness demonstrate a raising tendency, especially in age-groups from 15 to 65 years, whereas the registered cases from former years — as a matter of fact they are still high among older people — are slowly decreasing. The share of additions in other groups of diseases is lowest among persons above 65 years with a non-infectious tuberculosis, next to persons 0—15 years old. It is assumed that deteriorations (out of IIc—III) of the sickness of older people relativly quickly are causing death; thus a beforehand statistical classification following Ic is no more possible.

9. Beziehungen zwischen Bestand an Offentuberkulösen und Neuerkrankungen an Lungentuberkulose

Im Jahre 1950 waren in der Bundesrepublik Deutschland 137258 Offentuberkulöse (Ia + Ib) registriert, die Zahl der Neuerkrankungen an Lungentuberkulose belief sich damals auf 111373. 1955 betrug der Bestand an Offentuberkulösen 120001, die Zahl der Neuerkrankungen (Ia—Ic) 77808. Auf 100 Offentuberkulöse kamen danach 1950 81, 1955 nur noch 65 Neuerkrankungen an Lungentuberkulose.

Eine Erkrankung an Lungentuberkulose setzt eine oder mehrere Infektionen mit Bakterien voraus. Die Verbreitung der Tuberkulose ist damit — direkt oder indirekt — auf die bekannten und — vorübergehend oder ständig — unbekannten Offentuberkulösen zurückzuführen. Nur ein sehr kleiner Prozentsatz der Infektionen führt zu einer tuberkulösen Erkrankung; Millionen von Infektionen sind notwendig, um die jährlich in Deutschland bekannt werdenden Neuerkrankungen an Lungentuberkulose zu verursachen. Neben der Disposition spielen bei der Manifestation einer Tuberkulose physische und psychische Momente, soziale und sonstige Faktoren eine Rolle. Die Zahl der neuinfizierten Personen bzw. die der Infektionen ist nicht bekannt, die gemeldeten Neuerkrankungen stellen nur unterste Werte dar, und über die genaue Zahl der vorübergehend oder über längere Zeit ansteckungsfähigen Tuberkulösen sind wir nur auf Schätzungen angewiesen. Es ist damit nicht möglich, exakte Untersuchungen über die Frage anzustellen, in welchem Umfange die Offentuberkulösen Infektionen und Neuerkrankungen an Lungentuberkulose verursachen. Diese Zusammenhänge erscheinen jedoch zur Klärung gewisser Probleme von besonderer Bedeutung, so daß sie trotz der vielen Imponderabilien wenigstens empirisch behandelt werden sollen. Dabei muß von der Fiktion ausgegangen werden, daß die Neuerkrankungen an Lungentuberkulose von dem Personenkreis der registrierten Offentuberkulösen verursacht worden sind, und daß jeder Einzelne von diesen gleichmäßig daran beteiligt ist.

Seit 1950 ist die Zahl der auf 100 Offentuberkulöse entfallenden Neuerkrankungen von 81 auf 65, somit um rund 20% gefallen. Vor Jahren bestand eine Diskrepanz zwischen Morbidität und Mortalität: die Mortalität sank ab, der Bestand stieg an, bzw. blieb gleich. Die Ursache lag z. T. in der verbesserten Erfassung durch systematische Röntgenreihen-Untersuchungen, sie war andererseits dadurch bedingt, daß die moderne Therapie den Tod der Tuberkulösen verhinderte bzw. verzögerte und damit zwangsläufig den Bestand vergrößerte. Dann bestand eine Diskrepanz zwischen den seit 1947 ständig abfallenden Neuerkrankungen und dem erst seit einigen Jahren langsam absinkenden Bestand, außerdem aber zwischen abnehmendem Bestand und gleichbleibender Mortalität. Für die hier anzustellenden Überlegungen ist die Beziehung zwischen Bestand und Neuerkrankung von Bedeutung.

Tabelle 35. *Auf 100 Offentuberkulöse (Bestand Ia + Ib) kommen ... Neuerkrankungen an Lungentuberkulose (Ia—Ic) in Niedersachsen, Hessen und Bayern*

Land	Altersgruppe	1948	1949	1950	1951	1952	1953	1954	1955	1956
Nieder-	Kinder	74	42	22	17	14	13	14	14	—
sachsen	Erwachsene	81	62	58	59	55	53	53	52	—
Hessen	Kinder	54	26	17	14	14	12	12	11	—
	Erwachsene	87	67	55	51	56	58	56	50	—
Bayern	Kinder	—	—	22	18	15	14	14	14	14
	Erwachsene	—	—	50	46	44	41	42	46	44

Aus Tab. 35 und Abb. 53 ergibt sich, daß zwischen Bestand an Offentuberkulösen und Neuerkrankungen an Lungentuberkulose (Ia—Ic) bei den Kindern bis etwa 1951, bei den Erwachsenen bis ungefähr 1950 eine Diskrepanz bestand, die aber ihre Ursache wohl nur in zu hoch angegebenen Neuerkrankungsziffern findet. Ab 1950 bzw. 1951 sind die Verhältniswerte fast konstant und stimmen besonders bei den Kindern gut überein. Bei den Neuerkrankungen der Erwachsenen fällt besonders die Kurve für Bayern heraus, die Neuerkrankungen (wohl in erster Linie Ic-Fälle) liegen dort zu niedrig. Im Prinzip läßt sich aus den Angaben entnehmen, daß seit einigen Jahren 100 Offentuberkulöse die Neuerkrankung von etwa 50 Erwachsenen und 12—14 Kindern jährlich verursachen. Zur Zeit ist die Zahl der über 15 Jahre alten Personen etwa 3,5mal so hoch wie die der 0—15-jährigen, und es ist anzunehmen, daß bei 3,5mal so viel Kindern auch etwa 3,5mal so viel tuberkulöse Erkrankungen verursacht würden (die Relativzahl der Neuerkrankungen auf 10000 Kinder ändert sich dadurch nicht). In diesem Falle würde jedoch die Zahl der durch 100 Offentuberkulöse verursachten Neuerkrankungen der 0—15jährigen Kinder ebenfalls rund 50 betragen und damit völlig mit der der Erwachsenen übereinstimmen. Würde sich also die Bevölkerung zu 50% aus 0—15jährigen und zu 50% aus über 15jährigen zusammensetzen, so wäre die Zahl der durch die Offentuberkulösen in beiden Gruppen verursachten Neuerkrankungen an Lungentuberkulose gleich. Dies deutet sich auch in den Relativziffern der Neuerkrankungen an Lungentuberkulose (Ia—Ic) in Niedersachsen an:

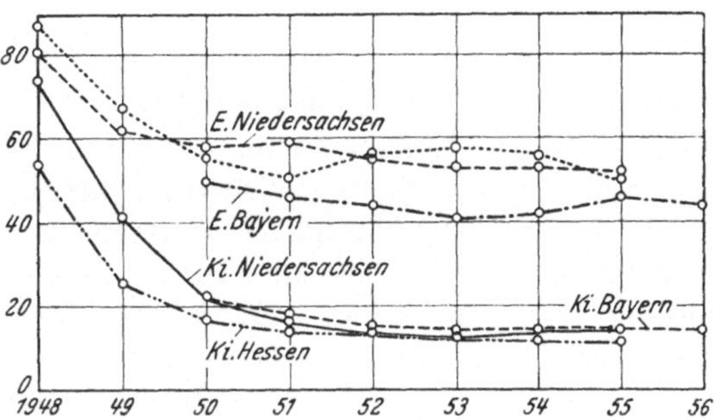

Abb. 53. Auf 100 Offentuberkulöse (Bestand Ia + Ib) kommen ... Neuerkrankungen an Lungentuberkulose (Ia—Ic) in Niedersachsen, Hessen und Bayern

Altersgruppe	1948	1950	1951	1952	1953	1954	1955
Kinder (0—15 Jahre).	76,9	26,1	22,7	18,5	17,3	17,0	15,6/10000
Männer u.Frauen (üb. 15 Jahre)	30,4	25,2	26,7	23,8	20,8	18,6	16,3/10000

1951—1953 weisen die Zahlen noch größere Unterschiede auf, ab 1954 sind die Erkrankungsziffern der Kinder und der Erwachsenen fast identisch. Die Kinder sind danach in bezug auf die Ansteckungsgefährdung seit einigen Jahren den Erwachsenen gegenüber gleichgestellt. Allerdings besteht ein grundsätzlicher Unterschied; 1955 sind in Niedersachsen von 100 neuerkrankten Kindern den Fürsorgestellen bekannt geworden: 3 als ansteckend, 97 als nicht ansteckend, von 100 Erwachsenen 36 als Offentuberkulöse, 64 mit geschlossener Tuberkulose. Die Ursache für dieses verschiedenartige Verhalten dürfte in erster Linie darin zu suchen sein, daß auch schon relativ geringfügige Symptome, wie etwa Appetitlosigkeit, Gewichtsabnahme usw. bei den 0—15jährigen eher zum Aufsuchen des Arztes Anlaß geben werden als die gleichen Symptome bei Erwachsenen. Außerdem führen die vielfach auftretenden Kinderkrankheiten die 0—15jährigen häufiger zum Arzt, der die Möglichkeit einer bestehenden Tuberkulose in die notwendige Untersuchung einbeziehen muß. Darüber hinaus entfallen bei den Kindern meist jene Belastungen physischer und psychischer Art, welche bei Erwachsenen zur Verschlechterung einer zunächst unbekannten geschlossenen Tuberkulose führen können.

Für die verschiedenen Länder ergeben sich 1955 folgende Neuerkrankungsziffern der Kinder (0—15 Jahre) und der über 15 Jahre alten Erwachsenen (Ia—Ic):

	Schles.-Holst.	Hamburg	Niedersachsen	Bremen	Nordrhein-Westf.	Hessen	Rheinl.-Pfalz	Bad.-Württ.	Bayern	West-Berlin
Kinder	24,8	43,5	15,7	17,1	15,9	9,8	15,2	15,0	14,6	35,7/10000
Erwachs.	20,3	25,7	16,3	17,8	14,6	11,1	12,7	15,2	15,3	28,0/10000

Außer in Schleswig-Holstein, Hamburg, Rheinland-Pfalz und West-Berlin zeigt sich eine weitgehende Übereinstimmung zwischen den Neuerkrankungen der Kinder und der Erwachsenen.

Diese Feststellungen stehen *scheinbar* in Widerspruch zur Entwicklung der Neuerkrankungen während der vergangenen Jahre, welche den Schluß zu rechtfertigen schien, daß sich die Tuberkulose mehr und mehr zur Krankheit der älteren Leute entwickelt. Es ist aber hier zu berücksichtigen, daß die Neuerkrankungen der Kinder schon seit Jahren absinken, und daß sich in der Altersgruppe der über 15jährigen auch die 15—40jährigen befinden, deren Erkrankungshäufigkeit seit wenigen Jahren ebenfalls stärker abfällt, während bei den höheren und höchsten Altersklassen eine wesentliche Änderung bisher nicht festzustellen ist.

Zusammenfassung

Wenn die Statistiken auch exakte Untersuchungen nicht gestatten, so kann nach dem vorhandenen Material doch angenommen werden, daß durch die von den Offentuberkulösen ausgehende Ansteckungsgefährdung die Kinder von 0—15 Jahren in demselben Maße bedroht sind wie die über 15 Jahre alten Erwachsenen. In den meisten Ländern der Bundesrepublik liegen die Relativziffern der Neuerkrankungen an Lungentuberkulose in beiden Gruppen gleich hoch. Ein wesentlicher Unterschied besteht in den Krankheitsformen: nur etwa 3% der Kinder, aber etwa 35% der Erwachsenen werden den Fürsorgestellen als Offentuberkulöse bekannt. Die Ursache dürfte darin zu suchen sein, daß bei den 0—15jährigen auch bereits geringfügige Symptome zur ärztlichen Konsultation führen, während diese selben Symptome bei Älteren nicht beachtet oder bagatellisiert werden.

Relation between Registered Cases of Open Tuberculosis and New Cases of Pulmonary Tuberculosis

It is impossible to perform an exact analysis by applying statistical methods. However, from study of available material it is believed that children 0—15 years old as well as adults over 15 years are endangered by the risk of infection, which emanates from persons with open tuberculosis. Relative figures of new cases of pulmonary tuberculosis of both categories are equal in most of the Lands of the Federal Republic of Germany. A notable difference of the character of the illness is observed: only 3% of the children, but about 35% of the adults become known as persons with open tuberculosis to the tuberculosis dispensaries. It might be reasoned that little symptoms already work upon a medical consultation for 0—15 years old persons, while the same symptoms are neglected or trifled by older people.

10. Die Morbidität an Tuberkulose in der Sowjetzone

Auf einer Tuberkulosetagung vom 7.—9. 6. 1956 in Weimar, über die Anders (Gesdh.Fürs. **10**, 230, 1957) berichtet, wurden erstmalig Zahlen über die Tuberkulosemorbidität und -mortalität in der Sowjetzone gebracht, die nachstehend wiedergegeben werden. Es handelt sich dabei um die Tuberkulose aller Formen, also einschließlich der extrapulmonalen Tuberkulose.

a) Neuzugänge an aktiver Tuberkulose auf 10 000 E

	1949	1950	1951	1952	1953	1954	1955
Sowjetzone	53,7	48,3	42,2	35,7	32,5	28,4	25,9
Bundesrep.	—	26,9	25,1	23,4	22,0	19,4	18,3

1950 lag die Zahl der Neuerkrankungen in der Sowjetzone um 21,4/10000 E und damit wesentlich höher als in der Bundesrepublik; 1955 beträgt der Unterschied noch 7,6/10000 E.

b) Bestand an Personen mit aktiver Tuberkulose auf 10 000 E

	1949	1950	1951	1952	1953	1954	1955
Sowjetzone	121,6	132,3	134,9	133,0	132,7	128,7	125,6
Bundesrep.	—	104,7	100,9	97,5	95,7	91,2	85,6

In der Zone liegt der Bestand 1955 noch etwas höher als im Jahre 1949. Er hat 1951 sein Maximum erreicht und ist seitdem langsam abgesunken, und zwar um 9,3/10000 E. In der Bundesrepublik hat sich der Bestand in der gleichen Zeit um 19,1/10000 E verringert. 1950 betrug der Unterschied 27,6/10000 E, um die der Bestand in der Sowjetzone höher lag, bis 1955 hat sich die Differenz auf 40/10000 E vergrößert. Nach diesen Angaben befinden sich 1955 in der Zone noch 1,25% der gesamten Bevölkerung wegen einer aktiven Tuberkulose in fürsorgerischer Betreuung. Die oben angegebenen Zahlen werden in Abb. 54 miteinander verglichen und zeigen, daß sich die Neuerkrankungsziffern allmählich nähern, die Bestandsziffern dagegen divergieren.

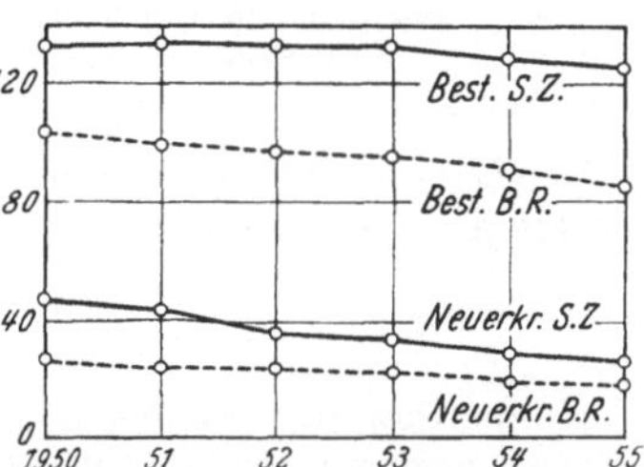

Abb. 54. Neuerkrankungen und Bestand an aktiver Tuberkulose (alle Formen) in der Sowjetzone und in der Bundesrepublik auf 10000 E, 1950—1955

Der Bericht von ANDERS enthält auch eine Altersgliederung des Bestandes, welche in Tab. 36 wiedergegeben wird.

Tabelle 36. *Bestand an Personen mit aktiver Tuberkulose (alle Formen) in der Sowjetzone auf 10 000 E 1949—1955*

Alter, Jahre	1949	1950	1951	1952	1953	1954	1955
0— 1	16,7	13,2	15,6	10,0	12,8	—	7,6
1— 5	117,8	124,8	133,0	116,4	94,6	—	60,7
5—15	127,7	143,2	136,5	118,5	102,8	—	73,2
15—25	135,2	148,5	143,8	139,7	137,4	—	113,2
25—45	142,3	155,5	162,4	172,0	173,2	—	176,8
45—65	118,0	128,6	134,7	137,1	142,7	—	146,8
über 65	61,6	67,0	75,2	76,0	94,0	—	104,9
gesamt	121,6	132,3	134,9	133,0	132,7	128,7	125,6

Wie Tab. 36 und Abb. 55 zeigen, hat der Bestand bei den Altersklassen von 0—25 Jahre ab 1952 abgenommen, bei den über 25jährigen ist der Bestand zum Teil erheblich angestiegen. Besonders betrifft dies die über 65jährigen.

Nach ANDERS werden für das Gleichbleiben des Bestandes an Erkrankten mit aktiver Tuberkulose folgende Ursachen angeführt:

1. Der Begriff der *aktiven Tuberkulose* ist noch nicht hinreichend geklärt und definiert.

2. Die *wirtschaftlichen Vergünstigungen*, die den Tuberkulösen zugebilligt werden, bedingen, daß diese kein großes Interesse an ihrer Inaktivitätserklärung haben.

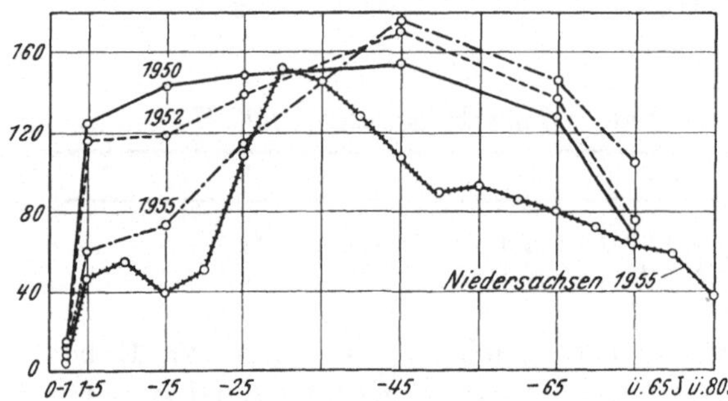

Abb. 55. Bestand an Personen mit aktiver Tuberkulose (alle Formen) in der Sowjetzone 1950, 1952 und 1955 auf 10000 E und in Niedersachsen 1955 auf 10000 E

3. Die *Überlebenszeit* der Tuberkulösen ist seit 1949 wesentlich gestiegen.

4. Die Zahl der Tuberkulosen, *die nicht zum Tode führen*, aber auch nicht ausheilen, ist größer geworden.

5. Die Tuberkulose der *hohen Altersgruppen* hat relativ zugenommen.

6. Durch die *Röntgenreihenuntersuchungen* werden *wesentlich mehr Tbk.-Fälle in den höheren Altersgruppen* erfaßt *als in den jüngeren*, so daß bei der schlechten Stabilisierungsneigung dieser Befunde der Bestand an aktiven Tuberkulosen auf diese Weise weiter steigt.

Zusammenfassung

In der Sowjetzone haben die Neuerkrankungen an aktiver Tuberkulose seit 1949 ständig abgenommen, während der Bestand erst ab 1951 schwach fällt. Ungefähr 1,25% aller Einwohner der Zone leiden heute an einer aktiven Tuberkulose. Oberhalb 25 Jahre ist der Bestand seit 1949 ständig angestiegen. Durch die RRU werden wesentlich mehr Tbk.-Fälle in den höheren Altersgruppen erfaßt als in den jüngeren.

Morbidity of Tuberculosis in the Soviet Zone of Germany

In the Soviet Zone of Germany the number of new cases of active tuberculosis has permanently decreased since 1949, while figures of registered cases are slowly dropping since 1951. About 1.25% of all inhabitants of the Zone are today suffering from active tuberculosis. Registered cases of people over 25 years have constantly risen since 1949. Mass radiographic surveys revealed that the number of registered cases of tuberculosis among older age groups by far exceeded the registered cases of younger people.

11. Tuberkulose-Morbidität im Ausland

Im Jahrbuch 1954/55 (S. 124) wurde ausführlich über die Tuberkulose-Situation in verschiedenen europäischen Ländern berichtet. Von 1955 bzw. 1956 liegen nur spärliche ausländische Unterlagen vor, so daß wir uns auf deren Diskussion beschränken müssen. Leider haben es die Bemühungen sowohl der *WHO* als der *Union Internationale contre la Tuberculose* noch nicht vermocht, zu einer möglichst umfassenden vergleichbaren internationalen Statistik zu kommen, obwohl diese allein die Kenntnisse vermittelt, welche Maßnahmen zur Bekämpfung der Tuberkulose anzuwenden sind und in welchem Umfange diese erforderlich werden.

Dänemark verzeichnet 1954 1547 (= 3,51/10000 E) Neuerkrankungen an Lungentuberkulose, 1955 1236 = 2,78/10000 E. Der Bestand an Tuberkulosekranken umfaßte 1954 14426 Personen = 32,74/10000 E; er hat bis 1955 auf 13519 = 30,45/10000 E abgenommen.

Die Neuerkrankungen an Lungentuberkulose im Bundesgebiet beliefen sich 1955 auf 15,6/10000 E und waren damit 5,6mal so hoch wie in Dänemark, während der Bestand nur 2,4mal so hoch lag. In der Bundesrepublik sind die Neuerkrankungen mit 21,3% am Bestand beteiligt, in Dänemark mit nur 9,1%. In Dänemark müßte danach die Zahl der chronischen Fälle oder die der Zugänge aus anderen Gruppen (Verschlechterungen und Verbesserungen) höher liegen als in Deutschland, wenn nicht, was wahrscheinlicher ist, nur ein Teil der tatsächlichen Neuerkrankungen erfaßt worden ist. Trotz der seit vielen Jahren äußerst günstigen Tuberkulosesituation in Dänemark erscheint die Zahl der Neuerkrankungen doch reichlich niedrig. In diesem Zusammenhang sei darauf hingewiesen, daß in einem Zeitraum von 10 Jahren (1946—1955) 1,8 Millionen Einwohner — und damit noch nicht einmal die Hälfte der gesamten Bevölkerung — durch RRU erfaßt worden sind (in Niedersachsen z. B. in etwa 8 Jahren die gesamte Bevölkerung 2mal, Bayern z. Z. jährlich etwa 10%). Allerdings erhöhen sich die Zahlen etwas durch die obligatorischen jährlichen Untersuchungen der 7—14jährigen und gezielte Aufnahmen bestimmter Bevölkerungsgruppen.

In einem Bericht der *Nationalforeningen Til Tuberkulosens Bekaempelse* (Kopenhagen) für das Jahr 1955/56 wird über Bakterienbefunde bei 1364 mit Hilusveränderungen, Pleuritis und Lungentuberkulose erkrankten Patienten Folgendes berichtet:

413 Personen waren frei von Bakterien; bei 951 fanden sich TB, und zwar bei

405 durch Direktuntersuchung des Sputums,
190 durch Kulturversuch,
356 im Magensaft.

Unter den Personen mit positivem Bakterienbefund im Magensaft befanden sich 165 Kinder = 50% aller Kinder mit Hilusveränderungen.

Die *mittlere Dauer der stationären Behandlung* betrug nach dem Bericht im Jahre 1955 bei Erwachsenen 216,3 Tage = 7 Monate, bei den Kindern 338,8 Tage = 11 Monate, bei sämtlichen Patienten 247,5 Tage = 8 Monate.

Über die Tuberkulose-Situation in *Schottland* im Jahre 1956 unterrichtet Report of the Department of Health for Scotland 1956 (Edinburgh, Her Majesty's Stationary Office Cmnd 140.). Die Angaben dieses Berichtes weichen in mancher Hinsicht so von den deutschen Verhältnissen ab, daß es berechtigt erscheint, ausführlicher auf die Verhältnisse in Schottland einzugehen:

Ende 1955 umfaßte der Bestand an Lungentuberkulösen 49463 Personen = 970/100000, oder annähernd 1%. In der Bundesrepublik betrug der Bestand am 31. 12. 1955 368825 = 733/100000 E. Da sich unter den 49463 Tuberkulösen in Schottland ein großer Teil befindet, der keine Symptome aufweist (vielleicht Personen mit inaktiver Tuberkulose?), dürfte der Bestand in beiden Ländern ungefähr übereinstimmen. Die Neuerkrankungen an Lungentuberkulose betragen 1955 in Schottland 6541 = 129/100000 E, in der Bundesrepublik 77808 = 156/100000, sie liegen damit in Deutschland mit 27/100000 E nicht unwesentlich höher als in Schottland, und zwar gliedern sich die Neuerkrankungen (Niedersachsen) in 199/100000 M (143/100000 in Schottland) und 128/100000 F (114/100000 in Schottland). Die Neuerkrankungen der Männer liegen in Niedersachsen um 56, die der Frauen nur um 14/100000 höher als in Schottland.

Die Alters- und Geschlechtsgliederung der Neuerkrankungen ist aus Abb. 56 zu ersehen. Die hohen Neuerkrankungsziffern der 0—10 jährigen in Deutschland, die durch die Ic-Fälle dieser Altersklassen bedingt sind, gibt es in Schottland nicht, ebenfalls nicht in sonstigen europäischen und außereuropäischen Ländern. Es muß angenommen werden, daß die Symptome, die in Deutschland bei den betreffenden Kindern zur Eingliederung in die Gruppe Ic führen, zu einer Überbewertung Anlaß geben. Wenn z. B. der positive Ausfall einer Tuberkulinreaktion bei den Kleinkindern in der Bundesrepublik tatsächlich ein Charakteristikum einer tuberkulösen Erkrankung ist, dann muß diese auch in anderen Ländern als Erkrankung angesehen werden.

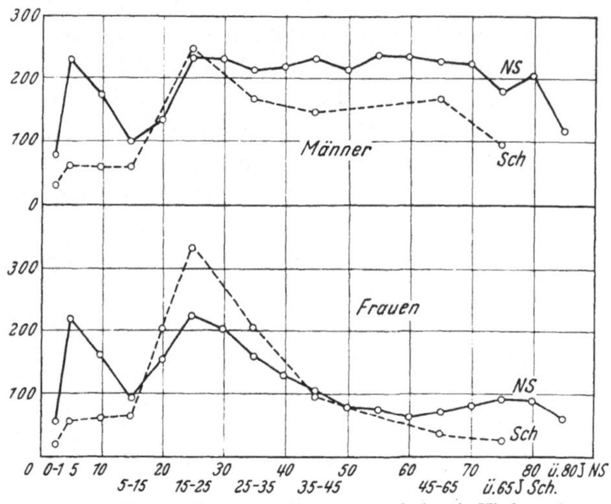

Abb. 56. Neuerkrankungen an Lungentuberkulose in Niedersachsen und Schottland, 1955 auf je 100000

Während in Deutschland das noch vor wenigen Jahren auf die Altersgruppe der 20- bis 30 jährigen entfallende Maximum bei den Männern abgebaut ist und im allgemeinen die Erkrankungshäufigkeit der 20–70 jährigen ungefähr gleich ist, zeigt sich in Schottland auch heute noch ein deutlicher Höchstwert bei den 15- bis 25 jährigen; oberhalb 25 Jahre liegen die Neuerkrankungen ganz wesentlich niedriger als in Niedersachsen. Ähnlich ist die Situation bei den Frauen, nur daß in Schottland die Extreme noch stärker differieren als z. B. in Niedersachsen. Pubertäts- und Gestationsperiode der Frauen machen sich in dieser Darstellung besonders deutlich bemerkbar, außerdem dürfte die starke berufliche Inanspruchnahme der Mädchen und Frauen in der schottischen Landwirtschaft viel zur Entwicklung dieser Verhältnisse beitragen.

Gegenüber 1954 haben die Neuerkrankungen in Schottland bei den Männern um 5%, bei den Frauen um 10% abgenommen, und zwar besonders in den Altersklassen bis 5 Jahre. Oberhalb 65 Jahre hat die Zahl der Neuerkrankungen zugenommen.

In Schottland beträgt die Differenz zwischen den Neuerkrankungsziffern der Männer (143) und der Frauen (114) 29/100000, in Niedersachsen (M 199, F 128) 71/100000. Ähnliche Ergebnisse zeigen sich auch bei den Statistiken anderer Krankheiten der Atmungsorgane, z. B. beim Lungenkrebs.

In Tab. 37 ist die Entwicklung der Neuerkrankungen an pulmonaler und extrapulmonaler Tuberkulose in Schottland (ab 1914—1918) und in Niedersachsen (ab 1947) für je 100000 Einwohner zusammengestellt.

Nach Tab. 37 und Abb. 57 entfällt das Maximum der Neuerkrankungen in Schottland auf die Zeit des 1. Weltkrieges. Dann fallen die Werte bis zum absoluten Minimum im Jahre 1939 ab. Ab 1939 erfolgt ein neuer Anstieg bis zum

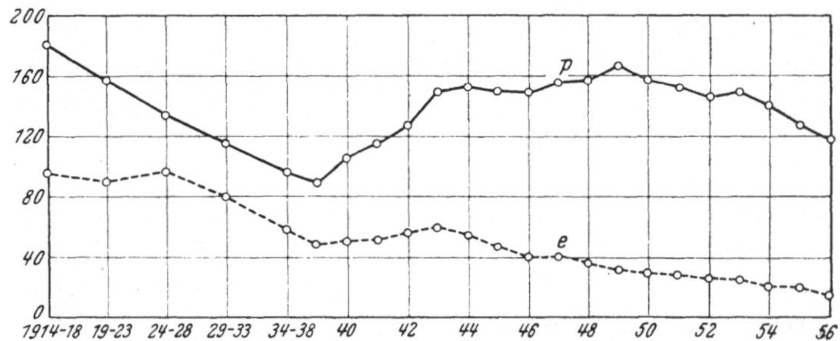

Abb. 57. Neuerkrankungen an Lungentuberkulose (*p*) und extrapulmonaler Tuberkulose (*e*) in Schottland, 1914—1956 auf 100000 E

Maximum von 168/100000 E. im Jahre 1949; erst nach 1953 setzt ein stärkerer Abfall ein, der auch in den deutschen Ländern allgemein festzustellen ist. Der Anstieg ab 1939 und die nur geringen Änderungen bis 1953 sind aber wohl kaum nur als Kriegs- und Nachkriegserscheinungen zu werten, sondern dürften zum großen Teil auf die intensivere Erfassung durch RRU zurückzuführen sein. Niedersachsen stimmt 1934—1938 mit den Angaben von Schottland überein (allerdings war damals in Deutschland die geschlossene Lungentuberkulose noch nicht meldepflichtig), zeigt ab 1947 aber ganz beträchtliche Unterschiede. Sieht man von den überhöhten Zahlen vor 1950 ab, dann sind in diesem Jahre die Neuerkrankungen in Niedersachsen um 121/100000 E höher als in Schottland; bis 1956 ist diese Differenz auf 22/100000 E zurückgegangen. *Seit 1950 haben* die *Neuerkrankungen* an pulmonaler Tuberkulose *in Schottland um 38/100000 E, in Niedersachsen um 137/100000 E abgenommen.* Da Schottland und Niedersachsen in voneinander abweichenden Altersgruppen melden, können nur ungefähre Vergleiche für diese — und nur auf Grund der absoluten Zahlen — gegeben werden. Es ergeben sich die Werte von Tab. 38.

Tabelle 37. *Neuerkrankungen an pulmonaler und extrapulmonaler Tuberkulose in Schottland und Niedersachsen auf 100000 E*

Jahr	Lungentuberkulose		extrapulmonale Tuberkulose	
	Schottland	N.-Sachsen	Schottland	N.-Sachsen
1914—18	182	—	97	—
1919—23	158	—	92	—
1924—28	135	—	98	—
1929—33	117	—	81	—
1934—38	97	98	59	17
1939	92	—	48	—
1940	107	—	52	—
1941	116	—	52	—
1942	127	—	57	—
1943	150	—	60	—
1944	152	—	55	—
1945	150	—	48	—
1946	150	—	41	—
1947	156	473	41	64
1948	158	432	36	63
1949	168	308	32	53
1950	157	278	30	40
1951	153	280	28	37
1952	146	238	26	32
1953	150	211	26	28
1954	141	182	22	30
1955	129	161	20	29
1956	119	141	15	26

Auch wenn die *prozentuale* Berechnung der Unterschiede häufig problematisch ist, so gestattet sie im vorliegenden Falle doch gewisse Schlüsse hinsichtlich der Entwicklung in den beiden Ländern. In Schottland sind die absoluten Zahlen der Neuerkrankungen an Lungentuberkulose seit 1950 um 19,6%, in Niedersachsen um 55,6% gefallen. Der Abfall ist prozentual am stärksten in Schottland bei den 0—1- und 1—5 jährigen, in Niedersachsen bei den Alterklassen 5—40 Jahre. Die Altersklassen der 0—15 jährigen weisen in Schottland, wie bereits gesagt, nur eine geringe Zahl an Neuerkrankungen auf, ihrer größeren prozentualen Änderung liegt deshalb der bei kleinen Zahlen mögliche Fehler zugrunde. Dies ist auch die Ursache dafür, daß in Schottland nur 23,8% des gesamten Rückganges auf die 0—15 jährigen entfallen, in Niedersachsen aber 35,3%. 1950 waren in Schottland 706 Neuerkrankungen der 5 bis 15 jährigen gemeldet worden, 1955 532; in Niedersachsen handelte es sich 1950 um 3735, 1955 nur noch um 1312. Die Neuerkrankungen dieser Altersgruppe lagen mithin 1950 5,3 mal (absolut!) und 1955 nur noch 2,8 mal so hoch wie in Schottland. Soll sich die Tuberkulose-Situation der 5- bis 15 jährigen in Deutschland in diesen Jahren so viel günstiger gestaltet haben als in Schottland, das heute eine kleinere Tbk.-Mortalität aufweist als Deutschland, oder ist darin nicht vielleicht doch eine auch 1950 noch deutliche Überbewertung der Tuberkulose der Kinder zu erblicken?

Tabelle 38. *Prozentuale Änderung der Zahl der Neuerkrankungen an Lungentuberkulose in Schottland und Niedersachsen, 1950—1955*

Schottland		Niedersachsen	
0— 1	—63,6	0— 1	—45,2
1— 5	—44,1	1— 5	—35,8
5—15	—24,6	5—15	—65,0
15—25	—27,8	15—25	—50,3
25—45	—18,7	25—40	—49,2
45—65	+ 4,9	40—60	—28,8
üb. 65 J.	+14,3	üb. 60 J.	—11,5
gesamt	—19,6%	gesamt	—55,6%

Auch bei den 15—25 jährigen liegt eine ähnliche Situation vor: 1950 registrierte Schottland 2864 Fälle, 1955 noch 2067; Niedersachsen dagegen 1950 3779 Personen (um *32% mehr* als in Schottland), 1955 nur noch 1877 (um fast *10% weniger* als in Schottland). Obwohl in beiden Ländern verschiedene Arbeits- und Lebensbedingungen zu berücksichtigen sind, können diese für die aufgezeigte Entwicklung allein kaum verantwortlich gemacht werden. Der stärkere Abfall der Tuberkulosemorbidität in den Ländern der Bundesrepublik, für welche Niedersachsen als Beispiel gewählt wurde, muß danach nicht so sehr in epidemiologischen Ursachen gesucht werden, sondern wird zu einem wesentlichen Teil in einer heute großzügigeren Diagnostik erblickt, welche Bagatellfälle weniger oder nicht berücksichtigt.

Von 1914/18 bis 1939 zeigt die Entwicklung der Neuerkrankungen an pulmonaler Tuberkulose in Schottland nach Abb. 57 eine stetig fallende Tendenz, die auf eine weitgehende Beruhigung der Situation hinzudeuten schien. Mit Kriegsbeginn steigt die Kurve an; dieser Anstieg findet aber nicht mit Kriegsende (1945) einen Abschluß, sondern das Maximum wird erst 4 Jahre später festgestellt. Von einem Abfall kann erst ab etwa 1953 gesprochen werden. Unter diesen Umständen ist in dem Anstieg ab 1939 und der annähernden Konstanz der Werte von 1943—1953 nicht allein eine Auswirkung von Kriegs- und Nachkriegsfolgen zu erblicken, es müssen sich in diesem Geschehen auch weitgehend die RRU bemerkbar machen. Dann muß aber angenommen werden, daß die Angaben aus der Zeit vor 1939 bei weitem nicht den tatsächlichen Verhältnissen entsprechen, sondern daß die wirklich erfolgten Neuerkrankungen wesentlich höher gelegen haben.

Bei den 1946 begonnenen, zunächst gezielten, später systematischen Röntgenuntersuchungen wurden in den ersten Jahren etwa 60 Fälle aktiver Lungentuberkulose auf 10000 Untersuchte festgestellt, wobei aktiv annähernd identisch ist mit behandlungsbedürftig. Innerhalb von 10 Jahren wurden bei rund 2,3 Millionen RRU 11413 Fälle von aktiver Lungentuberkulose festgestellt = 500/100000 Untersuchte. Die Zahl der bei diesen Untersuchungen ermittelten Personen mit Krankheiten des Herzens und der Lunge (einschl. Tbk.) beläuft sich auf etwa 7—8% der Untersuchten = 7000—8000/100000 Aufnahmen!

Die Neuerkrankungen an extrapulmonaler Tuberkulose haben nach Abb. 57 eine andere Entwicklung genommen als die an Lungentuberkulose; der Anstieg ab 1939 ist schwächer, und bereits 1943 beginnt der Abfall. Nach Tab. 37 stellten diese Tuberkuloseformen um 1914—1918 etwa ein Drittel *aller* Neuerkrankungen, 1956 beläuft sich ihr Anteil nur noch auf etwa 11%. RRU und systematische Bekämpfung der Rindertuberkulose haben zu dieser Entwicklung beigetragen.

Von den an Lungentuberkulose Verstorbenen waren 56% (M) bzw. 68% (F) länger als 2 Jahre vor ihrem Tode als tuberkulös bekannt. In 22,7% (M) bzw. 18,4% (F) aller Sterbefälle an Lungentuberkulose waren die Verstorbenen weniger als 1 Monat, erst beim Tod, oder überhaupt nicht bei den Fürsorgestellen registriert. 43% aller Fälle an extrapulmonaler Tuberkulose gelangten erst durch den Tod zur Kenntnis der amtlichen Stellen. Danach ist anzunehmen, daß die Zahl der unbekannten Tuberkulösen in Schottland eine nicht unwesentliche Rolle spielt.

Nach einem Referat von K. Coufal über die epidemiologische Situation, Präventions- und Behandlungsfragen in der *Tschechoslowakei* anläßlich des Phthisiologenkongresses in Moskau (9.—15. 6. 1957) ist die Meldepflicht für Erkrankungen an Tuberkulose in der CSR seit 1948 obligatorisch. Die Erkrankungsziffer betrug 1950 175/100000 E und stieg bis 1956 auf 199/100000 E an. Bei den Kindern ist sie in derselben Zeit von 101 auf 82/100000 gefallen. Ein Viertel aller neuen Erkrankungen ist auf Reaktivierung früherer Prozesse zurückzuführen (wenn man unter „neuen Erkrankungen" die Gesamtzahl der Zugänge versteht, dann entsprechen diese Angaben ungefähr den deutschen Verhältnissen). Das Maximum der Erkrankungen entfällt auf die Altersgruppen 20—25 und 50—60 Jahre, letzteres besonders bei den Männern, während bei den Frauen die zwanziger Jahre eine besondere Gefährdung aufweisen. Bei der überwiegenden Mehrheit der über 60 Jahre alten Personen wurde die Tbk. erst in höherem Alter festgestellt, und es wird angenommen, daß sie auch erst kurz vor der Diagnosestellung klinisch manifest wurde. Hinsichtlich Befundausdehnung und Zerfallsherden besteht kein wesentlicher Unterschied zwischen jüngeren und älteren Patienten, dagegen scheint es, daß bei den älteren verhältnismäßig mehr TB nachgewiesen werden als bei jüngeren Personen (wahrscheinlich ist hier gemeint, daß der Anteil der ansteckenden Tbk. unter den älteren Personen höher ist als unter den jüngeren; das ist auch in Deutschland der Fall).

Bei den RRU, die mit 50 Geräten älterer Bauart in der CSR durchgeführt werden, wurden unbekannte Tuberkulosefälle meistens unter den über 50jährigen gefunden, die besonders ungern der Vorladung zur Untersuchung Folge leisten.

Die älteren Jahrgänge werden in der CSR als die vom epidemiologischen Standpunkt aus wichtigste Bevölkerungsgruppe angesehen, und die Bekämpfung der Tuberkulose dieser Altersgruppen gilt als eine der vordringlichsten Aufgaben. Es besteht die Absicht, wenigstens einmal jährlich alle über 10 Jahre alten Personen zu untersuchen; zu diesem Zweck werden bis Ende des Jahres 100 neue Geräte in Dienst gestellt.

Die Morbidität an Tuberkulose aller Formen in der CSR ist im Jahre 1956 mit etwa 1% anzunehmen, die Mortalität betrug 1956 39,6/100000 E. Die Letalität an tuberkulöser Meningitis, welche 1954 noch 42% betrug, ist 1956 auf 17% gefallen.

Anläßlich des 2. *Türkischen* Tuberkulose-Kongresses im Februar 1955 in der Universität von Ankara berichteten *Prof. Dr.* Karasu, *Prof. Dr.* Akkaynak und *Dr.* Altan (The second National Turkish Tuberculosis Congress, Ankara 1956) über umfassende Tbk.-Untersuchungen von 12476 Personen (Schüler, Studenten, Regierungsangestellte, Soldaten, Händler usw.) in der Zeit von 1950—1954. Es wurden 315 Fälle von Tuberkulose = 2,46% festgestellt. Der Anteil der Frauen betrug 20,24%, der der Männer 79,76%. Ermittelt wurden:

22 Fälle von offener Tbk. . . . . = 0,17%
48 Fälle von wahrscheinl. Tbk. . = 0,38%
173 Fälle von geschlossener Tbk. . = 1,34%
72 Fälle von extrapulmonaler Tbk. = 0,57%

Das Maximum der offenen Tuberkulose fiel auf die Altersgruppen 25—40 Jahre, das der geschlossenen Tuberkulose auf die 7—15jährigen; die größte Häufigkeit der extrapulmonalen Tuberkulosen wurde bei den 15—40jährigen festgestellt.

Über die Tätigkeit der Fürsorgestellen in der *Schweiz* im Jahre 1955 berichtet Dr. Kaufmann in Heft 8 der *Blätter gegen die Tuberkulose.* Danach beläuft sich die Gesamtzahl der Fürsorgefälle 1955 auf 105993 Personen. Die Zahl der Neuaufnahmen beträgt 24936, davon sind 27,7% Neuerkrankungen, 4,7% neu gemeldete Rückfälle, 19,7% Residuen und 47,9% Gefährdete.

14,4% sämtlicher Fürsorgepatienten wurde eine Kur vermittelt. 34,4% der Kurfälle waren aus früheren Jahren übernommen, 65,6% entfielen auf neue Kuren. Unter den Sanatoriumspatienten bildet die Altersgruppe der 0—10-jährigen prozentual mit 22,9% das Maximum, die der über 60jährigen mit 6,2% das Minimum.

Die *National Association for the Prevention of Tuberculosis in Australia* weist in einem Bericht "*Facts about Tuberculosis*" auf die Diskrepanz zwischen Mortalität und Morbidität an Tuberkulose hin und bemerkt, daß in den Hauptaltersgruppen der Männer sich insofern eine Änderung der Erkrankungshäufigkeit bemerkbar mache, als ein *größerer Prozentsatz der neuentdeckten Fälle* auf die *älteren Personen* entfalle, deren Gesundheit dadurch nur wenig beeinträchtigt würde, deren Sputum jedoch eine Gefahr bedeute. Es werden zum Schutze der Kinder und Jugendlichen regelmäßig Röntgenuntersuchungen der älteren Leute gefordert. „Großvaters Husten" ist verantwortlich für manchen Todesfall unter den Kindern!

Die Zahl der Neuerkrankungen in Australien wird auf ungefähr 5000 pro Jahr geschätzt.

Nach *Nat. Tbc. Assoc. J. Amer. Med. Assoc.* [**162**, 6, 590 (1956)] beläuft sich die Zahl der Personen mit aktiver Tuberkulose in den *USA* auf etwa 400000; die

Neuerkrankungen werden auf etwa 100000 pro Jahr geschätzt. Nach dem Bericht werden in den USA jährlich 600 Mill. Dollar = 2,5 Milliarden DM für die Tbk. aufgewendet. Nach einem anderen Bericht (The Crusade for Good Health and Better Homes, 1957) wird die Zahl der Tuberkulösen auf 600000 geschätzt; die Gesamtkosten, die die Tuberkulose verursacht, sollen rund 1 Milliarde Dollar betragen = 4,2 Milliarden DM.

Zusammenfassung

Obwohl die Tuberkulose-Situation heute nur noch auf Grund von Morbiditäts-Statistiken einigermaßen zuverlässig kontrolliert werden kann, stehen in den einzelnen Ländern nur sehr spärliche Unterlagen darüber zur Verfügung, so daß exakte internationale Vergleiche zur Zeit noch nicht möglich sind. Es läßt sich lediglich feststellen, daß die Morbiditäts-Statistiken in allen Ländern sehr ähnliche charakteristische Merkmale aufweisen, und daß die Erkrankungshäufigkeit der jüngeren Personen während der letzten Jahre am stärksten abgenommen hat. Im Gegensatz zu den deutschen Zahlenangaben liegt im gesamten Ausland die Morbidität der Kinder sehr niedrig; es wird angenommen, daß es sich hierbei weniger um ein epidemiologisches Problem als vielmehr in der Bundesrepublik um eine Überbewertung der evtl. auf eine Tuberkulose hindeutenden Befunde bei den Kindern handelt.

Tuberculosis Morbidity in Foreign Countries

Although a rather reliable control of today's tuberculosis situation can only be achieved on basis of morbidity statistics, there are but scant records available in the single countries. Therefore, at the present time an exact international comparison is still impossible. It can only be observed that in all countries morbidity statistics show very similar characteristics, and that during the last years frequency of illness has diminished mostly among younger people. Contrary to German figures the morbidity of children is low in all foreign countries. This is believed to be less of an epidemiological problem, but comes from an over-evaluation of results in the Federal Republic of Germany, which might show signs of a probable tuberculosis of children.

D. Tuberkulose-Mortalität

1. Tuberkulosesterbefälle und -sterbeziffern

Die Sterbefälle an Tuberkulose bildeten bis vor wenigen Jahren *das* Kriterium für die Beurteilung der Tuberkulose-Entwicklung. Mit dem besonders in den letzten Jahren erfolgten Absinken der Sterblichkeit und dem Anwachsen der Invaliditätsfälle verlagert sich die Betrachtungsweise auf die Morbidität. Dies darf jedoch nicht darüber hinwegtäuschen, daß auch heute noch täglich 25 bis 30 Personen in der Bundesrepublik Deutschland einer Tuberkulose erliegen.

In Deutschland wird unterschieden zwischen den von Ärzten und Krankenanstalten den Gesundheitsämtern direkt angezeigten, *sanitätspolizeilich*-gemeldeten Sterbefällen und den aus den Zählkarten ersichtlichen *standesamtlich*-registrierten Tuberkulose-Sterbefällen. Letztere werden den Gesundheitsämtern durch die Standesämter mitgeteilt.

Die Zahl der Sterbefälle an Tuberkulose (alle Formen) betrug in der Bundesrepublik Deutschland (absolut und auf je 10000 Männer bzw. Frauen):

Jahr	Männer		Frauen		gesamt	
	abs.	rel.	abs.	rel.	abs.	rel.
1950	11547	5,17	7259	2,87	18806	3,94
1951	11035	4,89	6814	2,67	17849	3,71
1952	8297	3,65	4984	1,94	13281	2,72
1953	6904	3,00	3690	1,42	10594	2,16
1954	6706	2,90	3404	1,30	10110	2,10
1955	6783	2,90	3256	1,20	10039	2,00

Die Sterbeziffer ist seit 1950 fast um die Hälfte gesunken, sie zeigt jedoch seit 1953 keine wesentliche Änderung mehr, nachdem mit Einsetzen der INH-Therapie von 1951/52 und 1952/53 ein stärkerer Abfall erfolgt ist. Bei den Männern hat die Sterblichkeit an Tuberkulose seit 1950 um rund 2,3/10000 M, bei den Frauen um 1,7/10000 F abgenommen; die Differenz zwischen den Männern und Frauen (Höhersterblichkeit der Männer) hat sich entsprechend verringert: 1955 starben nur noch 1,7/10000 M mehr an Tuberkulose als Frauen.

Tabelle 39. *Mortalität der Männer und Frauen an Lungentuberkulose in den Ländern der Bundesrepublik Deutschland im Jahre 1955 auf je 10000*

Land	Männer	Frauen
Schleswig-Holstein . .	2,79	1,24
Hamburg	2,94	0,93
Niedersachsen	2,31	1,09
Bremen	2,55	1,56
Nordrhein-Westfalen .	2,84	0,95
Hessen	2,10	0,82
Rheinland-Pfalz . . .	2,53	0,79
Baden-Württemberg . .	2,24	0,90
Bayern	3,13	1,17
Bundesrepublik	2,7	1,0
West-Berlin	5,34	1,57

Über die Tuberkulose-Mortalität der Männer und Frauen im Jahre 1955 in den Ländern der Bundesrepublik Deutschland unterrichtet Tab. 39.

Die absolut höchste Tuberkulosesterblichkeit (außer Berlin mit wesentlich abweichender Altersgliederung der Bevölkerung) der Männer weist Bayern auf, die niedrigste Hessen. Bei den Frauen liegt die Sterblichkeit in Bremen fast doppelt so hoch wie in Rheinland-Pfalz. Relativ hoch ist die Tuberkulosemortalität auch noch in Schleswig-Holstein. Die überdurchschnittliche Sterblichkeit in Bayern wird ausschließlich durch die Verhältnisse im Reg.-Bez. Oberfranken verursacht, der die bei weitem höchste Sterbeziffer aller bayerischen Regierungsbezirke aufweist (3,2/10000 E gegenüber einem Mittel von 2,1/10000 im Land Bayern und 1,6/10000 E in Oberbayern und Schwaben).

2. Tuberkulose-Mortalität nach Alter und Geschlecht

Im Anhang sind die Statistiken der Länder über die Sterblichkeit an Tuberkulose im Jahre 1955 aufgeführt. Wie bereits im Tbk.-Jb. 1954/55 haben wir uns mit Rücksicht auf die sehr kleinen Sterbeziffern der verschiedenen Organtuberkulosen auf die Wiedergabe der absoluten und relativen Sterblichkeit an Tuberkulose der Atmungsorgane, der Hirnhäute und des ZNS und der Gesamtheit der extrapulmonalen Tuberkulose beschränkt.

In Abb. 58 ist die Sterblichkeit an Lungentuberkulose in der Bundesrepublik Deutschland in den Jahren 1954 und 1955 dargestellt.

Die Sterblichkeit an Lungentuberkulose hat sich nach Abb. 58 von 1954 auf 1955 nicht geändert. Die geringen Schwankungen in den höheren Altersgruppen sind auf die bereits erwähnten Verhältnisse (schwach besetzte Altersgruppen) zurückzuführen und haben somit keine Bedeutung.

Nach Abb. 58 ist der letzte entscheidende Abfall der Tuberkulose-Sterblichkeit in den Jahren zwischen 1950 und 1953 erfolgt, und zwar als Folge der ab 1952 zur Anwendung gelangenden Isoniazide. Die Änderung zwischen 1953 und 1955 ist unwesentlich. Es hat den Anschein, als ob in den nächsten Jahren mit einer annähernd konstanten Tuberkulosesterblichkeit gerechnet werden muß, wenn es nicht gelingt, evtl. mit einem neuen Medikament auch die Sterblichkeit der höheren Altersklassen entscheidend zu senken. Allerdings dürfte bei den älteren Tuberkulösen noch mehr als bei den jüngeren der Allgemeinzustand und die bereits stärker reduzierte Widerstandskraft ein gewisses Gegengewicht darstellen, das einer weiteren wesentlichen Senkung der Sterblichkeit an Tuberkulose entgegensteht. Schließlich beträgt heute die Tuberkulosesterblichkeit der Offentuberkulösen in höherem Alter „nur“ noch das 2—3fache der Sterblichkeit der gleichaltrigen Nichttuberkulösen *an allen Ursachen.*

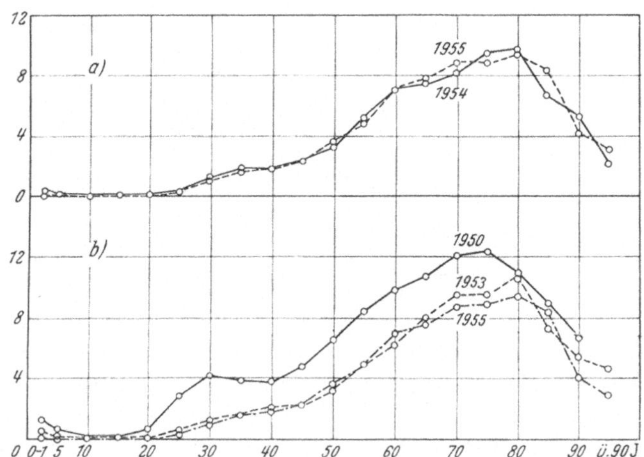

Abb. 58. Sterblichkeit der Männer an Lungentuberkulose in der Bundesrepublik Deutschland auf 10000 E; a) 1954 und 1955, b) 1950, 1953 und 1955

Auf die Sterblichkeitsunterschiede zwischen Männern und Frauen wurde in früheren Tuberkulose-Jahrbüchern ausführlich eingegangen und darauf hingewiesen, daß diese sich weiter angleichen werden. 1950 starben 1,23/10000 Männer mehr an Tuberkulose (alle Formen) als Frauen, 1955 beträgt der Unterschied 0,9/10000. In den einzelnen Altersklassen ergeben sich nachstehende Verhältnisse als *Differenz* zwischen der auf 10000 bezogenen Sterblichkeit der Männer an Lungentuberkulose und jener der Frauen (— = mehr Frauen gestorben als Männer):

Jahr	0—1	5	10	15	20	25	30	35	40	45	50	55	60	65	70	75	80	85	90	ü. 90 J.
1950	0,2	0	0	—0,2	—0,5	0,3	1,4	1,5	1,6	3,0	4,5	6,2	7,2	7,0	7,3	5,6	5,5	—	2,0	—
1955	0,1	0	0	0	—0,1	—0,1	0,2	0,7	0,8	1,5	2,7	3,9	5,8	6,0	6,1	5,2	5,0	3,6	2,2	2,4

Der Sterblichkeitsunterschied hat sich somit in fast allen Altersklassen verringert und gleicht sich langsam weiter aus.

Nach Abb. 59 beginnt die Sterblichkeit an Lungentuberkulose praktisch erst oberhalb 20 Jahre. Sie erreicht in Bayern mit 65—70 Jahren, in Hessen mit 75—80 Jahren, in Berlin mit 80—85 Jahren und in Schleswig-Holstein mit über 90 Jahren ein Maximum. Diese sowie sonstige Darstellungen über die Sterblichkeit an Tuberkulose lassen erkennen, daß die Frage der Tuberkulosesterblichkeit in den höheren Lebensaltern reichlich problematisch ist.

Es kann jedoch nicht ohne weiteres angenommen werden, daß diese Angaben nicht korrekt sind, sondern es muß berücksichtigt werden, daß die geringe

Besetzung der höheren Altersklassen in kleinen Ländern *bei einem Todesfall mehr oder weniger* zu erheblichen Änderungen der Relativzahlen Anlaß geben kann. So betrug z. B. die Zahl der Männer von mehr als 90 Jahren in Hessen am 31. 12. 1955 966. Ein Sterbefall an Tuberkulose in dieser Altersgruppe ergibt eine Tuberkulosesterblichkeit der über 90jährigen Männer von 10,34/10000 M, bei 2 Sterbefällen verdoppelt sich diese Zahl (= 20,68/10000). Dieses Beispiel zeigt, daß einer

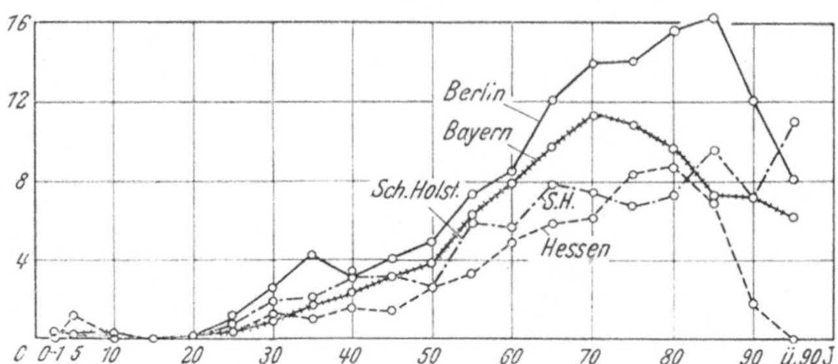

Abb. 59. Sterblichkeit der Männer in Berlin, Schleswig-Holstein, Hessen und Bayern an Lungentuberkulose, 1955 auf $1000/_{0000}$ M

Analyse der Morbidität und Mortalität bei schwach besetzten Altersgruppen bzw. bei kleinen Ländern keine Bedeutung zukommt, und daß diese zu völlig falschen Folgerungen führen kann.

Die Entwicklung der Tuberkulosemortalität von 1955 auf 1956 in Bayern ist aus Abb. 60 zu ersehen. Zwischen 40 und 60 Jahren zeichnet sich ein schwaches Absinken, oberhalb 65 Jahre ein geringfügiger Anstieg ab.

Charakteristisch für die seit Jahren zu beobachtende Entwicklung der Morbidität und Mortalität an Tuberkulose ist die ständige Abnahme in den jüngeren und mittleren Altersklassen; in einigen Jahren dürfte die Tuberkulose bei den etwa 0—40-jährigen kaum noch eine Rolle spielen; sie sucht ihre Opfer mehr und mehr unter den älteren Personen. Das mittlere Sterbealter der an Tuberkulose gestorbenen Männer in Bayern liegt 1956 bereits bei 56,5 Jahren.

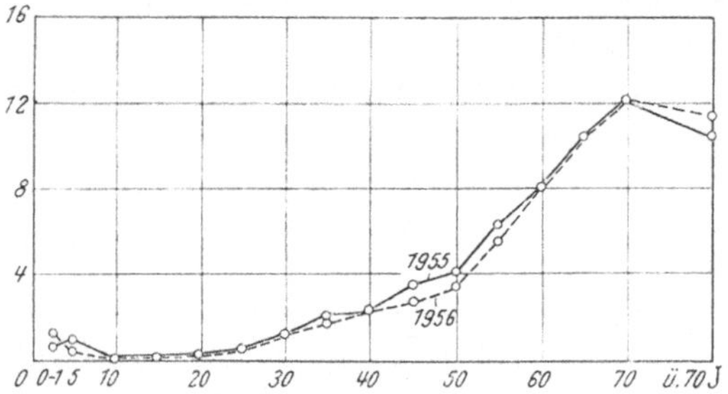

Abb. 60. Sterblichkeit der Männer an Lungentuberkulose (alle Formen) in Bayern 1955 und 1956 auf 10000 M

3. Andere Todesursachen der Tuberkulosekranken

Solange die Tuberkulose in relativ kurzer Zeit bei sehr zahlreichen Fällen zum Tode führte, mußte die Zahl der Tuberkulösen niedrig liegen, welche an anderen Ursachen als an Tuberkulose starben. Mit der Entwicklung der Tuberkulose zu einer Invaliditätsursache mußte zwangsläufig die Zahl der an anderen Todesursachen als Tuberkulose gestorbenen Tuberkulösen ansteigen. Für das Jahr 1955 ergeben sich die Verhältnisse nach Tab. 40.

Diese Zahlen stimmen im Mittel mit den Angaben für 1954 überein und besagen, daß knapp zwei Drittel der verstorbenen Tuberkulösen an Tuberkulose und über ein Drittel an anderen Ursachen gestorben sind.

Bei der zur Zeit nur sehr geringfügigen Änderung der Tuberkulosesterblichkeit wird sich diese Situation in absehbarer Zeit kaum wesentlich verschieben.

Über die Todesursachen der nicht an Tbk. gestorbenen Tuberkulösen hat HARMSEN Untersuchungen angestellt (s.Tbk.-Jb. 1953/54); danach entsprechen diese im wesentlichen jenen der nicht-tuberkulösen Bevölkerung.

Tabelle 40. *Sterblichkeit der Tuberkulösen an Tuberkulose und anderen Ursachen 1955*

Land	Verstorbene insgesamt	davon an Tbk. %	nicht an Tbk. %
Schleswig-Holstein	665	64,7	35,3
Hamburg	841	44,5	55,5
Niedersachsen	1752	70,3	29,7
Bremen	214	59,4	40,6
Nordrhein-Westfalen	3843	71,7	28,3
Hessen	966	65,5	34,5
Rheinland-Pfalz	915	62,1	37,9
Baden-Württemberg	2369	48,5	51,5
Bayern	—	—	keine Angaben
Berlin	1060	—	42,3
Gesamt ohne Bayern	12625	62,4	37,6

Zusammenfassung

Die Sterblichkeit an Tuberkulose hat in der Bundesrepublik Deutschland ab 1950 nochmals beträchtlich abgenommen, und zwar besonders in den Jahren 1952 und 1953 als Folge der Isoniazid-Therapie. Mit dem Jahre 1953 ist die Entwicklung praktisch zum Stillstand gekommen, ein weiteres entscheidendes Absinken der Mortalität dürfte in den nächsten Jahren kaum zu erwarten sein; besonders gilt dies für die höheren Altersklassen mit noch relativ hoher Mortalität. Die Sterblichkeitsunterschiede zwischen Männern und Frauen haben sich seit 1950 weiter ausgeglichen.

Mit dem starken Absinken der Tuberkulosemortalität während der letzten Jahre mußte zwangsläufig die Sterblichkeit der Tuberkulösen an sonstigen Ursachen ansteigen. Im Jahre 1955 entfielen rund 60% der Sterbefälle der Tuberkulösen auf die Tuberkulose, 40% auf sonstige Ursachen, welche nach einer Untersuchung von HARMSEN im allgemeinen jenen der nichttuberkulösen Bevölkerung entsprechen.

Tuberculosis Mortality

In Germany, mortality of tuberculosis has again considerably diminished since 1950, owing to Isoniazid-Therapy especially from 1952—1953. Practically the development has stopped in 1953. Further important decline of mortality might not be expected during the next years. Especially, this will be of value for older age classes, which are still showing a relative high degree of mortality. Mortality differences between men and women have more equalized since 1950. Tuberculosis mortality has strongly diminished during the last years; consequently, the mortality of tuberculars emanating from other reasons was rising. During 1955, 60% of tuberculars died of tuberculosis; 40% died of other reasons. Following HARMSEN's analysis these figures generally correspond to the mortality figures of non-tuberculous population.

E. Verhältnis der Mortalität zur Morbidität (Letalität)

1. Allgemeines

Die *Letalität* wird definiert als das Verhältnis der an einer bestimmten Todesursache Verstorbenen zu 100 Erkrankten:

$$L = \frac{\text{Verstorbene} \times 100}{\text{Erkrankte}}$$

und vermittelt damit eine Aussage über die Sterbeintensität, deren Kenntnis für Umfang und Art der zu ergreifenden Maßnahmen von besonderer Bedeutung ist.

Bei der Tuberkulose ist eine exakte Berechnung der Letalität nicht möglich, weil die *genaue* Zahl der Neuerkrankungen nicht bekannt ist und weil bei dem Charakter der sich mehr und mehr zur chronischen Krankheit entwickelnden Tuberkulose Sterbefälle noch nach Jahren und Jahrzehnten erfolgen können. Wir beschränken uns deshalb auf die Errechnung der Sterblichkeit der Tuberkulösen an Tuberkulose im Sinne einer *jährlichen Letalität* und setzen voraus, daß die an Lungentuberkulose Verstorbenen grundsätzlich nur aus dem Bestand an Personen mit ansteckender Lungentuberkulose (Ia + Ib) stammen können. Die Sterbequote (St) der an Lungentuberkulose verstorbenen Tuberkulösen errechnet sich (s. Tbk.-Jb. 1954/55, S. 149) aus:

$$St = \frac{\text{Verstorbene} \times 100}{\text{Bestand (Ia + Ib)} + \text{Verstorbene}}$$

2. Jährliche Sterbequote der Tuberkulösen an Tuberkulose

Im Tbk.-Jb. 1954/55 S. 150 war die jährliche Letalität der Offentuberkulösen in den Ländern der Bundesrepublik Deutschland für die Jahre 1947—1954 berechnet worden. Für die Jahre 1954 und 1955 ergibt sich die Situation nach Tab. 41:

Tabelle 41. *Jährliche Letalität der Offentuberkulösen in den Ländern der Bundesrepublik Deutschland (in %)*

Land	1954	1955
Bremen	4,3	4,8
Hamburg	4,6	4,4
Berlin	5,4	6,1
Schleswig-Holstein	5,5	5,8
Niedersachsen	5,7	6,4
Baden-Württemberg	5,8	7,2
Rheinland-Pfalz	6,0	5,7
Bundesgebiet	6,4	6,9
Nordrhein-Westfalen	6,7	7,1
Hessen	6,8	7,4
Bayern	8,3	8,4

In Hamburg und Rheinland-Pfalz ist die Sterbequote der Tuberkulösen etwa unverändert geblieben, in den anderen Ländern leicht, in Baden-Württemberg recht beträchtlich angestiegen. Diese Feststellung besagt, daß die Sterblichkeit der Offentuberkulösen an Lungentuberkulose im Jahre 1955 höher gewesen ist als 1954. Damit setzt sich die Entwicklung fort, auf die bereits im Tbk.-Jb. 1954/55 (S. 150/51) hingewiesen wurde. Der Grund dafür ist einmal wohl darin zu sehen, daß die 1952 beginnende Isoniazid-Therapie zahlreiche — besonders ältere — Personen vorübergehend vor dem Tode bewahrt hat, die nun doch mehr und mehr ihrer Tuberkulose erliegen, und vielleicht darin, daß ein Teil der ambulant behandelten Offentuberkulösen den Fürsorgestellen nicht gemeldet wird.

Berlin weist einen ungewöhnlich hohen Bestand an Personen mit ansteckender Lungentuberkulose (Ia) auf; der für die Letalität ermittelte Wert, der gut dem Mittelwert entspricht, läßt aber erkennen, daß dieser Bestand zweifellos den tatsächlichen Verhältnissen entspricht. Demgegenüber muß die Angabe von Bayern vielleicht auch von Hessen bezweifelt werden. Es ist nicht denkbar daß die Letalität derartige Unterschiede zwischen den einzelnen Ländern aufweist, wie es nach Tab. 41 der Fall zu sein scheint; es sind zum mindesten keine Gründe einzusehen, warum etwa in Niedersachsen von 100 Offentuberkulösen 6,4, in Bayern aber 8,4 gestorben sein sollen. Auch diese Verhältnisse weisen darauf hin, daß in einigen Ländern — besonders aber in Bayern — eine *beträchtliche* Zahl Offentuberkulöser den Tuberkulosefürsorgestellen nicht bekannt ist.

Aus den wenigen für 1956 vorliegenden Unterlagen ist zu ersehen, daß 1956 die jährliche Letalität etwa derjenigen des Jahres 1955 entspricht. Der seit 1947/48 (und sicher auch in früheren Jahren) festzustellende stetige Abfall der Sterblichkeit der Offentuberkulösen kommt 1953 zum Stillstand und beträgt seit dieser Zeit etwa 5—6%, wenn man die ungefähre Zahl der unbekannten Offentuberkulösen berücksichtigt.

Da die Offentuberkulösen außer an Tuberkulose auch an sonstigen Ursachen sterben, kann ihre Gesamtsterblichkeit seit 1953 auf etwa 6—7% geschätzt werden; sie liegt damit etwa 6—7 mal so hoch wie die der Gesamtbevölkerung.

3. Sterblichkeit der Tuberkulösen an Lungentuberkulose nach Alter und Geschlecht

Bei der auf die Gesamtbevölkerung (Tuberkulöse + Nicht-Tuberkulöse) bezogenen Sterblichkeit an Tuberkulose ergeben sich in allen Ländern größere Differenzen zwischen Männern und Frauen. Im Tbk.-Jb. 1954/55 (S. 152/53) war nachgewiesen worden, daß dies bei der jährlichen Letalität nicht der Fall ist, sondern daß die Wahrscheinlichkeit der an ansteckender Lungentuberkulose erkrankten Frauen, an Lungentuberkulose zu sterben, genau so groß ist wie die der offentuberkulösen Männer. Dies gilt für die *Gesamtheit* der Männer und für sämtliche Frauen. In den verschiedenen Altersgruppen treten Unterschiede auf, über die ausführlich berichtet worden ist, so daß wir uns hier auf die Diskussion der Ent-

Tabelle 42. *„Letalität" an Lungentuberkulose 1954 und 1955 in Niedersachsen und in 7 Ländern in Prozent*

Alter, Jahre	Niedersachsen				7 Länder[1, 2]			
	1954		1955		1954		1955	
	M	F	M	F	M	F	M	F
0— 1	80,0	50,0	50,0	—	58,3	61,9	56,2	50,0
1— 5	6,3	—	4,5	7,7	14,7	16,8	8,7	13,3
5—10	12,5	—	—	—	2,5	1,7	4,7	2,5
10—15	—	1,5	8,3	2,3	2,3	1,7	2,8	1,2
15—20	1,5	2,0	1,4	2,3	1,1	1,5	0,9	1,4
20—25	1,4	2,0	2,5	2,0	1,4	2,0	1,6	2,2
25—30	2,3	3,8	2,2	2,6	2,2	2,9	2,4	2,9
30—35	2,5	3,1	2,5	2,7	2,7	3,8	2,9	3,6
35—40	2,4	3,8	3,4	3,9	2,9	3,4	3,3	4,4
40—45	3,7	3,7	3,3	4,5	4,3	5,0	4,4	4,3
45—50	4,3	4,9	6,0	6,7	5,8	5,7	6,3	5,7
50—55	6,7	4,3	6,3	7,7	8,0	5,6	7,8	6,2
55—60	7,7	5,8	8,9	8,1	9,9	6,7	10,5	7,6
60—65	8,5	13,6	9,7	10,4	11,5	10,6	11,7	10,3
65—70	13,0	9,9	11,9	13,3	14,2	14,4	15,0	15,8
70—75	12,8	21,3	11,4	20,7	21,6	24,7	21,1	24,1
75—80	19,8	19,1	18,1	23,8				
über 80 J.	18,8	28,6	21,1	29,7				
gesamt	5,6	5,7	6,3	6,6	6,8	6,0	7,3	6,4

[1] Schleswig-Holstein, Hamburg, Bremen, Niedersachsen, Nordrhein-Westfalen, Hessen und Bayern (rund 38 Mill. Einwohner).

[2] Letzte Gruppe über 70 Jahre.

wicklung in Niedersachsen und in einer größeren Gruppe von Ländern beschränken können. Tab. 42 gibt diese Verhältnisse wieder.

Gegenüber 1954 ist 1955 bei Männern und Frauen ein leichter Anstieg der Letalität erfolgt, der aber keine bestimmte Altergruppe bevorzugt (s. a. Abb. 61).

Nach Abb. 61 liegt die Letalität an Tuberkulose der Frauen zwischen 15 und 45 Jahren etwas höher als die Letalität der Männer. Auch hier zeigt sich, daß die offene Tuberkulose während der Gestationsperiode der Frau eine etwas ungünstigere Prognose hat als die Tuberkulose der Männer. Zwischen 45 und 70 Jahren ist die Sterbequote der offentuberkulösen Männer gegenüber der der Frauen etwas erhöht; es wird angenommen, daß die Ursache dafür in einer Vorwegnahme der Sterbefälle jener Frauen zu erblicken ist, welche bereits (in höherem Maße als die Männer!) vor dem 45. Lebensjahr gestorben sind.

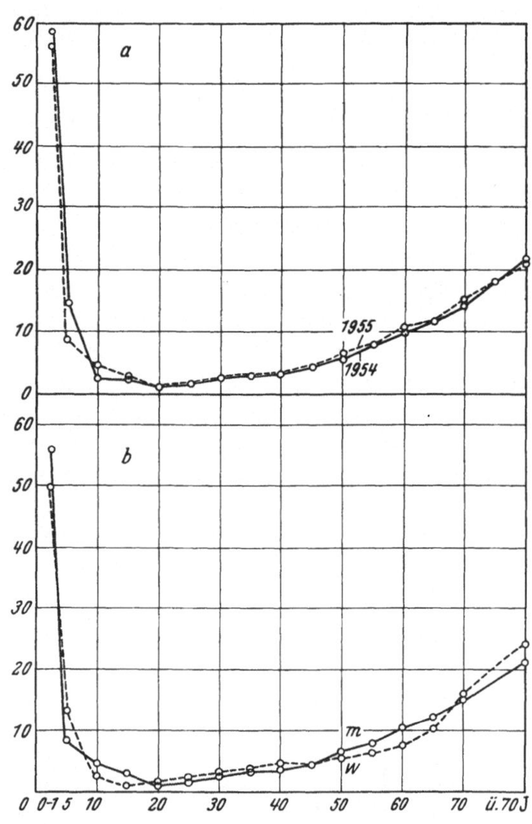

Abb. 61 a u. b. a) Letalität der Männer an Lungentuberkulose in 7 Ländern, 1954 und 1955; b) Letalität der Männer und Frauen an Lungentuberkulose in 7 Ländern, 1955

Von einer Höhersterblichkeit der Männer an Tuberkulose kann nach dieser Darstellung (s. a. Tbk.-Jb. 1954/55 S. 150ff.) nicht die Rede sein; diese tritt nur dann in Erscheinung, wenn die Sterblichkeit an Tuberkulose auf *alle* Personen, und nicht nur auf die Tuberkulösen bezogen wird, die allein an Tuberkulose sterben können.

Zusammenfassung

Die Kenntnis der Letalität an Tuberkulose ist aus seuchenhygienischen Gründen von Bedeutung. Ihre Berechnung setzt jedoch die genaue Kenntnis der Zahl der Neuerkrankungen und der sich über Jahrzehnte erstreckenden Sterbefälle an Tuberkulose voraus. Da die an Lungentuberkulose Verstorbenen fast nur aus dem Bestand an Offentuberkulösen stammen können, wird in dieser Sterblichkeit der Offentuberkulösen (jährliche Letalität) eine Möglichkeit gesehen, Unterlagen sowohl über Erfolge der Therapie als auch über Art und Umfang erforderlicher Maßnahmen zu erhalten. Es zeigt sich, daß die jährliche Letalität bis zum Jahre 1953 abgesunken ist und seit dieser Zeit konstant bleibt bzw. leicht ansteigt. Es ergibt sich weiterhin, daß die Sterblichkeit der offentuberkulösen Männer und Frauen an Lungentuberkulose praktisch gleich ist; zwischen 15 und 45 Jahren sterben mehr, zwischen 45 und 70 Jahren weniger Frauen als Männer an Lungentuberkulose; eine Höhersterblichkeit der Männer tritt nur dann in Erscheinung, wenn die Sterblichkeit der Männer an Lungentuberkulose auf alle Männer bezogen wird, und nicht nur auf die Offentuberkulösen, welche allein an Lungentuberkulose sterben können. Die Sterblichkeit der Tuberkulösen an allen Ursachen beträgt zur Zeit etwa das 6—7fache der allgemeinen Mortalität der Gesamtbevölkerung.

Relation between Mortality and Morbidity (Lethality)

The knowledge of lethality of tuberculosis is important for hygenic-epidemic reasons. For exact computation it is necessary to know the exact number of new cases and the number of death-cases of tuberculosis for periods of decades. The number of deceased of pulmonary tuberculosis can only result from registered cases of open-tuberculars. The mortality of persons with open tuberculosis (annual lethality) is therefore regarded as source for obtaining proofs indicating the results of therapy as well as the kind and the extend of necessary activities. Until 1953, as it is revealed, annual lethality has dropped. From this time on it has remained constantly, or has shown little increase. Furthermore it has been observed, that mortality figures are nearly equal for male and female open-tuberculars. More women than men die at the age between 15 and 45 years of pulmonary tuberculosis. Men outnumber the deceased at the age from 45 to 70 years. The higher mortality of males is noticable only if we bring into relation the number of mortality cases caused by pulmonary tuberculosis with the total number of men, and not only in relation with open-tuberculars, who only can die of pulmonary tuberculosis. Today's mortality of tuberculars, for all applicable reasons, is by six to seven times higher than the general mortality figures of the entire population.

F. Extrapulmonale Tuberkulose

1. Morbidität

A. Neuerkrankungen

In Tab. 43 sind die Neuerkrankungen an extrapulmonaler Tuberkulose in der Bundesrepublik Deutschland und in den Ländern seit 1947 zusammengestellt.

Tabelle 43. *Neuerkrankungen an extrapulmonaler Tuberkulose in der Bundesrepublik Deutschland und den Ländern 1947—1955 (absolut und auf 10000 E).* [Nach Wirtschaft u. Statistik *6*, 299* (1956) und Tbk.-Jb. 1950—1954]

Jahr	1955		1954	1953	1952	1951	1950	1949	1948	1947
	abs.	rel.								
				Bundesrepublik						
1950	16392	3,5								
1951	16246	3,5								
1952	15321	3,2								
1953	14884	3,0								
1954	13843	2,8								
1955	13847	2,8								
				nach Ländern						
Schlesw.-Holst.	769	3,4	3,2	4,1	4,1	4,6	4,5	5,3	6,7	5,9
Hamburg . . .	483	2,7	2,6	2,8	3,1	3,1	3,1	4,4	5,6	4,0
Niedersachsen .	1888	2,9	3,0	2,9	3,3	3.7	4,0	5,3	6,3	6,4
Bremen . .	206	3,3	5,1	5,2	6,4	5,7	6,4	7,2	10,2	8,9
Nordrh.-Westf.	3690	2,5	2,6	2,9	3,2	3,4	3,5	4,9	6,4	6,3
Hessen	1406	3,1	3,2	3,5	3,4	3,8	3,9	4,4	5,5	7,8
Rheinl.-Pfalz .	1198	3,6	3,4	3,9	4,0	4,4	4,7	6,5	—	—
Baden-Württ. .	2040	2,9	2,9	3,1	3,2	3,0	3,3	4,1	5,6	—
Bayern	2167	2,4	2,2	2,4	2,5	2,4	2,4	3,1	4.2	4,5
West-Berlin . .	566	2,6	2,6	2,5	2,7	2,9	3,2	5,6	—	—

Seit 1950 sind die Neuerkrankungen an extrapulmonaler Tuberkulose um 0,7/10000 E (20%) zurückgegangen; in den letzten Jahren hat sich die Situation in den einzelnen Ländern nicht mehr wesentlich geändert, außer in Bremen mit einem Abfall von 1,8/10000 E von 1954 auf 1955. Bayern weist 1955 noch dieselbe Erkrankungsziffer wie 1950 auf, während in allen anderen Ländern seit 1950 ein mehr oder weniger starker Abfall erfolgt ist.

Über die Neuerkrankungen an den verschiedenen Tuberkuloseformen auf 10000 E in den einzelnen Ländern unterrichtet Tab. 44.

Tabelle 44. *Neuerkrankungen an extrapulmonaler Tuberkulose in den Ländern der Bundesrepublik 1954 und 1955 auf 10000 E*

Land	Knochen und Gelenke		Drüsen		Haut		Meningitis		Sonstige		I d gesamt	
	1954	1955	1954	1955	1954	1955	1954	1955	1954	1955	1954	1955
Schlesw.-Holst.	0,79	0,64	0,99	1,07	0,22	0,28	0,21	0,21	1,02	1,15	3,23	3,36
Hamburg . . .	0,67	0,58	0,70	0,84	0,33	0,21	0,07	0,11	0,77	0,99	2,55	2,74
Niedersachsen .	0,71	0,66	0,73	0,76	0,31	0,27	0,28	0,22	0,95	0,98	2,97	2,88
Bremen . . .	1,07	0,60	1,44	0,83	0,34	0,27	0,18	0,14	2,16	1,43	5,20	3,27
Nordrh.-Westf.	0,63	0,57	0,59	0,55	0,27	0,24	0,17	0,18	0,97	0,97	2,63	2,51
Hessen	0,76	0,68	0,83	0,80	0,30	0,26	0,18	0,18	1,11	1,17	3,19	3,09
Rheinl.-Pfalz .	0,88	0,78	1,01	1,24	—	1954: 1,53		1955: 1,63		—	3,42	3,65
Baden-Württ. .	0,69	0,62	0,79	0,77	0,17	0,18	0,17	0,17	1,08	1,15	2,90	2,88
Bayern	0,64	0,71	0,59	0,63	0,27	0,27	0,17	0,13	0,53	0,62	2,20	2,36
Berlin	0,75	0,71	0,51	0,53	0,37	0,48	0,13	0,13	0,88	0,73	2,64	2,58

Abgesehen von Bremen ist gegenüber 1954 keine wesentliche Änderung zu erkennen, allerdings ist eine fast allen Ländern gemeinsame leichte Abnahme bei der Tuberkulose der Knochen und Gelenke und eine ebenfalls geringfügige Erhöhung bei der Tuberkulose sonstiger Organe festzustellen.

Der prozentuale Anteil der verschiedenen Formen an der Gesamtzahl aller Erkrankungen von extrapulmonaler Tuberkulose in Niedersachsen hat sich seit 1947 folgendermaßen geändert:

Jahr	Knochen und Gelenke	Drüsen	Haut	Meningitis	Sonstige	Gesamt
1947	31,5	34,0	6,5	9,0	19,0	100
1955	22,8	26,4	9,3	7,6	33,9	100

Der *Anteil der Tuberkulose* der *Knochen und Gelenke* und der *Drüsen* hat *wesentlich*, der an *Meningitis geringfügig abgenommen*, der der *Haut* ist *leicht*, der an *sonstigen Formen* ganz *beträchtlich angestiegen.*

Insgesamt hat sich die Zahl der Neuerkrankungen in *Niedersachsen* von 1947 bis 1955 um 1888 Fälle verringert; an dem Gesamtrückgang sind die verschiedenen Formen beteiligt mit

Tbk. der Drüsen	40,0%	Tbk. sonstiger Organe	7,3%
Tbk. der Knochen und Gelenke	38,3%	Tbk. der Haut	4,3%
tuberkulöse Meningitis. . . .	10,1%		

Tabelle 45. *Neuerkrankungen der Männer und Frauen an extrapulmonaler Tuberkulose in Niedersachsen, 1948—1955 auf je 10000 E*

Jahr	Knochen und Gelenke		Drüsen		Haut		Meningitis		Sonstige		Gesamt	
	M	F	M	F	M	F	M	F	M	F	M	F
1948	2,3	1,7	2,1	2,2	0,3	0,5	0,6	0,5	1,2	1,2	6,5	6,1
1949	1,9	1,4	1,5	1,5	0,3	0,5	0,6	0,5	1,1	1,3	5,4	5,2
1950	1,3	1,2	0,8	1,0	0,2	0,4	0,5	0,4	0,9	1,1	3,8	4,2
1951	1,1	1,0	0,8	1,1	0,3	0,4	0,4	0,4	1,0	1,1	3,5	3,9
1952	0,8	0,8	0,6	0,9	0,3	0,4	0,3	0,3	0,7	1,1	2,9	3,5
1953	0,8	0,7	0,6	0,8	0,2	0,2	0,2	0,2	0,7	1,2	2,5	3,1
1954	0,8	0,6	0,6	0,8	0,2	0,4	0,3	0,3	0,8	1,0	2,8	3,2
1955	0,7	0,8	0,6	0,9	0,2	0,3	0,2	0,2	0,9	1,1	2,6	3,1
Änderung 1948/55	1,6	0,9	1,5	1,3	0,1	0,2	0,4	0,3	0,3	0,1	3,9	3,0

1948 stellten nach Tab. 44 die Neuerkrankungen an Tuberkulose der Knochen und Gelenke und der Drüsen den höchsten Anteil an der Gesamtzahl der Neuerkrankungen an extrapulmonaler Tbk., 1955 liegt der Schwerpunkt bei der Tbk. der sonstigen Organe. In diesen 7 Jahren haben die tuberkulösen Erkrankungen der Knochen und Gelenke und der Drüsen beträchtlich abgenommen, besonders bis zum Jahr 1951; ab 1952 sind die Ziffern konstant. Dagegen ist bei den „Sonstigen" in dem Zeitraum von 1948—1955 keine wesentliche Änderung erfolgt.

Bis zum Jahre 1949 sind die Neuerkrankungen der Männer gegenüber den Frauen leicht erhöht, von 1950 an tritt die umgekehrte Situation ein. Welche Ursachen diese Entwicklung bedingt haben, läßt sich aus den Statistiken nicht ermitteln.

a) Neuerkrankungen an Tuberkulose der Knochen und Gelenke. Die alters- und geschlechtsgegliederten Angaben der einzelnen Länder über die Neuerkrankungen an extrapulmonaler Tuberkulose sind im Anhang abgedruckt. Wir beschränken uns deshalb auf eine kurze Analyse der augenblicklichen Verhältnisse und der Entwicklung während der letzten Jahre.

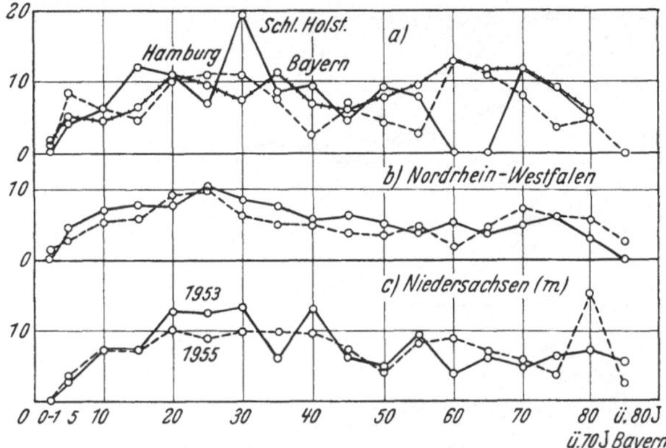

Abb. 62. Neuerkrankungen an Tuberkulose der Knochen und Gelenke auf 10000 E. a) Männer in Schleswig-Holstein, Hamburg und Bayern 1955; b) Männer und Frauen in Nordrhein-Westfalen 1955; c) Männer in Niedersachsen 1953 und 1955

Nach Abb. 62 weichen die Länderangaben stark voneinander ab. Ein eindeutiges Maximum ist nicht festzustellen; die Erkrankungsfälle der 10-, 30- und der etwa 60jährigen sind gegenüber den anderen Altersklassen etwas erhöht. Zwischen Männern und Frauen der verschiedenen Lebensalter bestehen nach Abb. 62 kleinere Unterschiede. Zwischen 1953 und 1955 ist nach Abb. 62c eine leichte Abnahme besonders bei den 10—40jährigen zu verzeichnen.

b) Neuerkrankungen an Drüsentuberkulose. Nach Abb. 63 zeigen die Neuerkrankungen an Drüsentuberkulose ein deutliches Maximum bei etwa 5—10 Jahren; oberhalb 40 Jahre spielt die Drüsentuberkulose kaum noch eine Rolle. Der Unterschied zwischen den Geschlechtern ist geringfügig; er macht sich zwischen 15 und 35 Jahren und oberhalb 50 Jahre in einer etwas erhöhten Morbidität der Frauen bemerkbar. Seit 1953 ist nach Abb. 63c ein leichter Rückgang unterhalb von 25 Jahren zu beobachten.

c) Neuerkrankungen an Tuberkulose der Haut. Die Gesamtzahl der Neuerkrankungen an Tuberkulose der Haut im Bundesgebiet ist für 1955 auf ungefähr 1250 = 0,25/10000 E zu schätzen (eine genaue Angabe kann nicht gemacht werden, da vom Land Rheinland-Pfalz keine spezifizierten Unterlagen vorliegen). Bei der geringen Zahl an Erkrankungen in den einzelnen Ländern können keine verbindlichen Aussagen gemacht werden. Es steht jedoch eindeutig fest, daß die Erkrankungsziffern der Frauen an Tuberkulose der Haut etwas höher sind als die der Männer. Die Höchstwerte entfallen im allgemeinen auf Personen der mittleren und höheren Lebensalter.

d) Neuerkrankungen an tuberkulöser Meningitis. Die Neuerkrankungen an tuberkulöser Meningitis im Jahre 1955 im Bundesgebiet belaufen sich auf ungefähr 850 Fälle. Etwa 700 Neuerkrankungen (= 80% der Gesamtzahl) entfallen auf die Altersklassen von 0—25 Jahren; die größte Erkrankungshäufigkeit weisen in fast allen Ländern die 1—5jährigen auf. In den letzten 3 Jahren haben sich hierin keine Änderungen ergeben.

e) Neuerkrankungen an Tuberkulose sonstiger Organe. Unter dem Begriff der „sonstigen Organe" sind in der Statistik zusammengefaßt: Urogenital-, Ohren-, Augen-, Nebennierentuberkulose usw. Es wird vermutet, daß besonders die Urogenitaltuberkulosen in dieser Gruppe eine besondere Rolle spielen. Ab 1. 1. 1956 werden diese deshalb gesondert behandelt werden. Aus Tab. 44 geht hervor, daß die Neuerkrankungen an Tbk. sonstiger Organe seit 1947 die geringste Abnahme aller Organtuberkulosen aufzuweisen haben. Ihr Anteil an allen Neuerkrankungen an extrapulmonaler Tuberkulose ist z. B. in Niedersachsen von 19,0% (1947) auf 33,9% (1955) angestiegen. Wenn die Urogenitaltuberkulose hierbei die Hauptrolle spielt, dann bedarf deren Weiterentwicklung besonderer Aufmerksamkeit, da es sich hier um eine ansteckungsfähige Tuberkulose handelt.

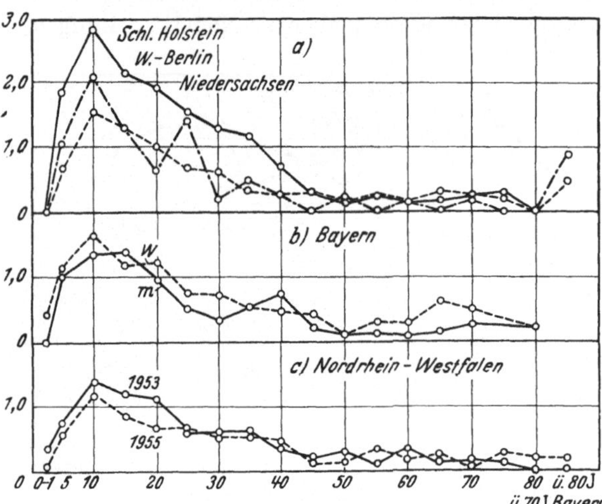

Abb. 63. Neuerkrankungen an Tuberkulose der Drüsen auf 10000 E. a) Männer in Schleswig-Holstein, Niedersachsen und West-Berlin, 1955; b) Männer und Frauen in Bayern, 1955; c) Männer in Nordrhein-Westfalen, 1953 und 1955

Über die Neuerkrankungen an Tuberkulose sonstiger Organe im Jahre 1955 und die Entwicklung seit 1953 unterrichtet Abb. 64.

Nach Abb. 64 ist die Tuberkulose sonstiger Organe besonders für die mittleren Altersklassen von Bedeutung. Ihr Maximum entfällt etwa auf die 30- bis 50jährigen.

Die Morbidität der Frauen mit dem Höchstwert um 20—35 Jahre ist zwischen 15 und 30 Jahren gegenüber den Männern erhöht, ein Hinweis dafür, daß Pubertät und Schwangerschaften die Entwicklung einer Tbk. sonstiger Organe zu begünstigen vermögen.

In Niedersachsen ist seit 1953 eine leichte Zunahme der Erkrankungsfälle erfolgt, wovon besonders die Altersgruppen der 40—70jährigen betroffen worden sind.

Über die Neuerkrankungen an extrapulmonaler Tuberkulose im Jahre 1956 liegen bisher nur Unterlagen aus Niedersachsen, Nordrhein-Westfalen und Bayern vor, welche nachstehend behandelt werden.

In diesen 3 Ländern ist von 1955—1956 eine nicht unwesentliche Verringerung der Zahl der Neuerkrankungen zu verzeichnen, die für das gesamte Bundesgebiet etwa 10% betragen dürfte. In Niedersachsen ist diese Entwicklung auf ein Absinken der Neuerkrankungen an Tbk. der Knochen und Gelenke (1955 : 0,66, 1956 : 0,6), der Drüsen (1955 : 0,76, 1956 : 0,7) und der Haut (1955 : 0,27, 1956 : 0,2/10000 E) zurückzuführen. Die Neuerkrankungen an tuberkulöser Meningitis und an Tbk. sonstiger Organe haben sich nicht geändert; der Anteil der „Sonstigen“, welcher 1955 noch 33,9% ausmachte, ist damit auf 38,4% angestiegen und hat sich seit 1947 verdoppelt.

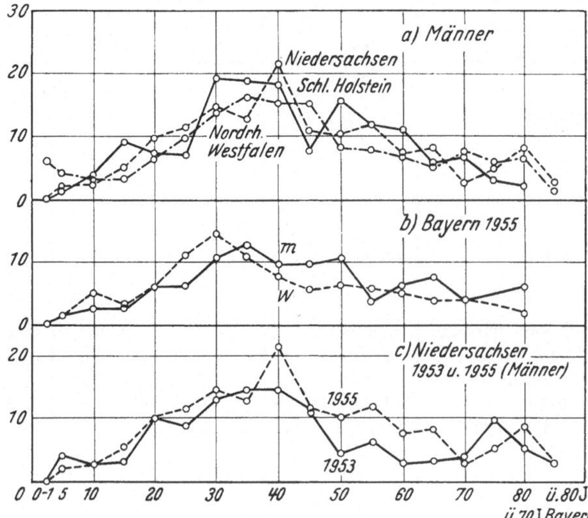

Abb. 64. Neuerkrankungen an Tuberkulose sonstiger Organe auf 10000 E. a) Männer in Schleswig-Holstein, Niedersachsen und Nordrhein-Westfalen, 1955; b) Männer und Frauen in Bayern, 1955; c) Männer in Niedersachsen, 1953 und 1955

Tabelle 46. *Neuerkrankungen an extrapulmonaler Tuberkulose (Id) in Niedersachsen, Nordrhein-Westfalen und Bayern, 1955 u. 1956, absolut und auf 10000 E* (nach Angaben der Länder)

Land	1955		1956	
	abs.	rel.	abs.	rel.
Niedersachsen	1888	2,9	1699	2,6
Nordrhein-Westfalen .	3690	2,5	3462	2,3
Bayern	2167	2,4	1811	2,0

B. Bestand

Nach Tab. 47 hat der Bestand an Personen mit extrapulmonaler Tuberkulose von 1954—1955 um fast 3000 Personen, von 1955—1956 um rund 2500 Personen abgenommen. Auch für die extrapulmonale Tbk. gilt, daß die Angaben nur unterste Werte darstellen; eine nicht bekannte Zahl von Personen mit pulmonaler und extrapulmonaler Tbk. ist wegen größerer Aktivität der gleichzeitig vorhandenen Lungentuberkulose unter den Ia—Ic-Fällen registriert, ein nicht unbeträchtlicher Teil dürfte — entsprechend den Verhältnissen in Schottland — erst kurz vor oder mit dem Tode bekannt werden.

Nach Tab. 47 ist die relativ höchste Zahl an Personen mit extrapulmonaler Tbk. in Bremen registriert, dann folgen Rheinland-Pfalz und Schleswig-Holstein,

Tabelle 47. *Bestand an Personen mit extrapulmonaler Tuberkulose in der Bundesrepublik Deutschland und den Ländern, 1947—1956 (absolut und auf 10000 E)*
(Nach Angaben des Stat. Bundesamtes u. Tbk.-Jb.)

Jahr	1956		1955		1954	1953	1952	1951	1950	1949	1948	1947
	abs.	rel.	abs.	rel.								
				Bundesrepublik								
1950	74518	15,6										
1951	72997	15,1										
1952	68405	14,0										
1953	67539	13,7										
1954	64600	13,0										
1955	61736	12,3										
1956	59247	11,7										
				nach Ländern								
Schlesw.-Holst.	3448	15,2	3646	16,0	16,8	17,0	16,9	16,5	16,5	17,2	16,1	14,1
Hamburg . . .	2105	11,8	1994	11,2	10,5	13,8	13,9	16,9	18,3	19,8	22,8	10,6
Niedersachsen .	7042	10,8	7263	11,1	11,4	11,8	13,5	15,2	15,7	15,5	13,9	11,7
Bremen . . .	1220	18,8	1275	19,9	21,4	22,8	21,6	19,3	22,6	22,1	27,4	24,4
Nordrh.-Westf.	20227	13,5	21429	14,4	15,6	16,7	17,1	18,1	19,2	20,3	19,3	16,3
Hessen	5321	11,6	5507	12,0	12,5	13,6	13,4	13,9	14,0	14,2	13,6	12,6
Rheinl.-Pfalz .	5542	16,7	5808	17,6	17,6	17,4	17,5	18,3	21,0	20,8	—	—
Baden-Württ. .	7778	10,8	7873	11,0	12,0	12,6	12,8	15,1	14,7	15,9	15,1	13,3
Bayern	6564	7,1	6941	7,6	8,2	8,6	8,6	8,9	9,3	10,1	9,8	8,2
West-Berlin . .	2376	10,8	2434	11,0	10,9	11,8	14,7	17,0	20,9	26,6	—	—

während auch hier wieder Bayern die niedrigsten Werte aufweist. Beide Extreme erscheinen unglaubwürdig.

Der Bestand an den verschiedenen Formen der extrapulmonalen Tuberkulose ist aus Tab. 48 zu entnehmen.

Tabelle 48. *Bestand an Personen mit extrapulmonaler Tuberkulose in den Ländern der Bundesrepublik Deutschland nach Tuberkuloseformen und Geschlecht am 31. 12. 1955 auf 10000 E*

Land	Knochen und Gelenke		Drüsen		Haut		Meningitis		Sonstige		Id gesamt	
	M	F	M	F	M	F	M	F	M	F	M	F
Schlesw.-Holst.	6,0	4,6	3,9	4,5	1,7	2,4	0,8	0,5	3,7	4,1	16,0	16,0
Hamburg . . .	2,8	2,2	1,7	2,4	2,8	4,3	0,2	0,2	2,7	3,1	10,1	12,1
Niedersachsen .	4,2	3,3	1,7	2,3	1,2	2,2	0,4	0,4	2,9	3,6	10,3	11,8
Bremen . . .	6,3	5,2	2,8	4,3	1,1	2,0	1,1	1,0	6,1	9,9	17,3	22,3
Nordrh.-Westf.	4,8	4,4	2,7	3,5	1,8	2,8	0,4	0,3	3,7	4,5	13,3	15,4
Hessen	3,9	3,1	2,0	2,8	1,3	2,2	0,4	0,4	3,6	4,3	11,2	12,8
Rheinl.-Pfalz .	5,9	4,4	2,8	3,9	——→		7,3	9,4	←——		16,0	17,8[1]
Baden-Württ. .	3,6	2,9	1,9	2,9	0,9	1,4	0,4	0,3	3,7	4,0	10,4	11,5
Bayern	3,3	2,6	1,5	1,9	1,0	1,5	0,2	0,2	1,5	1,4	7,5	7,6
West-Berlin . .	4,7	3,5	1,3	1,8	1,2	2,2	0,3	0,3	3,1	3,5	10,6	11,4

[1] Nur Erwachsene über 15 Jahre.

Auf die Unterschiede des Bestandes zwischen den einzelnen Ländern wurde bereits hingewiesen. Die Geschlechtsgliederung in Tab. 48 zeigt, daß der Bestand beim weiblichen Geschlecht höher liegt als der der Männer; eine Ausnahme machen Schleswig-Holstein und Bayern. Lediglich bei der Tuberkulose der Knochen und Gelenke sind höhere Werte bei den Männern festzustellen, vereinzelt auch bei der tbk. Meningitis; bei den anderen Tuberkuloseformen dominieren die Bestandsfälle der Frauen.

Nach Tab. 47 hat sich der Bestand in den Ländern von 1954—1955 nur geringfügig verändert. Da die Altersgliederung des Bestandes in den Ländern im Tbk.-Jb. 1954/55 (S. 186ff.) ausführlich behandelt worden ist, kann hier auf detaillierte Angaben verzichtet werden.

In Bayern zeigt sich beim Bestand an Personen mit extrapulmonaler Tuberkulose von 1955—1956 folgende Entwicklung:

Jahr	Knochen und Gelenke		Drüsen		Haut		Meningitis		Urogenital-Tbk.		Sonstige		Id gesamt	
	M	F	M	F	M	F	M	F	M	F	M	F	M	F
1955	3,3	2,6	1,5	1,9	1,0	1,5	0,2	0,2	— M: 1,5		F: 1,4 —		7,5	7,6
1956	3,1	2,3	1,2	1,7	0,8	1,3	0,2	0,2	1,2	0,8	0,6	0,7	7,1	7,0

Der Bestand hat sich von 1955 (6941) bis 1956 (6564) um rund 380 Personen verringert, dies betrifft die Tuberkulosen der Knochen und Gelenke, der Drüsen und der Haut; die Tuberkulose sonstiger Organe ist gegen 1955 geringfügig angestiegen. Die erstmals gesondert registrierte Gruppe der Urogenitaltuberkulosen zeigt bei den Männern einen um 50% höheren Bestand als bei den Frauen. Die Gesamtzahl der Fälle mit Urogenitaltuberkulose in Bayern wird mit 939 angegeben; 16,6% des Bestandes an extrapulmonaler Tuberkulose der Männer und 12,3% bei den Frauen entfallen in Bayern auf diese Tuberkuloseform. Die Alters- und Geschlechtsgliederung ist aus Abb. 65 zu ersehen.

Abb. 65 zeigt ein ausgeprägtes Maximum bei den Männern zwischen 30 und 45 Jahren, bei den Frauen zwischen etwa 20 und 40 Jahren. Zwischen 15 und 35 Jahren ist die Morbidität der Frauen höher als die der Männer, eine Folge von Pubertät und Gestationsvorgängen.

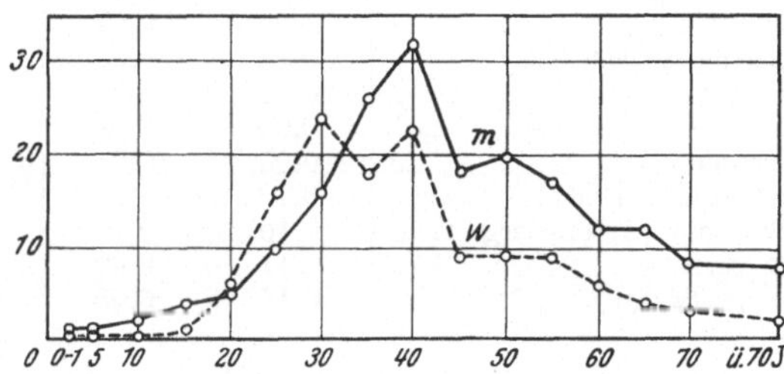

Abb. 65. Bestand an Personen mit Urogenitaltuberkulose in Bayern am 31. 12. 1956 nach Alter und Geschlecht auf je 10000 E

Im Tbk.-Jb. 1954/55 (S. 173) war auf die Untersuchungen von Böhning im Kreis Wangen hingewiesen worden. Unter anderem hatte sich dabei herausgestellt, daß bei rund 12% der zwischen 1942 und 1951 erkrankten Personen mit extrapulmonaler Tuberkulose gleichzeitig eine aktive pulmonale Tuberkulose bestand, die die Registrierung in den Gruppen Ia—Ic erforderlich machte. Verallgemeinert man diese Feststellung, dann müßte der Bestand an Personen mit extrapulmonaler Tuberkulose in der Bundesrepublik um etwa 10% höher liegen, als es nach den Angaben der Fall ist. Allerdings darf nach den *Erläuterungen* jeder Kranke nur einmal in der Tuberkulosestatistik erscheinen.

2. Mortalität

An extrapulmonaler Tuberkulose starben 1955 in der Bundesrepublik 546 Männer = 0,2/10000 M und 601 Frauen = 0,2/10000 F; das sind 89 Männer und 31 Frauen weniger als im Jahre 1954. Die Altersverteilung der verstorbenen Männer und die Änderung seit 1952 sind aus Abb. 66 zu ersehen.

Auch die Sterblichkeit an extrapulmonaler Tuberkulose zeigt von 1952—1954 einen beträchtlichen Rückgang in allen Altersklassen, von 1954—1955 dagegen nur noch geringe Änderungen; sie ist heute nur noch für die 0—5jährigen und für die höheren Altersklassen von einiger Bedeutung.

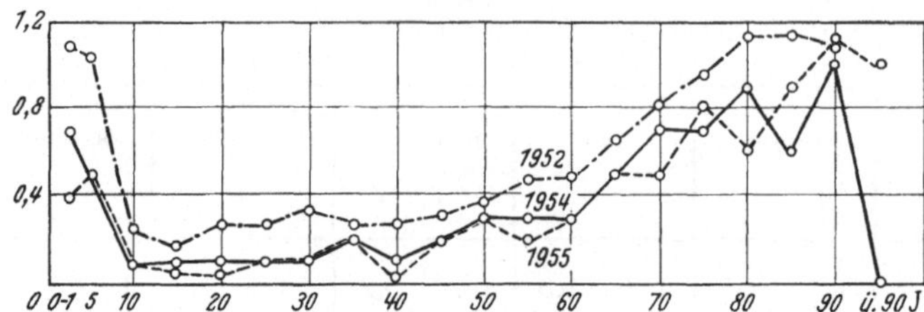

Abb. 66. Sterblichkeit der Männer an extrapulmonaler Tuberkulose in der Bundesrepublik, 1952, 1954 und 1955 auf 10000 M

Von den Ländern wurden 1955 nachfolgende Sterbeziffern für die extrapulmonale Tuberkulose gemeldet (Tab. 49).

Tabelle 49

Land	Tuberkulose der Hirnhäute und des ZNS		Tuberkulose anderer Organe		extrapulm. Tuberkulose gesamt	
	M	F	M	F	M	F
Schleswig-Holstein	0,10	0,06	0,23	0,15	0,33	0,21
Hamburg	0,09	0,07	0,13	0,15	0,22	0,22
Niedersachsen	0,11	0,08	0,10	0,14	0,20	0,22
Bremen	0,07	—	0,10	0,15	0,17	0,15
Nordrhein-Westfalen	0,09	0,08	0,12	0,14	0,21	0,22
Hessen	0,05	0,04	0,15	0,20	0,20	0,24
Rheinland-Pfalz	0,10	0,10	0,16	0,13	0,26	0,23
Baden-Württemberg	0,10	0,10	0,16	0,17	0,26	0,27
Bayern	0,11	0,09	0,15	0,12	0,26	0,21
West-Berlin	0,15	0,03	0,18	0,17	0,33	0,20

Die Sterblichkeit an extrapulmonaler Tuberkulose liegt ziemlich einheitlich um 0,20/10000 E. Wesentliche Differenzen zwischen Männern und Frauen bestehen nicht. Die Gesamtzahl der 1955 in der Bundesrepublik an Tuberkulose der Hirnhäute und des ZNS Verstorbenen beläuft sich auf 434 Personen = rund 38% aller Sterbefälle an extrapulmonaler Tuberkulose überhaupt und 4,2% aller Sterbefälle an Tuberkulose. Von 240 Sterbefällen der 0—10jährigen an Tuberkulose sind 164 = 68,3% durch tuberkulöse Meningitis verursacht.

3. Letalität

Über die Letalität an extrapulmonaler Tuberkulose ist im Tbk.-Jb. 1954/55 (S. 175) ausführlich berichtet worden. Ihre exakte Berechnung ist u. a. deshalb nicht möglich, weil ein Teil der Erkrankungsfälle nicht bekannt und ein gewisser Prozentsatz unter Ia—Ic registriert ist. Der Bestand an Personen mit extrapulmonaler Tuberkulose umfaßte am 31. 12. 1955 61736 Personen; die Zahl der

Sterbefälle betrug 1147; daraus errechnet sich eine jährliche Letalität von etwa 1,8%. Berücksichtigt man noch die etwa 10% unter Ia—Ic eingereihten Fälle, dann sind die Sterbefälle auf einen Bestand von etwa 68000 Personen zu beziehen; dies entspricht einer jährlichen Letalität von etwa 1,65%. Die Sterbequote aller Personen mit extrapulmonaler Tuberkulose liegt danach um etwa 50% höher als die aller Einwohner der Bundesrepublik an allen Ursachen. Da überdies zahlreiche Erkrankungsfälle von extrapulmonaler Tuberkulose nicht bekannt werden, dürfte die effektive Zahl noch niedriger liegen, so daß sich hinsichtlich der Sterbewahrscheinlichkeit dieses Personenkreises und der der Gesamtbevölkerung keine wesentlichen Unterschiede ergeben. Berücksichtigt man darüber hinaus, daß über 14% aller Sterbefälle an extrapulmonaler Tuberkulose auf die tuberkulöse Meningitis der 0—10jährigen entfallen, während deren Anteil am Bestand an Id-Fällen z.B. in Niedersachsen nur wenig über 8% beträgt, dann ergibt sich für die Gesamtheit der über 10jährigen an extrapulmonaler Tuberkulose erkrankten Personen eine Sterbewahrscheinlichkeit an extrapulmonaler Tbk., die etwa der der Gesamtbevölkerung von über 10 Jahren entspricht. Da die an extrapulmonaler Tbk. erkrankten Personen aber auch an sonstigen Ursachen sterben, beträgt ihre effektive Sterbewahrscheinlichkeit etwa das 2fache jener der Gesamtbevölkerung.

Zusammenfassung

Von 1954—1955 haben die *Neuerkrankungen* an extrapulmonaler Tuberkulose nicht abgenommen. Seit 1947 ist der Anteil der Tuberkulose der Knochen und Gelenke und der Drüsen von 65,5% auf 49,2% zurückgegangen, der an Tuberkulose sonstiger Organe (Urogenital-, Augen-, Ohren-, und Nebennieren-Tbk.) von 19% auf 34% angestiegen. Auf letztere Gruppe entfällt neuerdings das Maximum der Neuerkrankungen an extrapulmonaler Tuberkulose. An dem Rückgang der Neuerkrankungen an extrapulmonaler Tuberkulose seit 1947 sind die Tuberkulosen der Drüsen und der Knochen und Gelenke mit fast 80% beteiligt. An tuberkulöser Meningitis waren in der Bundesrepublik im Jahre 1955 850 Personen neu erkrankt, davon befinden sich 700 im Alter zwischen 0 und 25 Jahren. Von 1955—1956 sind die Neuerkrankungen um etwa 10% abgesunken.

Der Bestand an Personen mit extrapulmonaler Tbk. in der Bundesrepublik belief sich Ende 1955 auf rund 62000, Ende 1956 auf rund 59000 Personen = 11,7/10000 E. Die erstmals (Bayern) registrierten Urogenitaltuberkulosen sind bei den Männern mit über 16%, bei den Frauen mit über 12% am Gesamtbestand beteiligt. Ihr Maximum entfällt auf die 30—45jährigen Männer und auf die 20—40jährigen Frauen. Pubertät und Gestation spielen hierbei eine Rolle. Mindestens 10% der tatsächlichen Erkrankungsfälle an extrapulmonaler Tbk. sind wegen gleichzeitiger aktiver Lungentuberkulose im Bestand an Personen mit Lungentuberkulose registriert.

Die *Sterblichkeit* an extrapulmonaler Tbk. betrug 1955 0,2/10000 E und liegt bei Männern und Frauen ungefähr gleich hoch. Die Sterbefälle an tuberkulöser Meningitis belaufen sich auf rund 38% aller Sterbefälle an extrapulmonaler Tuberkulose.

Die *Letalität* der an extrapulmonaler Tuberkulose erkrankten Personen an allen Ursachen ist auf ungefähr das 2fache der Sterblichkeit der Gesamtbevölkerung an allen Ursachen zu schätzen.

Extra-Pulmonary Tuberculosis

From 1954 until 1955 the number of new cases of extrapulmonary tuberculosis did not diminish. Since 1947 the share of tuberculosis of bones, joints and glands has dropped from 65.5% to 49.2%, the portion of other organs (genito-urinary, ocular-, aural-, and adrenal tuberculosis) increased from 19% to 34%. The maximum of new cases of extrapulmonary tuberculosis is now found in this group. Nearly 80% is the share of the decline in new cases of extra-pulmonary tuberculosis of the bones and joints. In the Federal Republic of Germany during 1955, 850 persons fell ill of tuberculous meningitis, 700 of whom at the age between zero and 25 years. From 1955—1956 the number of new cases has dropped for about 10%.

The registered cases of persons with extra-pulmonary tuberculosis, in the Federal Republic of Germany, amounted to about 62000 at the end of 1955, and was about 59000 at the end of 1956, i.e. 11.7 out of 10000 inhabitants. In Bavaria patients with genito-urinary tuberculosis have been registered for the first time. Out of the total of registered cases of genito-urinary tuberculosis the share of males amounted to more than 16%, and that of women was more than 12%. The maximal portion pertains to men of 30—45 years, and to women between 20 and 40 years. Puberty and gestation are hereby important features. The number of registered cases at least includes 10% of actual cases of extrapulmonary tuberculosis, because of simultaneous existance of active pulmonary tuberculosis.

During 1955 mortality of extrapulmonary tuberculosis amounted to 0.2/10000 population, and was nearly equal among men and women. The death rate of tuberculous meningitis is about 38% of the mortality of extrapulmonary tuberculosis.

It is estimated that the lethality of persons who fell ill of extrapulmonary tuberculosis of all reasons exceeds about twice the mortality of the entire population resulting of all reasons.

G. Die bovine Tuberkulose beim Menschen

Der Anteil der durch den Typus bovinus verursachten Erkrankungs- und Sterbefälle an Tuberkulose wird auf etwa 10% geschätzt. Auf Veranlassung des *Bundesministeriums für Ernährung, Landwirtschaft und Forsten* hat das DZK entsprechende Untersuchungen anstellen lassen, die am 31. 3. 1957 abgeschlossen worden sind. Über das vorläufige Ergebnis berichtete Prof. Dr. Dr. KLEINSCHMIDT in der Mitgliederversammlung des DZK am 29. 3. 1957 in Wiesbaden. Der Bericht ist im Anhang abgedruckt. Das endgültige Ergebnis wird im nächsten Tuberkulose-Jahrbuch behandelt werden.

Einem Bericht von Prof. MEYN über „Die Fortschritte der Rindertuberkulosebekämpfung in der Bundesrepublik (Stand vom 1. 7. 1956)“ [Mschr. Tierheilk. 8, H. 12 (1956)] entnehmen wir folgende Angaben:

„Am 1. 7. 1956 gab es in der Bundesrepublik 1397075 Rinderbestände mit 11552373 Rindern. 70,2% aller Bestände mit 72,9% aller Rinder waren einem staatlichen Tuberkulosebekämpfungsverfahren angeschlossen. Innerhalb des Berichtsjahres haben sich 10,4% aller Bestände dem Verfahren neu angeschlossen. Die Neuanschlüsse betrugen

1952/53	11,7%	der nicht angeschlossenen Bestände.
1953/54	21,2%	
1954/55	20,5%	
1955/56	25,0%	

Vom 1. 7. 1955 bis zum 1. 7. 1956 sind 12% der Bestände mit 10,8% der Rinder neu als tuberkulosefrei anerkannt worden. 48,8% aller Bestände mit 47,4% aller Rinder waren am 1. 7. 1956 als tuberkulosefrei anerkannt.

In den Bundesländern beläuft sich der Anteil der tuberkulosefreien Bestände

in Bremen	auf 67,1%
in Niedersachsen	auf 65,2%
in Nordrhein-Westfalen .	auf 63,9%
in Hamburg	auf 61,8%
in Baden-Württemberg . .	auf 61,5%
in Hessen	auf 59,3%
in Rheinland-Pfalz	auf 37,0%
in Schleswig-Holstein . .	auf 34,7%
in Bayern	auf 26,8%

Am 23. 11. 1956 ist die 6. Änderung des Viehseuchengesetzes in Kraft getreten; damit ist die Frage des gesetzlichen Schutzes der tuberkulosefreien Bestände und eine weitgehende Sicherung der Bekämpfungserfolge einer befriedigenden Lösung zugeführt worden.

Mit der fortschreitenden Sanierung gewinnt das Problem der Neuverseuchung tuberkulosefreier Bestände an Bedeutung. Es ist nicht möglich, den Rinderbestand eines Landes völlig von Reagenten freizumachen oder freizuhalten. Ein meist niedriger Prozentsatz tuberkulinpositiver Tiere wird immer wieder festgestellt; in den USA handelte es sich bei den letzten Kontrollen um 0,2%, in Finnland 1953 um 1,7%. Durch regelmäßige Tuberkulinkontrollen ist die Möglichkeit einer ausreichenden Überwachung gegeben. Nach einem Bericht von WEYL wurden 1953/54 in Niedersachsen unter den Rindern in anerkannt tuberkulosefreien Beständen 1,6% Reagenten festgestellt, von denen etwa ein Drittel mit dem Typus bovinus infiziert war. Bei den übrigen handelte es sich um unspezifische Reaktionen oder um Infektionen mit Geflügel- oder humanen Bakterien.

Als Quelle der Neuverseuchung kommen in erster Linie tuberkulöse Rinder in Betracht. Da die Tuberkulose auch bei Rindern viel häufiger ansteckend ist als früher angenommen worden ist, genügen schon flüchtige, oft nur auf wenige Stunden oder noch kürzere Zeitspannen befristete Berührungen oder Annäherungen von Reagenten und Nichtreagenten im Stall, auf der Weide, auf Transporten, Auktionen usw., um Ansteckungen zu verursachen. Auch die klinisch völlig unverdächtigen Reagenten sind zu einem hohen Prozentsatz Keimausscheider und müssen deshalb als solche behandelt werden.

Eine besonders häufige Ursache von Rückschlägen stellen die sog. anergischen Tiere dar. Dabei handelt es sich um tuberkulöse Tiere, die bei der Tuberkulinprobe nicht reagieren und deswegen als tuberkulosefrei angesehen werden. Die Tuberkulinanergie ist keineswegs im allgemeinen auf Rinder mit hochgradigen Erkrankungsformen, die sog. Niederbruchsformen, beschränkt, sondern die Tuberkulinreaktion kann auch beim Vorliegen gewisser anderer Ablaufsformen ausbleiben. Nach SCHAAF reagieren z. B. Rinder mit alten ruhenden Primärkomplexen, also mit geringfügigen, in der Regel harmlosen tuberkulösen Prozessen bis zu 13% negativ. Solche Tiere können zu gefährlichen Keimstreuern werden. Zum Aufbau tuberkulosefreier Bestände sollten deshalb ausschließlich junge Tiere verwendet werden.

Neben tuberkulösen Rindern können vor allem Ziegen, Schweine, Pferde und Hühner zu Infektionsquellen für tbk.-freie Bestände werden. Die Ziegentuberkulose ist wegen ihrer großen Bedeutung als Ansteckungsquelle für Rinder und Menschen bereits in das Tuberkulosebekämpfungsverfahren eingeschlossen worden. Aber auch tuberkulöse Schweine, für welche alle 3 Tuberkelbakterientypen pathogen sind, können zu Neuverseuchungen Anlaß geben. Schweine sollten deshalb in tuberkulosefreien Gehöften nicht frei herumlaufen. Die am Ohr oder am Rücken des Schweines auszuführende Tuberkulinprobe hat sich zur Erkennung der Schweinetuberkulose gut bewährt.

Eigene Untersuchungen haben bestätigt, daß auch tuberkulöse Pferde zu einer Infektionsquelle für Rinder werden können. DIETER hat unter 517 tuberkulinisierten Pferden 25% Reagenten ermittelt. Bei 6 von 18 untersuchten Pferden wurden im Trachealschleim kulturell und im Tierversuch Tuberkelbakterien nachgewiesen. Bei der Pferdetuberkulose handelt es sich im allgemeinen um eine Fütterungstuberkulose, die durch alle 3 Typen verursacht werden kann. Die pathologischen Veränderungen und der Ablauf unterscheiden sich sehr wesentlich von der Rindertuberkulose; u. a. reagieren die klinisch oft völlig unverdächtigen tuberkulösen Pferde in der Tuberkulinprobe durchweg auffallend stark. Über Art und Umfang tuberkulöser Organveränderungen bei tuberkulinpositiven Pferden kann noch nicht viel ausgesagt werden. Es steht aber fest, daß auch das Pferd als Infektionsquelle für die tbk.-freien Rinderbestände eine beachtliche Rolle spielen kann.

Durch Geflügel verursachte Infektionen verlaufen zwar harmlos, es empfiehlt sich jedoch, zugleich mit der Sanierung des Rinderbestandes auch die Geflügeltuberkulose auszurotten.

Eine sehr wichtige Ansteckungsquelle stellt sowohl der mit humaner als auch der mit boviner Tuberkulose behaftete Mensch dar. CHRISTIANSEN hat den Anteil der durch Humanusinfektionen ausgelösten Neuansteckungen tuberkulosefreier Bestände auf 10% geschätzt. So wurden 1943—1952 in Jütland 107 Personen mit boviner Tuberkulose ermittelt, die 1183 Rinder in 128 tuberkulosefreien Beständen infiziert hatten. Unter der erwachsenen landwirtschaftlichen Bevölkerung Oberschwabens spielt die bovine Lungentuberkulose eine beachtliche Rolle: In 37,5% der untersuchten Fälle wurden bovine Bakterien gefunden, und 17% der an offener Lungentuberkulose Erkrankten wiesen bovine Bakterien auf. Im bayerischen Allgäu erbrachten Untersuchungen von HÖFT und JOESTEN ähnliche Befunde. Auch aus Dänemark und Schweden wird berichtet, daß die Lungentuberkulose unter der Bevölkerung in Gegenden mit Rindertuberkulose viel häufiger durch den Typus bovinus verursacht wird als bisher bekannt war. Die betreffenden Personen stellen eine häufige und gefährliche Reinfektionsquelle für tuberkulosefreie Bestände dar."

Buurman (Gesundheitspflege als Aufgabe der Weltpolitik — Mitteilungsblatt des Niedersächs. Ver. z. Bek. d. Tbk. 7, 1957) betont mit Recht die außerordentlichen Verdienste, die sich jeder an dem Verfahren beteiligte Tierarzt erworben hat und über die die Öffentlichkeit kaum informiert ist.

Über den „Stand der Bekämpfung der Rindertuberkulose in Bayern" berichtet Wolff (Die Tuberkulose in Bayern 1956, Bayer. Stat. Landesamt), daß am 31. 12. 1956 60,6% der vorhandenen Betriebe mit der Bekämpfung der Rindertuberkulose befaßt waren und daß die Zahl der staatlich als tuberkulosefrei anerkannten Rinderbestände von 22,1% (1955) auf 31,4% im Jahre 1956 gestiegen ist. Insgesamt waren 1956 in Bayern 109 von 7125 Gemeinden tuberkulosefrei, und zwar nach Regierungsbezirken

Oberbayern . . .	3	von	1144	Gemeinden
Niederbayern . .	—	von	909	Gemeinden
Oberpfalz	2	von	941	Gemeinden
Oberfranken . .	52	von	1096	Gemeinden
Mittelfranken . .	42	von	992	Gemeinden
Unterfranken . .	8	von	995	Gemeinden
Schwaben . . .	2	von	1048	Gemeinden

Die Zahl der tuberkulosefreien Gemeinden ist von 47 im Jahre 1955 auf 109 im Jahre 1956 angestiegen. Dieser Erfolg ist nicht zuletzt durch die im Rahmen des „Grünen Planes" vom Bund und Land zur Verfügung gestellten beträchtlichen Mittel erzielt worden. Die Milchpreis-Subventionierung und die Bereitstellung weiterer Mittel durch Bund und Länder lassen auch für 1957 weitere Erfolge in der Bekämpfung der Rindertuberkulose in Bayern erwarten.

Mit der Sanierung der Rinderbestände (der Ausmerzung der Reagenten) wurde die Befürchtung laut, daß der Schlachtviehmarkt überwiegend mit tuberkulösen Rindern beschickt werden würde. Diese Annahme hat sich als irrig erwiesen, wie eine Zusammenstellung des Statistischen Bundesamtes über die Ergebnisse der Schlachttier- und Fleischbeschau bei Schlachtungen von Tieren inländischer Herkunft ergibt [Mh. Tierheilk. **9**, 28 (1957)]. Danach ergaben sich 1955 bei Schlachtrindern in 29,7% Tuberkulosebefunde (Kühe 44,1%, Rinder 3 Mon. und älter bis zum ersten Kalb 17,1%, Ochsen 21,8%, Bullen 13,0%). Bei Schlachtkälbern wurden 0,41% Tuberkulosebefunde ermittelt, bei Schlachtschweinen 2,0%.

Zusammenfassung

Der Typus bovinus ist an der menschlichen Tuberkulose mit etwa 10% beteiligt. Da eine Erkrankung an boviner Tuberkulose absolut vermeidbar ist, werden bedeutende Anstrengungen gemacht, tuberkulosefreie Rinderbestände zu erhalten. In der Bundesrepublik war dieses Ziel Mitte 1956 zu 48,8% erreicht.

Mit der fortschreitenden Sanierung gewinnt das Problem der Neuverseuchungen tuberkulosefreier Bestände an Bedeutung. Als Infektionsquellen kommen neben anergischen Rindern Haustiere, und zwar besonders Ziegen, Schweine und Pferde, aber auch Geflügel — und zu einem beträchtlichen Teil der Mensch — in Frage. Bei diesen im In- und Ausland gemachten Erfahrungen ergibt sich die Notwendigkeit regelmäßiger Kontrolluntersuchungen. Nur durch enge Zusammenarbeit zwischen Veterinär- und Humanmedizin können die angestrebten Ergebnisse erreicht werden.

Type Bovinus Tuberculosis among Human Beings

About ten percent of tuberculosis in human is known as to be of bovin origin. Important efforts are being made to maintain stocks of cattle which are free from tuberculosis, because cases of bovine tuberculosis can be avoided. In the Federal Republic of Germany, this project has been achieved by 48.8% in the middle of 1956.

Pursuant to the progress of sanitation, the problem of new infestation of stocks free from tuberculosis is becoming of more importance. Next to anergy cattle, domestic animals, especially goats, pigs, and horses, but also poultry — and a considerable portion of human beings — are the source of infections. The results of experiences made at home and in foreign countries show that it is necessary to perform regular control-examinations. The results we do achieve can only be reached by close coordination between human and veterinary medicine.

H. Stationäre Behandlung

Über die Zahl der planmäßigen Betten in Tuberkulose-Anstalten und allgemeinen Krankenhäusern am 31. 12. 1955 unterrichtet Tab. 50.

Tabelle 50. *Zahl der planmäßigen Betten in Tuberkulose-Anstalten und allgemeinen Krankenhäusern am 31. 12. 1955* (nach Länderstatistiken)

Land	Planmäßige Betten in				Gesamt
	Tuberkulose-Anstalten		allgemeinen Krankenhäusern		
	Erwachsene	Kinder	Erwachsene	Kinder	
Schleswig-Holstein	2694	761	1098	48	4601
Hamburg	—	—	380	165	545
Niedersachsen	6632	1768	1660	177	10237
Bremen	419	110	482	70	1081
Nordrhein-Westfalen	6981	1594	5241	1062	14878
Hessen	3833	863	— 1147 —		5843
Rheinland-Pfalz	1400	289	— 972 —		2661
Baden-Württemberg	7532	1156	— 2110 —		10798
Bayern	8300	1520	1160	282	11262
Bundesgebiet	37791	8061	16054		61906
West-Berlin	1123	47	1459	408	3037

Nach diesen Angaben beläuft sich die Zahl der planmäßigen Tuberkulosebetten Ende 1955 auf rund 62000 und ist damit gegenüber 1953 (68894) um 7000 (10,1 %) zurückgegangen.

Von Bayern wird der Ausnützungsgrad der vorhandenen Betten 1956 mit 96,4 %, 1955 mit 97,2 % angegeben. Es entfallen 17 Normalbetten auf 100 Tuberkulöse.

In Niedersachsen ist der Bettenbestand von 1954 auf 1955 um 828 Betten = 7,5 % zurückgegangen; diese Abnahme ist auf die Auflösung einiger Anstalten zurückzuführen. 1955 wurden in Niedersachsen 10834 Neuanträge auf stationäre Behandlung gestellt, und zwar für 40,7 % ansteckungsfähige Tuberkulöse, für 48,0% Ic-Fälle, für 11,3 % Id-Fälle.

Die von den Ländern Niedersachsen, Hessen und Bayern veröffentlichten Angaben über die Zahl der jeweils am Jahresende in stationärer Behandlung befindlichen Patienten sind in Tab. 51 zusammengestellt.

Danach befanden sich Ende 1947 rund 32 % des Bestandes an Personen mit ansteckender Lungentuberkulose in Bayern in stationärer Behandlung; bis 1956 hat sich deren Anteil nur geringfügig geändert. In Niedersachsen und Hessen ist der Anteil noch ab 1950 angestiegen. Nach diesen Angaben befinden sich im Mittel 70—75 % aller Ansteckend-Tuberkulösen *nicht* in stationärer Behandlung. Setzt man eine mittlere Kurdauer von etwa 6 Monaten voraus, dann würden pro Jahr 2 mal 25—30 % dieser Personen eine stationäre Behandlung absolvieren, so daß während eines Jahres 50—60 % aller Offentuberkulösen stationär behandelt

Tabelle 51. *Stationäre Behandlung in Niedersachsen, Hessen und Bayern, 1947—1956 in Prozent des Bestandes und auf je 10000 E*

	Land	1947	1948	1949	1950	1951	1952	1953	1954	1955	1956
					In Prozent des Bestandes						
	Niedersachsen	—	—	—	22,3	24,0	24,5	24,4	25,2	25,4	—
Ia + Ib	Hessen	—	26,1	27,1	26,2	30,2	30,4	29,7	30,9	—	—
	Bayern	31,9	32,7	30,4	29,4	29,6	29,1	28,6	29,8	30,6	30,2
	Niedersachsen	—	—	—	5,7	7,5	9,0	9,6	9,5	9,5	—
Ic	Hessen	—	5,5	6,6	8,2	10,6	11,7	11,9	11,6	—	—
	Bayern	5,4	6,2	5,8	6,7	7,8	7,2	8,1	8,7	9,2	9,4
	Niedersachsen	—	—	—	10,4	12,0	13,6	15,1	15,8	15,2	—
Id	Hessen	—	7,9	9,5	12,9	16,0	16,0	15,9	17,0	—	—
	Bayern	—	—	10,1	12,9	13,2	11,2	12,0	13,5	13,8	15,0
	Niedersachsen	—	—	—	11,3	13,3	14,7	15,1	15,1	14,7	—
Ia—Id	Hessen	—	10,6	12,4	14,3	17,2	18,0	17,7	17,9	—	—
	Bayern	—	—	—	15,2	16,3	15,4	16,0	16,5	17,2	17,0
					auf 10000 E						
	Niedersachsen	—	—	—	7,2	8,1	8,1	7,3	6,8	6,2	—
Ia + Ib	Hessen	—	5,2	5,9	6,1	6,7	6,8	6,4	5,9	—	—
	Bayern	6,4	7,4	7,3	7,5	7,7	7,3	7,2	6,8	6,9	6,4
	Niedersachsen	—	—	—	3,5	4,4	4,8	4,8	4,8	4,7	—
Ic	Hessen	—	2,9	3,2	3,4	4,3	4,6	4,8	4,4	—	—
	Bayern	2,5	3,1	2,6	2,7	2,9	2,7	2,9	3,1	3,2	3,3
	Niedersachsen	—	—	—	1,6	1,9	1,8	1,8	1,8	1,7	—
Id	Hessen	—	1,1	1,3	1,6	2,2	2,1	2,1	2,0	—	—
	Bayern	—	—	1,0	1,2	1,2	1,0	1,0	1,1	1,1	1,1
	Niedersachsen	—	—	—	12,3	14,4	14,7	13,9	13,4	12,6	—
Ia—Id	Hessen	—	9,2	10,4	11,1	13,2	13,5	13,3	12,3	—	—
	Bayern	—	—	10,9	11,4	11,8	11,2	11,1	11,0	11,2	10,8

worden wären. Wie weit die verbleibenden 40—50% ambulant behandelt werden, in welchem Umfange zu Hause die erforderlichen Liegekuren durchgeführt werden, sind Fragen, die hier nicht beantwortet werden können. *Es muß* jedoch *angenommen werden, daß besonders die 50—60000 nicht stationär behandelten Offentuberkulösen eine bedeutungsvolle Rolle bei der Weiterverbreitung der Tuberkulose spielen.* Ob es sich bei diesen etwa 50% nicht in Heilstätten usw. befindlichen Tuberkulösen in erster Linie um chronische Fälle mit geringer Heilungstendenz handelt oder welche sonstigen Gründe gegen eine stationäre Behandlung sprechen, ist nicht bekannt.

Bezogen auf die Bevölkerung ergibt sich nach Tab. 51, daß von 10000 Einwohnern der Bundesrepublik zur Zeit ständig etwa 7 wegen einer ansteckenden Lungentuberkulose stationär behandelt werden. Diese Zahl hat sich während der vergangenen 10 Jahre nur wenig geändert; sie ist bis 1951/52 langsam angestiegen und mit Beginn der Isoniazid-Ära etwas abgefallen. Es kann angenommen werden, daß die Zahl der (ambulant + stationär behandelten) behandlungsbedürftigen Personen in diesem verhältnismäßig langen Zeitraum ungefähr gleichgeblieben ist. Auch wenn 1947 und in den folgenden Jahren bei der Behandlung der Tuberkulösen der damalige Bettenmangel eine gewisse Bedeutung gehabt haben dürfte, so werden die verfügbaren Betten doch in erster Linie durch Offentuberkulöse belegt worden sein, so daß wenigstens bei den Ia + Ib-Fällen eine wesentliche Korrektur der geschilderten Verhältnisse kaum erforderlich ist. Allerdings ist es wahrscheinlich, daß es sich 1947 usw. in stärkerem Ausmaße um Erst- oder Zweitkuren gehandelt hat, während heutzutage Zweit-, Dritt- usw. Kuren dafür sorgen, daß die Zahl der stationär behandelten Offentuberkulösen nur sehr langsam absinkt. Es ist weiterhin anzunehmen, daß die Zahl der durch RRU erfaßten Personen auf die Zahl der stationär Behandelten von Einfluß ist und daß heute in stärkerem Maße auch leichtere Fälle, die im Anfangsstadium einer tuberkulösen Erkrankung erfaßt wurden, einer stationären Behandlung zugeführt werden. Überlegungen, die auf der Zahl der Rückfälle usw. beruhen, mögen für andere Zwecke von Wichtigkeit sein, in bezug auf epidemiologische Betrachtungen erscheint die Tatsache höchst bedeutungsvoll, daß sich die *Zahl der behandlungsbedürftigen Offentuberkulösen trotz aller Maßnahmen seit 1947 nicht geändert* hat.

Anders liegen die Verhältnisse bei der geschlossenen Tuberkulose: Während 1947 etwa 5% aller Ic-Fälle stationär behandelt worden waren, handelt es sich nunmehr um rund 10%. Dabei spielt natürlich der Fortfall der Vorbeugungsdiagnosen eine Rolle, aber auch nach 1950 steigen die Verhältniszahlen in den 3 Ländern noch an und scheinen erst ab etwa 1953/54 konstant zu sein. Auch hierbei kann sich der frühere Mangel an Heilstättenbetten kaum bemerkbar machen, sondern es muß angenommen werden, daß bei der Diagnose „geschlossene Lungentuberkulose" mehr und mehr ein schärferer Maßstab angelegt wird. Nach Tab. 51 beläuft sich die Zahl der stationär behandelten Ic-Fälle zur Zeit auf etwa 4—5/10000 E; sie ist ab 1947 bzw. ab 1950 leicht angestiegen. Auch für die Ic-Fälle gilt danach die Feststellung, daß sich die Zahl der behandlungsbedürftigen Fälle seit 1947 nicht verringert hat.

Auch bei den extrapulmonalen Tuberkulosen ist der Anteil der stationär Behandelten seit Bestehen der Statistik ständig angestiegen und liegt jetzt bei etwa 15%. Bezogen auf die Gesamtbevölkerung sind rund 1/10000 E in Bayern, 2/10000 E in Hessen und 1,8/10000 E in Niedersachsen wegen extrapulmonaler Tuberkulose in stationärer Behandlung. Abgesehen von den relativ großen Differenzen zwischen Bayern und den beiden anderen Ländern zeigen sich hier keine besonderen Unterschiede hinsichtlich der Entwicklung. Allerdings ist in Hessen seit 1948 ein erheblicher Anstieg festzustellen. Im Mittel liegt damit die Zahl der stationär behandelten Personen mit extrapulmonaler Tuberkulose zur Zeit gleichfalls etwas höher als zu Beginn der hier vorgelegten Statistik.

Zusammenfassend ist festzustellen, daß sich die Zahl der behandelten Tuberkulösen während der letzten 8—10 Jahre in der Bundesrepublik Deutschland nicht geändert hat.

Diese Feststellung stützt sich auf die Angaben von Niedersachsen, Hessen und Bayern; sie steht in Widerspruch zu der Tatsache einer gewissen Verringerung der Zahl der Heilstättenbetten während der letzten Jahre. Es erscheint jedoch denkbar, daß, wie auch von Bayern berichtet wird (s. S. 157), die Ausnutzung der Betten wesentlich verbessert wurde. Außerdem muß berücksichtigt werden, daß ab etwa 1953 Tuberkulöse, welche vor der Isoniazid-Ära stationär behandelt worden wären, in steigendem Maße sich ambulanter Behandlung unterziehen.

Von Hessen liegen Angaben vor über die Altersgliederung der am Ende des Jahres in stationärer Behandlung befindlichen Tuberkulösen; diese wurden auf je 10000 Personen der einzelnen Altersgruppen umgerechnet. Die betreffenden Werte sind in Tab. 52 zusammengestellt.

Tabelle 52. *Altersgliederung der am Jahresende in stationärer Behandlung befindlichen Tuberkulösen (M + F, Ia—Id), absolut und auf je 10000 (1948—1954)*

Alter	1948	1949	1950	1951	1952	1953	1954
0— 5	208	201	246	292	294	328	372
5—15	479	512	508	613	615	589	548
15—25	994	1111	1146	1303	1204	1184	1090
25—45	1535	1756	1895	2250	2300	2215	2030
45—65	597	764	960	1100	1281	1316	1277
über 65 J.	91	128	139	193	250	246	255
0— 5			8,1	9,1	9,1	10,2	11,6
5—15			7,6	9,3	9,5	9,1	8,6
15—25			18,8	21,0	19,0	18,4	16,5
25—45			15,3	18,2	18,6	18,8	16,5
45—65			9,0	10,1	11,4	11,5	10,8
über 65 J.			3,2	4,4	5,6	5,4	5,5

Nach Tab. 52 ist die absolute Zahl der stationär behandelten Personen in Hessen seit 1948 in allen Altersklassen angestiegen — relativ am stärksten ab 25—45 Jahre (s. a. Abb. 67).

Bezogen auf je 10000 der betr. Altersgruppen hat die Zahl der 0—5jährigen Kinder in stationärer Behandlung stetig zugenommen. Bei den 5—15jährigen ist ab 1953 ein schwaches Absinken festzustellen, ein stärkeres bei den 15—25jährigen nach 1951. In den sonstigen Altersklassen sind nur geringfügige Änderungen erfolgt. Den relativ höchsten Anteil an den Heilstätten-Fällen stellen während des Zeitraumes 1950—1954 die 15—45jährigen, auf die auch das Maximum der Neuerkrankungen und des Bestandes fällt (M + F). Die höchsten Altersklassen (über 65 Jahre) weisen eine merkwürdig niedrige Zahl von Heilstättenfällen wegen Tuberkulose auf. Von diesen befanden sich z. B. 1950 in Hessen 95 mit ansteckender Tuberkulose in stationärer Behandlung, das waren 11,9% des Bestandes an Personen von über 65 Jahren mit offener Lungentuberkulose. Ob sich diese Verhältnisse geändert haben, kann nicht übersehen werden, da die Statistiken heute *leider* diese Frage nicht beantworten; allerdings dürfte dies wenig wahrscheinlich sein, da die meist chronischen cirrhotischen Tuberkuloseformen der älteren Leute auch weniger gut auf die modernen Behandlungsmethoden ansprechen. Es darf aber nicht übersehen werden, daß somit gerade die älteren Tuberkulösen eine besondere Gefahrenquelle darstellen. Eine konsequente Tuberkulosebekämpfung kann derartige Verhältnisse nicht ohne weiteres hinnehmen.

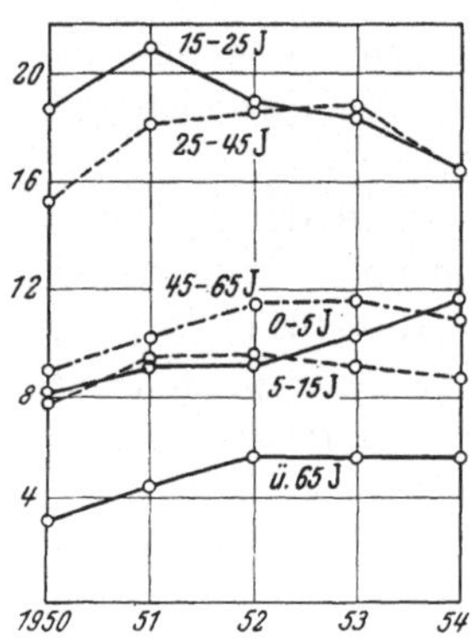

Abb. 67. Hessen: Von 10000 E (M + F) wurden .... stationär wegen Tuberkulose (Ia—Id) behandelt (1950—1954)

Der Verwaltungsbericht 1951—1953 der *Landesversicherungsanstalt Baden* enthält einige sehr interessante Angaben, welche nachstehend mit freundlicher Genehmigung der LVA Baden wiedergegeben werden.

„Für die stationäre Gesundheitsfürsorge wurden 1951 15,0, 1952 21,0 und 1953 19,0 Millionen DM aufgebracht, davon für Tuberkulosebekämpfungsmaßnahmen 1951 13,0, 1952 18,0 und 1953 16,0 Millionen, im Mittel also 85%.

Die Zahl der während des Geschäftsjahres zum Abschluß gebrachten Tuberkuloseverfahren belief sich

1951 auf JV. 3518, AV. 1080 = 4598
1952 auf JV. 4413, AV. 1185 = 5598
1953 auf JV. 4210, AV. 1367 = 5577

Die Zahl der Anträge auf Durchführung stationärer Tbk.-Heilverfahren betrug

1951 JV. 4399, AV. 1386 = 5785
1952 JV. 5212, AV. 1645 = 6857
1953 JV. 5034, AV. 1536 = 6570

Nach Auffassung der LVA ist die Zunahme der Anträge von 1951 auf 1952 auf die von Staats wegen wieder aufgenommenen Röntgenreihenuntersuchungen und die allgemeine sowie ärztliche Aufklärung, welche Kurwiederholungen (etwa 50% der Gesamtantragszahl!) für Erwachsene auslösten, zurückzuführen. Für das Absinken von 1952 auf 1953 werden die seit der Stabilisierung der wirtschaftlichen Verhältnisse sich auswirkende allgemeine Besserung der Lebensverhältnisse und die chemotherapeutischen Maßnahmen verantwortlich gemacht."

Wir neigen demgegenüber zu der Annahme, daß mit dem Aufkommen der Isoniazide im Frühjahr 1952 und den daran geknüpften Hoffnungen und Versprechungen zahlreiche Tuberkulöse sich um Heilverfahren bemühten, deren früheren Kuren keine entscheidenden Erfolge beschieden waren. Dies muß sich besonders 1952 bemerkbar gemacht haben, so daß sowohl der Anstieg 1952 als auch der leichte Abfall von 1952/53 lediglich die natürliche Auswirkung des Bekanntwerdens neuartiger — vielversprechender — Behandlungsmethoden darstellt, nicht aber als eine objektive Steigerung bzw. Abnahme anzusehen ist.

Zur Frage der Einführung eines sozialen Betreuungsdienstes besonders auf dem Gebiet der sog. *nachgehenden Fürsorge*, die nicht nur dem Interesse des einzelnen tuberkulösen Versicherten, sondern auch dem des Heilverfahrens- und Versicherungskostenträgers dienen würde, nimmt die LVA Baden wie folgt Stellung:

„Eingehende Untersuchungen haben ergeben, daß bei vielen Versicherten nach erfolgreich abgeschlossenem Heilverfahren zur Abwendung der Invalidität die wiedergewonnene Arbeitskraft brachliegt oder an einem gesundheitlich nicht zuträglichen Arbeitsplatz falsch eingesetzt wird. Es mangelt offensichtlich an einer intensiven beruflichen Betreuung derjenigen Staatsbürger, die bei gleichem Körperschaden den Schutz des Schwerbeschädigtengesetzes nicht genießen. Zu diesen gehören nun einmal Tausende von Sozialversicherten, die wegen schwerer chronischer Erkrankung schicksalsbedingt für längere Zeit aus einer geordneten Lebensbahn gerissen wurden und die nach der Genesung zwar geschwächt, aber doch wieder arbeitsverwendbar im Interesse einer sinnvollen Auswirkung der kostspieligen stationären Heilmaßnahmen dem Arbeitsprozeß zugeführt werden müssen. Weil das sehr oft nicht oder nur unzulänglich geschieht, erleben die Betroffenen eine körperliche und seelische Belastung, verbunden mit einem sozialen Abstieg, der in vielen Fällen gerade das auslöst, was eigentlich mit dem Heilverfahren hätte verhindert werden sollen: Krankheitsrückfall und frühzeitige Invalidität.

In erster Linie sind es die an Tuberkulose erkrankt gewesenen Arbeiter, also die Invalidenversicherten, die sehr oft vergebens um sozialen Anschluß ringen, wobei erschwerend hinzukommt, daß sich infolge der immer geringer werdenden Sterblichkeit an Tuberkulose bei fast gleichbleibender Erkrankungsziffer die Zahl der existenzsuchenden Tuberkulösen fortlaufend erhöht, was gleichbedeutend ist mit einer zunehmenden Schwächung der gesamten Volkswirtschaft. In Erkenntnis dieser Entwicklung hat die LVA Baden am 1. 9. 1952 mit der Einstellung von zunächst einer Fachkraft den Aufbau des sozialen Betreuungsdienstes für ihren Versichertenkreis begonnen. Ihre Aufgabe ist es, der frühzeitigen Invalidisierung mit Hilfe sozialer Maßnahmen entgegenzuwirken. Ganz besonders soll die Arbeits-, Wirtschafts- und Wohnungsfürsorge für tuberkulöse Versicherte nachhaltigst gefördert werden. Hierzu ist eine enge Zusammenarbeit mit den Tuberkulosefürsorgestellen bei den staatlichen Gesundheitsämtern, den Fürsorgeverbänden, den Sozial-, Wohnungs- und Arbeitsämtern sowie ganz besonders mit der freien Wirtschaft erforderlich. Größter Wert wird auf eine Intensivierung der Arbeitsfürsorge, vor allem jedoch auf eine Vermittlung von geeigneten Arbeitsplätzen gelegt werden, der unter Umständen eine Berufsumschulung vorauszugehen hat.

Es ist dabei daran gedacht, auch die einzelnen Mitglieder der Organe der Selbstverwaltung (Vertreterversammlung und Vorstand) für eine tatkräftige Mitarbeit zu gewinnen. Mit ihrer Unterstützung dürfte dieser soziale Betreuungsdienst die in ihn gesetzten Erwartungen eher erfüllen können.

Mit einer generellen Maßnahme (20. Mai 1952) auf dem Gebiet der Wohnungsfürsorge für Tuberkulosekranke im Rahmen des sozialen Wohnungsbaues war es möglich geworden, die Wohnungsnot rentenversicherter Tuberkulosekranker zu mildern. Die Hingabe von Geldern an die Baugenossenschaften wurde an die Bedingung geknüpft, von den zu erstellenden Wohnungseinheiten 5% an rentenversicherte tuberkulöse Familien zu vergeben.

Zur Verbesserung der wirtschaftlichen Versorgung von tuberkulösen Versicherten nach der Kur im Rahmen der wirtschaftlichen Tuberkulosehilfe entsprechend der noch rechtsverbindlichen Tuberkulosehilfeverordnung vom 8. 9. 1942 erfolgte eine Vorstellung der LVA Baden bei den Regierungspräsidien Nord- und Südbaden mit der Bitte, die Bemessungsgrundlage der wirtschaftlichen Tuberkulosehilfe wenigstens derjenigen des Landesfürsorgeverbandes Württemberg anzupassen. Daraufhin wurden die bereits seit 1950 in Württemberg geltenden Beihilfensätze am 1. 4. 1953 für Südbaden und am 1. 8. 1953 für Nordbaden eingeführt. Das brachte unter anderem eine Erhöhung der Ernährungsbeihilfe von DM 30,— auf DM 60,—.

Die im Rahmen der §§ 1252 RVO und 25 AVG für allgemeine Maßnahmen zur Verhütung des Eintritts vorzeitiger Invalidität bzw. Berufsunfähigkeit unter den Versicherten und zur Hebung der gesundheitlichen Verhältnisse der versicherten Bevölkerung sowie zum wirtschaftlichen Nutzen der Rentenberechtigten, der Versicherten und ihrer Angehörigen mit Genehmigung der Aufsichtsbehörde aufgebrachten Mittel sind erhöht worden.

Von allgemeiner Bedeutung erscheinen auch die Betrachtungen über die *nachgehende Sozialfürsorge:*

Die Landesversicherungsanstalt Baden hat erstmals ab 1. 9. 1952 eine Fachkraft (Wirtschafts- und Arbeitsfürsorge) mit der Bearbeitung von Fragen der Existenzsicherung ihrer Versicherten nach durchgeführtem Heilverfahren beauftragt. Der Ansatzpunkt für ein derartiges Tätigwerden war besonders auf dem Tuberkulose-Sektor gegeben. Es galt daher zunächst einmal, neben den versuchsweise und räumlich meist auf Karlsruhe begrenzten Einzelberatungen bzw. Maßnahmen vor allem einen grundlegenden Einblick in die soziale Gesamtsituation der Versicherten nach durchgeführtem Tuberkuloseheilverfahren zu erhalten. Das Resultat der diesbezüglich angestellten Untersuchungen sowie die bis zum Jahresende 1953 durchgeführten Maßnahmen sind in dem nachfolgenden Bericht ausführlich wiedergegeben.

Rückführung von Versicherten nach stationärer Heilbehandlung wegen Tuberkulose in sozial geordnete Verhältnisse: Die allgemeine wirtschaftliche Aufwärtsentwicklung der letzten Jahre erlaubt es der LVA Baden als dem Kostenträger von nahezu 80% der in Gesamtbaden durchgeführten Tuberkuloseheilverfahren, diese für den einzelnen Kranken besser denn je zu gestalten. Vorbildliche Heilstätten, die mittels Schnelleinweisung den akut Erkrankten ohne lange Wartezeit aufnehmen können, lassen in Verbindung mit den bewährten chirurgischen und den neuen chemotherapeutischen Behandlungsmethoden auch im Verwaltungsbereich der LVA Baden die Sterblichkeit an Tuberkulose immer weiter zurückgehen. Viele Menschen, die noch vor wenigen Jahren unweigerlich einem Siechtum verfallen wären, werden heute der Genesung zugeführt und können wieder als ein nützliches, wenn nicht gar vollwertiges Glied in der menschlichen Gesellschaft leben und arbeiten. Die Voraussetzung hierzu ist allerdings, daß die zur endgültigen Sicherung des Heilerfolges erforderliche monatelange Schonzeit und die anschließende stufenweise, unter ärztlicher Kontrolle durchzuführende Arbeitsbelastung eingehalten wird.

Auf Grund von Erfahrungen in persönlichem Umgang mit tuberkulösen Versicherten wurde von seiten der LVA Baden bezweifelt, ob diese Voraussetzung für eine nachhaltige Rückführung insbesonders des ehemaligen Handarbeiters gegeben ist. Die Klagen über z. T. völlig unzureichende soziale Betreuung nach abgeschlossenem Heilverfahren einerseits sowie die unvermindert anhaltenden Wiedererkrankungen und Erstinfektionen andererseits ließen vermuten, daß nicht nur die fortlaufend geringer werdende Sterblichkeit die Zahl der behandlungsbedürftigen Tuberkulösen erhöht, sondern daß auch die wegen unzureichender sozialer Nachfürsorge rückfällig Gewordenen erheblich zu dieser unerfreulichen Entwicklung beitragen.

Nachdem die sich mehrenden Klagen aus dem Kreis der Versicherten immer eindeutiger auf die nachteiligen Folgen des bestehenden Mißverhältnisses zwischen der sozialen Sicherheit bzw. dem Lebensstandard in- und außerhalb der Heilstätte hinwiesen, wurde beschlossen, eine groß angelegte Umfrage-Aktion durchzuführen, mit deren Hilfe ein möglichst objektives Bild über die soziale Gegenwartssituation des tuberkulösen Menschen vor allem nach erfolgreich abgeschlossenen Heilverfahren gewonnen werden sollte.

Die Umfrage begann im Februar 1953 und erstreckte sich im wesentlichen auf die folgenden Monate bis Juni 1953. Befragt wurden Personen beiderlei Geschlechtes im Alter zwischen 15 und 65 Jahren, die in dem Zeitraum von 1946—1952 ein Tuberkuloseheilverfahren mit Erfolg durchgeführt haben.

Insgesamt konnte das persönliche Schicksal von 4896 sozialversicherten Personen, die an Tuberkulose erkrankt waren, ermittelt werden. Von diesen wurden 487 = 9,9% als verstorben gemeldet, so daß für die eigentliche Auswertung die Antworten von 4409 Personen zur Verfügung standen.

Das umfassende Gesamtergebnis ist in einer besonderen Arbeit bei der Geschäftsführung der LVA Baden niedergelegt. Die auszugsweise wiedergegebenen Tabellen beziehen sich auf 3722 Versicherte, die vor ihrer Erkrankung in einem eigenen Arbeitsverhältnis standen. Die Gegenüberstellung von Invaliden- und Angestelltenversicherten soll in erster Linie die schwierige soziale Situation des Invalidenversicherten, also des vorwiegend körperlich schaffenden Menschen, nach überstandener tuberkulöser Erkrankung veranschaulichen.

Das wiedergegebene Zahlenmaterial aus dem Gesamtergebnis der Umfrage bestätigt unmißverständlich die soziale Bedrängnis vieler tuberkulöser Menschen. Es zeigt sich vor allem, daß ein nicht zu verantwortender Teil von ihnen trotz Arbeitsverwendbarkeit vergebens um den sozialen Anschluß ringt.

Die Mitverantwortlichkeit an den ungünstigen sozialen Verhältnissen an tuberkulösen Neu- bzw. Wiedererkrankungen und die damit verbundene erhebliche Wertminderung der mit einem außerordentlichen Kostenaufwand durchgeführten Tuberkuloseheilverfahren dürfte außer Zweifel stehen. Es sei jedoch nochmals an Hand einer vergleichsweisen Betrachtung die Wechselbeziehung zwischen sozialem Schicksal und Krankheitsverlauf aufgezeigt.

Soziale Verhältnisse und Wiedererkrankung

4409 Versich. nach erfolgreichem Tbk.-Heilverfahren (1946—1952)	Anzahl	%	Krankheitsrückfälle pro sozialem Verhältnis	
			Anzahl	%
Davon sind in:				
geordneten sozialen Verhältnissen	2667	60,6	396	14,8
ungünstigen sozialen Verhältnissen	1113	25,2	495	44,5
besonderer Notlage	629	14,2	317	50,4

Im Sinne einer zusammenfassenden Schlußfolgerung kann daher gesagt werden, daß die soziale Gegenwartssituation des tuberkulösen Menschen ihr Gepräge erhält von zwei z. T. vollkommen gegensätzlich wirkenden Kräften. Auf der einen Seite wird die Tuberkulose, weil sie eine Volkskrankheit ist, unter Beachtung aller sozialen Auswirkungen mit einem auf gesetzlicher Grundlage vorbildlich organisierten Heilverfahrensystem und dem Einsatz enormer geldlicher Mittel bekämpft. Auf der anderen Seite aber wird der sozialen Not, welche die Tuberkulose für den von ihr Betroffenen hervorruft, weder mit einer auf klarer gesetzlicher Grundlage organisierten Arbeits- und Wirtschaftsfürsorge, noch unter Einsatz ausreichender geldlicher Mittel Einhalt geboten.

Im Interesse einer tatsächlichen Abnahme tuberkulöser Erkrankungen erheben sich somit deutlicher als je zuvor die Forderungen nach

1. einem wirtschaftlich gesicherten Gesamtheilverfahren, das stationäre und ambulante Behandlung bzw. ärztlich verordnete Schonzeit in jedem Falle mit einschließt;

2. einer unverzüglich sich anschließenden, gesundheitlich zuträglichen Rückführung in das Berufsleben;

3. einer intensiven Überwachung der Arbeitsbedingungen von vorwiegend körperlich schaffenden Tuberkulösen.

Aus diesem Betreuungszyklus scheidet lediglich aus, wer nach fachärztlichem Urteil als chronisch offen abgesondert werden muß.

Sofortmaßnahmen

a) Wirtschaftliche Hilfe. (Die wirtschaftliche Tuberkulosehilfe wird auf Antrag in Verbindung mit dem Tbk.-Fürsorgearzt von dem jeweiligen Sozialamt an heilstättenentlassene Tuberkulöse gewährt. Die verausgabten Beträge für Sozialversicherte werden quartalsweise von der LVA Baden aus Bundesmitteln zurückerstattet.)

Wie bereits erwähnt, wurden durch entsprechende Erlasse am 1. 4. 1953 für Südbaden, am 1. 8. 1953 für Nordbaden die bereits seit 7. 3. 1950 im Bereich des Landesfürsorgeverbandes Württemberg gültigen Beihilfesätze eingeführt. Das brachte u. a. eine Erhöhung der Ernährungsbeihilfe von DM 30.— auf DM 60.— monatlich.

Da jedoch nach wie vor die Bemessungsgrundlagen für die Gewährung der wirtschaftlichen Tbk.-Hilfe die Richtsätze aus der allgemeinen Fürsorge geblieben sind, mußten trotz dieser neuen Erlasse in vielen uns bekannt gewordenen Härtefällen die jeweiligen Sozialämter unter Hinweis auf die überragende Bedeutung der Sicherung des Heilerfolges durch ausreichende wirtschaftliche Versorgung um individuellere und verantwortungsfreudigere Betreuung gebeten werden.

b) Wohnungsfürsorge. Wesentlich schwieriger gestaltete sich das Eingreifen bei den vorliegenden schlechten Wohnverhältnissen. Unter Bezugnahme auf die Anordnung der LVA Baden, daß die Geldhingabe an Baugenossenschaften zum Zwecke des sozialen Wohnungsbaues mit der Verpflichtung verbunden ist, 50% der mit diesen Geldern gebauten Wohnungen tuberkulosekranken Versicherten zur Verfügung zu stellen, konnten die Wohnungs- und Gesundheitsämter veranlaßt werden, mit entsprechendem Nachdruck zusätzlich Wohnraum für tuberkulosekranke Familien zu fordern.

Ein Problem für sich stellen die oft unerschwinglichen Mietpreise von Neubauwohnungen dar. Es wurde deshalb darauf hingewirkt, daß in Einzelfällen im Rahmen der wirtschaftlichen Tuberkulosehilfe auch diese überhöhten Mieten getragen werden können.

c) Berufsfürsorge. Nachdem es offensichtlich wurde, daß die zuständigen Arbeitsämter gar nicht oder nur unter größten Schwierigkeiten in der Lage sind, arbeitsverwendbare Tuberkulöse, insbesondere Invalidenversicherte nach gesundheitlichen Gesichtspunkten in das Arbeits- und Berufsleben einzugliedern, wurden von der LVA Baden im Verlaufe des Jahres 1953 in beschränktem Umfange die Kosten für Berufsförderungsmaßnahmen im Rahmen der wirtschaftlichen Tuberkulosehilfe übernommen. Bis Jahresende 1953 konnte insgesamt für 27 Invalidenversicherte die Rückführung in das Arbeits- und Berufsleben erfolgreich eingeleitet und zum Teil abgeschlossen werden. Während 14 von diesen Versicherten durch persönliches Eingreifen ein Arbeitsplatz beschafft, bzw. der frühere gesichert werden konnte, wurden 4 von ihnen zur Arbeitsgewöhnung in die Arbeitsheilstätte Schömberg eingewiesen.

Für die erstmalige und versuchsweise Berufsumschulung von 9 geheilten Invaliden-Versicherten ergibt sich im einzelnen bis Jahresende 1953 folgendes Bild (Seite 165).

Ausblick

Es bleibt zu hoffen, daß künftig ein gemeinsames Bemühen aller in der Tuberkulose-Bekämpfung stehenden Kräfte einsetzt, um auch einen grundlegenden Wandel in der sozialen Tuberkulose-Fürsorge herbeizuführen. Klare gesetzliche Bestimmungen sind allerdings hierzu ebenso erforderlich wie ein Mitwirken der gesamten Volkswirtschaft. Vieles ist zu tun und im Hinblick auf die Erfolge im Ausland auch nachzuholen. Die LVA Baden wird weiterhin bemüht sein, für ihre Versicherten nach der stationären Heilbehandlung wegen Tuberkulose eine soziale Sicherheit zu fordern und zu schaffen, die den größtmöglichen Erfolg der von ihr durchgeführten stationären Heilmaßnahmen erwarten läßt."

In Zusammenhang mit der Frage der Beschäftigung Tuberkulöser, die in allen Ländern eine zunehmende Bedeutung gewinnt, sei auf einen Aufsatz von H. Natvig: Die Arbeitsfähigkeit der Tuberkulösen [The working capacity of the tuberculous. Acta. tbc. scand. (København.) **31**, 59 (1955); zit. nach Rauch, Z. Tbc. **1**, 110

Art der Erkrankung	Alter Jahre	Beruf	Umschulung				Jetziger Beruf
			Ziel	Ort	Zeit	Kosten, Lernmittel und Gebühren	
Hüftgelenks-Tbk.	23	Schreiner	Techn. Zeichner	Technikerinstitut Stockach	7 Mon.	DM 840.—	Bautechniker in Architektenbüro
Wirbelsäulentbk.	24	Land-arbeiter	Kaufmann	Institut Autenrieth, Karlsruhe	6 Mon.	DM 400.—	Buchhalter in Möbelfabrik
Lungentbk.	24	Bäcker	Technischer Zeichner	Lehre in techn. Büro	2 Jahre	DM 99.— Zeichengerät	noch in Ausbildung
Lungentbk.	22	Maurer	Bautechniker	Berufsfachschule Birkenfeld/Nahe	1 Jahr	DM 900.—	noch in Ausbildung
Lungentbk.	30	Installateur	Installations-techniker	Fachschule Karlsruhe	1 Jahr	DM 572.—	noch in Ausbildung
Lungentbk.	40	Bäcker	Büroberuf	Institut Autenrieth Karlsruhe	5 Mon.	DM 250.—	Büro- u. Laborgehilfe chem. Betrieb
Lungentbk.	40	Schlosser	Techn. Zeichner	Heilstätten-Werkbetriebe Gauting/Obb.	6 Mon.	DM 34.— keine Gebühren	noch in Ausbildung
Lungentbk.	25	Friseur	Feinmechaniker	Heilstätten-Werkbetriebe Gauting/Obb.	1 Jahr	DM 34.— keine Gebühren	noch in Ausbildung
Meningitistbk.	21	Sattler	Berufsfähigkeit	Gehörlosenschule Heidelb.	1 Jahr	keine Gebühren	noch nicht abgeschlossen

(1957)] eingegangen. Der Verfasser hat sich als Werksarzt mit dieser Frage während der Jahre 1946—1953 befaßt. In dieser Zeit wurden insgesamt 119 Tuberkulöse (102 M, 17 F) beschäftigt, die im Mittel der Altersgruppe 30—40 Jahre angehörten. Die Altersverteilung entspricht im allgemeinen derjenigen bei gesunden Betriebsangehörigen. Von diesen 119 Personen hatten 112 eine Lungentuberkulose, 7 eine Tuberkulose anderer Organe. 90 bedurften der Beobachtung, 29 der Behandlung. Die Beschäftigungsdauer war im Durchschnitt bei den Tuberkulösen bedeutend kürzer als bei den anderen Beschäftigten.

30 arbeiteten weniger als 6 Monate
18 arbeiteten weniger als 6—12 Monate
26 arbeiteten weniger als 12—24 Monate
45 arbeiteten über 24 Monate.

28% der Tuberkulösen erlitten während der Beschäftigungszeit einen Rückfall, die Hälfte in weniger als 6 Monaten, was Verf. auf eine zu frühzeitige Wiederaufnahme der Arbeit zurückführt. Die tuberkulösen Beschäftigten blieben etwa 4mal häufiger wegen Krankheit der Arbeit fern als andere; etwa zwei Drittel der Krankheitstage waren durch die Tuberkulose bedingt. Zum Teil führt Verf. diese Verhältnisse auf asoziale Elemente zurück, die zu Anfang der Beobachtungszeit in stärkerem Maße zur Arbeit vermittelt wurden. Er hat den Eindruck gewonnen, daß *nach operativer Behandlung bessere Voraussetzungen für die Arbeitsfähigkeit Tuberkulöser* vorhanden zu sein scheinen, *als nach konservativer Behandlung.*

Räntsch nimmt „Zur Frage der Rehabilitation Tuberkulosekranker im Hinblick auf die Kurfreudigkeit“ (Münch. med. Wschr. **1956**, **372**) Stellung:

Von 1953—1955 wurden 1879 stationäre Heilverfahren vom Landesversorgungsamt Schleswig-Holstein wegen pulmonaler und extrapulmonaler Tbk. eingeleitet. Es handelte sich um Beschädigte beider Weltkriege, deren Tuberkulose nach dem BVG als Schädigungsfolge anerkannt worden war. Nur 1025 = 54,6% der eingeleiteten Heilverfahren wurden ordnungsgemäß durchgeführt. 854 Beschädigte haben entweder auf die Einberufung nicht reagiert, die Kur abgelehnt, oder diese selbständig gegen ärztlichen Rat beendet. In 81 Fällen erfolgte eine disziplinarische Entlassung. Die Zahl der Kurverweigerungen und vorzeitigen Kurabbrüche betrug 1953 37,6%, 1954 46,6% und 1955 53,2%.

Nach Räntsch lag die mittlere Kurdauer für Lungentuberkulose bei 7,3 Monaten, für extrapulmonale Tbk. bei 11,7 Monaten. In Holland beträgt die durchschnittliche Behandlungszeit 480—500 Tage, in England 18 Monate, verlängert sich aber häufig auf über 2 Jahre. Die Dauer der vorzeitig beendeten HV lag nach Räntsch für Lungen-Tbk. bei 4,3, für extrapulmonale Tuberkulose bei 5,2 Monaten. Damit ist ein erheblicher Teil der Rückfälle zu erklären: *bei 29,5% der 1953 normal beendeten Kuren war innerhalb zweier Jahre eine Wiederholungskur erforderlich, bei vorzeitig beendeten Kuren betrug der Prozentsatz der Wiederholungskuren 56,7%* und lag damit fast doppelt so hoch.

Die einzelnen Rentnergruppen sind an den Heilverfahren bzw. Kurverweigerungen folgendermaßen beteiligt:

Höhe der MdE. %	Anzahl der Heilverfahren	Anzahl der Kurver-weigerungen	Prozentsatz der Kurver-weigerungen %
30—40	151	63	41,7
50—60	238	99	41,2
70—90	409	193	47,2
100	1081	499	46,2

Weit über die Hälfte aller Heilverfahren war danach für Vollrentner mit einer MdE von 100% eingeleitet worden. Auf die meist nicht mehr berufstätigen Rentner mit einer MdE von über 70% entfallen bei 1490 vorgesehenen Heilverfahren 692 Kurverweigerungen = 46,4%.

Die Ursachen der Kurverweigerungen sind in nachstehender Tabelle zusammengestellt:

Ursachen der Kurverweigerungen	Anzahl der Kurverweigerungen	Hundertsatz aller Kurverweigerungen %	Anteil der Vollrentner an den Kurverweigerungen %
1. Kurmüdigkeit, Unzufriedenheit mit der Behandlung, Uneinsichtigkeit	172	20,1	122 = 70,9
2. Wirtschaftliche Lage, Beruf, Wohnungsangelegenheiten, Umsiedlung, ungeklärte Rentenangelegenh.	160	18,7	58 = 26,2
3. Familiäre Gründe, Ehestreitigkeiten, Heimweh, Krankheit der Angehörigen	129	15,1	77 = 59,8
4. Ablehnung eines operativen Eingriffs	105	12,3	65 = 61,9
5. Disziplinarische Entlassungen	78	9,1	57 = 73,1
6. Keine besonderen Gründe angegeben oder nicht geantwortet	210	24,7	119 = 56,7

Hierzu äußert sich Räntsch folgendermaßen:

„Die Vielfalt der Ursachen, die zur Kurverweigerung führen, und die unterschiedliche seelische und materielle Situation, in der die Kurverweigerer sich befinden, zeigt, daß die Gesamtfrage nicht von einer einzigen Seite her angefaßt und gelöst werden kann. Es ist vielmehr notwendig, diesem komplexen Problem mit unterschiedlichen Maßnahmen entgegenzutreten.

Grundsätzlich muß festgestellt werden, daß mit einer finanziellen Unterstützung der Tuberkulösen *allein* der gegenwärtige Zustand nicht grundlegend geändert werden kann. Die zunehmende Kurverweigerung der Tuberkulösen ist überhaupt kein *überwiegend* finanzielles Problem. Wenn derartige Ansichten gelegentlich geäußert werden, dann fußen sie auf falschen Voraussetzungen und nehmen auf die allgemeine Situation der Kranken nicht genügend Rücksicht. Diese verlangt vielmehr, daß psychologische und materielle Hilfsmaßnahmen gleichwertig nebeneinanderstehen.

In erster Linie muß gefordert werden, daß der *seelischen Betreuung* der Kranken während der Heilstättenbehandlung mehr Raum gewährt wird als dies häufig in den Kuranstalten gegenwärtig möglich ist. Die Erfolge der Chemotherapie und operativen Behandlung haben manchenorts dazu geführt, daß gegenüber diesen Faktoren einer wirkungsvollen Therapie die rein menschlich-ärztliche Beeinflussung der Kranken in den Hintergrund tritt. Das gilt nicht allein für die Tuberkulosebehandlung, sondern ganz allgemein für die heutige Krankenbehandlung. Es handelt sich hier um eine allgemeine Zeiterscheinung, die mit so zahlreichen und unterschiedlichen Fragen unserer sozialen und geistigen Situation verknüpft ist, daß wir es uns an dieser Stelle versagen müssen, diese Dinge genauer auszuführen.

Eine Änderung muß hier aber angestrebt werden. Insbesondere sollte auch die Zeit der Heilstättenbehandlung dazu benutzt werden, um den Kranken über die Natur seines Leidens gründlich aufzuklären und ihm die Notwendigkeit einer zweckentsprechenden Lebensführung für die Zukunft klarzumachen. Häufig geschieht dies nicht in ausreichender Weise, und die Kranken kommen in die Lage, sich durch eigene Erfahrungen und die Aufklärungen der Mitpatienten ein Urteil über den Charakter ihrer Krankheit zu bilden. Daß dieses Urteil häufig völlig an den Tatsachen vorbeigeht, ist eine allgemeine Erfahrung.

Es ist sehr wichtig, daß diese gründliche Aufklärung der Patienten schon während des ersten Heilverfahrens geschieht, denn dieses ist häufig entscheidend für den weiteren Verlauf der Tuberkulose. Wie aus unseren Untersuchungen hervorgeht, ist die Anzahl der Kurverweigerungen bei der ersten Kur am geringsten. Das beweist, daß der Großteil der Patienten zunächst mit gutem Willen in die Heilstätte kommt. Die Mehrzahl ist auch zunächst bereit, eine längere Zeit für die Gesundung zu opfern. Dieser gute Wille muß ausgenutzt werden, und es darf nicht vorkommen, daß wegen eines anscheinend nur wenig ausgedehnten Anfangsbefundes eine zeitlich ungenügende Kur durchgeführt wird. Dies liegt weder im Interesse des

Kranken noch des Kostenträgers. Während der ersten Kur hat die Rehabilitation ihre besten Aussichten, und diese müssen voll ausgenützt werden.

Ein langdauerndes Heilverfahren setzt aber voraus, daß den Kranken in den Pausen zwischen den strengen Liegezeiten Aufgaben zugewiesen werden, die ihren Fähigkeiten und Interessen angemessen sind, um keine *Langeweile* aufkommen zu lassen. Die meist vorhandene Krankenhausbibliothek mit belletristischer Literatur allein vermag diese Aufgabe nicht zu erfüllen. Persönliche Anleitung durch den Arzt und die Vermittlung auch belehrender Bücher, die zur Erweiterung des Wissens und zur Fortbildung dienen können, sind unbedingt notwendig. Die Heilstättenzeit braucht keine verlorene Zeit zu sein. Besonders junge Menschen haben meist einen förderungswürdigen Willen zur Fortbildung. Auch leichte handwerkliche Arbeiten sollten schon mit Abschluß der strengen Ruhebehandlung bald erlaubt werden. Hier ergibt sich ein weites Feld, und es ist Aufgabe des Chefarztes, einen geeigneten Arzt oder Angestellten der Heilstätte mit der Ausbildung dieser Freizeitgestaltung zu betrauen. In geeigneter Form darf sie als gleichberechtigte Kurmaßnahme neben den übrigen anerkannt werden. Auf die eigentliche Arbeitstherapie möchten wir nicht eingehen, sondern verweisen auf die einschlägige Literatur hierüber.

Man darf annehmen, daß ein Kranker, der sich in der Heilstätte in jeder Hinsicht wohl fühlt und Vertrauen gewonnen hat, weniger häufig zur Kurbeendigung drängt, als dies heute geschieht. Auch Operationsverweigerungen würden dann wahrscheinlich nicht so häufig sein.

Gelegentlich sind gewisse Maßnahmen zur Herbeiführung der *Operationsduldungspflicht* für Versicherte gefordert worden. Das Bundesversorgungsgesetz erkennt die Operationsduldungspflicht auch für zumutbare Operationen nicht an (13) und befindet sich damit in Übereinstimmung mit der überwiegenden Mehrzahl der Tuberkuloseärzte. Zwar ist es richtig, daß einer böswilligen Ablehnung von aussichtsreichen Maßnahmen aus rein geldlichen Erwägungen heraus und auf Kosten der Allgemeinheit gegenwärtig nicht entgegengetreten werden kann. Doch dürfte die Anzahl der Operationsverweigerungen aus diesen Gründen nicht sehr groß sein, so daß man das Prinzip des Grundgesetzes diesen Fällen nicht aufopfern sollte. Es besteht der Eindruck, daß die Anzahl der Operationsverweigerungen nicht in allen Heilstätten gleich groß ist, so daß die Frage des Vertrauens hier doch im Vordergrund stehen dürfte.

Hinsichtlich der psychologischen Beeinflussung der Kranken fällt auch den verschiedenen Beschädigtenverbänden, die ja nicht nur Interessenverbände sein wollen und sollen, eine große Aufgabe zu. Die Pflicht zur Gesamtverantwortung, die von jedem Staatsbürger gefordert werden muß, wird von diesen Verbänden nicht nur betont, sondern häufig auch in recht erfreulicher Weise in die Tat umgesetzt, wovon wir uns in persönlichen Fühlungnahmen immer wieder überzeugen konnten. Aber auch hier wäre eine Ausweitung der Aufgaben zum Vorteil aller für die Zukunft wünschenswert.

Alle diese Maßnahmen der Beeinflussung und Erziehung der Tuberkulosekranken müssen aber naturgemäß ohne rechten Erfolg bleiben, wenn nicht auch die *materiellen Voraussetzungen* einer langdauernden und erfolgreichen stationären Behandlung geschaffen werden. Hier bleibt bisher noch vieles zu wünschen übrig. Es wurde schon darauf hingewiesen, daß in erster Linie der berufstätige und verheiratete Kriegsbeschädigte, der keine Vollrente und Ausgleichsrente erhält, durch ein Heilverfahren in ausgesprochene Not geraten kann. Ihm in erster Linie müßte geholfen werden, um die Wiederherstellung seiner Arbeitskraft zu erreichen. Bei ihm ist auch erfahrungsgemäß der Wille zur Rehabilitierung noch am stärksten lebendig, und hier verspricht eine ausreichende Behandlung meist auch Erfolg.

Zweifellos bedarf auch der Vollrentner gegenwärtig einer wirksamen wirtschaftlichen Hilfe, aber gerade bei ihm darf von finanziellen Hilfen *allein* eine wesentliche Weckung seiner Kurfreudigkeit nicht erwartet werden, wie unsere Untersuchungen gezeigt haben. Denn gerade die Vollrentner mit Ausgleichsrente, die bei Kurantritt keine finanziellen Nachteile zu erwarten haben und häufig sogar während der Kur wirtschaftlich bessergestellt sind als zu Hause, stellen den Hauptteil der Kurverweigerer in allen von uns untersuchten Gruppen. Bei ihnen muß also die psychische Beeinflussung im Vordergrund stehen.

Ob man daneben aber auf die Dauer gesehen ohne gewisse *Zwangsmaßnahmen* auskommen kann, wäre im Interesse einer Beeinflussung der geringeren Anzahl der Übelmeinenden und Asozialen zu prüfen. Insbesondere aber müßte die Möglichkeit bestehen, bei disziplinarischer Entlassung oder unbegründetem Kurabbruch mit gewissen für den Patienten fühlbaren

Gegenmaßnahmen zu antworten, damit die Unbedenklichen auf ihre eigene Verantwortlichkeit aufmerksam gemacht werden können.

Wenn es gelingt, dieses Gefühl der eigenen Verantwortlichkeit zu stärken, eine ausreichende materielle Sicherstellung für alle Tuberkulösen während des Heilverfahrens zu erreichen und die psychische Beeinflussung durch Ärzte und Verbände zu verbessern, dann wird man mit größerer Hoffnung auf Erfolg als bisher die geplanten Rehabilitationsmaßnahmen in Angriff nehmen können."

Auch HOPPE [Kritische Betrachtungen zur heutigen Tuberkulosesituation, Ärztl. Mitt. **14**, 388 (1957)] befaßt sich u.a. mit Problemen der stationären Behandlung und betont, daß die Angst vor der chirurgischen Behandlung sehr viele Kranke von der Durchführung eines Heilverfahrens abhält und daß die Zahl der Kurabbrüche in den chirurgischen Heilstätten groß ist. Auch die Operationsindikation (z. B. in einer Heilstätte Resektion, in der anderen Pneumolyse) spielt dabei eine Rolle und kann fatale Folgen haben. Im Jahre 1950 betrug die Zahl der Kurabbrüche in Heilstätten der LVA Rheinprovinz 8,4%, 1956 aber bereits 29,6%! Der Kostenträger, für den die Heilverfahren nur freiwillige Leistungen sind, kann bald kein Verständnis mehr für die kostspieligen, inkonsequent durchgeführten Heilmaßnahmen aufbringen.

Als Gründe für Kurabbrüche und disziplinarische Entlassungen bei 300 Heilstättenpatienten führt HOPPE an:

Kurabbrüche:	%
1. Familiäre Gründe	29
2. Wirtschaftliche Gründe	8
3. Schwierigkeiten im Beruf oder in der Ausbildung	3
4. Wohnungsangelegenheiten	1
5. Heimweh	4
6. Unverträglichkeit mit anderen Patienten	0,5
7. Klagen über Verpflegung, besonders Diät	1
8. Verweigerung eines Eingriffs	8
9. Kurverlängerung verweigert	11
10. Disziplinarische Entlassung angedroht	0,5
11. Sonstige Gründe	9
12. Ohne erkennbaren Grund	25
	100

Disziplinarische Entlassungen:	%
1. Nichteinhalten der Ruhebehandlung	3
2. Vorübergehendes Verlassen des Heilstättengeländes	52
3. Rauchen in verbotenen Räumen	10
4. Trunkenheit	17
5. Schlägerei	8
6. Ungebührliches Verhalten gegen Ärzte und Pflegepersonal	7
7. Sonstige Gründe	3
	100

Über die Gründe der häufigen Kurverweigerungen, bzw. Kurabbrüche sind die Ansichten nicht einheitlich. Während ein Teil der Ärzte die wirtschaftlichen Gründe und den harten Existenzkampf verantwortlich macht, weisen andere auf die häufig durch Kriegs- und Nachkriegszeiten zerrütteten Familienverhältnisse, das ungelöste Wohnungsproblem und die ungenügende Sicherstellung der Familie hin. Die Besserung der wirtschaftlichen Lage hat leider nicht zur Beruhigung der Patienten geführt, obschon diese ohne große Sorgen beliebig lange in Sanatorien verbleiben könnten, wie es früher kaum einem Wohlhabenden möglich war. Bei Versorgungskranken, die während des Heilverfahrens keine finanzielle Einbuße erleiden, hat man beobachtet, daß von den zwischen 1953 und 1955 ärztlich für notwendig gehaltenen Kuren 45,5% nicht ordnungsgemäß durchgeführt wurden. Je stärker die Patienten geschädigt waren, desto höher war der Prozentsatz der Kurverweigerungen. Wir beobachten auch, daß in Frauenheilstätten die Kurabbrüche nicht geringer sind, sondern in den letzten Jahren sogar eine auffallend steigende Tendenz haben.

Die Befragung von 500 Kranken nach ihrer Belastung durch Schulden oder Ratenzahlungen brachte folgendes Ergebnis:

Schulden DM:	%
keine	67
bis 200	13
bis 500	12
bis 1000	4
bis 2000	2
bis 3000	1
bis 4000	1

„Wenn man die Kranken, die immer wieder Kuren ablehnen oder sich vorzeitig entlassen lassen, nach einer gewissen Zeit zu sich bestellt und einen persönlichen Kontakt zu ihnen aufnimmt, so wird man in den meisten Fällen finden, daß die ‚Freiheitsberaubung' in der Heilstätte — nicht so sehr im Krankenhaus — den tiefsten Grund darstellt. Danach kommt in den meisten Heilstätten die ständige Angst vieler Patienten, sie könnten zu einem Eingriff überredet werden, so daß man annehmen darf, daß ein großer Teil der üblicherweise angegebenen Gründe fingiert ist.

Eines der größten Hindernisse aber für die reguläre Kurdurchführung ist, daß die Patienten durch ihre Ärzte über die Dauer des Heilverfahrens, wenn auch aus psychologischen Gründen, falsch aufgeklärt werden. Ist es doch sehr schwer, einem Kranken die Verlängerung der Kur über mehrere Monate hinaus klarzumachen oder ihn zu einer Operation überreden zu müssen, wenn der behandelnde Arzt ihn nach erfolgter ambulanter Vorbehandlung nur noch zur „Erholung" in ein Sanatorium einweist.

Am bedauerlichsten ist, daß der Kranke von einem Arzt, der laufend seine Patienten mit positivem Sputum ambulant behandelt, bei Kurabbruch oder disziplinarischer Entlassung keine Vorwürfe zu erwarten hat. Die Gesundheitsämter müßten solchen Kranken immer wieder durch entseuchende oder fürsorgerische Maßnahmen die Gefährlichkeit ihres Verhaltens vor Augen führen. Finanzielle Bestrafungen treffen im allgemeinen nicht so sehr den Kranken, als seine Familie und stehen zuweilen im merkwürdigen Gegensatz zu der unverständlichen Duldsamkeit zahlreicher Kollegen.

In den Heilstätten muß wieder, wie früher, an erster Stelle die psychologische Betreuung der Patienten stehen, mit der es den alten Lungenfachärzten gelang, ihre Kranken jahrelang bei der Stange zu halten, auch als sie keine wirksamen Mittel in der Hand hatten. Man muß aber auch die Langeweile bekämpfen, der so viele Menschen hilflos gegenüberstehen; Radio, Kino und Bibliothek allein genügen dazu nicht. Die Zusammenballung von Menschen mit gleicher Krankheit und die meist uniforme Diagnostik und Therapie in Heilstätten führt notgedrungen zu einem Schematismus, der von den heutigen Kranken abgelehnt wird. Eine wesentliche Aufgabe müßten die Heilstättenärzte darin sehen, durch persönlichen Kontakt und psychologische Führung die Kranken so weit zu erziehen, bis z. B. ein Offentuberkulöser den Aufenthalt zu Hause wieder als ein Unglück ansieht.

Würden die medizinischen und seuchenhygienischen Notwendigkeiten aber von allen Ärzten in gleicher Weise vorgetragen, sähe der Patient keine Möglichkeit mehr, sich den Anweisungen der Ärzte und Behörden zu entziehen. Wir sollten nicht voll Selbstzufriedenheit auf halbem Wege in unseren Bemühungen stehenbleiben, sondern wieder darangehen, in vorsichtiger Weise eine gewisse Tuberkulophobie in der Bevölkerung zu erzeugen."

Steinbrück [Die Tuberkulosebekämpfung in der DDR, Z. ärztl. Fortbild. 9 (1957)] berichtet, daß in der Sowjetzone am 31. 12. 1955 für Tuberkulöse

34000 Betten zur Verfügung standen, davon 19000 in Heilstätten, 15000 in Tbk.-Krankenhäusern, Tbk.-Krankenhausabteilungen und Tbk.-Kurheimen. Eine Heilstättenkur für einen Erwachsenen mit Lungentuberkulose dauert im Durchschnitt 177 Tage. 32% aller ansteckenden Tuberkulösen und 9% aller nichtansteckenden Tuberkulösen befanden sich an einem Stichtag im Nov. 1955 in stationärer Behandlung.

Von Interesse erscheinen auch die Feststellungen von JAMES I. WARINGS, MD. zur Frage, ob eine stationäre Behandlung notwendig ist:

„Die Nachteile des Krankenhausaufenthaltes sind in den hohen Kosten, Trennung von der Familie und Bewegungseinschränkung zu suchen. Die Nachteile der häuslichen Behandlung bestehen hauptsächlich in der unnötigen Gefährdung der Familie und Umgebung durch Ansteckung; des weiteren fehlt das Verständnis der Familie für den Kranken, besonders bei der Langzeitbehandlung, und des Kranken selbst in bezug auf das kurgemäße Verhalten, wenn aktive Maßnahmen nicht mehr durchgeführt werden. Auch sonst werden die Belehrungen und Verhaltungsmaßnahmen ungenügend durchgeführt, besonders, wenn eine ständige Kontrolle nicht gewährleistet ist. Im Krankenhaus ist die Bettliegekur der Hauptfaktor für die Behandlung. Komplikationen, die oft in der ersten Woche der Chemotherapie auftreten, werden schneller beobachtet und können sofort durch Wechsel in der Behandlungsmethode behoben werden; bakteriologische und röntgenologische Kontrolluntersuchungen sind bei der häuslichen Behandlung erschwert, wodurch nur zu oft der richtige Moment zum operativen Eingriff versäumt wird. Überhaupt nimmt die Operationswilligkeit ab, wenn sich der Patient nicht mehr im Krankenhaus aufhält. Die häusliche Behandlung ist oft erfolgreich, aber manches Wagnis ist damit verbunden.

Das Arbeitskomitee für „Therapie“ bei der American Trudeau Gesellschaft nahm kürzlich zu diesem Problem wie folgt Stellung:

Das Komitee weist erneut darauf hin, daß nach den neuesten Erkenntnissen und Erfahrungen keine Veranlassung besteht, von der üblichen Behandlungsmethode abzugehen, es liegt kein Grund vor, die Dauer der Ruhebehandlung zu verkürzen, es sei denn, eine Inaktivität würde schneller erreicht als üblich.

Der Patient soll stationär aufgenommen werden, vor allem, solange er ansteckend ist, nicht nur im Interesse des Patienten selbst, sondern auch, um die Ausbreitung der Tuberkulose zu verhindern. Die Zeit der Arbeitsunfähigkeit, jetzt wohl kürzer als früher, muß mindestens 1 Jahr betragen, selbst bei geringfügiger Tuberkulose, die gut auf die Behandlung anspricht.“

Zusammenfassung

Die Zahl der planmäßigen Tuberkulosebetten in Heilstätten und allgemeinen Krankenhäusern des Bundesgebietes betrug Ende 1955 rund 62000.

Aus den Unterlagen einiger Bundesländer läßt sich entnehmen, daß die Zahl der stationär behandelten Tuberkulösen seit 1947 nicht abgenommen hat; zum Teil ist dies auf die Ergebnisse der systematischen Röntgenreihen-Untersuchungen zurückzuführen, durch welche zahlreiche Tuberkulosen im Frühstadium entdeckt und einer Behandlung zugeführt werden, zum Teil spielt die zunehmende Zahl der Rückfälle — mitunter bedingt durch Kurabbrüche — dabei eine Rolle. Nur etwa 25—30% des Bestandes an Offentuberkulösen befinden sich jeweils in stationärer Behandlung, so daß etwa 80—100000 ansteckungsfähige Personen, die zu Hause oder ambulant behandelt werden, für eine Weiterverbreitung der Tuberkulose sorgen können. Besondere Bedeutung kommt den älteren Personen mit chronischer Tbk. zu: Nur etwa 12% der über 65jährigen Offentuberkulösen befinden sich in stationärer Behandlung. Die Zahl der stationär behandelten tuberkulösen Kinder hat seit 1950 ständig zugenommen, geringer geworden ist hauptsächlich die Zahl der 15—25jährigen und z. T. der 25—45jährigen. Es ist denkbar, daß diese Abnahme der Zahl der stationär Behandelten kompensiert wird durch eine zunehmende Zahl ambulant Behandelter.

Stationary Treatment

At the end of 1955 the number of regular tuberculosis beds at sanatoria and common hospitals of the Federal Republic of Germany was about 62000. Records of several of the

Lands of the Federal Republic indicate that the number of stationary-treated tuberculars has not diminished since 1947. Partly this is the result of systematically performed mass radiographic surveys, by which numerous tuberculous patients are detected during the early stage, and brought to a treatment. The increasing number of relapses, — sometimes caused by a suspended treatment — also takes a leading part in the process. At times only 25—30% of the registered cases of people with open tuberculosis are undergoing a stationary treatment, therefore about 80—100000 persons capable of being infectious, who undergo domiciliary or ambulatory treatment, are able to spread tuberculosis. Special attention is to be paid to older people with chronic tuberculosis. Only about 12% of open tuberculars over 65 years are undergoing stationary treatment. The number of tuberculous children treated in hospitals has permanently increased since 1950; mainly has dropped the number of tuberculous youngsters between 15—25 years, and partly the number of the tuberculous persons of 25—45 years. It is imaginable that this decrease of stationary treated persons is being compensated by an increasing number of ambulatorily treated patients.

I. Umwelt und Tuberkulose

Maßnahmen zur Bekämpfung der Tuberkulose gipfeln in der Forderung, Infektionen zu verhindern oder auf ein Minimum zu beschränken. Die Beschaffung geeigneten und ausreichenden Wohnraums besonders für ansteckungsfähige

Tabelle 53. *Zahl der überfüllten Wohnungen mit ansteckenden Tuberkulösen* (nach Braeuning)

Personen in einem Haushalt	Zahl der Haushaltungen von							Summe der Haushaltungen mit
	1	2	3	4	5	6	7	
	bewohnbaren Räumen einschließlich Küche							
1	5935	1100	287	42	3	3	—	1 Pers.: 7370
2	2230	7063	5122	892	88	14	2	2 Pers.: 15411
3	863	3856	7252	2744	381	47	6	3 Pers.: 15149
4	302	2140	5077	3325	740	131	27	4 Pers.: 11742
5	105	787	2176	2017	763	184	44	5 Pers.: 6076
6	64	236	902	1007	519	165	109	6 Pers.: 3002
7	15	76	288	405	245	136	62	7 Pers.: 1227
8	21	39	116	146	94	55	25	8 Pers.: 496
9	2	11	41	65	42	26	18	9 Pers.: 205
10	37	68	36	52	38	19	5	10 Pers.: 255
					1			12 Pers.: 1
Summe[1]	3639	7213	1383	52				
Summe aller Wohnungen	9574	15376	21297	10695	2914	780	298	60934

[1] Summe der überfüllten Wohnungen durch Addition der Zahlen unterhalb der stark gezeichneten Linie.

Nordrhein-Westfalen: Ohne die Kreise Kempen-Krefeld und Monschau. Vom Rhein.-Berg.-Kreis sind nur die überfüllten Wohnungen eingetragen.

Ohne Hessen und Rheinland-Pfalz.

Tuberkulöse ist deshalb nicht nur aus sozialen, sondern auch aus seuchenhygienischen Gründen ein besonders dringlich zu behandelndes Problem. Die Wohnungsnot ist in den durch den Krieg schwer heimgesuchten deutschen Städten noch lange nicht beseitigt, und es werden noch Jahre vergehen, bis eine Befriedigung des notwendigsten Bedarfs eingetreten ist. Von Staat und Ländern werden zu diesem Zwecke beträchtliche Mittel zur Verfügung gestellt, und auch der privaten Initiative ist Tür und Tor geöffnet. Auch in dieser Hinsicht ist der Tuberkulosekranke benachteiligt, der wegen seiner Krankheit vielfach nicht oder nur beschränkt arbeitsfähig ist und deshalb nicht die meist recht hohen Baukostenzuschüsse entrichten kann. Die Bemühungen, hier Abhilfe zu schaffen, waren bisher nur in recht bescheidenem Umfange erfolgreich. Nach Tab. 53 waren Ende 1955 von 60934 Haushaltungen mit Ansteckendtuberkulösen 12287 überfüllt, das sind rund 20% der Wohnungen überhaupt.

Es ist untragbar, wenn von etwa 3700 Offentuberkulösen jeder einzelne mit je etwa 2 weiteren Personen in einem einzigen Zimmer wohnt, wenn von ungefähr 7300 Offentuberkulösen jeder mit 3 Personen in 2 Zimmern untergebracht ist, wenn bei über 12000 Personen mit ansteckender Lungentuberkulose, die im Durchschnitt (der überfüllten Wohnungen) mit 35000 weiteren Personen (also im Mittel jeder dieser 12000 Offentuberkulösen mit 3 Personen!) zusammen leben, völlig unzureichende Wohnverhältnisse herrschen.

Tabelle 54. *Zahl der Personen mit ansteckender Lungentuberkulose (Ia + Ib) ohne eigenes Zimmer, bzw. ohne eigenes Bett (1955)* (nach Länderstatistiken)

Land	ohne eigenes Zimmer		ohne eigenes Bett		Zahl der überfüllten Wohnungen mit Offentuberkulose
	abs.	bez. auf 100 Pers. d. Best.	abs.	wegen Platzmangel	
Schleswig-Holstein	2001	27,4	78	61	970
Hamburg	—	—	56	51	896
Niedersachsen	4919	30,7	283	199	2350
Bremen	1316	51,5	52	41	266
Nordrhein-Westfalen	13174	37,3	1047	892	6052[1]
Hessen	2664	32,8	125	—	keine Angaben
Rheinland-Pfalz	4083	46,4	466	189[2]	keine Angaben
Baden-Württemberg	4056	28,9	233	222	1752
Bayern	3488	16,9	122	82	keine Angaben
Bundesrepublik	35701	29,7	2462	1737	12286[4]
West-Berlin	3844	35,8	65	51	1723

[1] Von 26915 Haushaltungen (ohne die Kreise Kempen-Krefeld, Monschau und z. T. Rhein.-Berg.-Kreis.)
[2] Ohne Reg. Bez. Rheinhessen.
[3] Angaben nur von 10 Bezirken.
[4] Ohne Hessen, Bayern und mit den Einschränkungen unter [1–3].

Nach Tab. 54 belief sich die Zahl der Offentuberkulösen ohne eigenes Zimmer Ende 1955 in der Bundesrepublik auf 35701 = rund 30% des Bestandes an Offentuberkulösen überhaupt. *2462 = 2% der Offentuberkulösen hatten kein eigenes Bett.* Die ungünstigsten Verhältnisse weisen Bremen mit 51,5% und Rheinland-Pfalz mit 46,4% ohne eigenes Zimmer auf. Für die weit unter dem Durchschnitt liegenden Verhältnisse in Bayern kann keine Erklärung gegeben werden.

Wenn für den Bestand an Offentuberkulösen nach diesen Unterlagen festgestellt werden muß, daß rund 30% kein eigenes Zimmer haben, so wird dies auch ungefähr für die an ansteckender Tuberkulose neu erkrankten Personen gelten. Im Bundesgebiet belief sich deren Zahl 1955 auf 24394 und im Mittel der Jahre 1952—1955 auf etwa 27000. Es muß angenommen werden, daß sich darunter pro Jahr 8000—9000 ohne eigenes Zimmer und etwa 500 ohne eigenes Bett befinden, andererseits verringert sich die Bestandszahl um sehr viele Personen. Es dürfte erhebliche Schwierigkeiten verursachen, bei der so stark fluktuierenden Zahl an Offentuberkulösen ohne eigenes Zimmer bzw. ohne eigenes Bett zu einer befriedigenden Lösung zu kommen. Vielleicht müßte bei der Zuteilung von entsprechendem Wohnraum der Gesichtspunkt berücksichtigt werden, daß bei jüngeren Personen eine größere, bei älteren eine geringere Aussicht besteht, überhaupt oder für längere Zeit bacillenfrei zu werden. Außerdem haben die älteren Personen meist eine größere Familie, so daß sie als Infektionsquelle eine größere Gefahr bedeuten als dies bei jüngeren Menschen der Fall ist.

Über die Wohnraum-Verhältnisse der Tuberkulösen im Jahre 1955 liegen aus Bayern noch folgende Angaben vor:

Zahl der Personen mit ansteckender Tbk. mit verbesserungsbedürftigen Wohnverhältnissen	1523
Zahl der Personen mit nicht ansteckender Tbk. mit verbesserungsbedürftigen Wohnverhältnissen	1084
Gesamt	2607

Von diesen 2607 Personen sind:

ledig	536	= 20,6%
verheiratet, ohne Kinder	540	= 20,7%
verheiratet, bis 2 Kinder	1070	= 41,0%
verheiratet, 3 und mehr Kinder	461	= 17,7%

Danach befanden sich in engster Berührung mit 1531 verheirateten Tuberkulösen in ungünstigsten Wohnverhältnissen dieselbe Zahl von Ehepartnern und über 3000 Kinder.

Wenn 1955 rund 35000 Offentuberkulöse kein eigenes Zimmer hatten, dann heißt dies, daß sie mindestens 50—60000 Personen in stärkerem Maße gefährdeten, und wenn 2500 Offentuberkulöse ohne eigenes Bett waren, dann setzten sie etwa dieselbe Zahl noch gesunder Angehöriger in höchstem Maße einer Ansteckung und evtl. Erkrankung aus.

In Bayern wurden neben den staatlichen Mitteln im Rahmen des sozialen Wohnungsbaues vom Staatsministerium des Innern für das Haushaltsjahr 1956/57 DM 800000,—als Beihilfe zur Behebung von außerordentlichen Wohnungsnotständen zur Verfügung gestellt. Das Komitee zur Wohnraumbeschaffung für Tuberkulosekranke (München) hat aus dem Erlös seiner Weihnachtssiegelmarken-Sammlung zinslose Darlehen zur Verfügung gestellt, und zwar ausschließlich zur Wohnraumbeschaffung von bedürftigen und unterstützungswürdigen Tuberkulosekranken.

1954 für 12 Familien	insgesamt 17850,— DM	= 1487,50 DM	pro WE
1955 für 73 Familien	insgesamt 148978,— DM	= 2040,— DM	pro WE
1956 für 124 Familien	insgesamt 205181,— DM	= 1654,— DM	pro WE

Auch in Niedersachsen und Schleswig-Holstein werden seit Jahren erhebliche Anstrengungen gemacht, um den Tuberkulösen ausreichenden Wohnraum zur Verfügung stellen zu können, und neuerdings bemühen sich private Organisationen auch in anderen Ländern darum, durch den Verkauf von Weihnachtssiegelmarken Mittel für diesen Zweck zu erhalten. Die Sammlungsergebnisse der vergangenen Jahre sind wegen teilweiser Verweigerung der öffentlichen Sammlung äußerst bescheiden, sie stimmen pessimistisch, wenn man bedenkt, daß in Bayern mit dem weitaus höchsten Sammlungsergebnis 1956 nur 124 Familien mit Wohnraum bedacht werden konnten, obwohl 3488 Offentuberkulöse kein eigenes Zimmer hatten und 1531 Tuberkulöse zusammen mit Ehepartnern und über 3000 Kindern in ungünstigsten Wohnverhältnissen leben. Leider liegt kein Material vor, um nachzuweisen, in welchem Ausmaß Neuinfektionen und Neuerkrankungen durch derartig unwürdige Verhältnisse mit verursacht werden. Da aber die Erkrankungshäufigkeit der *exponierten Familienangehörigen* von Tuberkulösen auf etwa das 5—6fache jener der Gesamtbevölkerung geschätzt werden muß (s. Tbk.-Jb. 1954/55, S. 189), dürfte deren Zahl nicht unerheblich sein. Seit 75 Jahren ist die Erkrankung an Tuberkulose durch Infektion bewiesen, damit sind die entscheidenden Grundlagen für die Methodik ihrer Bekämpfung gegeben, die Möglichkeiten ihrer Ausrottung sind theoretisch geklärt — darf die Praxis dann bis auf gewisse Ausnahmen eine Utopie bleiben? Wenn nicht alle Maßnahmen mit aller Konsequenz ergriffen werden, dann wird die Tuberkulose auch das 20. Jahrhundert überdauern.

Zusammenfassung

Nach den Angaben der Länder waren Ende 1955 rund 20% der Wohnungen der Offentuberkulösen überfüllt, etwa 36000 waren ohne eigenes Zimmer (= 30% des Bestandes) und fast 2500 ohne eigenes Bett. Die von privaten Organisationen zusätzlich zu den staatlichen Mitteln für die Wohnraumbeschaffung aufgebrachten Gelder reichen bei weitem nicht aus, um den Bedarf auch nur annähernd zu decken. Mit Rücksicht auf die hohe Gefährdung der Angehörigen dieser Tuberkulösen müssen unbedingt ausreichende Maßnahmen ergriffen werden.

Environment and Tuberculosis

Reports from the Lands show that by the end of 1955 about 20% of the homes of people with open tuberculosis were overcrowded. Nearly 36000 had no separate room (i.e. 30% of the registered cases), and almost 2500 had no bed of their own. Additional funds for housing projects raised from private organizations together with the help of the government are by far insufficient to cover but approximately the requirements. If we do consider how seriously the relations of these tuberculars are endangered, it is absolutely necessary to start ample actions.

K. Die BCG-Schutzimpfung

In seinem Tätigkeitsbericht für das Jahr 1942 bemerkt das Robert-Koch-Institut: „Am 3. 7. 1942 wurde im Auftrag des Ministeriums von Prof. Ludwig Lange ein ausführlicher Bericht über den Wert der BCG-Schutzimpfung und über die Frage ihrer Einführung in Deutschland erstattet.“ Unter kritischer Berücksichtigung der großen Erfahrungen des Auslandes, besonders der skandinavischen Länder, und in Fühlungnahme mit deutschen Sachverständigen kommt der Bericht zu dem Ergebnis: „Die BCG-Schutzimpfung reiht sich in den so notwendigen Kampf gegen die Tuberkulose unter die Waffen ein, für die, wenn auch keine absolute, so doch eine beachtliche Wirksamkeit als erwiesen gelten dürfte. Daher sollte nunmehr auch Deutschland diese Waffe nicht unbenutzt lassen.“ (König und Schulze: Die Durchführung und das Ergebnis von 600000 Tuberkulose-Schutzimpfungen mit BCG im Lande Nordrhein-Westfalen, „Behringwerk-Mitteilungen“ 1953, H. 27).

In den Jahren seit 1942 sind Millionen von Impfungen vorgenommen worden, aber die Diskussion über die BCG-Schutzimpfung ist noch nicht abgeschlossen; manche Fragen bezüglich der Erfolgsbeurteilung und vereinzelt bekannt werdenden auf die Impfung zurückgeführte Schädigungen sind noch offen.

Als ein wesentliches Argument für den Wert der BCG-Schutzimpfung wird der seit Jahren zu beobachtende Rückgang der kindlichen Tuberkulosen angesehen. Leider enthalten die Statistiken der Neuerkrankungen keine Angaben darüber, in welchem Ausmaß Geimpfte und Nichtgeimpfte an den Erkrankungen beteiligt sind, und wann die Impfung stattgefunden hat. In diesem Zusammenhang muß auch darauf hingewiesen werden, daß die Zahl der *stationär behandelten* Kinder (s. S. 160) in einigen deutschen Bundesländern mindestens seit 1950 sich nicht geändert hat, bzw. bei den 0—5jährigen sogar angestiegen ist und daß der Rückgang der Neuerkrankungen sich bei den Altersgruppen bis etwa 40 Jahre bemerkbar macht und damit in der Masse solche Personen erfaßt hat, die von der BCG-Impfung nicht betroffen worden sind. Wenn aber auch die nichtgeimpften älteren Personen heute zu einem wesentlich geringeren Prozentsatz an Tuberkulose erkranken als noch vor etwa 10 Jahren, dann müssen noch andere Ursachen maßgebend sein, die auch bei den Kindern außer der BCG-Schutzimpfung eine Rolle gespielt haben. In dem erwähnten Aufsatz von König und Schulze wird über eine Ermittlung im Jahre 1951 berichtet, in welcher die Erkrankungen an Tuberkulose von rund 592000 BCG-Geimpften zur Gesamtbevölkerung der 0 bis 15jährigen in Beziehung gesetzt werden. Danach sind von den Geimpften 181 = 3/10000 im Jahre 1951 an Tuberkulose erkrankt, von den Nichtgeimpften dagegen 8020 = 34/10000. Die Erkrankungshäufigkeit der nicht BCG-Geimpften lag somit rund 10mal so hoch. Im Jahre 1955 war die 1951 0—15 Jahre alte Gruppe 4—19 Jahre alt und ist damit in der Masse in der statistischen Gruppe der 5—20jährigen enthalten. Auf diese entfielen 1955 5572 Neuerkrankungen an Tuberkulose (alle Formen) = 16,9/10000. Selbst wenn man den Extremfall annimmt, daß die erwähnten 592000 Geimpften im Jahre 1955 keinen einzigen Krankheitsfall aufzuweisen gehabt hätten, ergibt sich für die Nichtgeimpften eine Morbidität von nur 20,6/10000, die damit um rund 40% (= 13,4/10000) niedriger liegt als 4 Jahre zuvor. Damit aber sind zweifellos Faktoren maßgebend gewesen, welche diese Reduzierung der Morbidität bewirkt haben und die auch bei den Geimpften zusätzlich zur BCG-Schutzimpfung zur Auswirkung gekommen sind. Zu denken ist dabei u. a. an eine erhöhte Widerstandskraft und evtl. an eine Virulenzschwächung der Bakterien durch vielfache Chemotherapie. Dies ändert jedoch nichts an der Tatsache, daß allein im Jahre 1951 durch die BCG-Schutzimpfung bei den 592000 Geimpften mindestens 1600 Erkrankungen an Tuberkulose vermieden wurden, denn deren Morbidität hätte andernfalls ebenso hoch liegen müssen wie die der nicht geimpften Vergleichsgruppe. Dieses eine Beispiel dürfte zeigen, daß die BCG-Schutzimpfung wohl keinen absoluten Schutz gegen eine Erkrankung an Tuberkulose gewährt, da ja von 10000 geimpften Kindern

3 im Jahre der Impfung an Tuberkulose erkrankten, daß aber für geimpfte Kinder eine wesentlich geringere Wahrscheinlichkeit besteht, an Tuberkulose zu erkranken als für die nicht geimpften. Im vorliegenden Beispiel beträgt diese Wahrscheinlichkeit *ein Zehntel* derjenigen der Nichtgeimpften. Selbst wenn geltend gemacht wird, daß vereinzelt tuberkulöse Erkrankungen und sogar Todesfälle durch die BCG-Schutzimpfung verursacht worden sein sollen, so dürfen diese doch nicht Veranlassung dazu geben, ein Verfahren in Mißkredit zu bringen, dem in der Bekämpfung der Tuberkulose eine ganz entscheidende Bedeutung zukommt.

Über die Folgen einer Schulepidemie mit einer Beobachtungszeit von 12 Jahren berichtet T. V. Hyge (Die Wirksamkeit der BCG-Schutzimpfung, Danish Medical Bulletin, Vol. 4, Nr. 1, S. 13):

Die Ansteckung war im Jahre 1943 in einer Schule, die meist in einem schlechtgelüfteten Luftschutzraum abgehalten wurde, durch eine offentuberkulöse Lehrerin verursacht worden. Die höchste Durchseuchung wurde bei den Kindern festgestellt, die in dem Luftschutzraum von der Lehrerin unterrichtet wurden, weniger bei Kindern, die später in demselben Raum von einer anderen Lehrkraft unterrichtet wurden und kaum, wenn der Unterricht am frühen Morgen durch eine andere Lehrerin vor dem Erscheinen der erkrankten durchgeführt wurde.

Hyge berichtet wie folgt:

„1. Von 105 tuberkulinnegativen Mädchen waren 94 der Infektion ausgesetzt, 70 davon wurden tuberkulinpositiv. Bei 41 von diesen 70 (also 58,6%) entstand eine Primärtbk., die röntgenologisch oder bakteriologisch nachgewiesen wurde. Außer der Primärinfektion hatten 8 Kinder gleichzeitig Erythema nodosum, 10 Pleuritis (nach 3—11 Monaten) und je 1 exs. Perikarditis und Peritonitis. Im Verlauf der 12 Jahre kam es bei den Kindern 14mal zu einer postprimären Lungentuberkulose, davon 8mal mit Kavernisierung; also bei 15% der Infizierten, 20% der positiv gewordenen und etwa 33% der Kinder mit Primärtbk.

2. Von den 133 BCG-geimpften Kindern waren 106 derselben Infektion ausgesetzt. Nur 2 entwickelten eine fortgeschrittene Lungentuberkulose, also 1,9%. Beide Erkrankungen traten erst nach einem Jahr auf. Auch nach 12jähriger Beobachtung und ausgedehnten Kontrolluntersuchungen konnte in dieser Gruppe keine postprimäre Tbk. festgestellt werden.

Eines der Mädchen zeigte nach BCG-Schutzimpfung plötzlich eine negative Reaktion und bekam eine kurzfristige gutartige Lungentuberkulose.

3. Unter den 130 ursprünglich tuberkulinpositiven Mädchen (also ohne BCG-Impfung), von denen 105 der Infektion ausgesetzt waren, kam es 9mal zu fortgeschrittener postprimärer Lungentuberkulose innerhalb der 12 Beobachtungsjahre, also bei 8,6% der der Infektion ausgesetzten Mädchen.

Diese ‚experimentelle‘ Schulepidemie zeigt deutlich, daß die tuberkulinpositiven und die BCG-schutzgeimpften Kinder weitgehend vor dieser Masseninfektion bewahrt werden konnten.“

In einem Bericht über die Tuberkulose-Schutzimpfung in der Schweiz (Blätter gegen die Tuberkulose, Nr. 2, 1957) teilt Baumann mit, daß bis Ende 1955 in der Schweiz etwa 300000 BCG-Impfungen ausgeführt wurden; die Durchführung der Tuberkulose-Schutzimpfung soll in immer größerem Ausmaße ausgebaut werden. Das Ziel ist: Jeder Schüler soll BCG-schutzgeimpft in das Pubertäts- und Jugendlichenalter übertreten. Träger der BCG-Aktion sind die kantonalen Ligen, meist in Zusammenarbeit mit den betr. Gesundheitsbehörden, der Ärzteschaft oder den Schulärzten und evtl. sonstigen gemeinnützigen Institutionen. Die Kosten betragen Fr. 3,20—Fr. 6,— und werden entweder vom Staat oder vom Kanton, Liga, Gemeinde usw. übernommen. Die Aktion ist freiwillig. Eine systematische Impfung der Neugeborenen erfolgt nicht. Stellungspflichtige können sich bei Privatärzten oder innerhalb der Aktion kostenlos impfen lassen. Die Beteiligung ist allerdings im allgemeinen minimal. Etwa 50% der noch tuberkulinnegativen Studierenden wurden geimpft. Die Zahl der Impfkomplikationen ist gering, es wurden nur sehr wenige stärkere Lokalreaktionen oder Lymphdrüsenkomplikationen gemeldet.

Ein Bericht von Prof. KLEINSCHMIDT über die Diagnostik der Tuberkulose bei BCG-geimpften Kindern ist im Anhang abgedruckt.

Im Jahre 1955 wurden in den Ländern der Bundesrepublik folgende BCG-Schutzimpfungen bei Neugeborenen vorgenommen:

Land	intrakutan	mittels Skarifikation	Punktierung	Gesamt
Schleswig-Holstein	—	—	—	—
Hamburg	7541	—	—	7541
Niedersachsen	19927	—	—	19927
Bremen	—	—	—	—
Nordrhein-Westfalen	7029	—	1902	8931
Hessen	1	—	—	1
Rheinland-Pfalz	274	—	—	274
Baden-Württemberg	—	—	—	—
Bayern	55	—	—	55
West-Berlin	142	—	—	142

Ein Kommentar zu diesen Angaben erübrigt sich.

Zusammenfassung

Obwohl hinsichtlich des Wertes der BCG-Schutzimpfungen noch keine einheitliche Auffassung besteht, muß aus den Morbiditätsverhältnissen geimpfter und nichtgeimpfter Kinder geschlossen werden, daß die BCG-Impfung wohl keinen absoluten Schutz gegen eine Erkrankung an Tuberkulose gewährt, aber im Kampf gegen die Tuberkulose zweifellos eine Maßnahme von großer Wichtigkeit darstellt. An einem Beispiel wird nachgewiesen, daß die Wahrscheinlichkeit der BCG-geimpften Kinder, an Tuberkulose zu erkranken, nur ein Zehntel der Wahrscheinlichkeit der Nichtgeimpften beträgt. Diese Tatsache allein dürfte überzeugendes Gewicht haben.

BCG-Vaccination

Different opinions still exist about the value of BCG-vaccination. From study of the morbidity relations between vaccinated and non-vaccinated children it has to be concluded that BCG-vaccination does not always provide a protection against tuberculosis; however, it undoubtedly constitutes a factor of great importance in the battle against tuberculosis. An example evidences that the probability to fall ill of tuberculosis for BCG-vaccinated children is one tenth only of the probability of those who have not been vaccinated. Only but this fact might emphazise the importance thereof.

L. Röntgenschirmbilduntersuchungen

Das Ziel einer konsequent durchgeführten Tuberkulosebekämpfung ist die Verhinderung von Neuinfektionen und damit von neuen Erkrankungen. Eine wesentliche Ursache der Neuerkrankungen sind die bisher unbekannten Tuberkulösen. Diese möglichst weitgehend ausfindig zu machen, damit sie unter Kontrolle kommen und — soweit erforderlich — einer Behandlung zugeführt werden können, ist die Aufgabe der Röntgenschirmbildstellen. Es bedarf wohl kaum besonderer Beweise, daß der Rückgang der Erkrankungen in vielen Ländern zu einem wesentlichen Teil den systematischen Röntgenreihen-Untersuchungen der gesamten Bevölkerung zuzuschreiben ist. Wesentlich ist jedoch, daß derartige Aktionen in möglichst kurzer Zeit ablaufen und wiederholt werden, um zu vermeiden, daß die nicht erfaßten Tuberkulösen Gelegenheit zur Weiterverbreitung ihrer Tuberkulose haben und die durch diese infizierten Personen bereits wieder zu neuen Infektionsquellen werden. Der sich über längere Zeiträume erstreckenden Durchleuchtung einer größeren Bevölkerung wird in diesem Falle der angestrebte Erfolg versagt bleiben. Die in den Ländern der Bundesrepublik bisher durchgeführten Röntgenreihenuntersuchungen beruhen zum Teil auf freiwilliger, zum Teil auf gesetzlicher Grundlage. Die Kosten belaufen sich auf etwa DM 1,— bis DM 1,10 für eine Aufnahme. Soweit über die RRU im Jahre 1955 Unterlagen vorliegen, sind diese in Tab. 55 zusammengefaßt.

Von Interesse erscheinen noch folgende Angaben:

	Schlesw.-Holst.	Hamburg	Nieder-sachsen	Bremen	Nordrh.-Westf.	Hessen	Rheinl.-Pfalz	Baden-Württ.	Bayern	West-Berlin
Zahl der RRU in % d. Bevölkg.	17,7	3,3	ca 25,0	13,8	5,3		2,6	14,8	8,4	6,6
unbek. aktive Fälle in % der Neuerkrankungen		2,2	21,5	9,3	5,1		4,6	18,9	18,7	10,6

Nur in den Ländern Schleswig-Holstein, Niedersachsen, Bremen und Baden-Württemberg wurden mehr als 10% der Bevölkerung erfaßt, in Hamburg und Rheinland-Pfalz kaum 3%. In diesen beiden Ländern wird es also theoretisch 25—30 Jahre dauern, bis der Rest der dann noch lebenden — 1955 untersuchten — Personen wieder einmal vor den Schirm gestellt wird. Auf diese Weise werden zweifellos auch bislang unbekannte Tuberkulöse entdeckt, aber die in den verbleibenden 97% der Bevölkerung verborgenen Tuberkulösen haben entsprechend lange die Möglichkeit, neue Infektionen und Erkrankungen zu verursachen. Besonders bemerkenswert ist das Ergebnis von Bayern, wo unter 8,4% der Bevölkerung 18,7% aller Neuerkrankungen an Lungentuberkulose des Jahres 1955 gefunden wurden. Aus Tab. 56 läßt sich errechnen, daß unter 2,8 Mill. Aufnahmen 6200 Fälle von bisher nicht bekannter aktiver Lungentuberkulose entdeckt wurden = 22,2/10000. Im gesamten Bundesgebiet wurden 1955 77808 = 15,6 Neuerkrankungen an aktiver Lungentuberkulose festgestellt. Mit einiger Vorsicht und unter Berücksichtigung der Tatsache, daß die RRU im allgemeinen nur für Personen von über 6 Jahren in Frage kommen, läßt sich aus den Angaben von Tab. 54 folgern, daß die *Zahl der 1955 tatsächlich erkrankten Personen um etwa 50% höher* war, *als die mitgeteilte Zahl der Neuerkrankungen angibt.* Die Zahl der bisher unbekannten aktiven Tuberkulosen, bezogen auf 10000 ausgewertete Aufnahmen, war 1955 besonders hoch in Bayern, Hamburg und Berlin, wobei es sich in Berlin wesentlich um Aufnahmen von Flüchtlingen handelt. Trotzdem ist diese Angabe bemerkenswert, denn wenn die Tuberkulosemorbidität in der Sowjetzone nicht viel höher liegt als in der Bundesrepublik, dann ist es kaum verständlich, daß die Flüchtlinge, die ja allen Altersgruppen und allen Bevölkerungsschichten angehören, zu einer derartig hohen Morbiditätsziffer in West-Berlin beitragen.

In Niedersachsen wurden in 4 Jahren über 8 Millionen durch die RRU erfaßt, im Mittel pro Jahr also 30%. In diesem Zeitraum wurden über 23000 bisher nicht bekannte aktive und fast 75000 unbekannte inaktive Tuberkulosen ermittelt. Der

Tabelle 55. *Röntgenreihenuntersuchungen in den Ländern der Bundesrepublik Deutschland im Jahre 1955*

	Schleswig-Holstein	Hamburg [1]	Hamburg [2]	Nieder-sachsen [3]	Bremen [5]	Nordrh.-Westfalen [6]	Nordrh.-Westfalen [7]	Hessen	Rheinl.-Pfalz [8]	Baden-Württ.	Bayern	West-Berlin [9]
Zahl der ausgewerteten Aufnahmen	405767	30275	28759	8179335	86694	587806	186177		84643	1048495	767242	144374
Zahl der Nachuntersuchungen . . .	15732	2620		382768	1898	16823	2373		3725	33584	23625	3323
ermittelte Tuberkulosefälle . . .		169		—	589	6991	1262		1546	11221	13000	2162
a) aktiv	keine	169	keine	30509	147	1398	377		293	2671	3485	1073
davon unbekannt	weite-	111	weite-	23241	105	879	249		202	2054	2600	679
b) inaktiv	ren	—	ren	74478	295	3813	545		1257	8550	9515	1089
heilstättenbedürftige Lungen-Tbk. .	Angaben	44	Angaben	9800	8	520	209		156	677	1421	—
davon unbekannt		—		—	—	440	151		117	644	1368	—
Geschwulstverdächtige		—		926	3	103	20		33	22	242	7
verdächtige Herzbefunde . . .		—		2877[4]	218	1159	14641		292	51105	1371	—
unbek. akt. Fälle auf 10000 Aufn. .		36,7		28,4	12,1	15,0	13,4		23,8	19,6	33,9	47,1
unbek. Heilst.-Fälle auf 10000 Aufn.		—		—	—	7,5	8,1		13,8	6,1	17,8	—

[1] Gesundheitsamt Hamburg, [2] Hamburger Verein zur Bekämpfung der Tuberkulose, [3] 1951—1955, [4] sonstige Befunde, [5] Bremen, Bremen-Nord und Bremerhaven. [6] Rheinischer Tuberkulose-Ausschuß Düsseldorf und Westfälischer Tuberkulose-Ausschuß Münster. [7] Röntgen-Reihenbildstelle der Eisen- und Stahlindustrie. [8] Ohne Montabaur. [9] Schirmbildaufnahmen von Flüchtlingen und von nicht ausgewählten Bevölkerungsgruppen.

größte Teil der Bevölkerung war 1955 bereits zweimal geröntgt worden, und in einigen Gebieten wurde 1955 mit dem 3. Durchgang begonnen. Die Zahl der ermittelten aktiven und inaktiven Tuberkulosefälle ist von Jahr zu Jahr zurückgegangen:

1. Durchgang 0,34% aktive Tbk.,
0,99% inaktive Tbk.

2. Durchgang 0,21% aktive Tbk.,
0,70% inaktive Tbk.

bisher 3. Durchgang 0,15% aktive Tbk.,
0,24% inaktive Tbk.

Für diese Entwicklung können allerdings die RRU nicht allein verantwortlich gemacht werden, aber diese dürften doch entscheidend dazu beigetragen haben, daß die Neuerkrankungen an Lungentuberkulose von 1950–1955 in Schleswig-Holstein um 14,7, in Niedersachsen um 11,7/10000 E abgenommen haben, in den Ländern also, wo die RRU seit etwa 8 Jahren besonders intensiv betrieben wurden, während der Rückgang in derselben Zeit in Nordrhein-Westfalen 7,0, in Hessen und Rheinland-Pfalz 5,9, in Baden-Württemberg etwa 7,0 und in Bayern nur 2,8/10000 E betrug.

Erwähnt seien auch noch die sonstigen krankhaften Befunde, die neben der Tuberkulose ermittelt wurden:

Land	Geschwulst-verd. (auf 10000 Aufn.)	verd. Herzbef. (auf 10000 Aufn.)
Niedersachsen (1951 bis 1955)	1,1	3,5
Bremen.	0,3	25,1
Nordrhein-Westfalen[1]	1,8	19,7
Nordrhein-Westfalen[2]	1,1	785,0
Rheinland-Pfalz . .	3,9	34,5
Baden-Württemberg	0,2	487,0
Bayern	3,2	17,9
West-Berlin	0,5	—

[1] Rheinischer Tuberkulose-Ausschuß Düsseldorf.

[2] Röntgen-Reihenbildstelle der Eisen- und Stahlindustrie.

Wenn die Hauptaufgabe der Schirmbildstellen auch die Ermittlung von Tuberkulosekranken ist, so sollte doch weitgehend von der Möglichkeit Gebrauch gemacht werden, auch sonstige krankhafte Befunde zu registrieren und die betroffenen Personen einer fachärztlichen Behandlung zuzuführen. Die ungewöhnlich hohen Abweichungen der hier mitgeteilten Ergebnisse sprechen wohl weniger für verschiedenartige Auffassung in der Diagnostik, sonst müßte man hinsichtlich der tuberkulösen Befunde sehr skeptisch sein, sondern mehr dafür, daß von den sonstigen Möglichkeiten der Röntgenschirmbilduntersuchungen nicht erschöpfend Gebrauch gemacht wird. Wenn in Bayern auf 10000 Aufnahmen 3,2, in Rheinland-Pfalz sogar 3,9 Geschwulstverdächtige entdeckt werden, dann erscheint es unglaubwürdig, daß es sich in Baden-Württemberg nur um 0,2 und in Bremen nur um 0,3/10000 gehandelt haben soll. Dasselbe gilt für die verdächtigen Herzbefunde. Wenn von der Schirmbildstelle der Eisen- und Stahlindustrie in Nordrhein-Westfalen (1) in 785/10000 Fälle solche Befunde — allerdings durchweg bei Erwachsenen — festgestellt werden konnten, dann kann dies nur bedeuten, daß man der Feststellung solcher krankhaften Veränderungen ein besonderes Augenmerk gewidmet hat, was in ähnlichem Ausmaß nur in Baden-Württemberg geschehen ist. Der wohl zunächst nur auf Tuberkulose untersuchte Mensch hat ein Anrecht darauf, auch auf andere verdächtige Befunde hingewiesen zu werden. Für eine andere Auffassung dürfte in der Öffentlichkeit wenig Verständnis bestehen.

Die von den mit der Durchführung der RRU beauftragten Stellen bekanntgegebenen Ergebnisse beschränken sich im allgemeinen auf die in Tab. 55 wiedergegebenen Angaben. Von besonderem Interesse ist jedoch auch die Kenntnis *der* Altersgruppen, welche die meisten bisher nicht bekannten Tuberkulösen aufweisen, da sich hieraus evtl. die Notwendigkeit der Durchführung gezielter Aufnahmen bestimmter Altersklassen ergeben könnte. Derartige Unterlagen liegen bisher von deutschen Stellen überhaupt nicht vor, lediglich Bayern berichtet über die Alters- und Geschlechtsgliederung der Befunde, wobei allerdings bekannte und unbekannte Fälle zusammengefaßt sind. Trotzdem sind diese Angaben so bedeutungsvoll, daß hier näher darauf eingegangen werden soll. Es sei noch darauf hingewiesen, daß die RRU in Bayern im Jahre 1954 sich nur auf bestimmte Personengruppen bezogen.

Tabelle 56. *Ergebnisse der RRU in Bayern 1954—1956*

Jahr	verwertbare Aufnahmen	Zahl der ermittelten Fälle								
		Ia + Ib	auf 10000 Aufn.	davon bekannt %	Ic	auf 10000 Aufn.	davon bekannt %	IIa	auf 10000 Aufn.	davon bekannt %
1954	304693	217	7,1	23,27	740	24,3	24,46	4363	143,2	33,78
1955	767242	1052	13,7	33,6	2433	31,7	21,9	9515	124,1	31,9
1956	960455	1289	13,4	28,6	2870	29,9	27,0	11955	124,1	33,0
1954—1956	2032390	2558	12,6		6043	29,7		25833	127,1	

Innerhalb von 3 Jahren wurden in Bayern somit 8601 = 42,3/10000 Fälle von aktiver Lungentuberkulose durch die RRU entdeckt, von denen etwa 6300 = 31,0/10000 Aufnahmen bisher unbekannt gewesen sind. Die Zahl der auf Grund dieser Ergebnisse beantragten Heilverfahren solcher Personen, denen der Krankheitsbefund bisher unbekannt war, beläuft sich für 1955, 1956 und das 2. Halbjahr

1954 auf 3167. Daraus ergibt sich, daß es sich bei den bisher nicht bekannten Tuberkulösen in jedem 2. Fall um eine heilstättenbehandlungsbedürftige Tuberkulose gehandelt hat. Diese Zahl ist ungewöhnlich hoch!

Über die Altersgliederung der Befunde in den Jahren 1955 und 1956 gibt Tab. 57 Auskunft.

Tabelle 57. *Erkrankungshäufigkeit der Männer nach Ergebnissen der RRU in Bayern 1955 und 1956 auf je 10000 M*

Alter	Ia + Ib		Ic		Ia—Ic		IIa	
	1955	1956	1955	1956	1955	1956	1955	1956
5—10	—	—	16	14	16	14	78	54
10—15	—	—	9	9	9	9	81	54
15—20	2	2	13	13	15	15	47	31
20—25	9	5	21	20	30	25	44	37
25—30	10	8	29	30	39	38	102	92
30—35	10	9	41	33	51	42	142	140
35—40	14	15	37	33	51	48	143	151
40—45	17	15	38	32	55	47	159	158
45—50	25	18	44	39	69	57	170	188
50—55	30	22	49	54	79	76	225	214
55—60	29	41	56	56	94	97	245	275
60—65	42	37	50	53	93	90	261	258
65—70	56	38	60	56	116	94	147	229
über 70 Jahre	57	58	65	60	122	118	215	245
Gesamt	18	18	35	34	53	52	142	145

Wie Tab. 57 und Abb. 68 zeigen, steigen die Erkrankungsziffern — abgesehen von relativ geringfügigen Schwankungen — mit zunehmendem Alter ziemlich gleichmäßig an. Eine wesentlich erhöhte Morbidität der Kinder an nicht ansteckender Lungentuberkulose ist nicht feststellbar. Große Unterschiede zwischen den Ergebnissen von 1955 und 1956 bestehen nicht.

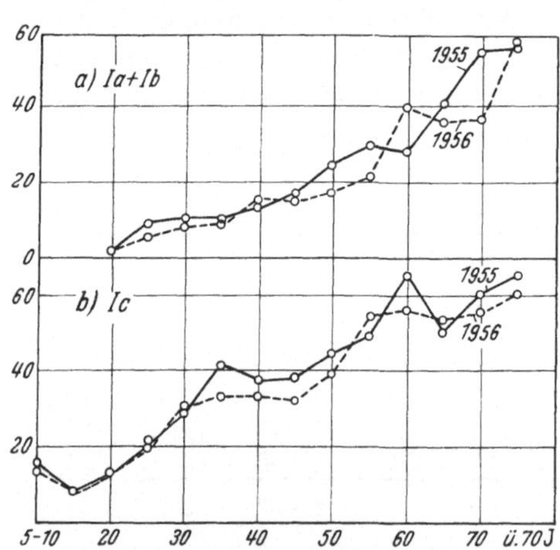

Abb. 68. Erkrankungshäufigkeit der Männer nach Ergebnissen der RRU in Bayern 1955 und 1956 auf 10000 E. a) ansteckende Lungentuberkulose Ia + Ib; b) nicht ansteckende Lungentuberkulose Ic

Abb. 69 zeigt auch bei den RRU die bekannten Unterschiede zwischen der Morbidität der Männer und Frauen. Bei den Ic-Fällen ist eindeutig eine erhöhte Erkrankungshäufigkeit der Frauen bis etwa zum 30. Lebensjahr festzustellen. Oberhalb 35 Jahren zeigen sich nur unbedeutende Differenzen.

2,0—2,5% aller Männer von über 50 Jahren weisen eine inaktive Lungentuberkulose auf.

Nach Abb. 70 zeigt die Altersgliederung der Ergebnisse der RRU insofern andere Verhältnisse wie Neuerkrankungen und Bestand, als hier kein Absinken in den höheren Altersklassen erfolgt, sondern das effektive Maximum in der höchsten Altersklasse erreicht wird. Obwohl nicht bekannt ist, in welchem Umfange die bisher unbekannten Tuberkulösen an der Morbidität der verschiedenen Altersklassen beteiligt sind, darf vermutet werden — und darauf deuten die Kurven hin —, daß die älteren Personen in besonders hohem Maße nicht bekannte tuberkulöse Erkrankungen aufweisen. Wir vermuten in diesem Personenkreis eine Hauptquelle der Neuerkrankungen an Tuberkulose überhaupt. Eine genauere Überprüfung der Altersgliederung der entdeckten, bislang unbekannten Erkrankungsfälle an Tuberkulose dürfte von besonderer Bedeutung sein, da dadurch die Frage geklärt werden kann, ob nicht *vielleicht* eine Konzentrierung der RRU auf bestimmte Altersklassen ausreichend ist. Nach den Abb. 68—70 kämen dafür evtl. die über 25 jährigen in Betracht, da unterhalb 25 Jahre wenige Erkrankungsfälle vorkommen und der Anteil der bisher unbekannten Fälle möglicherweise geringfügig ist.

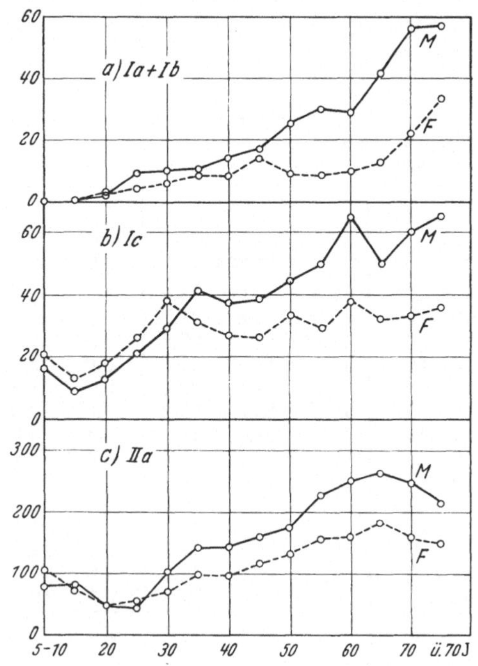

Abb. 69. Erkrankungshäufigkeit der Männer und Frauen nach Ergebnissen der RRU in Bayern 1955 auf je 10000. a) ansteckende Lungentuberkulose Ia + Ib; b) nicht ansteckende Lungentuberkulose Ic; c) inaktive Lungentuberkulose IIa

In welchem Umfange die verschiedenen Altersklassen der Männer und Frauen 1955 und 1956 in Bayern an den RRU beteiligt waren, zeigt Tab. 58.

Im Jahre 1955 waren 9,8% der Männer und 8,5% der Frauen an den RRU beteiligt, 1956 handelte es sich um 11,6% Männer und 11,1% Frauen. Insgesamt wurden 1955 und 1956 21,4% der Männer und 19,6% der Frauen erfaßt. Aus Tab. 58 und Abb. 71 ergibt sich, daß in allen Altersklassen der Anteil der Frauen bis maximal 3% niedriger ist als der der Männer. Es muß angenommen werden, daß die Frauen in stärkerem Maße der Aufforderung zur RRU nicht Folge leisten als die Männer. Wenn sich die Frauen prozentual in demselben Verhältnis zur Untersuchung zur Verfügung gestellt hätten wie die Männer, müßten etwa 82000 Frauen mehr geschirmbildet worden sein, als es in Wirklichkeit geschehen ist.

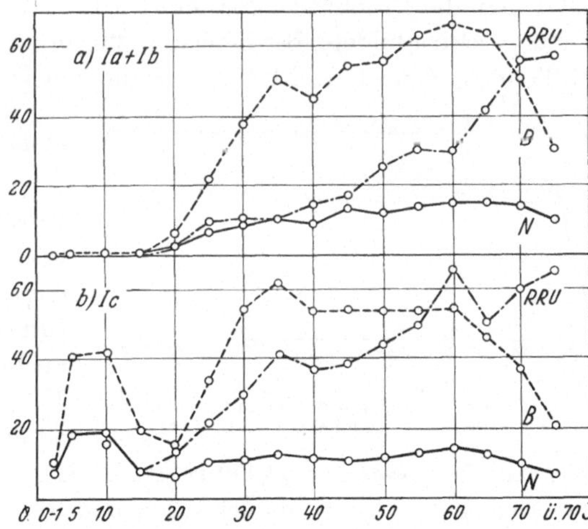

Abb. 70. Neuerkrankungen, Bestand und Ergebnisse der RRU in Bayern, 1955 auf 10000 M. a) ansteckende Lungentuberkulose Ia + Ib; b) nicht ansteckende Lungentuberkulose Ic

Aus Tab. 58 und Abb. 71 ist weiterhin zu entnehmen, daß der Anteil der über 70jährigen am niedrigsten ist. Gerade in dieser Altersklasse wird aber ein besonders hoher Prozentsatz an bisher nicht bekannten Tuberkulösen vermutet. Es erscheint daher dringend erforderlich, Mittel und Wege zu finden, um eine höhere Beteiligung gerade dieser Personengruppe zu ermöglichen, die wegen Alter, Gehbehinderung und Krankheit in stärkerem Maße den RRU fernbleibt, für die Weiterverbreitung der Tuberkulose aber sehr wahrscheinlich eine größere Rolle spielt.

Tabelle 58. *Prozentualer Anteil der durch die RRU erfaßten Männer und Frauen an der Gesamtbevölkerung der verschiedenen Altersklassen (Bayern)*

Alter	Männer			Frauen		
	1955	1956	gesamt	1955	1956	gesamt
5—10	1,5	2,0	3,5	1,5	2,0	3,5
10—15	10,9	10,8	21,7	10,5	10,1	20,6
15—20	12,8	13,4	26,2	10,9	12,7	23,6
20—25	10,2	12,1	22,3	10,0	12,2	22,2
25—30	10,4	11,6	22,0	9,4	11,4	20,8
30—35	10,6	12,6	23,2	9,0	11,3	20,3
35—40	11,4	14,7	26,1	9,4	13,8	23,2
40—45	10,2	11,5	21,7	8,5	11,1	19,6
45—50	10,5	12,2	22,7	8,5	11,5	20,0
50—55	10,5	12,3	22,8	8,4	12,1	20,5
55—60	10,7	13,2	23,9	8,5	11,9	20,4
60—65	10,3	14,4	24,7	8,6	12,9	21,5
65—70	9,2	14,0	23,2	8,6	13,0	21,6
üb. 70 J.	7,8	12,1	19,9	6,4	10,5	16,9
Gesamt	9,8	11,6	21,4	8,5	11,1	19,6

In den Jahren 1955 und 1956 wurden in Bayern 1735254 Personen durch die RRU erfaßt = 20,5% der in Frage kommenden Personen von über 5 Jahren. Nach Umfang und Altersverteilung handelt es sich um einen repräsentativen Querschnitt durch die Gesamtbevölkerung. Entsprechend den Erfahrungen, welche in Niedersachsen und anderen Ländern gemacht worden sind, ist anzunehmen, daß sich unter den 1955 untersuchten Personen bereits wieder eine gewisse Zahl unbekannter Tuberkulöser befindet, deren Erkrankung zur Zeit der RRU noch nicht erkennbar war oder erst nach der RRU erfolgt ist. Legt man die Ergebnisse der Jahre 1955 und 1956 für die verbleibende bis 1956 nicht geschirmbildete Bevölkerung zugrunde, dann sind unter diesen rund 6,75 Millionen z. Z. noch nachfolgende Fälle von Tuberkulose zu erwarten (Tab. S. 185).

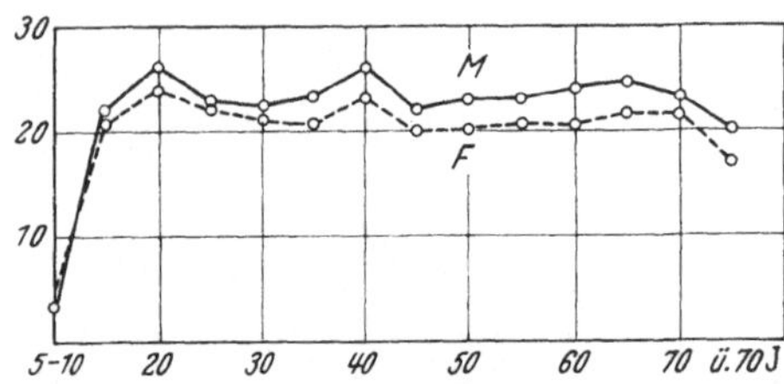

Abb. 71. Prozentualer Anteil der durch die RRU erfaßten Männer und Frauen an der Gesamtbevölkerung der verschiedenen Altersklassen (Bayern)

Nach den Ergebnissen der repräsentativen Untersuchungen von 1955 und 1956 müßte eine kurzfristig durchgeführte, die gesamte Bevölkerung erfassende Aktion unter den bis 1956 nicht geschirmbildeten 6,75 Millionen Einwohnern von Bayern rund 8600 ansteckende, etwa 20000 nichtansteckende und über 81000 inaktive Tuberkulosen ergeben, von welchen *etwa 6150 ansteckende, etwa 14600 nicht ansteckende und ungefähr 54000 inaktive Fälle bisher nicht bekannt* sind. Allein aus den Reihen der nicht ansteckenden und der inaktiven Tuberkulosen gehen Jahr für Jahr etwa 1000 neue ansteckungsfähige Tuberkulosen hervor. Fast 90% der bisher unbekannten Offentuberkulösen und etwa 75% der nicht bekannten Fälle von geschlossener Tuberkulose gehören den Altersgruppen von über 30 Jahren an, *zwei Drittel der ansteckenden Fälle und damit die Masse der noch unbekannten Infektionsquellen sind bei den Personen von über 50 Jahren zu suchen.* Außerdem ist

Alter	Ia + Ib		Ic		Ia—Ic		IIa	
	M	F	M	F	M	F	M	F
5—10	25	25	440	540	465	565	1920	2330
10—15	10	10	240	340	250	350	1850	1700
15—20	60	100	390	520	450	620	1450	1160
20—25	170	145	500	650	670	795	990	1140
25—30	210	165	720	800	930	965	2660	1740
30—35	200	240	770	940	970	1180	3000	2740
35—40	205	140	480	540	685	680	2050	2100
40—45	350	295	780	780	1130	1075	3550	3360
45—50	515	260	980	800	1495	1060	4280	4000
50—55	610	260	1220	810	1830	1070	5100	4240
55—60	660	250	1100	850	1760	1100	4800	4050
60—65	530	290	700	670	1230	960	3500	3540
65—70	500	380	640	550	1140	930	2650	2720
über 70 Jahre	1090	930	1200	900	2290	1830	4400	4300
Gesamt	5135	3490	10160	9690	15295	13180	42200	39120

anzunehmen, daß — während etwa 5% der Ic-Fälle aller Altersklassen jährlich zu einer offenen Tuberkulose werden — diese Entwicklung bei den älteren Personen mit einem wesentlich höheren Wahrscheinlichkeitsgrad zu erwarten ist. *Wenn nicht genügend Mittel, Geräte und Personal zur Verfügung stehen, um die RRU einer größeren Bevölkerung kurzfristig durchzuführen, sondern wenn Jahr für Jahr nur wenig mehr als 10% erfaßt werden können, dann dürfte es vielleicht zweckmäßig sein, die hier geschilderten Verhältnisse weitgehend zu berücksichtigen und die Aktion zunächst auf solche Altersgruppen abzustellen, welche als Infektionsquellen besonders in Frage kommen.* Es muß noch ergänzend darauf hingewiesen werden, daß etwa 66% der zu erwartenden Offentuberkulösen über 50 Jahre alt sind, *daß wahrscheinlich aber die Verteilung der unbekannten Fälle bei den über 50jährigen einen noch höheren Prozentsatz ergeben dürfte.*

H. U. Zutz (Röntgenschirmbildstelle Hessen der Landesärztekammer) berichtet über „Die Ergebnisse freiwilliger Röntgen-Reihenuntersuchungen in Abhängigkeit von der Beteiligung“ [Tuberkulosearzt **7**, 437 (1957)]. Der Bericht behandelt alle Röntgen-Reihenuntersuchungen der Bevölkerung in Hessen von 1952—1956 im 1. Durchgang. Die Untersuchungen erfolgen grundsätzlich freiwillig. Die Aufnahmen wurden zentral und doppelt ausgewertet, die Nachuntersuchungen erfolgten bis März 1955 in den Gesundheitsämtern, danach zu 90% im Nachuntersuchungswagen der Schirmbildstelle.

Die Ergebnisse sind in Tab. 59 zusammengestellt.

Tabelle 59. *Ergebnisse freiwilliger RRU in Abhängigkeit von der Beteiligung in Hessen*

Grad der Beteiligung	Zahl der Aufnahmen	aktive Tuberkulose (Ia—Ic)			
		bekannt	auf 10000 Aufn.	unbekannt	auf 10000 Aufn.
40—50%	158136	62	3,9	101	6,4
50—60%	472384	169	3,6	585	12,4
60—70%	112964	59	4,5	165	14,6
über 70%	101666	113	11,1	260	25,6
gesamt: 57%	845150	403	4,8	1111	13,1

Zutz nimmt zu diesen Ergebnissen folgendermaßen Stellung: „Die mitgeteilten Ergebnisse der Bevölkerungsuntersuchungen in Hessen halten wegen der genügend großen Zahlen und der absoluten Gleichartigkeit der Gruppen jeder Kritik stand. Sie zeigen, daß Röntgen-

Reihenuntersuchungen der Bevölkerung bei guter Beteiligung (über 70%) lohnende Resultate bringen und daß sich eine so hohe Beteiligung nur ausnahmsweise auf freiwilliger Basis erreichen läßt. Röntgen-Reihenuntersuchungen mit geringerer Beteiligung geben zwar den Einsichtigen die Möglichkeit einer bequemen kostenlosen Röntgenuntersuchung der Brustorgane; *da aber dann die meisten unbekannt Erkrankten nicht an der Röntgen-Reihenuntersuchung teilnehmen, fällt ihr Wert im Sinne der Tuberkulosebekämpfung* gegenüber Pflichtuntersuchungen *nicht ins Gewicht.*"

Diese Feststellungen sind sehr eindrucksvoll; sie dürften auch unsere Vermutung bestätigen, daß gerade die Altersgruppen, welche von den Möglichkeiten der RRU am wenigsten Gebrauch machen, wie die über 70jährigen, als Träger besonders zahlreicher, bisher nicht bekannter Tuberkulosen angesehen werden müssen.

Über die „Schirmbilduntersuchungen der Bevölkerung der DDR im Jahre 1955 in statistischer Darstellung" berichtet H. MASUHR (Z. Tbk. 1, Bd. 110, 1957).

Unter 4,221 Millionen zur Schirmbilduntersuchung erschienenen Personen wurden 8254 neue Fälle von aktiver Tuberkulose entdeckt, die sich wie folgt verteilen:

3,2% Bronchiallymphknotentuberkulose,
74,1% aktive, nicht ansteckende Lungentuberkulose,
20,4% aktive, ansteckende Lungentuberkulose,
2,3% Tuberkulose der Pleura.

45% der entdeckten Tuberkulosefälle waren heilstättenbedürftig!

Es zeigt sich, daß sich unter den Neuzugängen durch die Volksröntgenkatasteraktion prozentual mehr alte Leute als unter den sonstigen Neuzugängen befinden. 1954 entfielen 54,6% der Neuerkrankungen an geschlossener Tuberkulose der Männer auf die über 45jährigen, bei der VRK 1955 handelte es sich um 73,5%, bei den Offentuberkulösen lauten die Zahlen 1954 55,0%, 1955 VRK 77,5%! Bei den Frauen liegen die Verhältnisse ähnlich.

Zusammenfassend stellt MASUHR fest:

„Einmal dürfte der Volksröntgenkatasteraktion, wenn man die Zahlen der durch die Volksröntgenkatasteraktion neuentdeckten aktiven Tuberkulosen sowohl an der Gesamtzahl aller Neuzugänge wie auch an der Größe des bisherigen Bestandes mißt, neben den Überweisungen durch Krankenanstalten, freipraktizierende Ärzte usw. und neben den gezielten Umgebungsuntersuchungen der Beratungsstellen schon in rein quantitativer Hinsicht ein besonderes Gewicht bei der Erfassung der Kranken überhaupt beigemessen werden.

Zum anderen und noch *bedeutungsvoller erscheint aber die Tatsache, daß durch die Volksröntgenkatasteraktion Gruppen von Kranken erfaßt werden, an die man mit den üblichen Methoden nur in begrenztem Maße bzw. überhaupt nicht oder doch zumindest erst zu viel späterem Zeitpunkt herankommt, wenn die Krankheit Beschwerden macht,* die die Arbeitsfähigkeit beeinträchtigen. *Gemeint sind einmal die alten Leute, vor allem in den ländlichen Gebieten, unter denen, wie die Statistik zeigt, gerade durch die Volksröntgenkatasteraktion in besonders großem Umfange bisher unbekannte Tuberkulosen entdeckt werden. Hier handelt es sich um Menschen mit zum Teil schon fortgeschrittenen Prozessen, deren Wohlbefinden teilweise schon in nicht unerheblichem Maße durch bestimmte Krankheitszeichen gestört ist, die aber, da sie keine Berufstätigkeit mehr ausüben, also nicht mehr durch die Sorge um die Erhaltung ihrer Arbeitsfähigkeit zum Arzt getrieben werden, wegen ihrer Gebrechlichkeit die oft weite Reise zur Kreisstadt, die Unannehmlichkeiten langen Wartens im Wartezimmer des Arztes usw. scheuen und ihr Leiden deshalb lieber in Geduld tragen; sie werten ihre Beschwerden zum Teil auch gar nicht als Krankheit. Sie lassen sich aber zureden, vor den Röntgenapparat zu treten, wenn dieser in ihre nächste Nähe gerückt wird. Dabei ist dieser Kreis von Menschen — seuchenhygienisch gesehen — aber nicht von zu unterschätzender Bedeutung, da es gerade vielfach die alten Leute sind, denen die Aufsicht über die kleineren Kinder des Haushalts anvertraut wird und die deshalb in erhöhtem Maße Gelegenheit haben, ihre Krankheit weiterzuverbreiten.*

Bei den durch die Volksröntgenkatasteraktion herausgefundenen Personen in berufsfähigem Alter, die im allgemeinen bei der Einstellungsuntersuchung, bei der laufenden Überwachung im Betrieb, anläßlich anderer Krankheiten usw. schon des öfteren vor dem Röntgenschirm standen, dürfte es sich im Gegensatz zu den Verhältnissen bei den alten Leuten zu einem nicht unerheblichen Teil um die Erfassung von Tuberkulosen im Anfangsstadium handeln, die noch keine wesentlichen Beschwerden machten. Unter der Annahme einer solchen Unterschiedlichkeit zwischen den Berufstätigen und nicht mehr Berufstätigen wird es zum Teil auch verständlich, daß unter den über 65 Jahre alten Personen, bei denen durch die Volksröntgenkatasteraktion eine aktive Tuberkulose festgestellt wurde, 27,3% eine schwerere, d. h. eine ansteckende Tuberkulose hatten, während unter den 45—65jährigen nur 19,2% als ansteckend befunden wurden, im Gegensatz zu den Neuzugängen außerhalb der Volksröntgenkatasteraktionen, bei denen die entsprechenden Prozentsätze 37,3% und 35,2% lauten, sich also kaum voneinander unterscheiden. Die berufstätigen Personen wären wahrscheinlich über kurz oder lang auch bei anderer Gelegenheit entdeckt worden, spätestens dann, wenn ihre Arbeitskraft merklich nachgelassen hätte. In Anbetracht aber der wesentlich günstigeren Heilungsaussichten bei früherkannten Tuberkulosen und der damit verbundenen erheblichen Kostenersparnis bei der Sanierung dürfte die vorzeitige Erkennung dieser Fälle durch die Volksröntgenkatasteraktion bei der Beurteilung des Wertes der Volksröntgenkatasteraktion von wesentlicher Bedeutung sein.“

Durch die seit etwa 2 Jahrzehnten in vielen Ländern besonders intensiv betriebenen Röntgenreihenuntersuchungen sind Hunderttausende von Tuberkulosekranken, denen ihre Krankheit bisher unbekannt war, entdeckt und einer Behandlung zugeführt worden. Diese Auffindung nicht bekannter Infektionsquellen hat Unzählige davor bewahrt, mit Tuberkulose infiziert zu werden und an Tuberkulose zu erkranken. Erhebliche Geldmittel wurden für diesen Zweck investiert. Die Entwicklung der Tuberkulose-Morbidität und -Mortalität in diesem Zeitraum rechtfertigt diese Maßnahmen in vollem Umfange. Die RRU müssen als die wohl erfolgreichste Maßnahme im Kampf gegen die Entstehung und Verbreitung der Tuberkulose angesehen werden. In Zusammenhang mit der Entwicklung thermonuklearer Waffen und der durch Atomstaub bedingten Gefährdung der Menschheit nehmen nunmehr die Diskussionen um die Gefahren zu, welche durch die Anwendung von Röntgenstrahlen gegeben sein sollen. Im besonderen erstrecken sich diese Betrachtungen auf deren Anwendung bei Röntgenschirmbilduntersuchungen. Der Arbeitsausschuß für Röntgenschirmbilduntersuchungen und für Röntgentechnik des DZK hat zu dieser Frage am 3. 12. 1955 Stellung genommen und erklärt, „daß bei ordnungsgemäßer apparativer Ausstattung der Schirmbildstelle und bei sinngemäßer Beachtung der Schutzvorschriften, insbesondere der Unfallverhütungsvorschrift „Anwendung von Röntgenstrahlen in medizinischen (ärztlichen, zahnärztlichen und tierärztlichen) Betrieben“ der Berufsgenossenschaft für Gesundheitsdienst und Wohlfahrtspflege, Hamburg 36, Holstenwall 8 (gültig vom 1. Oktober 1953), weder eine Gefahr für die Untersuchten, noch für die Untersucher möglich ist. Die bei Schirmbilduntersuchungen auf Patienten und Untersucher einwirkenden Strahlendosen liegen weit unter den für sonstige Röntgenuntersuchungen allgemein üblichen Dosen.“

Der *Medizinische Forschungsrat in Großbritannien* hat sich ausführlich mit der Strahlengefährdung befaßt (Die Strahlengefährdung des Menschen, deutsche Übersetzung herausgegeben vom Generalsekretariat des Deutschen Roten Kreuzes und der Interparlamentarischen Arbeitsgemeinschaft). Diesem im Juni 1956 erschienenen Bericht seien folgende Angaben entnommen:

„Die biologischen Strahlenwirkungen hängen von der Intensität der Strahlen und von der Exponierungszeit ab. Alle lebenden Gewebe können durch hohe Strahlendosen getötet werden. Die Wirkung von Dosen unterhalb derer, welche Gewebe irreparabel schädigen, können durch Heilungsprozesse modifiziert werden, so daß die Wirkung einer Strahlendosis, welche über eine lange Zeit verteilt würde, viel geringer oder sogar vollkommen anders sein kann als die Folge, die nach derselben Dosis aufträte, wenn sie in einer sehr kurzen Zeit gegeben würde. Das gilt nicht für den wichtigen Typ der genetischen Wirkung, der durch die Bestrahlung der Keimzellen hervorgerufen und Genmutation genannt wird. Die Folgen sind hier kumulativ und irreversibel (S. 99)."

„Den größten Beitrag zu der erhöhten Strahlenexponierung leistet in unserem Land die medizinisch-diagnostische Radiologie, deren Anwendungshöhe und -bereich sich in den letzten Jahren ständig erweitert hat. Ein großer Prozentsatz der genetisch bedeutsamen Dosis aus der diagnostischen Radiologie kommt auf das Konto verhältnismäßig weniger Untersuchungsverfahren, darunter — als wichtige Beispiele — Durchleuchtungen und Röntgenaufnahmen des weiblichen Beckens, Untersuchungen des Hüftgelenks und der Lendenwirbelsäule beim Mann. Selbstverständlich muß die geringe genetische Gefahr für die Allgemeinheit und für das einzelne Individuum gegen den möglichen großen Nutzen oder sogar die Notwendigkeit der Röntgenuntersuchung bei einem bestimmten Patienten abgewogen werden. Die letzte Entscheidung wird immer eine ärztliche sein müssen. Es kann jedoch kein Zweifel darüber bestehen, daß die Gefahr in vielen Fällen reduziert werden könnte, nicht nur durch eine Herabsetzung der aktuellen Zahl der Untersuchungen bei jungen Leuten, sondern auch durch die Anwendung moderner Röntgenuntersuchungsmethoden und durch strikte Begrenzung des Strahlenbündels auf den zu untersuchenden Körperteil. Vom Gesichtspunkt der auf die Bevölkerung als Ganzes verteilten Dosis und der speziellen Gefahren für Individuen durch Untersuchungen, die hohe Dosen erfordern, sind wir der Meinung, daß die Zeit für eine Revision der gegenwärtigen röntgenologisch-diagnostischen Praxis reif ist."

In einer Tabelle (3. K., S. 156) werden die genetisch wirksamen Strahlendosen aus der Röntgendiagnostik in England und Wales 1955 angegeben und als Prozentsatz der Summe aller Röntgenuntersuchungen (etwa 18 Millionen) in England und Wales 1955 errechnet. Unter anderem ergibt sich dabei, daß 1,4% der bei Männern durchgeführten Röntgenuntersuchungen auf Hüfte und Oberschenkel entfallen. Die aufgewendete Strahlendosis dagegen beträgt 19,2% der Summe aller genetisch bedeutsamen Strahlendosen durch Röntgenuntersuchungen. Auf Röntgenkleinbild-Reihenaufnahmen aller Art entfallen 10,8% (m), bzw. 8,3% (w) aller Röntgenuntersuchungen, *dagegen liegt die genetisch wirksame Strahlendosis bei Männern und Frauen unter 0,1% der Gesamtmenge und fällt damit nicht ins Gewicht.*

Der Forschungsrat kommt auf Grund seines Berichtes zu folgenden *Schlußfolgerungen* (S. 111ff.):

„1. Begrenzung des Gebrauchs aller Strahlenquellen

Für die Anwendung jeder Quelle ionisierender Strahlen sollte eine angemessene Begründung gefordert werden, wie klein ihr Maßstab auch immer sei.

2. Dosenhöhen für das Individuum

Unter den Bedingungen einer laufenden Strahlenexponierung sollte der gegenwärtige Standard, der von der Internationalen Strahlenschutz-Kommission empfohlen wird, daß die erhaltene Dosis pro Woche im Durchschnitt über eine Zeit von 13 aufeinanderfolgenden Wochen 0,3 r nicht überschreiten soll, vorläufig als Grundlage angenommen werden.

Während seiner ganzen Lebenszeit sollte ein Individuum nicht mehr als 200 r Ganzkörperbestrahlung, zusätzlich zur natürlichen Grundstrahlung empfangen dürfen, und diese erlaubte Dosis sollte über 10 Jahre verteilt werden. Aber jede Anstrengung sollte gemacht werden, die Exponierungshöhe grundsätzlich so niedrig wie möglich zu halten.

Ein Individuum sollte nicht mehr als 50 r einer Gonadenbestrahlung, zusätzlich zur natürlichen Strahlenbelastung, von seiner Erzeugung bis zum Alter von 30 Jahren, erhalten dürfen, und diese Erlaubnis sollte für höchstens $^1/_{50}$ der Gesamtbevölkerung unseres Landes Gültigkeit haben.

3. Dosenhöhen für die Bevölkerung

Diejenigen, welche die Verantwortung für die Autorisierung der Entwicklung und der Anwendung ionisierender Strahlenquellen tragen, sollten sich darüber klar sein, daß die obere

Grenze, welche zukünftige Erkenntnisse der für die Gesamtbevölkerung erlaubten zusätzlichen Strahlendosis setzen können, wahrscheinlich nicht höher liegen dürfte, als der doppelte Betrag der natürlichen Strahlenbelastung. Die empfohlene Zahl kann in der Tat sogar noch erheblich niedriger liegen.

4. . . . . .

5. Empfehlungen für spezifische Strahlenanwendungen

a) Alle Strahlenquellen, sowohl in der Medizin wie in der Industrie, sollten scharf überwacht werden, um zu gewährleisten, daß die höheren Sicherheitsstandards gegen die Absorption ionisierender Strahlen und gegen radioaktives Material, die jetzt erreichbar sind, generell beachtet werden. Diejenigen, welche mit Strahlen arbeiten, sollten über die notwendigen Schutzmaßnahmen unterrichtet werden, und keiner Person, bei der es nicht absolut nötig ist oder die dazu nicht befugt ist, sollte eine solche Beschäftigung erlaubt werden. Eine persönliche Registrierung nicht nur der während der beruflichen Beschäftigung, sondern auch der aus allen anderen Quellen, wie z. B. aus der medizinisch diagnostischen Radiologie empfangenen Strahlen sollte für alle Personen geführt werden, deren berufliche Beschäftigung sie zusätzlichen Strahlenquellen aussetzt.

b) Die gegenwärtige Praxis in der medizinisch-diagnostischen Radiologie sollte einer Revision unterworfen werden mit dem Zweck, die Indikationen für die verschiedenen speziellen Untersuchungen, welche jetzt stattfinden, klarzustellen und die Bedingungen, welche bei ihrer Ausführung sowohl für den Patienten, wie für das Personal zu beachten sind, genauer zu definieren."

Die Anwendung der Röntgenstrahlen ist aus der ärztlichen Diagnostik nicht mehr wegzudenken. Es mag sein, daß in manchen Fällen darauf verzichtet, in anderen die Strahlendosis quantitativ und zeitlich reduziert werden kann. Für die Prophylaxe der Tuberkulose — und dazu gehört entscheidend die Früherkennung einer tuberkulösen Erkrankung und die Auffindung unbekannter Infektionsquellen — ergibt sich aus einer Erörterung der Problematik die Alternative, ob bei der Masse der Bevölkerung eine geringfügige Strahlendosis und damit für einige wenige eine mögliche — im allgemeinen aber unbedeutende — Schädigung in Kauf genommen werden kann, um einem immer noch relativ hohen Prozentsatz an unbekannten Tuberkulösen Behandlung und evtl. Heilung zuteil werden zu lassen und zahlreiche andere Personen vor einer meist jahrzehntelangen Erkrankung an Tuberkulose zu bewahren, oder ob durch einen Verzicht auf derartige prophylaktische Maßnahmen eine vielleicht mögliche schwache Strahlenschädigung einzelner vermieden, dafür aber sehr zahlreiche Menschen der Infektion mit Tuberkulose und vielleicht langjähriger Erkrankung an Tuberkulose ausgesetzt werden sollen. Soweit unsere Kenntnisse die auf die eine oder die andere Weise möglichen Schädigungen abzuwägen gestatten, liegt das kleinere Übel in der planmäßigen und konsequenten Fortsetzung der mit so großen Erfolgen durchgeführten Röntgenreihen-Untersuchungen. Der außerordentlich hohe Prozentsatz an behandlungsbedürftigen Herzbefunden und Lungenkarzinomen, der bei der Suche nach unbekannten Tuberkulösen festgestellt wurde, dürfte bei Diskussionen über dieses Thema eine nicht unwesentliche Bedeutung haben.

Zusammenfassung

In den Ländern der Bundesrepublik Deutschland werden Röntgenreihen-Untersuchungen teils auf gesetzlicher, teils auf freiwilliger Grundlage durchgeführt. Der Erfolg hängt wesentlich vom Umfang der Aktion, ihrer möglichst kurzfristigen Durchführung und von dem Ausmaß der Beteiligung ab (mindestens 70%). Die Zahl der entdeckten unbekannten Tuberkulösen liegt zwischen etwa 40/10000 Aufnahmen (im allgemeinen beim 1. Durchgang) und 15/10000

Aufnahmen (beim 3. Durchgang). In Niedersachsen z. B. wurden in 4 Jahren unter über 8 Millionen Aufnahmen mehr als 23000 nicht bekannte aktive Tuberkulosen, darunter fast 10000 heilstättenbedürftige Fälle festgestellt. Außer den Erkrankungen an Tuberkulose wurden krankhafte Herzbefunde in z. T. beträchtlichem Ausmaß und zahlreiche Geschwulst-Verdachtsfälle ermittelt. Es empfiehlt sich, diesen „Nebenbefunden" besondere Aufmerksamkeit zuteil werden zu lassen.

Aus den leider nur spärlich vorliegenden Alters- und Geschlechtsgliederungen der RRU ergibt sich einmal eine in den höheren Altersstufen abnehmende Beteiligungsrate, andererseits aber ein Maximum an Erkrankungsfällen. Auf die über 50jährigen entfallen etwa 66% aller ermittelten Befunde und wahrscheinlich 75—80% der bisher nicht bekannten Tuberkulosen. Bei über 2% der Männer von mehr als 50 Jahren wurde eine inaktive Lungentuberkulose festgestellt. 1—2% dieser inaktiven Fälle erfahren jährlich eine Verschlechterung; man kann annehmen, daß diese Wahrscheinlichkeit bei den älteren Personen wesentlich größer ist. Es ist wahrscheinlich, daß die bei jüngeren Menschen ermittelten Tuberkulosen im Laufe des Jahres auch ohne RRU meist zur Kenntnis der Fürsorgestellen gelangt wären, weil auftretende Symptome nicht durch sonstige Krankheitszeichen — wie bei den älteren Leuten — „überlagert" sind und deshalb nicht bagatellisiert werden. Unter diesen Umständen erscheint es zweckmäßig, in Erwägung zu ziehen, ob die RRU nicht stärker — oder überhaupt — auf die älteren Personen abgestellt werden können, die nach den Ergebnissen der Statistiken und als Träger meist chronischer Tuberkulosen für die Weiterverbreitung der Tuberkulose eine entscheidende Rolle spielen.

Hinsichtlich der Frage eventueller Strahlenschädigungen durch die RRU ist darauf hinzuweisen, daß die aufgewendete Dosis gering ist und daß bei Beachtung der Schutzvorschriften derartige Schädigungen unwahrscheinlich sind. Der Schwerpunkt der Diskussionen liegt auf den genetischen Wirkungen; wenn man diese Möglichkeit trotz aller Schutzmaßnahmen in geringfügigem Umfange bejaht, dann entfällt deren praktische Bedeutung jedoch in vollem Umfange dann, wenn die RRU überwiegend auf die älteren Personen abgestellt werden. Die von Fall zu Fall erforderliche Anwendung von Röntgenstrahlen bei jüngeren Tuberkulösen zur Überprüfung und Überwachung ihres Krankheitszustandes ist unerläßlich und steht hier nicht zur Diskussion. Darüber hinaus haben sich die systematischen Röntgenreihenuntersuchungen größerer Bevölkerungsgruppen und ihre wiederholte Durchführung als eine so wesentliche Maßnahme im Kampf gegen die Tuberkulose erwiesen, daß ein Verzicht auf die Anwendung dieser Methode identisch wäre mit dem Verzicht einer menschlichen Einflußnahme auf die weitere Entwicklung des tuberkulösen Geschehens. Die Folgen könnten verhängnisvoll sein.

X-Ray Examination

Mass radiographic surveys in the Federal Republic of Germany are either performed by order of law or on a voluntary basis. Essential results depend on the extent of the action on speedy performance, and on the number of people who take part in it (at least 70%). The number of newly-detected, unknown tuberculars ranges from 40 out of 10000 roentgenographs (generally found during the first action) to 15 out of 10000 roentgenographic pictures (during the third action). In the Land of Lower Saxony, Germany, i.e. more than 23000 unknown active tuberculous patients have been detected out of 8 millions of X-ray pictures during 4 years. Among them were found nearly 10000 cases which needed sanatory-treatment. In addition to tuberculosis have been detected: abnormal heart conditions, partly to a considerable extend, and numerous cases of suspected tumors. It is recommended to pay special attention to these secondary findings.

Unfortunately there are little details available about the composition of mass radiographic surveys with regard to age and sex. Decreasing participation is found in older age groups, however, on the other hand a maximum of cases of illness is observed. About 66% of all detected cases and probably 75% to 80% of hitherto unknown tuberculars are found among people over 50 years. In-active pulmonary tuberculosis was observed among more than 2% of men who were over 50 years old. 1% to 2% of these in-active cases annually deteriorate. It is believed that the probability is essentially higher among older people. Apparently, during the course of a year, the tuberculosis dispensaries might have got notice of tuberculars among younger people without mass-radiography, because symptoms there are not "overshadowed" by other signs of illness and minimized — as it happens with older people. Under these circumstances it seems to be suitable to consider if mass-radiography surveys could be directed more — or at all — on older people, who after the results of the statistics and as bearers of a mainly chronic tuberculosis are decisively taking part in spreading the disease.

Talking about the problem of possible X-ray-noxiousness, it has to be pointed out that the applied dosis is small, and that by following security measures injuries of that kind have a small chance. The main point of the discussion concerns genetic effects. If in spite of all protective measures, we do affirm this probability to an unimportant extend, the actual significance is void completely as soon as mass-radiography is mainly applied to older people. From case to case X-raying of younger tuberculars is indispensable for the purpose of examination and control of their state of illness, and is here not subject for discussion. Furthermore systematic mass radiography surveys of larger groups of the population have proved to be an essential factor in the battle against tuberculosis. To abandon this method would mean to renounce human influence upon the further development of tuberculosis activities. This might lead to disastrous results.

M. Stand des Tuberkuloseproblems

In der Bundesrepublik Deutschland sind alle Formen von Erkrankung an Tuberkulose seit 1946 meldepflichtig; die Statistiken sind jedoch mindestens bis 1950 noch mit Unsicherheitsfaktoren behaftet, so daß eine einigermaßen zuverlässige Beurteilung der Tuberkulosemorbidität erst ab etwa 1950/51 möglich ist, wobei allerdings berücksichtigt werden muß, daß es sich bei den Angaben naturgemäß nur um die untere Grenze des tatsächlichen Geschehens handeln kann.

Von 1950—1955 sind in der Bundesrepublik Deutschland rund 560000 *Neuerkrankungen* an Tuberkulose registriert worden, davon 175000 Offentuberkulöse. Die Zahl der Erkrankungsfälle vermindert sich von Jahr zu Jahr, doch betrifft dieser Rückgang überwiegend die etwa 0—40jährigen.

Der *Bestand* umfaßte am 31. 12. 1955 368825 Personen, am 31. 12. 1956 war er auf 350446 abgesunken. Die Zahl der Offentuberkulösen belief sich zu diesem Zeitpunkt auf 111717. Auch hier werden von der Abnahme nur die jüngeren Jahrgänge erfaßt, während oberhalb 30 Jahre der Bestand leicht angestiegen ist. *Die Zahl der chronisch Tuberkulösen* beläuft sich *zur Zeit* auf *etwa 180000 Personen, unter denen sich 150000 Männer und Frauen in arbeitsfähigem Alter befinden.* Ihre *Wiedereingliederung in den Arbeitsprozeß* erscheint als *ein vordringlich zu lösendes Problem.*

Von besonderer Bedeutung sind die *Verschlechterungen*, welche aus den Reihen der Personen mit aktiver geschlossener und inaktiver Lungentuberkulose hervorgehen: Etwa 5% der zunächst geschlossenen und etwa 0,7% der inaktiven Fälle werden jährlich zu Ansteckungsfällen. Diese etwa 17000 Personen durch *häufigere Kontrolluntersuchungen* möglichst frühzeitig zu erfassen, bevor sie — als nicht bekannte Offentuberkulöse — in größerem Umfange Neuinfektionen und Neuerkrankungen verursachen, ist ein besonders wichtiges Anliegen. Es muß angenommen werden, daß zur Zeit jährlich noch etwa 80—100000 Personen in der Bundesrepublik Deutschland für kürzere oder längere Zeit als Infektionsquellen in Frage kommen.

Über die *Tuberkulose-Morbidität im Ausland* sind wir nur spärlich informiert, da es bisher nicht gelungen ist, international vergleichbare Statistiken zu erstellen. In ihren charakteristischen Merkmalen stimmen die ausländischen Angaben jedoch mit den deutschen Verhältnissen überein.

Die *Mortalität* an Tuberkulose weist *seit etwa 1953 keine wesentlichen Änderungen* mehr auf. Die Zahl der Sterbefälle durch Tuberkulose beträgt ungefähr 10000 Männer und Frauen pro Jahr = 2,0/10000 E. Das Maximum liegt bei den Altersklassen oberhalb etwa 70 Jahre. Es ist anzunehmen, daß in dieser Hinsicht auch in den nächsten Jahren keine entscheidende Wandlung eintritt, da der Bestand an Chronisch-Tuberkulösen in den höheren Altersklassen noch relativ hoch liegt und die moderne Chemotherapie hier wahrscheinlich nur eine Verlängerung der Lebenserwartung zur Folge hat.

Die jährliche *Letalität* beträgt zur Zeit *etwa 6*%, d. h. daß von 100 Personen mit offener Tuberkulose etwa 6 pro Jahr ihrer Tuberkulose erliegen. *Unterschiede in der Sterblichkeit der offentuberkulösen Männer und Frauen bestehen praktisch nicht.*

In der *Morbidität* und *Mortalität an extrapulmonaler Tuberkulose* sind gegenüber dem Vorjahr keine besonderen Unterschiede festzustellen. Ihre Letalität beträgt etwa das Zweifache der Sterblichkeit der Gesamtbevölkerung an allen Ursachen.

Der Anteil der durch den *Typus bovinus* verursachten Erkrankungen und Sterbefälle an Tuberkulose wird auf etwa 10% geschätzt. Die Bekämpfung der *Rindertuberkulose* muß deshalb energisch vorangetrieben werden, zumal derartige Erkrankungen *praktisch vermeidbar* sind. Besonderes Augenmerk ist dabei auf die Verhinderung der Wiederansteckung tuberkulosefreier Bestände zu richten, für die Hühner, Schweine, Ziegen, Pferde und tuberkulosekranke Menschen in Frage kommen. Die Zahl der in der Bundesrepublik vorhandenen tuberkulosefreien Bestände belief sich am 30. 6. 1956 auf 48,8% aller Bestände.

Die Zahl der *stationär behandelten Tuberkulösen* hat sich *gegenüber 1950 kaum geändert, sie ist bei den 0—5jährigen Kindern sogar angestiegen.* Berücksichtigt man, daß heute in stärkerem Umfange solche Tuberkulöse ambulant behandelt werden, welche besonders vor 1952 zu Heilstättenkuren eingewiesen worden wären, so müßte die Zahl der behandelten Tuberkulösen gegenüber 1950 relativ sogar angestiegen sein. Insgesamt befinden sich ständig etwa 16% aller Personen mit aktiver Lungentuberkulose in einer Heilstätte, darunter ungefähr 30% des Bestandes an Offentuberkulösen. *Der weitaus größte Teil dieser für die Weiterverbreitung der Tuberkulose besonders in Frage kommenden Personengruppe wird damit entweder ambulant oder überhaupt nicht behandelt.* Den geringsten Anteil der stationär behandelten Offentuberkulösen stellen dabei die über 65jährigen, deren chronische Tuberkulose auch durch stationäre Behandlung keine wesentliche Besserung erwarten läßt, die aber als Infektionsquellen eine besonders verhängnisvolle Rolle spielen dürften. Die Heilstätten berichten z. T. über *steigende Kurmüdigkeit* und eine *zunehmende Zahl von Kurabbrüchen*, für die u. a. psychologische Faktoren geltend gemacht werden. Ein nicht unwesentlicher Teil der Rückfälle und Wiederholungskuren ist hierdurch bedingt. Auf diesem Gebiet dürften entscheidende Maßnahmen notwendig sein.

In der Bekämpfung der Tuberkulose ist die Frage ausreichenden *Wohnraums* von Wichtigkeit, und zwar sowohl im Interesse der Kranken selbst, als auch im Interesse ihrer Familie und sonstigen Umgebung. Es ist deshalb unverständlich, daß auch heute noch 35000 Offentuberkulöse kein eigenes Zimmer haben und 2500 von ihnen noch nicht einmal über ein eigenes Bett verfügen.

In bezug auf die *BCG-Schutzimpfung* und ihre Bedeutung für die Bekämpfung der Tuberkulose gehen die Meinungen auch heute noch auseinander. Wenn auch nicht bestritten werden kann, daß sich die Morbidität an Tuberkulose auch bei den nicht-geimpften Personen in den letzten Jahren bedeutend verringert hat, so lassen die Statistiken doch keinen Zweifel daran zu, daß *die BCG-Schutzimpfung* ganz *wesentlich zu dem Rückgang besonders der Tuberkulose-Erkrankungen der Kinder (Meningitis) beigetragen hat.* Ihre stärkere Propagierung und Durchführung in den deutschen Ländern erscheint deshalb als eine unbedingte Notwendigkeit.

Wohl mit die wichtigste Maßnahme im Kampf gegen die Tuberkulose stellen die seit einigen Jahren besonders intensiv betriebenen *Röntgenreihenuntersuchungen* dar. Ihnen ist es zu verdanken, wenn viele Tausende von Tuberkulösen im Frühstadium ihrer Krankheit erfaßt und einer Behandlung zugeführt werden konnten und wenn darüber hinaus durch die Erfassung und Verschließung unbekannter Infektionsquellen eine breite Öffentlichkeit vor Ansteckung und Erkrankung an Tuberkulose bewahrt blieb. Aus den Unterlagen des In- und Auslandes geht hervor, daß die *Zahl der ermittelten Tuberkulösen in den höheren Altersklassen Maximalwerte* erreicht, bei den Personen also, die wegen ihrer meist chronischen Tuberkulose eine besondere Gefahrenquelle darstellen, die andererseits aber den Untersuchungen z. T. aus Angst vor der Diagnose und einer notwendigen Heilstättenbehandlung in stärkerem Maße fernbleiben. *Oberhalb 50 Jahre sind etwa 80% aller nicht bekannten Tuberkulösen zu vermuten.* Es dürfte unter diesen Umständen evtl. empfehlenswert sein, die RRU, soweit dies technisch möglich ist, besonders auf die mittleren und höheren Altersklassen abzustellen, wenn mangels Mitteln, Gerät oder Personal eine kurzfristig ablaufende Aktion nicht erfolgen kann. Die Annahme erscheint berechtigt, daß die durch RRU bei jüngeren Personen entdeckten Tuberkulosen durch Auftreten von Symptomen in der Mehrzahl auch ohne RRU den Fürsorgestellen früher oder später bekannt geworden wären, während in höherem Alter evtl. auf Tuberkulose hindeutende Symptome durch sonstige Krankheitszeichen und Alterserscheinungen überlagert und bagatellisiert werden. Unter diesen Umständen muß der Auffindung von Tuberkulosen älterer Personen ganz besondere Aufmerksamkeit gewidmet werden. Der besonders in letzter Zeit häufig diskutierten Möglichkeit der Entstehung von *Strahlenschäden durch Röntgenstrahlen* kommt *bei den RRU praktisch keine Bedeutung zu,* da die *aufgewendeten Dosen geringfügig* sind und *bei Beachtung der Schutzvorschriften* eine *irgendwie geartete Schädigung* durch die kontrollierbaren Röntgenstrahlen *nicht zu erwarten* ist. Die *Röntgenreihenuntersuchungen stellen für die ärztliche Diagnostik eine Methode von solch großer Bedeutung dar, daß auf ihre Beibehaltung und Intensivierung im Interesse einer konsequenten Tuberkulosebekämpfung nicht verzichtet werden kann.* Durch ihre evtl. Konzentration auf mittlere und höhere Altersklassen entfällt für die Masse der dann in Frage kommenden Personen die Auswirkung der besonders betonten genetischen Wirkungen. Wesentlich ist auch die Tatsache, daß in den *RRU* eine ausgezeichnete *Möglichkeit* gegeben ist, *krankhafte Herzbefunde* und *Carcinom-verdächtige Erscheinungen festzustellen* und damit der Behandlung zuzuführen. Gerade von diesen Möglichkeiten sollte in größerem Umfange Gebrauch gemacht werden.

Vor nunmehr 75 Jahren hat Robert Koch seine Entdeckung des Tuberkulose-Bakteriums bekanntgegeben und damit den infektiösen Charakter der Tuberkulose bewiesen. Die Möglichkeiten der Bekämpfung der Tuberkulose lagen also praktisch fest. In diesen 75 Jahren sind allein in Deutschland mindestens 20 bis 25 Millionen Menschen an Tuberkulose erkrankt und etwa 4,5 Millionen an Tuberkulose gestorben. Die Kosten nur für die stationäre Behandlung während der letzten 10 Jahre sind auf über 2 Milliarden DM zu schätzen; die Gesamtkosten für stationäre und ambulante Behandlung, Tuberkulosehilfe, für Unterhaltung und Personal von Heilstätten und Tuberkulosefürsorgestellen, für Renten usw. dürften z. Z. auf etwa 500 Millionen DM jährlich zu veranschlagen sein. Nicht berücksichtigt ist dabei die Einbuße an Volksvermögen durch die nicht oder nur beschränkt berufstätigen Tuberkulösen. Auch ohne neuere energische Maßnahmen dürfte die Tuberkulose gegen Ende des 20. Jahrhunderts wohl nur noch in der Geschichte der Medizin und der überwundenen Krankheiten eine Rolle spielen; bis dahin werden aber allein in Deutschland noch etwa 1,2—1,5 Millionen Menschen an Tuberkulose erkranken und etwa 150000—200000 an Tuberkulose sterben; die zu erwartenden Kosten sind mit 8—10 Milliarden DM kaum zu hoch gegriffen. Diese Entwicklung kann verhindert und der Sieg über die Tuberkulose zu einem wesentlich früheren Zeitpunkt erreicht werden, wenn die Bekämpfung der Tuberkulose ein weniger theoretisches und ein mehr dynamisches Gepräge bekommt. Die gegebenen Möglichkeiten aufzuzeigen, ist mit ein Anliegen auch dieses Tuberkulose-Jahrbuches.

Present Situation of Tuberculosis

Since 1946 all kinds of tuberculosis in the Federal Republic of Germany are subject to compulsory registration. At least until 1950 statistics include factors of uncertainty. Rather reliable judgement of tuberculosis morbidity is possible since about 1950/51. But it has to be taken into consideration that obvious records can only show the lower limits of the actual situation.

In the Federal Republic of Germany about 560000 new cases of tuberculosis have been registered from 1950—1955; part of which were 175000 open-tuberculars. The number of cases is declining from year to year, this decrease, however, mostly concerns people of 0—40 years.

The registered cases included 368825 persons on the 31 of December 1955, and had dropped to 350446 on the 31 of December 1956. During that time there existed 111717 open-tuberculars. Here also younger age-classes were involved only, whereas registered cases of people over 30 years slightly increased. Today exist about 180000 chronic tuberculars, among whom we find 150000 men and women of an able-bodied age. Their repatriation into working process makes up a problem of first priority.

Deteriorations, which originate from people with active closed and in-active pulmonary tuberculosis, are of special importance: about 5% of presently closed tuberculosis and about 0.7% of in-active cases are annually becoming cases of infection. By frequent control-examinations these persons, about 17000, have to be recorded as soon as possible, before they — being unknown open-tuberculars — to a large extend will cause new-infections and new illness. This is an especially urgent problem. For the present time, it has to be assumed that for a shorter or longer period 80—100000 persons are sources of an infection in the Federal Republic of Germany.

Scarcely sufficient information is available about the tuberculosis morbidity abroad, because until now it has been impossible to set up international statistics. Characteristics of foreign figures, however, are similar to German conditions.

Since 1953 morbidity of tuberculosis is showing no more important changes. The number of annual deaths caused by tuberculosis amounts to about 10000 men and women, i.e. 20 out of 10000. The maximum is to be found among age classes over 70 years. It is believed that during the next years there will be no decisive changes, because the number of registered cases of chronic tuberculars in older age-groups is relatively high, and modern chemotherapy probably effects a longer lifetime only.

Annual lethality today is 6%, that means that 6 people out of 100 with open-tuberculosis die of tuberculosis. Practically there is no difference between the morbidity of male and female open-tuberculars.

Compared with last year, no special differences are noticed between morbidity and mortality of extra-pulmonary tuberculosis. Lethality is about twice the morbidity of all reasons of the entire population. The share of illness and deaths of tuberculosis caused by type bovinus is estimated to be 10%. Fight against bovine tuberculosis of cattle has to be carried on forcibly, particularly because such cases can actually be avoided. Special attention is to be paid to preventing of re-infection of stocks free from tuberculosis. Re-infections might be carried on by poultry, pigs, goats, horses, and human tuberculars. On the 30 of June 1956, 48,8% of the total of stocks were free of tuberculosis in the Federal Republic of Germany.

The number of stationarily treated tuberculars did not vary compared with 1950's figures. The number has even risen among 0—5 years old children. Today such tuberculars are mainly ambulatorily treated, whereas before 1952 such patients would have been hospitalized. When considering this situation and comparing it with 1950's figures the number of treated tuberculars should have indicated a relative increase. Altogether 16% of all people with an active tuberculosis permanently are staying in a sanatory. Among them we find about 30% of the registered cases of open-tuberculars. By far the greatest part of this group, which is particularly responsible for spreading tuberculosis, either is undergoing ambulatory treatment, or none at all. People over 65 make up the smallest portion of stationarily-treated open-tuberculars. Chronic tuberculosis of these individuals even after stationary treatment gives little hope for a remarkable change for the better. They are sources of infection, and might constitute an especially fatal danger. Sanatories partly report about rising treatment fatigue and an increasing number of cases where patients discontinue treatment due to psychological reasons i.e. Out of it are coming a considerable portion of relapses and re-treatments. This problem demands decisive measures.

The problem of providing sufficient housing space is an important element while fighting against tuberculosis. It concerns ill people as well as their families and their other surroundings. Therefore it is incredible that even today 35000 open-tuberculars still do not have a separate room, and 2500 out of this category even do not have a bed of their own.

Today contrary arguments still exist about BCG-vaccination and its value for combating tuberculosis. It even cannot be denied that during the last years morbidity of tuberculosis, too, has lessened among persons who have not been vaccinated. Statistics undoubtly are proving, however, that BCG-vaccination has considerably contributed to the recession of especially children's tuberculosis. In Germany, the need of stronger propagative activities and BCG performance seems to be absolutely necessary.

Mass radiographic surveys, which are especially intensified since several years, indeed, are the most important measure in the fight against tuberculosis. Owing to these surveys many thousand tuberculars have been detected during an early stage of the illness, and underwent treatment. In addition to that unknown sources of infection and illness have been detected and sealed off, thus protecting the wide public from tuberculosis. Foreign and homeland data reveal that maximum figures are among older age groups, thus among persons infected with mainly chronic tuberculosis. These are especially dangerous sources. On the other hand, however, on a large scale, they avoid necessary examinations, because they are afraid of a diagnosis and an obligatory hospital-treatment. 80% of all unknown tuberculars are expected to be found among people over 50 years. Under these circumstances it might be advisable to concentrate mass radiographic surveys upon higher age classes, as far as it is technically possible, when a short and speedy action is impossible due to lack of funds, equipment, or personnel. It can be assumed that tuberculars among younger people, who were detected by mass radiographic surveys, sooner or later, due to occuring symptoms, also would have been noticed by tuberculosis dispensaries, whereas during an older age symptoms which probably indicate a tuberculosis are being overshadowed by other signs of an illness and by results of an approaching old age, and are minimized therefore. Aware of these facts, special attention is to be paid to the finding of tuberculous older people. The recently often discussed possibility of injuries caused by X-rays during mass radiographic surveys are of no importance at all, because a small dosis is applied only. By following security measures injuries of any kind are not to be expected.

Radiographic mass surveys are a method of such great importance for medical diagnostic that we cannot do without going on with, and even intensifying it. This must be done in the interest of a consequent fight against tuberculosis. If we do concentrate upon middle and older age classes, for the majority of the people concerned the particularly mentioned genetic effects will not take place. The point has to be stressed, too, that radiographic mass surveys provide an excellent instrument for detecting morbid heart states and carcinoma-suspective features, which consequently can become subject of medical treatment. Wider use of this practicable project is suggested.

75 years ago ROBERT KOCH had published his discovery of the tuberculosis bacteria, and thus proved tuberculosis to be infectious. Practically, the possibility of fighting against tuberculosis had been ascertained. During these very 75 years at least 20—25 million people fell ill, and about 4,5 million died of tuberculosis in Germany. Expenses for stationary treatment during the last 10 years are estimated to be 2 milliard DM. Total of funds raised for stationary and ambulatory treatment, tuberculosis-help, maintenance and personnel of sanatories and tuberculosis dispensaries, pension allowances and so on, may be calculated for 500 million DM annually. Not included in this figure is the loss of national income, caused by non-employed or only partially employed tuberculars. Probably at the end of the 20th century, tuberculosis will only have a place in medicine's history and in the history of defeated diseases even without new energetic measures. Until then in Germany still 1.2 to 1.5 million of human beings will fell ill of tuberculosis, and about 150000 to 200000 will die of tuberculosis. Presumable expenses might be estimated to be 8 to 10 milliard DM. This development can be prevented and the victory over tuberculosis can be achieved at a far earlier date, if fight against tuberculosis becomes more dynamically and less theoretically. To demonstrate the feasible chances is also one aim of this yearbook.

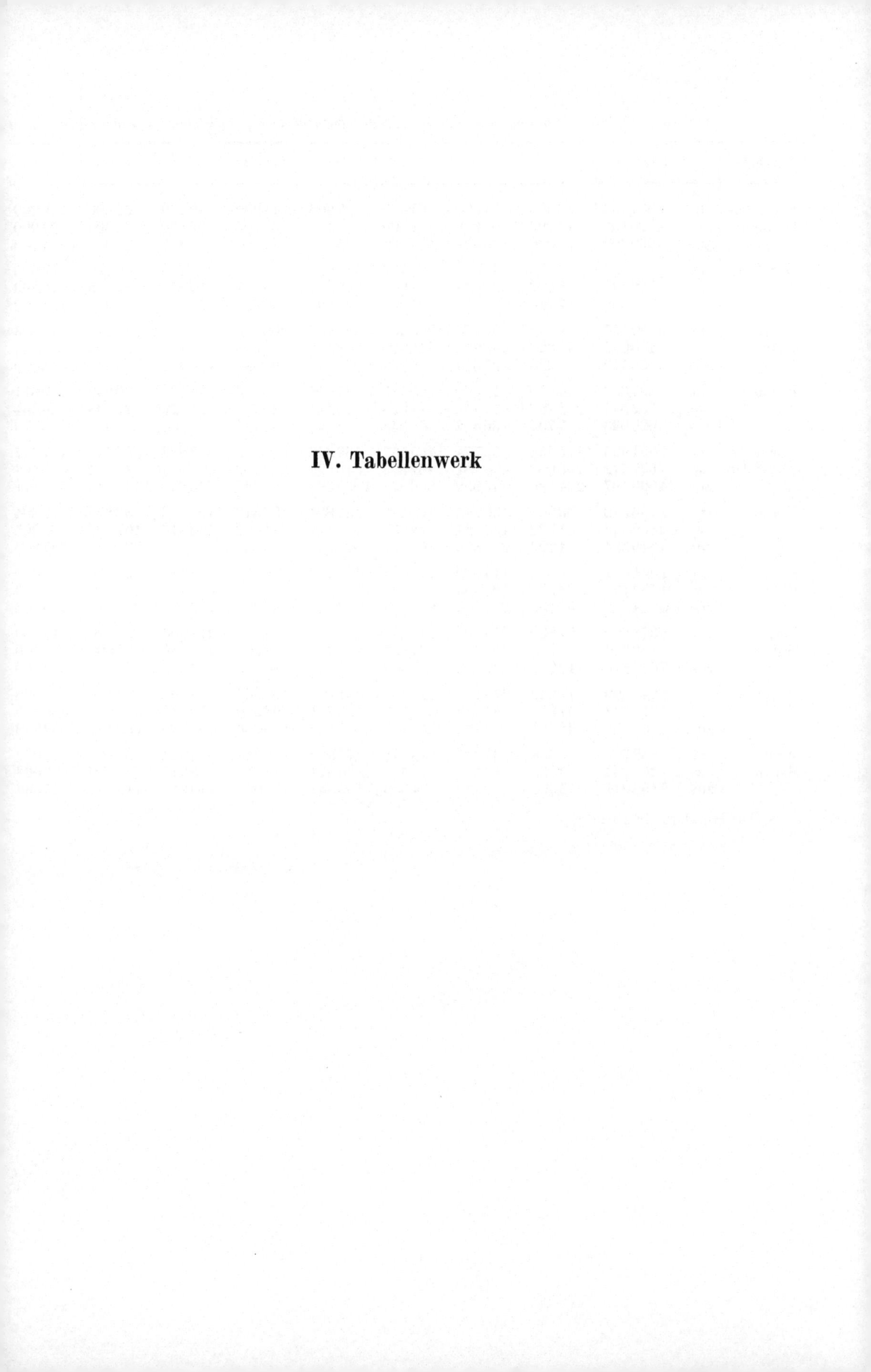

IV. Tabellenwerk

Tabelle I. *Mittlere Wohnbevölkerung der Länder der Bundesrepublik Deutschland und von West*

Land		Insgesamt	0—1	1—5	5—10	10—15	15—20	20—25	25—30	30—35
Schlesw.-	m	1064200	16000	64500	81400	99900	111900	72100	62600	59200
Holstein[1]	w	1226100	15000	60900	77700	95400	108200	72100	71400	84900
	zus.	2290300	31000	125400	159100	195300	220100	144200	134000	144100
Hamburg	m	818927	9138	35673	50167	63491	67738	55730	56402	52935
	w	946137	8602	33697	47642	60603	68961	57348	61578	70493
	zus.	1765064	17740	69370	97809	124094	136699	113078	117980	123428
Nieder-	m	3080427	51002	204783	238438	269459	306196	226372	216314	188913
sachsen	w	3475052	48228	192891	225704	258363	293643	220350	229506	259586
	zus.	6555479	99230	397674	464142	527822	599839	446722	445820	448499
Bremen	m	297389	4010	15679	20715	24378	25656	20135	20949	19871
	w	332544	3787	14753	19628	23074	25785	21029	22438	26004
	zus.	629933	7797	30432	40343	47442	51441	41164	43387	45875
Nordrh.-	m	7021925	115039	435771	485537	539346	667422	587872	583532	481547
Westfalen	w	7677572	109087	414081	462835	516692	623969	531374	565011	615564
	zus.	14699497	224126	849952	948372	1056038	1291391	1119246	1148543	1097111
Hessen	m	2136342	33000	130245	155723	164801	190319	158606	163892	145804
	w	2409242	31222	123581	148337	157471	184362	153316	167284	192005
	zus.	4545584	64222	253826	304060	322272	374681	311922	331176	337809
Rheinl.-	m	1551671	29920	114002	113051	118226	146809	123115	122973	103619
Pfalz	w	1733197	28230	108103	108785	114305	141128	116170	125367	136883
	zus.	3284868	58150	222105	221836	232531	287937	239285	248340	240502
Baden-	m	3318200	57800	218300	242200	271300	323900	278500	264800	218300
Württ.[1]	w	3759600	54900	208700	231200	261700	312900	259300	267500	294200
	zus.	7077800	112700	427000	473400	533000	636800	537800	532300	512500
Bayern	m	4249399	71249	278193	327991	351104	407466	318167	313490	276569
	w	4914534	67512	264529	314304	338761	398270	319629	336959	386219
	zus.	9163933	138761	542722	642295	689865	805736	637796	650449	662788
West-	m	932307	8638	37247	48272	77881	78205	56943	51991	44920
Berlin	w	1262734	8055	35303	46581	75677	78810	58975	61770	73063
	zus.	2195041	16693	72550	94853	153558	157015	115918	113761	117983

[1] Auf Hundert abgerundet.

Berlin nach Alter und Geschlecht im Jahre 1955 (Angaben der Statistischen Landesämter)

35—40	40—45	45—50	50—55	55—60	60—65	65—70	70—75	75—80	80—85	85—90	90 u. mehr
43500	68300	76300	76000	62400	50800	43700	33800	24200	12400	4200	900
63300	94500	95500	87000	80200	69000	56500	42600	29800	15100	5500	1500
106800	162800	171800	163000	142600	119800	100200	76500	54000	27500	9700	2300
38662	59284	68025	68545	55006	44135	37885	28098	17668	7665	2329	351
50791	73963	81114	75469	71337	61741	48362	35277	23473	11018	3847	821
89453	133247	149139	144014	126343	105876	86247	63375	41141	18683	6176	1172
130526	203812	222726	220601	176215	133353	109498	83037	59025	29091	9242	1824
182610	270325	269134	242957	218642	181856	147865	108192	74030	35845	12381	2944
313136	474137	491860	463558	394857	315209	257363	191229	133055	64936	21623	4768
14675	22377	24293	23092	17344	13639	11737	9183	6038	2740	771	117
18561	26747	27631	24382	21440	18735	15037	11148	7612	3514	1103	236
33236	49124	51924	47474	38784	32374	26774	20331	13650	6154	1874	353
327112	469728	525593	526283	397989	283842	234230	176120	117048	51460	13920	2534
424627	603610	626583	561330	477311	388920	307687	220202	141975	63006	19521	4187
751739	1073338	1152176	1087613	875300	672762	541917	396322	259023	114466	33441	6721
97652	145479	163163	160293	124939	93957	78151	61065	42930	19899	5487	937
130016	188707	197385	178992	156350	129746	104047	79153	53517	24737	7530	1484
227668	334186	360548	339285	281289	223703	182198	140218	96447	44636	13017	2421
67667	101081	112771	111937	86438	62932	51119	41173	28274	12660	3364	540
90833	130938	136184	124160	107166	87204	69256	52179	34733	15752	4825	996
158500	232019	248955	236097	193604	150136	120375	93352	63007	28412	8189	1536
145600	223000	243100	232800	179800	130300	109000	88200	58300	25100	6800	1100
202600	295000	298900	264400	128200	187800	152300	116900	76900	34300	10200	2100
348200	518000	542000	497200	408000	318100	261300	205100	134800	59400	17000	3200
190498	287624	309697	306536	244430	181430	146287	113986	77877	35555	9664	1586
266814	383359	385340	354286	312521	259738	206757	154417	101195	45859	13784	2551
457312	670983	695037	660822	558681	441168	353044	268403	179072	81414	23448	4137
38621	66065	84106	86680	71376	58885	51419	37736	22348	8554	2134	286
63175	103476	122348	114993	110877	102155	85626	60142	38313	17007	5301	1087
101796	169541	206454	201673	182253	161040	137045	97878	60661	25561	7435	1373

Tabelle II. *Wohnbevölkerung der Länder der Bundesrepublik und von West-Berlin nach Alter und*

Land		Insgesamt	0—1	1—5	5—10	10—15	15—20	20—25	25—30	30—35
Schlesw.-Holstein[1]	m	1058700	15900	63500	82500	93500	113000	74100	62900	58100
	w	1218600	14800	60100	78500	89200	109100	73500	69400	82300
	zus.	2277300	30700	123600	161000	182700	222100	147600	132300	140400
Hamburg	m	826430	9292	35817	50578	61194	69445	58551	57384	52903
	w	955094	8813	33744	48018	58580	70722	59644	61414	69742
	zus.	1781524	18105	69561	98596	119774	140167	118195	118798	122645
Nieder-sachsen	m	3079431	51005	203043	245941	252006	310371	230548	217326	188300
	w	3468710	47665	191675	232321	241567	297056	222180	225573	255329
	zus.	6548141	98670	394718	478262	493573	607427	452728	442899	443629
Bremen	m	302210	4091	15811	21222	23592	26788	21091	21508	19892
	w	337439	3886	14971	20025	22395	26742	21762	22471	25807
	zus.	639649	7977	30782	41247	45987	53530	42853	43979	45699
Nordrh.-Westfalen	m	7101686	115666	442718	503889	513409	682566	599211	598379	488371
	w	7754419	110140	420691	479590	492540	637391	542408	564457	615715
	zus.	14856105	225806	863409	983479	1005949	1319957	1141619	1162836	1104086
Hessen	m	2153158	33103	130082	161676	155846	195005	162427	165792	146528
	w	2424040	31397	123256	153744	149147	188531	156273	165829	189735
	zus.	4577198	64500	253338	315420	304993	383536	318700	332621	336263
Rheinl.-Pfalz	m	1562774	29937	114718	119497	110757	149104	124422	125031	104831
	w	1742101	28288	108660	114524	107226	143000	117523	124071	136351
	zus.	3304875	58225	223378	234021	217983	292104	241945	249102	241182
Baden-Württ.	m	3361339	58784	220574	251678	257247	333058	286352	273137	221302
	w	3795319	55618	210718	240113	248085	321099	265492	267847	291955
	zus.	7156658	114402	431292	491791	505332	654157	551844	540984	513257
Bayern	m	4256387	71114	278418	337510	329834	414527	320548	317356	275052
	w	4920250	67462	264679	322588	317734	405647	321709	332757	380086
	zus.	9176637	138576	543097	660098	647568	820174	642257	650113	655138
West-Berlin	m	936391	8623	36484	48835	74800	80485	60076	52782	44157
	w	1266927	7972	34435	47000	72814	80913	61509	60749	71112
	zus.	2203318	16595	70919	95835	147614	161398	121585	113531	115269

[1] Auf Hundert abgerundet.

Geschlecht (nach der Fortschreibung) Stand: 31. 12. 1955 (Angaben der Statistischen Landesämter)

35—40	40—45	45—50	50—55	55—60	60—65	65—70	70—75	75—80	80—85	85—90	90 u. mehr
44400	65600	75100	75900	63600	50800	43600	34000	24200	12700	4300	900
65100	91400	95600	86900	80400	69400	57100	43200	29900	15500	5700	1500
109600	157000	170700	162800	144000	120200	100700	77200	54100	28200	10000	2400
40458	57859	67753	69069	56660	44197	38246	28325	17999	7878	2444	378
53549	72424	81739	76258	71899	62778	49600	35940	24033	11381	3966	850
94007	130283	149492	145327	128559	106975	87846	64265	42032	19259	6410	1228
134378	196655	220223	221116	180736	134577	109890	83465	58786	29746	9453	1866
188279	262875	270464	243677	220300	184121	149442	109328	74462	36742	12666	2988
322657	459530	490687	464793	401036	318698	259332	192793	133248	66488	22119	4854
15480	21995	24392	23608	17991	13715	11804	9302	6138	2841	833	116
19598	26469	28094	24875	21787	19109	15330	11373	7815	3550	1135	245
35078	48464	52486	48483	39778	32824	27134	20675	13953	6391	1968	361
341372	460441	522459	532340	412935	288195	234616	177468	117518	53145	14388	2600
442886	593160	632731	569478	486408	396689	312417	223971	144131	65150	20153	4313
784258	1053601	1155190	1101818	899343	684884	547033	401439	261649	118295	34541	6913
102618	141773	162258	162109	129220	95144	78416	61221	42962	20404	5608	966
137048	184267	198733	180995	158732	132271	105298	80128	53878	25451	7808	1519
239666	326040	360991	343104	287952	227415	183714	141349	96840	45855	13416	2485
70355	98342	111708	113045	89382	64005	51168	41141	28280	13029	3469	553
94708	127770	136738	125548	108856	88873	69962	52655	35115	16194	5022	1017
165063	226112	248446	238593	198238	152878	121130	93796	63395	29223	8491	1570
153065	217255	243628	236384	185883	132803	109013	88602	58659	25697	7053	1165
213115	288617	302546	268452	231842	191620	153775	118469	77697	35372	10688	2199
366180	505872	546174	504836	417725	324423	262788	207071	136356	61069	17741	3364
198132	277514	307450	307866	251104	183672	146413	114286	77848	36166	9972	1605
278859	372362	387960	356132	317405	264098	208626	156075	102241	47040	14201	2589
476991	649876	695410	663998	568509	447770	355039	270361	180089	83206	24173	4194
39778	63536	82818	87545	73181	58821	51608	38344	22937	8970	2308	303
65081	100099	122741	116065	111082	102969	87090	61697	39212	17660	5580	1147
104859	163635	205559	203610	184263	161790	138698	100041	62149	26630	7888	1450

Tabelle III. *Bestätigte Neuerkrankungen an aktiver Tuberkulose in Schleswig-Holstein im Jahre 1955 nach Alter und Geschlecht; absolute und relative Zahlen auf 10000 Einwohner*
(Entnommen aus den Länderstatistiken)

Alter Jahre	Geschlecht	Tuberkulose der Atmungsorgane								Tuberkulose anderer Organe												Summe Ia—Id	
		Ia		Ib		Ic		Ia—Ic		Knochen u. Gelenke		Drüsen		Haut		Meningitis		Sonstige		Id ges.			
		abs.	rel.	abs.	rel.	abs.	rel.	abs.	rel.	abs.	rel.	abs.	rel.	abs.	rel.	abs.	rel.	abs.	rel.	abs.	rel.	abs.	rel.
0—1	m	—	—	1	*0,62*	13	*8,13*	14	*8,75*	—	—	—	—	—	—	1	*0,62*	—	—	1	*0,62*	15	*9,37*
	w	1	*0,67*	—	—	12	*8,00*	13	*8,67*	—	—	—	—	—	—	1	*0 67*	—	—	1	*0,67*	14	*9,33*
	zus.	1	*0,32*	1	*0,32*	25	*8,06*	27	*8,71*	—	—	—	—	—	—	2	*0,64*	—	—	2	*0,64*	29	*9,35*
1—5	m	1	*0,15*	1	*0,16*	190	*29,46*	192	*29,77*	3	*0,46*	12	*1,86*	—	—	9	*1,39*	1	*0,16*	25	*3,87*	217	*33,64*
	w	1	*0,16*	1	*0,16*	162	*26,60*	164	*26,93*	2	*0,33*	5	*0,82*	—	—	4	*0,66*	5	*0,82*	16	*2,63*	180	*29,56*
	zus.	2	*0,16*	2	*0,16*	352	*28,07*	356	*28,39*	5	*0,40*	17	*1,35*	—	—	13	*1,04*	6	*0,48*	41	*3,27*	397	*31,66*
5—10	m	1	*0,12*	3	*0,37*	309	*37,96*	313	*38,45*	5	*0,61*	23	*2,82*	2	*0,25*	6	*0,74*	3	*0,37*	39	*4,79*	352	*43,24*
	w	2	*0,26*	1	*0,13*	243	*31,27*	246	*31,66*	6	*0,77*	17	*2,19*	1	*0,13*	6	*0,77*	2	*0,26*	32	*4,12*	278	*35,78*
	zus.	3	*0,19*	4	*0,25*	552	*34,70*	559	*35,14*	11	*0,69*	40	*2,51*	3	*0,19*	12	*0,75*	5	*0,31*	71	*4,46*	630	*39,60*
10—15	m	5	*0,50*	4	*0,40*	180	*18,02*	189	*18,92*	12	*1,20*	21	*2,10*	1	*0,10*	3	*0,30*	9	*0,90*	46	*4,60*	235	*23,52*
	w	4	*0,42*	3	*0,31*	146	*15,30*	153	*16,04*	5	*0,52*	25	*2,62*	1	*0,10*	3	*0,31*	9	*0,94*	43	*4,51*	196	*20,55*
	zus.	9	*0,46*	7	*0,36*	326	*16,69*	342	*17,51*	17	*0,87*	46	*2,36*	2	*0,10*	6	*0,31*	18	*0,92*	89	*4,56*	431	*22,07*
15—20	m	34	*3,04*	15	*1,34*	176	*15,73*	225	*20,11*	12	*1,07*	21	*1,88*	5	*0,45*	2	*0,18*	8	*0,71*	48	*4,29*	273	*24,40*
	w	28	*2,59*	20	*1,85*	195	*18,02*	243	*22,46*	7	*0,65*	21	*1,94*	6	*0,55*	3	*0,28*	22	*2,03*	59	*5,45*	302	*27,91*
	zus.	62	*2,82*	35	*1,59*	371	*16,85*	468	*21,26*	19	*0,86*	42	*1,91*	11	*0,50*	5	*0,23*	30	*1,36*	107	*4,86*	575	*26,12*
20—25	m	50	*6,93*	24	*3,33*	152	*21,08*	226	*31,34*	5	*0,69*	11	*1,53*	2	*0,28*	—	—	5	*0,69*	23	*3,19*	249	*34,53*
	w	35	*4,85*	20	*2,77*	159	*22,05*	214	*29,68*	8	*1,11*	22	*3,05*	3	*0,42*	2	*0,28*	20	*2,77*	55	*7,63*	269	*37,31*
	zus.	85	*5,89*	44	*3,05*	311	*21,57*	440	*30,51*	13	*0,90*	33	*2,29*	5	*0,35*	2	*0,14*	25	*1,73*	78	*5,41*	518	*35,92*
25—30	m	51	*8,15*	26	*4,15*	116	*18,53*	193	*30,83*	12	*1,92*	8	*1,28*	1	*0,16*	1	*0,16*	12	*1,92*	34	*5,43*	227	*36,26*
	w	44	*6,16*	23	*3,22*	157	*21,99*	224	*31,37*	5	*0,70*	10	*1,40*	4	*0,56*	1	*0,14*	29	*4,06*	49	*6,86*	273	*38,23*
	zus.	95	*7,09*	49	*3,66*	273	*20,37*	417	*31,12*	17	*1,27*	18	*1,34*	5	*0,37*	2	*0,15*	41	*3,06*	83	*6,19*	500	*37,31*
30—35	m	43	*7,26*	22	*3,72*	101	*17,06*	166	*28,04*	5	*0,84*	7	*1,18*	1	*0,17*	—	—	11	*1,86*	24	*4,05*	190	*32,09*
	w	35	*4,12*	19	*2,24*	134	*15,78*	188	*22,14*	4	*0,47*	8	*0,94*	5	*0,59*	—	—	19	*2,24*	36	*4,24*	224	*26,38*
	zus.	78	*5,41*	41	*2,85*	235	*16,31*	354	*24,57*	9	*0,62*	15	*1,04*	6	*0,42*	—	—	30	*2,08*	60	*4,16*	414	*28,73*
35—40	m	30	*6,90*	13	*2,99*	80	*18,39*	123	*28,27*	4	*0,92*	3	*0,69*	1	*0,23*	1	*0,23*	8	*1,84*	17	*3,91*	140	*32,18*
	w	22	*3,47*	13	*2,05*	81	*12,80*	116	*18,32*	2	*0,32*	3	*0,47*	3	*0,47*	—	—	18	*2,84*	26	*4,11*	142	*22,43*
	zus.	52	*4,87*	26	*2,43*	161	*15,07*	239	*22,38*	6	*0,56*	6	*0,56*	4	*0,37*	1	*0,09*	26	*2,43*	43	*4,03*	282	*26,40*

40—45	m	50	*7,32*	34	*4,98*	108	*15,81*	192	*28,11*	3	*0,44*	2	*0,29*	1	*0,15*	2	*0,29*	5	*0,73*	13	*1,90*	205	*30,01*
	w	22	*2,33*	10	*1,06*	82	*8,68*	114	*12,06*	2	*0,21*	4	*0,42*	2	*0,21*	—	—	13	*1,38*	21	*2,22*	135	*14,28*
	zus.	72	*4,42*	44	*2,70*	190	*11,67*	306	*18,80*	5	*0,31*	6	*0,37*	3	*0,18*	2	*0,12*	18	*1,11*	34	*2,09*	340	*20,88*
45—50	m	54	*7,08*	32	*4,19*	109	*14,29*	195	*25,56*	7	*0,92*	1	*0,13*	3	*0,39*	—	—	12	*1,57*	23	*3,01*	218	*28,57*
	w	25	*2,62*	7	*0,73*	72	*7,54*	104	*10,89*	3	*0,31*	1	*0,10*	3	*0,31*	—	—	7	*0,73*	14	*1,47*	118	*12,36*
	zus.	79	*4,60*	39	*2,27*	181	*10,53*	299	*17,40*	10	*0,58*	2	*0,12*	6	*0,35*	—	—	19	*1,10*	37	*2,15*	336	*19,56*
50—55	m	65	*8,55*	36	*4,74*	137	*18,03*	238	*31,32*	6	*0,79*	2	*0,26*	2	*0,26*	1	*0,13*	9	*1,18*	20	*2,63*	258	*33,95*
	w	19	*2,18*	9	*1,03*	75	*8,62*	103	*11,84*	3	*0,34*	3	*0,34*	4	*0,46*	—	—	6	*0,69*	16	*1,84*	119	*13,68*
	zus.	84	*5,15*	45	*2,76*	212	*13,01*	341	*20,92*	9	*0,55*	5	*0,31*	6	*0,37*	1	*0,06*	15	*0,92*	36	*2,21*	377	*23,13*
55—60	m	56	*8,97*	30	*4,81*	98	*15,71*	184	*29,49*	—	—	1	*0,16*	—	—	2	*0,32*	7	*1,12*	10	*1,60*	194	*31,09*
	w	17	*2,12*	3	*0,37*	54	*6,73*	74	*9,23*	5	*0,62*	2	*0,25*	1	*0,12*	—	—	6	*0,75*	14	*1,74*	88	*10,97*
	zus.	73	*5,12*	33	*2,31*	152	*10,66*	258	*18,09*	5	*0,35*	3	*0,21*	1	*0,07*	2	*0,14*	13	*0,91*	24	*1,68*	282	*19,77*
60—65	m	33	*6,50*	17	*3,35*	60	*11,81*	110	*21,65*	—	—	1	*0,20*	3	*0,59*	—	—	3	*0,59*	7	*1,38*	117	*23,03*
	w	12	*1,74*	10	*1,45*	39	*5,65*	61	*8,84*	3	*0,43*	2	*0,29*	—	—	—	—	6	*0,87*	11	*1,59*	72	*10,43*
	zus.	45	*3,76*	27	*2,25*	99	*8,26*	171	*14,27*	3	*0,25*	3	*0,25*	3	*0,25*	—	—	9	*0,75*	18	*1,50*	189	*15,78*
65—70	m	17	*3,89*	15	*3,43*	50	*11,44*	82	*18,76*	5	*1,14*	1	*0,23*	2	*0,46*	—	—	3	*0,69*	11	*2,52*	93	*21,28*
	w	13	*2,30*	3	*0,53*	31	*5,49*	47	*8,32*	3	*0,53*	3	*0,53*	2	*0,35*	—	—	—	—	8	*1,41*	55	*9,73*
	zus.	30	*2,99*	18	*1,80*	81	*8,08*	129	*12,87*	8	*0,80*	4	*0,40*	4	*0,40*	—	—	3	*0,30*	19	*1,90*	148	*14,77*
70—75	m	15	*4,44*	6	*1,77*	25	*7,40*	46	*13,61*	3	*0,89*	1	*0,29*	3	*0,89*	—	—	1	*0,30*	8	*2,37*	54	*15,98*
	w	13	*3,05*	11	*2,58*	19	*4,46*	43	*10,09*	3	*0,70*	3	*0,70*	1	*0,23*	—	—	2	*0,47*	9	*2,11*	52	*12,21*
	zus.	28	*3,66*	17	*2,22*	44	*5,75*	89	*11,63*	6	*0,78*	4	*0,52*	4	*0,52*	—	—	3	*0,39*	17	*2,22*	106	*13,86*
75 u. mehr	m	31	*7,43*	17	*4,08*	15	*3,60*	63	*15,11*	2	*0,48*	—	—	1	*0,24*	—	—	1	*0,24*	4	*0,96*	67	*16,07*
	w	13	*2,50*	4	*0,77*	15	*2,89*	32	*6,16*	2	*0,39*	1	*0,19*	—	—	1	*0,19*	2	*0,39*	6	*1,16*	38	*7,32*
	zus.	44	*4,70*	21	*2,25*	30	*3,21*	95	*10,16*	4	*0,43*	1	*0,11*	1	*0,11*	1	*0,11*	3	*0,32*	10	*1,07*	105	*11,23*
Insgesamt	m	536	*5,04*	296	*2,78*	1919	*18,03*	2751	*25,85*	84	*0,79*	115	*1,08*	28	*0,26*	28	*0,26*	98	*0,92*	353	*3,32*	3104	*29,17*
	w	306	*2,50*	157	*1,28*	1676	*13,67*	2139	*17,45*	63	*0,51*	130	*1,06*	36	*0,29*	21	*0,17*	166	*1,35*	416	*3,39*	2555	*20,84*
	zus.	842	*3,68*	453	*1,98*	3595	*15,70*	4890	*21,35*	147	*0,64*	245	*1,07*	64	*0,28*	49	*0,21*	264	*1,15*	769	*3,36*	5659	*24,71*

Tabelle IV. *Bestätigte Neuerkrankungen an aktiver Tuberkulose in Hamburg im Jahre 1955 nach Alter und Geschlecht; absolute und relative Zahlen auf 10000 Einwohner*
(Entnommen aus den Länderstatistiken)

Alter Jahre	Geschlecht	Tuberkulose der Atmungsorgane								Tuberkulose anderer Organe												Summe Ia—Id	
		Ia		Ib		Ic		Ia—Ic		Knochen u. Gelenke		Drüsen		Haut		Meningitis		Sonstige		Id ges.			
		abs.	rel.	abs.	rel.	abs.	rel.	abs.	rel.	abs.	rel.	abs.	rel.	abs.	rel.	abs.	rel.	abs.	rel.	abs.	rel.	abs.	rel.
0—1	m	—	—	—	—	14	*15,32*	14	*15,32*	—	—	—	—	—	—	—	—	—	—	—	—	14	*15,32*
	w	—	—	—	—	9	*10,46*	9	*10,46*	—	—	—	—	—	—	—	—	—	—	—	—	9	*10,46*
	zus.	—	—	—	—	23	*12,94*	23	*12,94*	—	—	—	—	—	—	—	—	—	—	—	—	23	*12,94*
1—5	m	1	*0,28*	—	—	257	*72,04*	258	*72,32*	3	*0,84*	11	*3,08*	—	—	2	*0,56*	1	*0,28*	17	*4,77*	275	*77,09*
	w	4	*1,19*	1	*0,30*	190	*56,38*	195	*57,87*	2	*0,59*	—	—	—	—	—	—	2	*0,59*	4	*1,19*	199	*59,06*
	zus.	5	*0,72*	1	*0,14*	447	*64,44*	453	*65,30*	5	*0,72*	11	*1,59*	—	—	2	*0,29*	3	*0,43*	21	*3,03*	474	*68,33*
5—10	m	6	*1,20*	3	*0,60*	283	*56,41*	292	*58,21*	3	*0,60*	15	*2,99*	—	—	2	*0,40*	7	*1,39*	27	*5,38*	319	*63,59*
	w	3	*0,63*	1	*0,21*	221	*46,39*	225	*47,23*	2	*0,42*	9	*1,89*	—	—	2	*0,42*	5	*1,05*	18	*3,78*	243	*51,01*
	zus.	9	*0,92*	4	*0,41*	504	*51,53*	517	*52,86*	5	*0,51*	24	*2,45*	—	—	4	*0,41*	12	*1,23*	45	*4,60*	562	*57,46*
10—15	m	6	*0,94*	1	*0,16*	174	*27,41*	181	*28,51*	3	*0,47*	7	*1,10*	2	*0,31*	2	*0,31*	4	*0,63*	18	*2,83*	199	*31,34*
	w	6	*0,99*	7	*1,16*	144	*23,76*	157	*25,91*	6	*0,99*	9	*1,48*	—	—	2	*0,33*	5	*0,83*	22	*2,63*	179	*29,54*
	zus.	12	*0,97*	8	*0,64*	318	*25,63*	338	*27,24*	9	*0,73*	16	*1,29*	2	*0,16*	4	*0,32*	9	*0,72*	40	*3,22*	378	*30,46*
15—20	m	33	*4,87*	10	*1,48*	136	*20,08*	179	*26,43*	7	*1,03*	5	*0,74*	—	—	2	*0,29*	6	*0,89*	20	*2,95*	199	*29,38*
	w	24	*3,48*	13	*1,88*	141	*20,45*	178	*25,81*	6	*0,87*	15	*2,17*	3	*0,44*	—	—	14	*2,03*	38	*5,51*	216	*31,32*
	zus.	57	*4,17*	23	*1,68*	277	*20,26*	357	*26,12*	13	*0,95*	20	*1,46*	3	*0,22*	2	*0,15*	20	*1,46*	58	*4,24*	415	*30,36*
20—25	m	31	*5,56*	21	*3,77*	151	*27,09*	203	*36,43*	6	*1,08*	7	*1,26*	—	—	—	—	4	*0,72*	17	*3,05*	220	*39,48*
	w	30	*5,23*	10	*1,74*	174	*30,34*	214	*37,32*	6	*1,05*	7	*1,22*	3	*0,52*	—	—	17	*2,96*	33	*5,75*	247	*43,07*
	zus.	61	*5,39*	31	*2,74*	325	*28,74*	417	*36,88*	12	*1,06*	14	*1,24*	3	*0,26*	—	—	21	*1,86*	50	*4,42*	467	*41,30*
25—30	m	46	*8,16*	24	*4,26*	165	*29,25*	235	*41,67*	6	*1,06*	4	*0,71*	1	*0,18*	—	—	6	*1,06*	17	*3,01*	252	*44,68*
	w	36	*5,85*	18	*2,92*	201	*32,64*	255	*41,41*	5	*0,81*	11	*1,78*	—	—	1	*0,16*	14	*2,27*	31	*5,03*	286	*46,44*
	zus.	82	*6,95*	42	*3,56*	366	*31,02*	490	*41,53*	11	*0,93*	15	*1,27*	1	*0,08*	1	*0,08*	20	*1,70*	48	*4,07*	538	*45,60*
30—35	m	30	*5,67*	20	*3,78*	122	*23,05*	172	*32,49*	4	*0,76*	2	*0,38*	1	*0,19*	—	—	6	*1,13*	13	*2,46*	185	*34,95*
	w	37	*5,25*	24	*3,40*	147	*20,95*	208	*29,51*	5	*0,71*	6	*0,85*	1	*0,14*	2	*0,28*	16	*2,27*	30	*4,25*	238	*33,76*
	zus.	67	*5,37*	44	*3,52*	269	*21,55*	380	*30,44*	9	*0,72*	8	*0,64*	2	*0,16*	2	*0,16*	22	*1,76*	43	*3,45*	423	*33,89*
35—40	m	23	*5,95*	18	*4,66*	88	*22,76*	129	*33,37*	1	*0,26*	2	*0,52*	—	—	—	—	6	*1,55*	9	*2,33*	138	*35,69*
	w	18	*3,54*	9	*1,77*	84	*16,54*	111	*21,85*	2	*0,39*	6	*1,18*	—	—	1	*0,20*	3	*0,59*	12	*2,36*	123	*24,22*
	zus.	41	*4,58*	27	*3,02*	172	*19,23*	240	*26,83*	3	*0,34*	8	*0,89*	—	—	1	*0,11*	9	*1,01*	21	*2,35*	261	*29,18*

40—45	m	49	*8,26*	29	*4,89*	154	*25,98*	232	*39,13*	4	*0,67*	5	*0,84*	3	*0,51*	—	—	6	*1,01*	18	*3,04*	250	*42,17*
	w	24	*3,24*	11	*1,49*	111	*15,01*	146	*19,74*	—	—	1	*0,13*	1	*0,14*	—	—	9	*1,22*	11	*1,49*	157	*21,23*
	zus.	73	*5,48*	40	*3,00*	265	*19,89*	378	*28,37*	4	*0,30*	6	*0,45*	4	*0,30*	—	—	15	*1,13*	29	*2,18*	407	*30,54*
45—50	m	50	*7,35*	28	*4,12*	142	*20,87*	220	*32,34*	3	*0,44*	1	*0,15*	—	—	—	—	9	*1,32*	13	*1,91*	233	*34,25*
	w	15	*1,85*	6	*0,74*	93	*11,46*	114	*14,05*	1	*0,12*	1	*0,12*	1	*0,12*	—	—	2	*0,25*	5	*0,62*	119	*14,67*
	zus.	65	*4,36*	34	*2,28*	235	*15,76*	334	*22,39*	4	*0,27*	2	*0,13*	1	*0,06*	—	—	11	*0,74*	18	*1,21*	352	*23,60*
50—55	m	76	*11,09*	30	*4,38*	186	*27,13*	292	*42,60*	2	*0,29*	—	—	1	*0,15*	—	—	5	*0,73*	8	*1,17*	300	*43,77*
	w	16	*2,12*	10	*1,32*	75	*9,94*	101	*13,38*	4	*0,53*	2	*0,27*	2	*0,27*	1	*0,13*	5	*0,66*	14	*1,86*	115	*15,24*
	zus.	92	*6,39*	40	*2,78*	261	*18,12*	393	*27,29*	6	*0,42*	2	*0,14*	3	*0,21*	1	*0,07*	10	*0,69*	22	*1,53*	415	*28,82*
55—60	m	58	*10,54*	20	*3,64*	147	*26,72*	225	*40,90*	7	*1,27*	1	*0,18*	2	*0,36*	—	—	5	*0,91*	15	*2,73*	240	*43,63*
	w	15	*2,10*	5	*0,70*	68	*9,53*	88	*12,34*	2	*0,28*	6	*0,84*	7	*0,98*	—	—	3	*0,42*	18	*2,52*	106	*14,86*
	zus.	73	*5,78*	25	*1,98*	215	*17,02*	313	*24,77*	9	*0,71*	7	*0,55*	9	*0,71*	—	—	8	*0,63*	33	*2,61*	346	*27,38*
60—65	m	32	*7,25*	13	*2,94*	91	*20,62*	136	*30,81*	5	*1,13*	1	*0,23*	2	*0,45*	—	—	5	*1,13*	13	*2,95*	149	*33,76*
	w	13	*2,11*	7	*1,13*	32	*5,18*	52	*8,42*	—	—	3	*0,49*	1	*0,16*	1	*0,16*	1	*0,16*	6	*0,97*	58	*9,39*
	zus.	45	*4,25*	20	*1,89*	123	*11,62*	188	*17,76*	5	*0,47*	4	*0,38*	3	*0,28*	1	*0,09*	6	*0,57*	19	*1,79*	207	*19,55*
65—70	m	25	*6,60*	7	*1,85*	50	*13,20*	82	*21,64*	3	*0,79*	1	*0,26*	1	*0,26*	1	*0,26*	1	*0,26*	7	*1,85*	89	*23,49*
	w	12	*2,48*	8	*1,65*	26	*5,38*	46	*9,51*	1	*0,21*	4	*0,83*	1	*0,21*	—	—	2	*0,41*	8	*1,65*	54	*11,16*
	zus.	37	*4,29*	15	*1,74*	76	*8,81*	128	*14,84*	4	*0,46*	5	*0,58*	2	*0,23*	1	*0,12*	3	*0,35*	15	*1,74*	143	*16,58*
70—75	m	24	*8,54*	7	*2,49*	24	*8,54*	55	*19,57*	1	*0,36*	1	*0,36*	1	*0,36*	—	—	3	*1,07*	6	*2,14*	61	*21,71*
	w	10	*2,83*	5	*1,42*	20	*5,67*	35	*9,92*	1	*0,28*	1	*0,28*	3	*0,85*	1	*0,28*	1	*0,28*	7	*1,98*	42	*11,90*
	zus.	34	*5,36*	12	*1,89*	44	*6,94*	90	*14,20*	2	*0,32*	2	*0,31*	4	*0,63*	1	*0,16*	4	*0,63*	13	*2,05*	103	*16,25*
75—80	m	11	*6,23*	4	*2,26*	10	*5,66*	25	*14,15*	1	*0,56*	—	—	—	—	—	—	—	—	1	*0,56*	26	*14,71*
	w	5	*2,13*	5	*2,13*	13	*5,54*	23	*9,80*	—	—	1	*0,43*	—	—	—	—	—	—	1	*0,43*	24	*10,22*
	zus.	16	*3,89*	9	*2,19*	23	*5,59*	48	*11,67*	1	*0,24*	1	*0,24*	—	—	—	—	—	—	2	*0,49*	50	*12,15*
80—85	m	4	*5,22*	—	—	4	*5,22*	8	*10,44*	—	—	—	—	—	—	—	—	—	—	—	—	8	*10,44*
	w	10	*9,08*	1	*0,91*	4	*3,63*	15	*13,61*	—	—	3	*2,72*	—	—	—	—	2	*1,82*	5	*4,54*	20	*18,15*
	zus.	14	*7,49*	1	*0,54*	8	*4,28*	23	*12,31*	—	—	3	*1,61*	—	—	—	—	2	*1,07*	5	*2,68*	28	*14,99*
85 u. mehr	m	3	*11,19*	—	—	2	*7,46*	5	*18,65*	—	—	1	*3,73*	—	—	—	—	—	—	1	*3,73*	6	*22,39*
	w	—	—	1	*2,14*	5	*10,71*	6	*12,85*	—	—	—	—	—	—	—	—	—	—	—	—	6	*12,85*
	zus.	3	*4,08*	1	*1,36*	7	*9,53*	11	*14,97*	—	—	1	*1,36*	—	—	—	—	—	—	1	*1,36*	12	*16,33*
Insgesamt	m	508	*6,20*	235	*2,87*	2200	*26,86*	2943	*35,94*	59	*0,72*	64	*0,78*	14	*0,17*	9	*0,11*	74	*0,90*	220	*2,69*	3163	*38,62*
	w	278	*2,94*	142	*1,50*	1758	*18,58*	2178	*23,02*	43	*0,45*	85	*0,90*	23	*0,24*	11	*0,12*	101	*1,07*	263	*2,78*	2441	*25,80*
	zus.	786	*4,45*	377	*2,14*	3958	*22,42*	5121	*29,01*	102	*0,58*	149	*0,84*	37	*0,21*	20	*0,11*	175	*0,99*	483	*2,74*	5604	*31,75*

Tabelle V. *Bestätigte Neuerkrankungen an aktiver Tuberkulose in Niedersachsen im Jahre 1955 nach Alter und Geschlecht; absolute und relative Zahlen auf 10000 Einwohner*
(Entnommen aus den Länderstatistiken)

Alter Jahre	Geschlecht	Tuberkulose der Atmungsorgane								Tuberkulose anderer Organe												Summe Ia—Id	
		Ia		Ib		Ic		Ia—Ic		Knochen u. Gelenke		Drüsen		Haut		Meningitis		Sonstige		Id ges.			
		abs.	rel.	abs.	rel.	abs.	rel.	abs.	rel.	abs.	rel.	abs.	rel,	abs.	rel.	abs.	rel.	abs.	rel.	abs.	rel.	abs.	rel.
0—1	m	2	*0,39*	1	*0,20*	38	*7,45*	41	*8,04*	—	—	—	—	—	—	2	*0,39*	—	—	2	*0,39*	43	*8,43*
	w	—	—	—	—	27	*5,60*	27	*5,60*	—	—	—	—	—	—	2	*0,41*	—	—	2	*0,41*	29	*6,01*
	zus.	2	*0,20*	1	*0,10*	65	*6,55*	68	*6,85*	—	—	—	—	—	—	4	*0,40*	—	—	4	*0,40*	72	*7,25*
1—5	m	5	*0,24*	3	*0,15*	467	*22,80*	475	*23,20*	7	*0,34*	14	*0,68*	2	*0,10*	15	*0,73*	4	*0,20*	42	*2,05*	517	*25,25*
	w	2	*0,10*	3	*0,16*	420	*21,77*	425	*22,03*	10	*0,52*	14	*0,73*	—	—	23	*1,19*	5	*0,26*	52	*2,70*	477	*24,73*
	zus.	7	*0,18*	6	*0,15*	887	*22,30*	900	*22,63*	17	*0,43*	28	*0,70*	2	*0,05*	38	*0,95*	9	*0,23*	94	*2,36*	994	*24,99*
5—10	m	4	*0,17*	1	*0,04*	419	*17,57*	424	*17,78*	17	*0,71*	37	*1,55*	1	*0,04*	11	*0,46*	6	*0,25*	72	*3,02*	496	*20,80*
	w	4	*0,18*	3	*0,13*	364	*16,13*	371	*16,44*	6	*0,27*	30	*1,33*	1	*0,04*	13	*0,58*	5	*0,22*	55	*2,44*	426	*18,87*
	zus.	8	*0,17*	4	*0,09*	783	*16,87*	795	*17,13*	23	*0,50*	67	*1,44*	2	*0,04*	24	*0,52*	11	*0,24*	127	*2,74*	922	*19,86*
10—15	m	6	*0,22*	6	*0,22*	258	*9,57*	270	*10,02*	19	*0,71*	35	*1,30*	2	*0,07*	9	*0,33*	14	*0,52*	79	*2,93*	349	*12,95*
	w	17	*0,66*	8	*0,31*	222	*8,59*	247	*9,56*	14	*0,54*	47	*1,82*	4	*0,15*	2	*0,08*	12	*0,46*	79	*3,06*	326	*12,62*
	zus.	23	*0,43*	14	*0,27*	480	*9,09*	517	*9,79*	33	*0,62*	82	*1,55*	6	*0,11*	11	*0,21*	26	*0,49*	158	*2,99*	675	*12,79*
15—20	m	56	*1,83*	16	*0,52*	329	*10,74*	401	*13,10*	30	*0,98*	31	*1,01*	7	*0,23*	12	*0,39*	30	*0,98*	110	*3,59*	511	*16,69*
	w	65	*2,21*	27	*0,92*	363	*12,36*	455	*15,50*	22	*0,75*	52	*1,77*	4	*0,14*	6	*0,20*	28	*0,95*	112	*3,81*	567	*19,31*
	zus.	121	*2,02*	43	*0,72*	692	*11,54*	856	*14,27*	52	*0,87*	83	*1,38*	11	*0,18*	18	*0,30*	58	*0,97*	222	*3,70*	1078	*17,97*
20—25	m	118	*5,21*	41	*1,81*	371	*16,39*	530	*23,41*	20	*0,88*	15	*0,66*	3	*0,13*	3	*0,13*	26	*1,15*	67	*2,96*	597	*26,37*
	w	77	*3,49*	33	*1,50*	381	*17,29*	491	*22,28*	19	*0,86*	30	*1,36*	9	*0,41*	6	*0,27*	60	*2,72*	124	*5,63*	615	*27,91*
	zus.	195	*4,36*	74	*1,66*	752	*16,83*	1021	*22,85*	39	*0,87*	45	*1,01*	12	*0,27*	9	*0,20*	86	*1,93*	191	*4,28*	1212	*27,13*
25—30	m	130	*6,01*	45	*2,08*	326	*15,07*	501	*23,16*	21	*0,97*	13	*0,60*	4	*0,18*	4	*0,18*	31	*1,43*	73	*3,37*	574	*26,53*
	w	92	*4,01*	32	*1,39*	351	*15,29*	475	*20,70*	10	*0,44*	23	*1,00*	10	*0,44*	10	*0,43*	66	*2,87*	119	*5,18*	594	*25,88*
	zus.	222	*4,98*	77	*1,73*	677	*15,18*	976	*21,89*	31	*0,70*	36	*0,81*	14	*0,31*	14	*0,31*	97	*2,18*	192	*4,31*	1168	*26,20*
30—35	m	127	*6,72*	36	*1,91*	245	*12,97*	408	*21,60*	18	*0,95*	6	*0,32*	2	*0,10*	2	*0,11*	24	*1,27*	52	*2,75*	460	*24,35*
	w	91	*3,50*	35	*1,35*	300	*11,56*	426	*16,41*	16	*0,62*	23	*0,89*	8	*0,31*	4	*0,14*	48	*1,85*	99	*3,81*	525	*20,22*
	zus.	218	*4,86*	71	*1,58*	545	*12,15*	834	*18,59*	34	*0,76*	29	*0,65*	10	*0,22*	6	*0,13*	72	*1,61*	151	*3,37*	985	*21,96*
35—40	m	107	*8,20*	21	*1,61*	160	*12,26*	288	*22,06*	12	*0,92*	3	*0,23*	4	*0,31*	3	*0,23*	28	*2,14*	50	*3,83*	338	*25,89*
	w	39	*2,14*	21	*1,15*	179	*9,80*	239	*13,00*	10	*0,55*	11	*0,60*	9	*0,49*	1	*0,05*	31	*1,70*	62	*3,39*	301	*16,48*
	zus.	146	*4,66*	42	*1,34*	339	*10,83*	527	*16,83*	22	*0,70*	14	*0,45*	13	*0,42*	4	*0,13*	59	*1,88*	112	*3,58*	639	*20,41*

40—45	m	157	*7,70*	35	*1,72*	286	*14,03*	478	*23,45*	14	*0,69*	6	*0,29*	5	*0,24*	2	*0,10*	22	*1,08*	49	*2,40*	527	*25,86*
	w	54	*2,00*	23	*0,85*	204	*7,55*	281	*10,39*	13	*0,48*	19	*0,70*	7	*0,26*	3	*0,11*	26	*0,96*	68	*2,52*	349	*12,91*
	zus.	211	*4,45*	58	*1,22*	490	*10,33*	759	*16,01*	27	*0,57*	25	*0,53*	12	*0,25*	5	*0,11*	48	*1,01*	117	*2,47*	876	*18,48*
45—50	m	149	*6,69*	60	*2 69*	271	*12,17*	480	*21,55*	9	*0,40*	4	*0,18*	7	*0,31*	1	*0,04*	23	*1,03*	44	*1,98*	524	*23,53*
	w	43	*1,60*	19	*0,70*	153	*5,68*	215	*7,99*	13	*0,48*	14	*0,52*	11	*0,41*	1	*0,04*	18	*0,67*	57	*2,12*	272	*10,11*
	zus.	192	*3,90*	79	*1,61*	424	*8,62*	695	*14,13*	22	*0,45*	18	*0,36*	18	*0,37*	2	*0,04*	41	*0,83*	101	*2,05*	796	*16,18*
50—55	m	161	*7,30*	49	*2,22*	322	*14,60*	532	*24,11*	18	*0,81*	5	*0,23*	6	*0,27*	1	*0,05*	26	*1,18*	56	*2,54*	588	*26,65*
	w	45	*1,85*	16	*0,66*	123	*5,06*	184	*7,57*	15	*0,62*	9	*0,37*	16	*0,66*	3	*0,12*	20	*0,82*	63	*2,59*	247	*10,17*
	zus.	206	*4,44*	65	*1,40*	445	*9,60*	716	*15,44*	33	*0,71*	14	*0,30*	22	*0,47*	4	*0,09*	46	*0,99*	119	*2,57*	835	*18,01*
55—60	m	140	*7,94*	42	*2,38*	237	*13,45*	419	*23,78*	15	*0,85*	3	*0,17*	8	*0,45*	1	*0,06*	13	*0,74*	40	*2,27*	459	*26,05*
	w	34	*1,55*	12	*0,55*	104	*4,76*	150	*6,86*	12	*0,55*	14	*0,64*	9	*0,41*	—	—	15	*0,69*	50	*2,29*	200	*9,15*
	zus.	174	*4,41*	54	*1,37*	341	*8,64*	569	*14,41*	27	*0,68*	17	*0,43*	17	*0,43*	1	*0,03*	28	*0,71*	90	*2,28*	659	*16,69*
60—65	m	103	*7,72*	36	*2,70*	165	*12,37*	304	*22,80*	9	*0,67*	4	*0,30*	1	*0,07*	1	*0,07*	11	*0,82*	26	*1,95*	330	*24,75*
	w	42	*2,31*	20	*1,10*	70	*3,85*	132	*7,25*	18	*0,99*	8	*0,44*	16	*0,88*	—	—	14	*0,77*	56	*3,08*	188	*10,34*
	zus.	145	*4,60*	56	*1,78*	235	*7,45*	436	*13,83*	27	*0,86*	12	*0,38*	17	*0,54*	1	*0,03*	25	*0,79*	82	*2,60*	518	*16,43*
65—70	m	95	*8,67*	35	*3,20*	115	*10,50*	245	*22,37*	6	*0,55*	3	*0,27*	1	*0,09*	2	*0,18*	3	*0,27*	15	*1,37*	260	*23,74*
	w	47	*3,18*	19	*1,28*	55	*3,72*	121	*8,18*	8	*0,54*	9	*0,61*	5	*0,34*	—	—	10	*0,68*	32	*2,16*	153	*10,35*
	zus.	142	*5,52*	54	*2,10*	170	*6,60*	366	*14,22*	14	*0,54*	12	*0,47*	6	*0,23*	2	*0,08*	13	*0,51*	47	*1,83*	413	*16,05*
70—75	m	57	*6,86*	27	*3,25*	66	*7,95*	150	*18,06*	3	*0,36*	2	*0,24*	1	*0,12*	—	—	4	*0,48*	10	*1,20*	160	*19,27*
	w	38	*3,51*	20	*1,85*	41	*3,79*	99	*9,15*	7	*0,65*	6	*0,55*	6	*0,55*	—	—	9	*0,83*	28	*2,59*	127	*11,74*
	zus.	95	*4,97*	47	*2,46*	107	*5,59*	249	*13,02*	10	*0,52*	8	*0,42*	7	*0,37*	—	—	13	*0,68*	38	*1,99*	287	*15,01*
75—80	m	46	*7,79*	28	*4,74*	49	*8,30*	123	*20,84*	9	*1,52*	—	—	3	*0,51*	—	—	5	*0,85*	17	*2,88*	140	*23,72*
	w	31	*4,19*	10	*1,35*	25	*3,38*	66	*8,92*	6	*0,81*	5	*0,67*	2	*0,27*	—	—	—	—	13	*1,75*	79	*10,67*
	zus.	77	*5,79*	38	*2,85*	74	*5,56*	189	*14,20*	15	*1,13*	5	*0,37*	5	*0,38*	—	—	5	*0,37*	30	*2,25*	219	*16,46*
80 u. mehr	m	20	*4,98*	9	*2,24*	18	*4,48*	47	*11,70*	1	*0,25*	2	*0,50*	—	—	—	—	1	*0,25*	4	*1,00*	51	*12,70*
	w	19	*3,71*	3	*0,59*	8	*1,56*	30	*5,86*	4	*0,78*	2	*0,39*	1	*0,20*	—	—	2	*0,39*	9	*1,76*	39	*7,62*
	zus.	39	*4,27*	12	*1,31*	26	*2,85*	77	*8,43*	5	*0,55*	4	*0,44*	1	*0,11*	—	—	3	*0,33*	13	*1,42*	90	*9,85*
Insgesamt	m	1483	*4,81*	491	*1,59*	4142	*13,45*	6116	*19,85*	228	*0,74*	183	*0,59*	57	*0,18*	69	*0,22*	271	*0,88*	808	*2,62*	6924	*22,48*
	w	740	*2,13*	304	*0,87*	3390	*9,75*	4434	*12,76*	203	*0,58*	316	*0,91*	118	*0,34*	74	*0,21*	369	*1,06*	1080	*3,11*	5514	*15,87*
	zus.	2223	*3,39*	795	*1,21*	7532	*11,49*	10550	*16,09*	431	*0,66*	499	*0,76*	175	*0,27*	143	*0,22*	640	*0,98*	1888	*2,88*	12438	*18,97*

Tabelle VI. *Bestätigte Neuerkrankungen an aktiver Tuberkulose in Bremen im Jahre 1955 nach Alter und Geschlecht; absolute und relative Zahlen auf 10000 Einwohner*
(Entnommen aus den Länderstatistiken)

Alter Jahre	Geschlecht	Tuberkulose der Atmungsorgane								Tuberkulose anderer Organe												Summe Ia—Id	
		Ia		Ib		Ic		Ia—Ic		Knochen u. Gelenke		Drüsen		Haut		Meningitis		Sonstige		Id ges.			
		abs.	rel.	abs.	rel.	abs.	rel.	abs.	rel.	abs.	rel.	abs.	rel.	abs.	rel.	abs.	rel.	abs.	rel.	abs.	rel.	abs.	rel.
0—1	m	—	—	—	—	2	*4,99*	2	*4,99*	—	—	—	—	—	—	—	—	—	—	—	—	2	*4,99*
	w	—	—	—	—	4	*10,56*	4	*10,56*	—	—	—	—	—	—	—	—	—	—	—	—	4	*10,56*
	zus.	—	—	—	—	6	*7,69*	6	*7,69*	—	—	—	—	—	—	—	—	—	—	—	—	6	*7,69*
1—5	m	—	—	—	—	45	*28,70*	45	*28,70*	—	—	3	*1,91*	—	—	—	—	—	—	3	*1,91*	48	*30,61*
	w	1	*0,68*	1	*0,68*	36	*24,40*	38	*25,76*	—	—	1	*0,68*	—	—	1	*0,68*	1	*0,68*	3	*2,03*	41	*27,79*
	zus.	1	*0,33*	1	*0,33*	81	*26,62*	83	*27,27*	—	—	4	*1,31*	—	—	1	*0,33*	1	*0,33*	6	*1,97*	89	*29,24*
5—10	m	—	—	—	—	36	*17,38*	36	*17,38*	—	—	5	*2,41*	—	—	1	*0,48*	—	—	6	*2,90*	42	*20,28*
	w	1	*0,51*	1	*0,51*	35	*17,83*	37	*18,85*	3	*1,53*	5	*2,55*	—	—	1	*0,51*	3	*1,53*	12	*6,11*	49	*24,96*
	zus.	1	*0,25*	1	*0,25*	71	*17,60*	73	*18,09*	3	*0,74*	10	*2,48*	—	—	2	*0,50*	3	*0,74*	18	*4,46*	91	*22,56*
10—15	m	—	—	—	—	23	*9,44*	23	*9,44*	—	—	1	*0,41*	—	—	2	*0,82*	—	—	3	*1,23*	26	*10,67*
	w	1	*0,43*	1	*0,43*	29	*12,57*	31	*13,43*	—	—	1	*0,43*	—	—	1	*0,43*	4	*1,73*	6	*2,60*	37	*16,03*
	zus.	1	*0,21*	1	*0,21*	52	*10,96*	54	*11,38*	—	—	2	*0,42*	—	—	3	*0,63*	4	*0,84*	9	*1,90*	63	*13,28*
15—20	m	13	*5,07*	6	*2,34*	46	*17,93*	65	*25,33*	4	*1,56*	1	*0,39*	1	*0,39*	—	—	3	*1,17*	9	*3,51*	74	*28,84*
	w	7	*2,71*	3	*1,16*	44	*17,06*	54	*20,94*	3	*1,16*	5	*1,94*	2	*0,78*	—	—	9	*3,49*	19	*7,37*	73	*28,31*
	zus.	20	*3,89*	9	*1,75*	90	*17,49*	119	*23,13*	7	*1,36*	6	*1,17*	3	*0,58*	—	—	12	*2,33*	28	*5,44*	147	*28,58*
20—25	m	14	*6,95*	7	*3,48*	48	*23,84*	69	*34,27*	3	*1,49*	2	*0,99*	—	—	—	—	2	*0,99*	7	*3,48*	76	*37,75*
	w	7	*3,33*	7	*3,33*	49	*23,30*	63	*29,96*	4	*1,90*	5	*2,38*	—	—	1	*0,47*	5	*2,38*	15	*7,13*	78	*37,09*
	zus.	21	*5,10*	14	*3,40*	97	*23,56*	132	*32,07*	7	*1,70*	7	*1,70*	—	—	1	*0,24*	7	*1,70*	22	*5,34*	154	*37,41*
25—30	m	8	*3,82*	7	*3,34*	44	*21,00*	59	*28,16*	3	*1,43*	1	*0,48*	—	—	1	*0,48*	5	*2,39*	10	*4,77*	69	*32,94*
	w	11	*4,90*	3	*1,34*	44	*19,61*	58	*25,85*	1	*0,45*	—	—	2	*0,89*	—	—	7	*3,12*	10	*4,46*	68	*30,31*
	zus.	19	*4,38*	10	*2,30*	88	*20,28*	117	*26,97*	4	*0,92*	1	*0,23*	2	*0,46*	1	*0,23*	12	*2,77*	20	*4,61*	137	*31,58*
30—35	m	15	*7,55*	6	*3,02*	27	*13,59*	48	*24,16*	1	*0,50*	1	*0,50*	—	—	—	—	4	*2,01*	6	*3,02*	54	*27,18*
	w	8	*3,08*	5	*1,92*	41	*15,77*	54	*20,77*	3	*1,15*	6	*2,31*	1	*0,38*	—	—	4	*1,54*	14	*5,38*	68	*26,15*
	zus.	23	*5,01*	11	*2,40*	68	*14,82*	102	*22,23*	4	*0,87*	7	*1,53*	1	*0,22*	—	—	8	*1,74*	20	*4,36*	122	*26,59*
35—40	m	14	*9,54*	11	*7,50*	22	*14,99*	47	*32,03*	1	*0,68*	1	*0,68*	—	—	1	*0,68*	1	*0,68*	4	*2,72*	51	*34,75*
	w	7	*3,77*	4	*2,16*	23	*12,39*	34	*18,32*	2	*1,08*	3	*1,62*	2	*1,08*	—	—	7	*3,77*	14	*7,54*	48	*25,86*
	zus.	21	*6,32*	15	*4,51*	45	*13,54*	81	*24,37*	3	*0,92*	4	*1,20*	2	*0,60*	1	*0,30*	8	*2,41*	18	*5,42*	99	*29,79*

40—45	m	10	4,47	5	2,23	34	15,19	49	21,90	—	—	1	0,45	—	—	—	—	4	1,79	5	2,23	54	24,13
	w	9	3,36	3	1,12	11	4,11	23	8,60	1	0,37	1	0,37	1	0,37	—	—	8	2,99	11	4,11	34	12,71
	zus.	19	3,87	8	1,63	45	9,16	72	14,66	1	0,20	2	0,41	1	0,20	—	—	12	2,44	16	3,26	88	17,91
45—50	m	8	3,29	3	1,23	34	14,00	45	18,52	3	1,23	2	0,82	—	—	—	—	3	1,23	8	3,29	53	21,82
	w	5	1,81	1	0,36	15	5,43	21	7,60	—	—	1	0,36	1	0,36	—	—	2	0,72	4	1,45	25	9,05
	zus.	13	2,50	4	0,77	49	9,44	66	12,71	3	0,58	3	0,58	1	0,19	—	—	5	0,96	12	2,31	78	15,02
50—55	m	15	6,50	8	3,46	32	13,86	55	23,82	—	—	—	—	2	0,87	—	—	1	0,43	3	1,30	58	25,12
	w	5	2,05	1	0,41	12	4,92	18	7,38	—	—	1	0,41	2	0,82	—	—	3	1,23	6	2,46	24	9,84
	zus.	20	4,21	9	1,90	44	9,27	73	15,38	—	—	1	0,21	4	0,84	—	—	4	0,84	9	1,89	82	17,27
55—60	m	13	7,50	3	1,73	20	11,53	36	20,76	—	—	1	0,58	—	—	—	—	2	1,15	3	1,73	39	22,49
	w	3	1,40	—	—	8	3,73	11	5,13	1	0,47	—	—	—	—	—	—	7	3,26	8	3,73	19	8,86
	zus.	16	4,12	3	0,77	28	7,22	47	12,12	1	0,26	1	0,26	—	—	—	—	9	2,32	11	2,84	58	14,95
60—65	m	11	8,07	3	2,20	13	9,53	27	19,80	—	—	—	—	—	—	—	—	—	—	—	—	27	19,80
	w	2	1,07	2	1,07	4	2,13	8	4,27	2	1,07	1	0,53	—	—	—	—	—	—	3	1,60	11	5,87
	zus.	13	4,02	5	1,54	17	5,25	35	10,81	2	0,62	1	0,31	—	—	—	—	—	—	3	0,93	38	11,74
65—70	m	8	6,82	1	0,85	7	5,96	16	13,63	1	0,85	—	—	—	—	—	—	—	—	1	0,85	17	14,48
	w	7	4,65	2	1,33	5	3,32	14	9,31	—	—	1	0,66	—	—	—	—	—	—	1	0,66	15	9,97
	zus.	15	5,60	3	1,12	12	4,48	30	11,20	1	0,37	1	0,37	—	—	—	—	—	—	2	0,75	32	11,95
70—75	m	6	6,53	3	3,27	3	3,27	12	13,07	—	—	—	—	1	1,09	—	—	1	1,09	2	2,18	14	15,25
	w	1	0,90	1	0,90	2	1,79	4	3,59	1	0,90	2	1,79	2	1,79	—	—	2	1,79	7	6,28	11	9,87
	zus.	7	3,44	4	1,97	5	2,46	16	7,87	1	0,49	2	0,98	3	1,48	—	—	3	1,48	9	4,43	25	12,30
75—80	m	1	1,66	1	1,66	5	8,28	7	11,59	—	—	—	—	—	—	—	—	1	1,66	1	1,66	8	13,25
	w	3	3,94	1	1,31	3	3,94	7	9,20	—	—	—	—	—	—	—	—	1	1,31	1	1,31	8	10,51
	zus.	4	2,93	2	1,47	8	5,86	14	10,26	—	—	—	—	—	—	—	—	2	1,46	2	1,46	16	11,72
80—85	m	1	3,65	—	—	1	3,65	2	7,30	1	3,65	—	—	—	—	—	—	—	—	1	3,65	3	10,95
	w	—	—	—	—	4	11,72	4	11,72	—	—	—	—	—	—	—	—	—	—	—	—	4	11,72
	zus.	1	1,62	—	—	5	8,12	6	9,75	1	1,62	—	—	—	—	—	—	—	—	1	1,62	7	11,37
85 u. mehr	m	—	—	—	—	1	11,26	1	11,26	—	—	—	—	—	—	—	—	—	—	—	—	1	11,26
	w	—	—	—	—	—	—	—	—	—	—	—	—	—	—	—	—	—	—	—	—	—	—
	zus.	—	—	—	—	1	4,49	1	4,49	—	—	—	—	—	—	—	—	—	—	—	—	1	4,49
Insgesamt	m	137	4,61	64	2,15	443	14,90	644	21,66	17	0,57	19	0,64	4	0,13	5	0,17	27	0,91	72	2,42	716	24,08
	w	78	2,34	36	1,08	369	11,10	483	14,52	21	0,63	33	0,99	13	0,39	4	0,12	63	1,89	134	4,03	617	18,55
	zus.	215	3,41	100	1,59	812	12,89	1127	17,89	38	0,60	52	0,83	17	0,27	9	0,14	90	1,43	206	3,27	1333	21,16

Tabelle VII. *Bestätigte Neuerkrankungen an aktiver Tuberkulose in Nordrhein-Westfalen im Jahre 1955 nach Alter und Geschlecht; absolute und relative Zahlen auf 10000 Einwohner*
(Entnommen aus den Länderstatistiken)

Alter Jahre	Geschlecht	Tuberkulose der Atmungsorgane								Tuberkulose anderer Organe												Summe Ia—Id	
		Ia		Ib		Ic		Ia—Ic		Knochen u. Gelenke		Drüsen		Haut		Meningitis		Sonstige		Id ges.			
		abs.	rel.	abs.	rel.	abs.	rel.	abs.	rel.	abs.	rel.	abs.	rel.	abs.	rel.	abs.	rel.	abs.	rel.	abs.	rel.	abs.	rel.
0—1	m	—	—	2	0,17	59	5,13	61	5,30	—	—	1	0,09	—	—	9	0,78	7	0,61	17	1,48	78	6,78
	w	4	0,37	2	0,18	66	6,05	72	6,60	1	0,09	—	—	1	0,09	9	0,82	10	0,92	21	1,92	93	8,52
	zus.	4	0,18	4	0,18	125	5,58	133	5,93	1	0,04	1	0,04	1	0,04	18	0,80	17	0,76	38	1,70	171	7,63
1—5	m	9	0,21	3	0,07	963	22,10	975	22,37	20	0,46	26	0,60	5	0,11	43	0,99	18	0,41	112	2,57	1087	24,94
	w	5	0,12	6	0,14	847	20,45	858	20,72	12	0,29	15	0,36	2	0,05	35	0,85	18	0,43	82	1,98	940	22,70
	zus.	14	0,16	9	0,11	1810	21,30	1833	21,57	32	0,38	41	0,48	7	0,08	78	0,92	36	0,42	194	2,28	2027	23,85
5—10	m	6	0,12	3	0,06	957	19,71	966	19,89	33	0,68	58	1,19	2	0,04	21	0,43	16	0,33	130	2,68	1096	22,57
	w	3	0,06	5	0,11	869	18,78	877	18,95	25	0,54	59	1,27	7	0,15	20	0,43	13	0,28	124	2,68	1001	21,63
	zus.	9	0,09	8	0,08	1826	19,25	1843	19,43	58	0,61	117	1,23	9	0,09	41	0,43	29	0,31	254	2,68	2097	22,11
10—15	m	23	0,43	11	0,20	525	9,73	559	10,36	40	0,74	46	0,85	7	0,13	18	0,33	18	0,33	129	2,39	688	12,76
	w	25	0,48	7	0,14	481	9,31	513	9,93	31	0,60	43	0,83	14	0,27	14	0,27	21	0,41	123	2,38	636	12,31
	zus.	48	0,45	18	0,17	1006	9,53	1072	10,15	71	0,67	89	0,84	21	0,20	32	0,30	39	0,37	252	2,39	1324	12,54
15—20	m	218	3,27	62	0,93	605	9,06	885	13,26	52	0,78	46	0,69	5	0,07	10	0,15	45	0,67	158	2,37	1043	15,63
	w	182	2,92	46	0,74	673	10,78	901	14,44	55	0,88	68	1,09	8	0,13	9	0,14	67	1,07	207	3,32	1108	17,76
	zus.	400	3,10	108	0,84	1278	9,90	1786	13,83	107	0,83	114	0,88	13	0,10	19	0,15	112	0,87	365	2,83	2151	16,66
20—25	m	372	6,33	80	1,36	642	10,92	1094	18,61	59	1,00	39	0,66	9	0,15	8	0,14	59	1,00	174	2,96	1268	21,57
	w	302	5,68	66	1,24	721	13,57	1089	20,49	51	0,96	72	1,35	15	0,28	13	0,24	132	2,48	283	5,33	1372	25,82
	zus.	674	6,02	146	1,30	1363	12,18	2183	19,50	110	0,98	111	0,99	24	0,21	21	0,19	191	1,71	457	4,08	2640	23,59
25—30	m	441	7,56	75	1,28	667	11,43	1183	20,27	48	0,82	31	0,53	4	0,07	5	0,09	83	1,42	171	2,93	1354	23,20
	w	287	5,08	54	0,96	699	12,37	1040	18,41	34	0,60	66	1,17	19	0,34	4	0,07	125	2,21	248	4,39	1288	22,80
	zus.	728	6,34	129	1,12	1366	11,89	2223	19,35	82	0,71	97	0,84	23	0,20	9	0,08	208	1,81	419	3,65	2642	23,00
30—35	m	374	7,77	77	1,60	483	10,03	934	19,39	36	0,75	25	0,52	12	0,25	2	0,04	79	1,64	154	3,20	1088	22,59
	w	263	4,27	52	0,84	517	8,40	832	13,52	30	0,49	33	0,54	13	0,21	7	0,11	117	1,90	200	3,25	1032	16,77
	zus.	637	5,81	129	1,18	1000	9,11	1766	16,10	66	0,60	58	0,53	25	0,23	9	0,08	196	1,79	354	3,23	2120	19,32
35—40	m	252	7,70	33	1,01	344	10,52	629	19,23	18	0,55	15	0,46	5	0,15	2	0,06	50	1,53	90	2,75	719	21,98
	w	151	3,56	28	0,66	273	6,43	452	10,64	19	0,45	19	0,45	21	0,49	—	—	58	1,37	117	2,76	569	13,40
	zus.	403	5,36	61	0,81	617	8,21	1081	14,38	37	0,49	34	0,45	26	0,34	2	0,03	108	1,44	207	2,75	1288	17,13

		1	2	3	4	5	6	7	8	9	10	11	12	13	14	15	16	17	18	19	20	21	22
40—45	m	403	*8,58*	74	*1,57*	528	*11,24*	1005	*21,39*	28	*0,60*	6	*0,13*	15	*0,32*	4	*0,08*	71	*1,51*	124	*2,64*	1129	*24,03*
	w	163	*2,70*	20	*0,33*	333	*5,52*	516	*8,55*	21	*0,35*	24	*0,40*	17	*0,28*	5	*0,08*	70	*1,16*	137	*2,27*	653	*10,82*
	zus.	566	*5,27*	94	*0,88*	861	*8,02*	1521	*14,17*	49	*0,46*	30	*0,28*	32	*0,30*	9	*0,08*	141	*1,31*	261	*2,43*	1782	*16,60*
45—50	m	418	*7,95*	78	*1,48*	567	*10,79*	1063	*20,22*	27	*0,51*	8	*0,15*	12	*0,23*	3	*0,06*	44	*0,84*	94	*1,79*	1157	*22,01*
	w	94	*1,50*	17	*0,27*	250	*3,99*	361	*5,76*	21	*0,33*	12	*0,19*	26	*0,41*	1	*0,02*	63	*1,01*	123	*1,96*	484	*7,72*
	zus.	512	*4,44*	95	*0,82*	817	*7,09*	1424	*12,36*	48	*0,42*	20	*0,17*	38	*0,33*	4	*0,03*	107	*0,93*	217	*1,88*	1641	*14,24*
50—55	m	522	*9,92*	80	*1,52*	655	*12,44*	1257	*23,88*	21	*0,40*	17	*0,32*	13	*0,25*	3	*0,06*	42	*0,80*	96	*1,82*	1353	*25,71*
	w	102	*1,82*	26	*0,46*	200	*3,56*	328	*5,84*	26	*0,46*	12	*0,21*	24	*0,43*	2	*0,04*	44	*0,78*	108	*1,92*	436	*7,77*
	zus.	624	*5,74*	106	*0,97*	855	*7,86*	1585	*14,57*	47	*0,43*	29	*0,27*	37	*0,34*	5	*0,05*	86	*0,79*	204	*1,88*	1789	*16,45*
55—60	m	466	*11,71*	92	*2,31*	538	*13,52*	1096	*27,54*	20	*0,50*	7	*0,18*	16	*0,40*	7	*0,18*	28	*0,70*	78	*1,96*	1174	*29,50*
	w	91	*1,91*	12	*0,25*	156	*3,27*	259	*5,43*	8	*0,17*	11	*0,23*	10	*0,21*	—	—	35	*0,73*	64	*1,34*	323	*6,77*
	zus.	557	*6,36*	104	*1,18*	694	*7,93*	1355	*15,48*	28	*0,32*	18	*0,20*	26	*0,30*	7	*0,08*	63	*0,72*	142	*1,62*	1497	*17,10*
60—65	m	283	*9,97*	44	*1,55*	336	*11,84*	663	*23,36*	10	*0,35*	6	*0,21*	8	*0,28*	2	*0,07*	15	*0,53*	41	*1,44*	704	*24,80*
	w	81	*2,08*	19	*0,49*	123	*3,16*	223	*5,73*	18	*0,46*	12	*0,31*	17	*0,44*	3	*0,08*	24	*0,62*	74	*1,90*	297	*7,64*
	zus.	364	*5,41*	63	*0,94*	459	*6,82*	886	*13,17*	28	*0,42*	18	*0,27*	25	*0,37*	5	*0,07*	39	*0,58*	115	*1,71*	1001	*14,88*
65—70	m	213	*9,09*	30	*1,28*	159	*6,78*	402	*17,16*	11	*0,47*	2	*0,08*	6	*0,26*	—	—	18	*0,77*	37	*1,58*	439	*18,74*
	w	80	*2,60*	20	*0,65*	85	*2,76*	185	*6,01*	21	*0,68*	9	*0,29*	18	*0,59*	—	—	8	*0,26*	56	*1,82*	241	*7,83*
	zus.	293	*5,41*	50	*0,92*	244	*4,50*	587	*10,83*	32	*0,59*	11	*0,20*	24	*0,44*	—	—	26	*0,48*	93	*1,72*	680	*12,55*
70—75	m	151	*8,57*	19	*1,08*	103	*5,85*	273	*15,50*	10	*0,57*	4	*0,23*	5	*0,28*	1	*0,06*	11	*0,62*	31	*1,76*	304	*17,26*
	w	74	*3,36*	13	*0,59*	56	*2,54*	143	*6,49*	13	*0,59*	9	*0,41*	6	*0,27*	1	*0,04*	7	*0,32*	36	*1,63*	179	*8,13*
	zus.	225	*5,68*	32	*0,81*	159	*4,01*	416	*10,50*	23	*0,58*	13	*0,33*	11	*0,28*	2	*0,05*	18	*0,45*	67	*1,69*	483	*12,19*
75—80	m	75	*6,41*	15	*1,28*	62	*5,30*	152	*12,99*	3	*0,26*	2	*0,17*	4	*0,34*	—	—	8	*0,68*	17	*1,45*	169	*14,44*
	w	36	*2,54*	7	*0,49*	40	*2,82*	83	*5,85*	8	*0,56*	2	*0,14*	7	*0,49*	—	—	5	*0,35*	22	*1,55*	105	*7,40*
	zus.	111	*4,28*	22	*0,85*	102	*3,94*	235	*9,07*	11	*0,42*	4	*0,15*	11	*0,42*	—	—	13	*0,50*	39	*1,51*	274	*10,58*
80 u. mehr	m	27	*3,98*	6	*0,88*	12	*1,77*	45	*6,63*	—	—	1	*0,15*	4	*0,59*	—	—	1	*0,15*	6	*0,88*	51	*7,51*
	w	23	*2,65*	—	—	15	*1,73*	38	*4,38*	2	*0,23*	1	*0,11*	3	*0,35*	—	—	—	—	6	*0,69*	44	*5,07*
	zus.	50	*3,23*	6	*0,39*	27	*1,75*	83	*5,37*	2	*0,13*	2	*0,13*	7	*0,45*	—	—	1	*0,06*	12	*0,78*	95	*6,14*
Insgesamt	m	4253	*6,06*	784	*1,12*	8205	*11,68*	13242	*18,86*	436	*0,62*	340	*0,48*	132	*0,19*	138	*0,20*	613	*0,87*	1659	*2,36*	14901	*21,22*
	w	1966	*2,56*	400	*0,52*	6404	*8,34*	8770	*11,42*	396	*0,52*	467	*0,61*	228	*0,30*	123	*0,16*	817	*1,06*	2031	*2,65*	10801	*14,07*
	zus.	6219	*4,23*	1184	*0,80*	14609	*9,94*	22012	*14,97*	832	*0,57*	807	*0,55*	360	*0,24*	261	*0,18*	1430	*0,97*	3690	*2,51*	25702	*17,48*

Tabelle VIII. *Bestätigte Neuerkrankungen an aktiver Tuberkulose in Hessen im Jahre 1955 nach Alter und Geschlecht; absolute und relative Zahlen auf 10000 Einwohner*
(Entnommen aus den Länderstatistiken)

Alter Jahre	Geschlecht	Tuberkulose der Atmungsorgane								Tuberkulose anderer Organe												Summe Ia—Id	
		Ia		Ib		Ic		Ia—Ic		Knochen u. Gelenke		Drüsen		Haut		Meningitis		Sonstige		Id ges.			
		abs.	rel.	abs.	rel.	abs.	rel.	abs.	rel.	abs.	rel.	abs.	rel.	abs.	rel.	abs.	rel.	abs.	rel.	abs.	rel.	abs.	rel.
0—5	m	4	*0,25*	1	*0,06*	175	*10,72*	180	*11,03*	3	*0,18*	15	*0,92*	—	—	13	*0,80*	7	*0,43*	38	*2,33*	218	*13,35*
	w	5	*0,32*	1	*0,06*	185	*11,95*	191	*12,34*	8	*0,52*	9	*0,58*	—	—	18	*1,16*	7	*0,45*	42	*2,71*	233	*15,05*
	zus.	9	*0,28*	2	*0,06*	360	*11,32*	371	*11,66*	11	*0,35*	24	*0,75*	—	—	31	*0,97*	14	*0,44*	80	*2,52*	451	*14,18*
5—10	m	2	*0,13*	1	*0,06*	181	*11,62*	184	*11,81*	9	*0,58*	27	*1,73*	3	*0,19*	6	*0,39*	6	*0,39*	51	*3,28*	235	*15,09*
	w	3	*0,20*	—	—	165	*11,12*	168	*11,33*	13	*0,88*	18	*1,21*	—	—	9	*0,61*	10	*0,67*	50	*3,37*	218	*14,70*
	zus.	5	*0,16*	1	*0,03*	346	*11,38*	352	*11,58*	22	*0,72*	45	*1,48*	3	*0,10*	15	*0,49*	16	*0,53*	101	*3,32*	453	*14,90*
10—15	m	6	*0,36*	2	*0,12*	89	*5,40*	97	*5,89*	12	*0,72*	15	*0,91*	3	*0,18*	2	*0,12*	16	*0,97*	48	*2,91*	145	*8,80*
	w	12	*0,76*	4	*0,25*	83	*5,27*	99	*6,29*	13	*0,83*	29	*1,84*	3	*0,19*	1	*0,06*	15	*0,95*	61	*3,87*	160	*10,16*
	zus.	18	*0,56*	6	*0,19*	172	*5,34*	196	*6,08*	25	*0,77*	44	*1,37*	6	*0,19*	3	*0,09*	31	*0,96*	109	*3,38*	305	*9,46*
15—25	m	118	*3,38*	40	*1,15*	295	*8,45*	453	*12,98*	37	*1,06*	44	*1,26*	4	*0,11*	7	*0,20*	33	*0,95*	125	*3,58*	578	*16,56*
	w	124	*3,67*	40	*1,18*	265	*7,85*	429	*12,70*	25	*0,74*	52	*1,54*	8	*0,24*	8	*0,24*	73	*2,16*	166	*4,92*	595	*17,62*
	zus.	242	*3,52*	80	*1,16*	560	*8,16*	882	*12,84*	62	*0,90*	96	*1,40*	12	*0,17*	15	*0,22*	106	*1,54*	291	*4,24*	1173	*17,08*
25—45	m	289	*5,23*	99	*1,79*	513	*9,28*	901	*16,30*	44	*0,79*	27	*0,49*	15	*0,27*	6	*0,11*	101	*1,83*	193	*3,49*	1094	*19,79*
	w	175	*2,58*	68	*1,00*	469	*6,92*	712	*10,50*	37	*0,55*	60	*0,88*	20	*0,29*	5	*0,07*	117	*1,73*	239	*3,53*	951	*14,03*
	zus.	464	*3,77*	167	*1,36*	982	*7,98*	1613	*13,10*	81	*0,66*	87	*0,71*	35	*0,28*	11	*0,09*	218	*1,77*	432	*3,51*	2045	*16,61*
45—55	m	169	*5,22*	41	*1,27*	243	*7,51*	453	*14,00*	17	*0,52*	11	*0,34*	7	*0,22*	2	*0,06*	32	*0,99*	69	*2,13*	522	*16,14*
	w	56	*1,49*	16	*0,42*	117	*3,11*	189	*5,02*	21	*0,56*	17	*0,45*	13	*0,35*	3	*0,08*	45	*1,19*	99	*2,63*	288	*7,65*
	zus.	225	*3,22*	57	*0,81*	360	*5,14*	642	*9,17*	38	*0,54*	28	*0,40*	20	*0,29*	5	*0,07*	77	*1,10*	168	*2,40*	810	*11,57*
55—65	m	150	*6,85*	45	*2,06*	174	*7,95*	369	*16,86*	16	*0,73*	4	*0,18*	10	*0,46*	—	—	18	*0,82*	48	*2,19*	417	*19,05*
	w	46	*1,61*	13	*0,45*	73	*2,55*	132	*4,61*	18	*0,63*	12	*0,42*	17	*0,59*	—	—	19	*0,66*	66	*2,31*	198	*6,92*
	zus.	196	*3,88*	58	*1,15*	247	*4,89*	501	*9,92*	34	*0,67*	16	*0,32*	27	*0,53*	—	—	37	*0,73*	114	*2,26*	615	*12,18*
65 u. mehr	m	129	*6,19*	29	*1,39*	94	*4,51*	252	*12,09*	20	*0,96*	6	*0,29*	5	*0,24*	1	*0,05*	15	*0,72*	47	*2,25*	299	*14,34*
	w	69	*2,55*	21	*0,78*	62	*2,29*	152	*5,62*	16	*0,59*	19	*0,70*	11	*0,41*	—	—	18	*0,67*	64	*2,37*	216	*7,99*
	zus.	198	*4,13*	50	*1,04*	156	*3,26*	404	*8,43*	36	*0,75*	25	*0,52*	16	*0,33*	1	*0,02*	33	*0,69*	111	*2,32*	515	*10,75*
Insgesamt	m	867	*4,06*	258	*1,21*	1764	*8,26*	2889	*13,52*	158	*0,74*	149	*0,70*	47	*0,22*	37	*0,17*	228	*1,07*	619	*2,90*	3508	*16,42*
	w	490	*2,03*	163	*0,68*	1419	*5,89*	2072	*8,60*	151	*0,63*	216	*0,90*	72	*0,30*	44	*0,18*	304	*1,26*	787	*3,27*	2859	*11,87*
	zus.	1357	*2,98*	421	*0,93*	3183	*7,00*	4961	*10,91*	309	*0,68*	365	*0,80*	119	*0,26*	81	*0,18*	532	*1,17*	1406	*3,09*	6367	*14,01*

Tabelle IX. *Bestätigte Neuerkrankungen an aktiver Tuberkulose in Rheinland-Pfalz im Jahre 1955 nach Alter und Geschlecht; absolute und relative Zahlen auf 10000 Einwohner*

(Entnommen aus den Länderstatistiken)

Alter Jahre	Geschlecht	Tuberkulose der Atmungsorgane								Tuberkulose anderer Organe								Summe Ia—Id	
		Ia		Ib		Ic		Ia—Ic		Knochen u. Gelenke		Drüsen		Haut, Meningitis, Sonstige		Id ges.			
		abs.	rel.	abs.	rel.	abs.	rel.	abs.	rel.	abs.	rel.	abs.	rel.	abs.	rel.	abs.	rel.	abs.	rel.
0—15	zus.	22	*0,30*	17	*0,23*	1077	*14,66*	1116	*15,19*	57	*0,78*	166	*2,26*	97	*1,32*	320	*4,36*	1436	*19,55*
15 u. mehr	m	816	*6,93*	326	*2,77*	941	*8,00*	2083	*17,70*	107	*0,91*	94	*0,80*	182	*1,55*	383	*3,26*	2466	*20,96*
	w	355	*2,58*	167	*1,21*	657	*4,78*	1179	*8,58*	91	*0,66*	146	*1,06*	258	*1,88*	495	*3,60*	1674	*12,18*
	zus.	1171	*4,59*	493	*1,93*	1598	*6,27*	3262	*12,79*	198	*0,78*	240	*0,94*	440	*1,72*	878	*3,44*	4140	*16,23*
Insgesamt	zus.	1193	*3,63*	510	*1,55*	2375	*8,14*	4378	*13,33*	255	*0,78*	406	*1,24*	537	*1,63*	1198	*3,65*	5576	*16,97*

Tabelle X. *Bestätigte Neuerkrankungen an aktiver Tuberkulose in Baden-Württemberg im Jahre 1955 nach Alter und Geschlecht; absolute und relative Zahlen auf 10000 Einwohner*

(Entnommen aus den Länderstatistiken)

Alter Jahre	Geschlecht	Tuberkulose der Atmungsorgane								Tuberkulose anderer Organe												Summe Ia—Id	
		Ia		Ib		Ic		Ia—Ic		Knochen u. Gelenke		Drüsen		Haut		Meningitis		Sonstige		Id ges.			
		abs.	rel.	abs.	rel.	abs.	rel.	abs.	rel.	abs.	rel.	abs.	rel.	abs.	rel.	abs.	rel.	abs.	rel.	abs.	rel.	abs.	rel.
0—15	m	7	*0,09*	7	*0,09*	1249	*15,82*	1263	*16,00*	29	*0,37*	81	*1,02*	3	*0,04*	33	*0,42*	34	*0,43*	180	*2,28*	1443	*18,28*
	w	13	*0,17*	9	*0,12*	1027	*13,58*	1049	*13,87*	30	*0,40*	84	*1,11*	6	*0,08*	36	*0,47*	35	*0,46*	191	*2,52*	1240	*16,39*
	zus.	20	*0,13*	16	*0,10*	2276	*14,72*	2312	*14,95*	59	*0,38*	165	*1,07*	9	*0,06*	69	*0,45*	69	*0,45*	371	*2,40*	2683	*17,35*
15u. mehr	m	1471	*5,82*	367	*1,45*	3141	*12,42*	4979	*19,69*	193	*0,76*	100	*0,40*	40	*0,16*	24	*0,09*	330	*1,31*	687	*2,72*	5666	*22,41*
	w	712	*2,37*	200	*0,67*	2650	*8,82*	3562	*11,86*	187	*0,62*	278	*0,93*	77	*0,26*	25	*0,08*	415	*1,38*	982	*3,27*	4544	*15,13*
	zus.	2183	*3,95*	567	*1,02*	5791	*10,47*	8541	*15,44*	380	*0,69*	378	*0,68*	117	*0,21*	49	*0,09*	745	*1,35*	1669	*3,02*	10210	*18,46*
Insgesamt	m	1478	*4,45*	374	*1,13*	4390	*13,23*	6242	*18,81*	222	*0,67*	181	*0,54*	43	*0,13*	57	*0,17*	364	*1,10*	867	*2,61*	7109	*21,42*
	w	725	*1,93*	209	*0,55*	3677	*9,78*	4611	*12,26*	217	*0,58*	362	*0,96*	83	*0,22*	61	*0,16*	450	*1,20*	1173	*3,12*	5784	*15,38*
	zus.	2203	*3,11*	583	*0,82*	8067	*11,40*	10853	*15,33*	439	*0,62*	543	*0,77*	126	*0,18*	118	*0,17*	814	*1,15*	2040	*2,88*	12893	*18,22*

Tabelle XI. *Bestätigte Neuerkrankungen an aktiver Tuberkulose in Bayern im Jahre 1955 nach Alter und Geschlecht; absolute und relative Zahlen auf 10000 Einwohner*
(Entnommen aus den Länderstatistiken)

Alter Jahre	Geschlecht	Tuberkulose der Atmungsorgane								Tuberkulose anderer Organe												Summe Ia—Id	
		Ia		Ib		Ic		Ia—Ic		Knochen u. Gelenke		Drüsen		Haut		Meningitis		Sonstige		Id ges.			
		abs.	rel.	abs.	rel.	abs.	rel.	abs.	rel.	abs.	rel.	abs.	rel.	abs.	rel.	abs.	rel.	abs.	rel.	abs.	rel.	abs.	rel.
0—1	m	—	—	—	—	52	*7,30*	52	*7,30*	1	*0,14*	—	—	—	—	—	—	—	—	1	*0,14*	53	*7,44*
	w	3	*0,44*	—	—	58	*8,59*	61	*9,04*	1	*0,15*	3	*0,44*	—	—	5	*0,74*	—	—	9	*1,33*	70	*10,37*
	zus.	3	*0,22*	—	—	110	*7,93*	113	*8,14*	2	*0,14*	3	*0,22*	—	—	5	*0,36*	—	—	10	*0,72*	123	*8,86*
1—5	m	4	*0,14*	—	—	517	*18,58*	521	*18,73*	14	*0,50*	29	*1,04*	1	*0,04*	16	*0,58*	4	*0,14*	64	*2,30*	585	*21,03*
	w	2	*0,08*	2	*0,08*	508	*19,20*	512	*19,36*	16	*0,60*	30	*1,13*	2	*0,08*	20	*0,76*	4	*0,15*	72	*2,72*	584	*22,08*
	zus.	6	*0,11*	2	*0,04*	1025	*18,89*	1033	*19,03*	30	*0,55*	59	*1,09*	3	*0,06*	36	*0,66*	8	*0,15*	136	*2,51*	1169	*21,54*
5—10	m	1	*0,03*	2	*0,06*	609	*18,57*	612	*18,66*	15	*0,46*	45	*1,37*	1	*0,03*	14	*0,43*	9	*0,27*	84	*2,56*	696	*21,22*
	w	8	*0,25*	6	*0,19*	564	*17,94*	578	*18,39*	20	*0,64*	52	*1,65*	3	*0,09*	10	*0,32*	15	*0,48*	100	*3,18*	678	*21,57*
	zus.	9	*0,14*	8	*0,12*	1173	*18,26*	1190	*18,53*	35	*0,54*	97	*1,51*	4	*0,06*	24	*0,37*	24	*0,37*	184	*2,86*	1374	*21,39*
10—15	m	5	*0,14*	1	*0,03*	270	*7,69*	276	*7,86*	22	*0,63*	49	*1,39*	7	*0,20*	4	*0,11*	9	*0,26*	91	*2,59*	367	*10,45*
	w	14	*0,41*	10	*0,30*	264	*7,79*	288	*8,50*	28	*0,83*	41	*1,21*	6	*0,18*	1	*0,03*	10	*0,29*	86	*2,54*	374	*11,04*
	zus.	19	*0,27*	11	*0,16*	534	*7,74*	564	*8,17*	50	*0,72*	90	*1,30*	13	*0,19*	5	*0,07*	19	*0,28*	177	*2,57*	741	*10,74*
15—20	m	81	*1,99*	15	*0,37*	277	*6,80*	373	*9,15*	43	*1,06*	40	*0,98*	3	*0,07*	8	*0,20*	23	*0,56*	117	*2,87*	490	*12,02*
	w	98	*2,46*	37	*0,93*	276	*6,93*	411	*10,32*	21	*0,53*	49	*1,23*	5	*0,12*	6	*0,15*	23	*0,58*	104	*2,61*	515	*12,93*
	zus.	179	*2,22*	52	*0,65*	553	*6,86*	784	*9,73*	64	*0,79*	89	*1,10*	8	*0,10*	14	*0,17*	46	*0,57*	221	*2,74*	1005	*12,47*
20—25	m	185	*5,81*	30	*0,94*	334	*10,50*	549	*17,26*	30	*0,94*	17	*0,53*	5	*0,16*	2	*0,06*	19	*0,60*	73	*2,29*	622	*19,55*
	w	136	*4,25*	41	*1,28*	355	*11,11*	532	*16,64*	16	*0,50*	24	*0,75*	4	*0,13*	2	*0,06*	35	*1,09*	81	*2,53*	613	*19,18*
	zus.	321	*5,03*	71	*1,11*	689	*10,80*	1081	*16,95*	46	*0,72*	41	*0,64*	9	*0,14*	4	*0,06*	54	*0,85*	154	*2,41*	1235	*19,36*
25—30	m	229	*7,30*	47	*1,50*	345	*11,01*	621	*19,81*	23	*0,73*	11	*0,35*	1	*0,03*	2	*0,06*	33	*1,05*	70	*2,23*	691	*22,04*
	w	160	*4,75*	46	*1,36*	413	*12,26*	619	*18,37*	20	*0,59*	25	*0,74*	12	*0,36*	5	*0,15*	48	*1,42*	110	*3,26*	729	*21,63*
	zus.	389	*5,98*	93	*1,43*	758	*11,65*	1240	*19,06*	43	*0,66*	36	*0,55*	13	*0,20*	7	*0,11*	81	*1,25*	180	*2,77*	1420	*21,83*
30—35	m	224	*8,10*	53	*1,92*	337	*12,18*	614	*22,20*	31	*1,12*	15	*0,54*	5	*0,18*	1	*0,04*	35	*1,27*	87	*3,15*	701	*25,35*
	w	165	*4,27*	40	*1,04*	342	*8,85*	547	*14,16*	24	*0,62*	20	*0,52*	13	*0,34*	3	*0,08*	42	*1,09*	102	*2,64*	649	*16,80*
	zus.	389	*5,87*	93	*1,40*	679	*10,24*	1161	*17,52*	55	*0,83*	35	*0,53*	18	*0,27*	4	*0,06*	77	*1,16*	189	*2,85*	1350	*20,37*
35—40	m	137	*7,19*	20	*1,05*	216	*11,34*	373	*19,58*	13	*0,68*	14	*0,73*	7	*0,37*	1	*0,05*	18	*0,94*	53	*2,78*	426	*22,36*
	w	83	*3,11*	20	*0,75*	167	*6,26*	270	*10,12*	12	*0,45*	13	*0,49*	10	*0,37*	1	*0,04*	20	*0,75*	56	*2,10*	326	*12,22*
	zus.	220	*4,81*	40	*0,87*	383	*8,38*	643	*14,06*	25	*0,55*	27	*0,59*	17	*0,37*	2	*0,04*	38	*0,83*	109	*2,38*	752	*16,44*

40—45	m	300	*10,43*	66	*2,29*	304	*10,57*	670	*23,29*	18	*0,62*	6	*0,21*	11	*0,38*	6	*0,21*	27	*0,94*	68	*2,36*	738	*25,66*
	w	122	*3,18*	37	*0,97*	222	*5,79*	381	*9,94*	27	*0,70*	16	*0,42*	17	*0,44*	5	*0,13*	21	*0,55*	86	*2,24*	467	*12,18*
	zus.	422	*6,29*	103	*1,53*	526	*7,84*	1051	*15,66*	45	*0,67*	22	*0,33*	28	*0,42*	11	*0,16*	48	*0,72*	154	*2,30*	1205	*17,96*
45—50	m	283	*9,14*	69	*2,23*	363	*11,72*	715	*23,09*	25	*0,81*	4	*0,13*	12	*0,39*	2	*0,06*	32	*1,03*	75	*2,42*	790	*25,51*
	w	77	*2,00*	26	*0,67*	217	*5,63*	320	*8,30*	17	*0,44*	5	*0,13*	12	*0,31*	1	*0,03*	24	*0,62*	59	*1,53*	379	*9,83*
	zus.	360	*5,18*	95	*1,37*	580	*8,34*	1035	*14,89*	42	*0,60*	9	*0,13*	24	*0,35*	3	*0,04*	56	*0,81*	134	*1,93*	1169	*16,82*
50—55	m	328	*10,70*	76	*2,48*	418	*13,64*	822	*26,82*	29	*0,95*	5	*0,16*	12	*0,39*	2	*0,06*	11	*0,36*	59	*1,92*	881	*28,74*
	w	77	*2,17*	*31*	*0,87*	171	*4,83*	279	*7,87*	22	*0,62*	11	*0,31*	15	*0,42*	3	*0,08*	19	*0,54*	70	*1,98*	349	*9,85*
	zus.	405	*6,13*	107	*1,62*	589	*8,91*	1101	*16,66*	51	*0,77*	16	*0,24*	27	*0,41*	5	*00,8*	30	*0,45*	129	*1,95*	1230	*18,61*
55—60	m	280	*11,46*	66	*2,70*	335	*13,70*	681	*27,86*	32	*1,31*	3	*0,12*	6	*0,24*	1	*0,04*	15	*0,61*	57	*2,33*	738	*30,19*
	w	76	*2,42*	37	*1,18*	165	*5,25*	278	*8,85*	24	*0,76*	9	*0,29*	12	*0,38*	1	*0,03*	15	*0,48*	61	*1,94*	339	*10,79*
	zus.	356	*6,37*	103	*1,84*	500	*8,95*	959	*17,17*	56	*1,00*	12	*0,21*	18	*0,32*	2	*0,04*	30	*0,54*	118	*2,11*	1077	*19,28*
60—65	m	200	*11,02*	64	*3,53*	224	*12,35*	488	*26,90*	20	*1,10*	3	*0,16*	7	*0,39*	—	—	14	*0,77*	44	*2,42*	532	*29,32*
	w	77	*2,96*	39	*1,50*	140	*5,39*	256	*9,86*	16	*0,62*	16	*0,62*	13	*0,50*	—	—	10	*0,38*	55	*2,12*	311	*11,97*
	zus.	277	*6,28*	103	*2,33*	364	*8,25*	744	*16,86*	36	*0,82*	19	*0,43*	20	*0,45*	—	—	24	*0,54*	99	*2,24*	843	*19,11*
65—70	m	153	*10,46*	46	*3,14*	133	*9,09*	332	*22,69*	17	*1,16*	4	*0,27*	10	*0,68*	—	—	6	*0,41*	37	*2,53*	369	*25,22*
	w	79	*3,82*	26	*1,26*	99	*4,79*	204	*9,87*	16	*0,77*	10	*0,48*	9	*0,44*	1	*0,05*	8	*0,39*	44	*2,13*	248	*11,99*
	zus.	232	*6,57*	72	*2,04*	232	*6,57*	536	*15,18*	33	*0,93*	14	*0,40*	19	*0,54*	1	*0,03*	14	*0,40*	81	*2,29*	617	*17,48*
70 u. mehr	m	165	*6,91*	69	*2,89*	172	*7,21*	406	*17,01*	13	*0,54*	5	*0,21*	9	*0,38*	—	—	14	*0,59*	41	*1,72*	447	*18,73*
	w	116	*3,65*	43	*1,35*	116	*3,65*	275	*8,65*	23	*0,72*	7	*0,22*	15	*0,47*	—	—	6	*0,19*	51	*1,60*	326	*10,26*
	zus.	281	*5,05*	112	*2,01*	288	*5,18*	681	*12,24*	36	*0,65*	12	*0,21*	24	*0,43*	—	—	20	*0,36*	92	*1,65*	773	*13,89*
Insgesamt	m	2575	*6,06*	624	*1,47*	4906	*11,54*	8105	*19,07*	346	*0,81*	250	*0,59*	97	*0,23*	59	*0,14*	269	*0,62*	1021	*2,40*	9126	*21,47*
	w	1293	*2,63*	441	*0,90*	4077	*8,29*	5811	*11,82*	303	*0,62*	331	*0,67*	148	*0,30*	64	*0,13*	300	*0,61*	1146	*2,33*	6957	*14,15*
	zus.	3868	*4,22*	1065	*1,16*	8983	*9,80*	13916	*15,18*	649	*0,71*	581	*0,63*	245	*0,27*	123	*0,13*	569	*0,62*	2167	*2,36*	16083	*17,55*

Tabelle XII. *Bestätigte Neuerkrankungen an aktiver Tuberkulose in West-Berlin im Jahre 1955 nach Alter und Geschlecht; absolute und relative Zahlen auf 10000 Einwohner*
(Entnommen aus den Länderstatistiken)

Alter Jahre	Geschlecht	Tuberkulose der Atmungsorgane								Tuberkulose anderer Organe												Summe Ia—Id	
		Ia		Ib		Ic		Ia—Ic		Knochen u. Gelenke		Drüsen		Haut		Meningitis		Sonstige		Id ges.			
		abs.	rel.	abs.	rel.	abs.	rel.	abs.	rel.	abs.	rel.	abs.	rel.	abs.	rel.	abs.	rel.	abs.	rel.	abs.	rel.	abs.	rel.
0—1	m	2	2,31	1	1,16	10	11,58	13	15,05	—	—	—	—	—	—	1	1,16	—	—	1	1,16	14	16,21
	w	—	—	—	—	11	13,66	11	13,66	—	—	—	—	—	—	1	1,24	—	—	1	1,24	12	14,90
	zus.	2	1,20	1	0,60	21	12,58	24	14,38	—	—	—	—	—	—	2	1,20	—	—	2	1,20	26	15,58
1—5	m	3	0,81	6	1,61	248	66,58	257	69,00	3	0,81	4	1,07	1	0,27	4	1,07	5	1,34	17	4,56	274	73,56
	w	2	0,57	10	2,83	236	66,85	248	70,25	2	0,57	3	0,85	1	0,28	4	1,13	4	1,13	14	3,96	262	74,21
	zus.	5	0,69	16	2,21	484	66,71	505	69,61	5	0,69	7	0,96	2	0,28	8	1,10	9	1,24	31	4,27	536	73,88
5—10	m	1	0,21	6	1,24	192	39,77	199	41,22	6	1,24	10	2,07	3	0,62	6	1,24	8	1,66	33	6,84	232	48,06
	w	1	0,21	2	0,43	170	36,50	173	37,14	9	1,93	4	0,86	1	0,21	4	0,86	4	0,86	22	4,72	195	41,86
	zus.	2	0,21	8	0,84	362	38,16	372	39,22	15	1,58	14	1,48	4	0,42	10	1,05	12	1,27	55	5,80	427	45,02
10—15	m	3	0,38	8	1,03	115	14,77	126	16,18	14	1,80	10	1,28	3	0,38	2	0,26	5	0,64	34	4,36	160	20,54
	w	2	0,26	12	1,59	140	18,50	154	20,35	8	1,06	13	1,72	3	0,40	3	0,40	15	1,98	42	5,55	196	25,90
	zus.	5	0,32	20	1,30	255	16,61	280	18,23	22	1,43	23	1,50	6	0,39	5	0,33	20	1,31	76	4,95	356	23,18
15—20	m	27	3,45	21	2,69	125	15,98	173	22,12	8	1,02	5	0,64	2	0,25	1	0,13	10	1,28	26	3,32	199	25,44
	w	38	4,82	39	4,95	193	24,49	270	34,26	5	0,63	11	1,40	7	0,89	2	0,25	11	1,40	36	4,57	306	38,83
	zus.	65	4,14	60	3,82	318	20,25	443	28,21	13	0,83	16	1,02	9	0,57	3	0,19	21	1,34	62	3,95	505	32,16
20—25	m	54	9,48	32	5,62	142	24,94	228	40,04	6	1,05	8	1,40	1	0,18	—	—	—	—	15	2,63	243	42,67
	w	49	8,31	43	7,29	188	31,88	280	47,48	7	1,19	5	0,85	5	0,85	—	—	6	1,02	23	3,90	303	51,38
	zus.	103	8,88	75	6,47	330	28,47	508	43,82	13	1,12	13	1,12	6	0,52	—	—	6	0,52	38	3,28	546	47,10
25—30	m	61	11,73	34	6,54	152	29,24	247	47,51	6	1,15	1	0,19	2	0,38	—	—	6	1,15	15	2,88	262	50,39
	w	66	10,68	51	8,26	165	26,71	282	45,65	7	1,13	4	0,65	5	0,81	—	—	10	1,62	26	4,21	308	49,86
	zus.	127	11,16	85	7,47	317	27,87	529	46,50	13	1,14	5	0,44	7	0,61	—	—	16	1,41	41	3,60	570	50,10
30—35	m	37	8,24	20	4,45	118	26,27	175	38,96	3	0,67	2	0,45	1	0,22	—	—	2	0,44	8	1,78	183	40,74
	w	37	5,06	28	3,83	170	23,27	235	32,16	3	0,41	2	0,27	4	0,55	—	—	9	1,23	18	2,46	253	34,63
	zus.	74	6,27	48	4,07	288	24,41	410	34,75	6	0,51	4	0,34	5	0,42	—	—	11	0,93	26	2,20	436	36,95
35—40	m	49	12,69	21	5,44	94	24,34	164	42,46	4	1,03	1	0,26	1	0,26	—	—	2	0,52	8	2,07	172	44,53
	w	39	6,17	16	2,53	94	14,88	149	23,59	3	0,47	3	0,47	5	0,79	—	—	6	0,95	17	2,69	166	26,28
	zus.	88	8,64	37	3,63	188	18,47	313	30,75	7	0,69	4	0,39	6	0,59	—	—	8	0,78	25	2,54	338	33,20

40—45	m	82	*12,41*	41	*6,21*	180	*27,24*	303	*45,86*	4	*0,61*	—	—	1	*0,15*	—	—	7	*1,06*	12	*1,82*	315	*47,68*
	w	35	*3,38*	24	*2,32*	148	*14,30*	207	*20,00*	4	*0,39*	—	—	2	*0,19*	—	—	10	*0,97*	16	*1,55*	223	*21,55*
	zus.	117	*6,90*	65	*3,83*	328	*19,35*	510	*30,08*	8	*0,47*	—	—	3	*0,18*	—	—	17	*1,00*	28	*1,65*	538	*31,73*
45—50	m	105	*12,46*	50	*5,94*	197	*23,42*	352	*41,85*	11	*1,31*	2	*0,24*	3	*0,36*	—	—	2	*0,24*	18	*2,14*	370	*43,99*
	w	37	*3,02*	26	*2,12*	130	*10,63*	193	*15,77*	5	*0,41*	8	*0,65*	8	*0,65*	—	—	6	*0,49*	27	*2,21*	220	*17,98*
	zus.	142	*6,88*	76	*3,68*	327	*15,84*	545	*26,40*	16	*0,77*	10	*0,48*	11	*0,53*	—	—	8	*0,39*	45	*2,18*	590	*28,58*
50—55	m	108	*12,46*	44	*5,08*	242	*27,92*	394	*45,45*	5	*0,58*	—	—	3	*0,35*	—	—	4	*0,46*	12	*1,38*	406	*46,84*
	w	37	*3,22*	17	*1,48*	113	*10,26*	172	*14,96*	8	*0,69*	3	*0,26*	8	*0,70*	—	—	4	*0,35*	23	*2,00*	195	*16,96*
	zus.	145	*7,19*	61	*3,02*	360	*17,85*	566	*28,06*	13	*0,64*	3	*0,15*	11	*0,55*	—	—	8	*0,40*	35	*1,74*	601	*29,80*
55—60	m	104	*14,57*	43	*6,02*	167	*23,40*	314	*43,99*	2	*0,28*	1	*0,14*	5	*0,70*	—	—	3	*0,42*	11	*1,54*	325	*45,53*
	w	39	*3,52*	20	*1,80*	87	*7,85*	146	*13,17*	6	*0,54*	4	*0,36*	10	*0,90*	—	—	4	*0,36*	24	*2,16*	170	*15,33*
	zus.	143	*7,85*	63	*3,46*	254	*13,94*	460	*25,24*	8	*0,44*	5	*0,27*	15	*0,82*	—	—	7	*0,38*	35	*1,92*	495	*27,16*
60—65	m	74	*12,57*	40	*6,79*	143	*24,28*	257	*43,64*	2	*0,34*	—	—	1	*0,17*	—	—	4	*0,68*	7	*1,19*	264	*44,83*
	w	36	*3,52*	10	*0,98*	75	*7,34*	121	*11,84*	4	*0,39*	3	*0,29*	9	*0,88*	—	—	3	*0,29*	19	*1,86*	140	*13,70*
	zus.	110	*6,83*	50	*3,10*	218	*13,54*	378	*23,47*	6	*0,37*	3	*0,19*	10	*0,62*	—	—	7	*0,43*	26	*1,61*	404	*25,09*
65—70	m	51	*9,92*	23	*4,47*	78	*15,17*	152	*29,56*	1	*0,19*	1	*0,19*	2	*0,39*	—	—	5	*0,97*	9	*1,75*	161	*31,31*
	w	28	*3,27*	14	*1,63*	47	*5,49*	89	*10,39*	5	*0,58*	3	*0,35*	3	*0,35*	1	*0,12*	4	*0,47*	16	*1,87*	105	*12,26*
	zus.	79	*5,76*	37	*2,70*	125	*9,12*	241	*17,59*	6	*0,44*	4	*0,29*	5	*0,36*	1	*0,07*	9	*0,66*	25	*1,82*	266	*19,41*
70—75	m	51	*13,51*	12	*3,18*	39	*10,33*	102	*27,03*	—	—	—	—	—	—	—	—	—	—	—	—	102	*27,03*
	w	26	*4,32*	7	*1,16*	36	*5,99*	69	*11,47*	1	*0,17*	3	*0,50*	2	*0,33*	—	—	—	—	6	*1,00*	75	*12,47*
	zus.	77	*7,87*	19	*1,94*	75	*7,66*	171	*17,47*	1	*0,10*	3	*0,31*	2	*0,20*	—	—	—	—	6	*0,61*	177	*18,08*
75—80	m	25	*11,19*	12	*5,37*	20	*8,95*	57	*25,51*	—	—	—	—	1	*0,45*	—	—	1	*0,45*	2	*0,89*	59	*26,40*
	w	23	*6,00*	9	*2,35*	28	*7,31*	60	*15,66*	2	*0,52*	—	—	2	*0,52*	—	—	—	—	4	*1,04*	64	*16,70*
	zus.	48	*7,91*	21	*3,46*	48	*7,91*	117	*19,29*	2	*0,33*	—	—	3	*0,49*	—	—	1	*0,16*	6	*0,99*	123	*20,28*
80 u. mehr	m	9	*8,20*	3	*2,73*	6	*5,47*	18	*16,40*	2	*1,82*	1	*0,91*	—	—	—	—	—	—	3	*2,73*	21	*19,14*
	w	11	*4,70*	6	*2,56*	15	*6,41*	32	*13,68*	—	—	1	*0,43*	—	—	—	—	—	—	1	*0,43*	33	*14,10*
	zus.	20	*5,82*	9	*2,62*	21	*6,11*	50	*14,55*	2	*0,58*	2	*0,58*	—	—	—	—	—	—	4	*1,16*	54	*15,71*
Insgesamt	m	846	*9,07*	417	*4,47*	2263	*24,33*	3531	*37,87*	77	*0,83*	46	*0,49*	30	*0,32*	14	*0,15*	64	*0,69*	231	*2,48*	3762	*40,35*
	w	506	*4,01*	334	*2,64*	2051	*16,24*	2891	*22,89*	79	*0,63*	70	*0,55*	75	*0,59*	15	*0,12*	96	*0,76*	335	*2,65*	3226	*25,55*
	zus.	1352	*6,16*	751	*3,42*	4319	*19,68*	6422	*29,26*	156	*0,71*	116	*0,53*	105	*0,48*	29	*0,13*	160	*0,73*	566	*2,58*	6988	*31,83*

Tabelle XIII. *Bestand der an aktiver Tuberkulose Erkrankten in Schleswig-Holstein am 31. 12. 1955 nach Alter und Geschlecht; absolute und relative Zahlen auf 10000 Einwohner*
(Entnommen aus den Länderstatistiken)

Alter Jahre	Geschlecht	Tuberkulose der Atmungsorgane								Tuberkulose anderer Organe												Summe Ia—Id	
		Ia		Ib		Ic		Ia—Ic		Knochen u. Gelenke		Drüsen		Haut		Meningitis		Sonstige		Id ges.			
		abs.	rel.	abs.	rel.	abs.	rel.	abs.	rel.	abs.	rel.	abs.	rel.	abs.	rel.	abs.	rel.	abs.	rel.	abs.	rel.	abs.	rel.
0—1	m	—	—	1	0,63	41	25,79	42	26,41	—	—	—	—	—	—	2	1,26	—	—	2	1,26	44	27,67
	w	—	—	—	—	26	17,57	26	17,57	—	—	1	0,67	—	—	—	—	—	—	1	0,67	27	18,24
	zus.	—	—	1	0,32	67	21,82	68	22,15	—	—	1	0,32	—	—	2	0,65	—	—	3	0,98	71	23,13
1—5	m	8	1,26	1	0,16	710	111,81	719	113,23	20	3,15	29	4,57	—	—	19	2,99	8	1,26	76	11,97	795	125,20
	w	5	0,83	1	0,17	628	104,49	634	105,49	15	2,49	22	3,66	—	—	17	2,83	12	2,00	66	10,98	700	116,47
	zus.	13	1,05	2	0,16	1338	108,25	1353	109,46	35	2,83	51	4,13	—	—	36	2,91	20	1,62	142	11,49	1495	120,95
5—10	m	13	1,58	11	1,33	988	119,75	1012	122,66	69	8,36	90	10,91	9	1,09	19	2,30	18	2,18	205	24,85	1217	147,51
	w	6	0,76	7	0,89	844	107,52	857	109,17	57	7,26	78	9,94	5	0,64	13	1,66	15	1,91	168	21,40	1025	130,57
	zus.	19	1,18	18	1,12	1832	113,79	1869	116,09	126	7,83	168	10,43	14	0,87	32	1,99	33	2,05	373	23,17	2242	139,26
10—15	m	16	1,71	15	1,60	706	75,51	737	78,82	79	8,45	81	8,66	13	1,39	15	1,60	24	2,57	212	22,67	949	101,49
	w	32	3,59	22	2,47	590	66,14	644	72,20	54	6,05	88	9,87	15	1,68	12	1,34	31	3,48	200	22,42	844	94,62
	zus.	48	2,63	37	2,02	1296	70,94	1381	75,59	133	7,28	169	9,25	28	1,53	27	1,48	55	3,01	412	22,55	1793	98,14
15—20	m	161	14,25	76	6,72	738	65,31	975	86,28	62	5,49	59	5,22	12	1,06	6	0,53	47	4,16	186	16,46	1161	102,74
	w	112	10,26	92	8,43	914	83,78	1118	102,47	63	5,77	64	5,87	17	1,56	13	1,19	60	5,50	217	19,89	1335	122,36
	zus.	273	12,29	168	7,56	1652	74,38	2093	94,24	125	5,63	123	5,54	29	1,30	19	0,85	107	4,82	403	18,14	2496	112,38
20—25	m	251	33,87	121	16,33	883	119,16	1255	169,36	64	8,64	35	4,72	6	0,81	5	0,67	31	4,18	141	19,03	1396	188,39
	w	193	26,26	95	12,92	973	132,38	1261	171,56	64	8,71	70	9,52	16	2,18	1	0,14	48	6,53	199	27,07	1460	198,63
	zus.	444	30,08	216	14,63	1856	125,75	2516	170,46	128	8,67	105	7,11	22	1,49	6	0,41	79	5,35	340	23,04	2856	193,50
25—30	m	286	45,47	160	25,44	846	134,50	1292	205,40	74	11,76	19	3,02	9	1,43	2	0,32	37	5,88	141	22,42	1433	227,82
	w	213	20,69	121	17,43	754	108,64	1088	156,77	42	6,05	44	6,34	19	2,74	3	0,43	70	10,09	178	25,65	1266	182,42
	zus.	499	37,72	281	21,24	1600	120,94	2380	179,89	116	8,77	63	4,76	28	2,12	5	0,38	107	8,09	319	24,11	2699	204,01
30—35	m	242	41,65	176	30,29	771	132,70	1189	204,65	51	8,78	22	3,79	10	1,72	3	0,52	39	6,71	125	21,51	1314	226,16
	w	189	22,96	110	13,37	778	94,53	1077	130,86	43	5,22	32	3,89	16	1,94	1	0,12	52	6,32	144	17,50	1221	148,36
	zus.	431	30,70	286	20,37	1549	110,33	2266	161,40	94	6,69	54	3,85	26	1,85	4	0,28	91	6,48	269	19,16	2535	180,56
35—40	m	218	49,10	127	28,60	651	146,62	996	224,32	38	8,56	11	2,48	11	2,48	—	—	30	6,76	90	20,27	1086	244,59
	w	125	19,20	94	14,44	560	86,02	779	119,66	28	4,30	20	3,07	21	3,23	—	—	50	7,68	119	18,28	898	137,94
	zus.	343	31,30	221	20,16	1211	110,49	1775	161,95	66	6,02	31	2,83	32	2,92	—	—	80	7,30	209	19,07	1984	181,02

40—45	m	263	40,09	179	27,29	718	109,45	1160	176,83	51	7,77	10	1,52	15	2,29	5	0,76	35	5,34	116	17,68	1276	194,51
	w	137	14,99	86	9,41	505	55,25	728	79,65	38	4,16	22	2,41	30	3,28	2	0,22	38	4,16	130	14,22	858	93,87
	zus.	400	25,48	265	16,88	1223	77,90	1888	120,25	89	5,67	32	2,04	45	2,87	7	0,44	73	4,65	246	15,67	2134	135,92
45—50	m	315	41,94	183	24,37	735	97,87	1233	164,18	35	4,66	7	0,93	20	2,66	1	0,13	41	5,46	104	13,85	1337	178,03
	w	105	10,98	90	9,41	443	46,34	638	66,74	38	3,97	20	2,09	31	3,24	—	—	22	2,30	111	11,61	749	78,35
	zus.	420	24,60	273	15,99	1178	69,01	1871	109,61	73	4,28	27	1,58	51	2,99	1	0,06	63	3,69	215	12,59	2086	122,20
50—55	m	357	47,03	201	26,48	728	95,92	1286	169,43	25	3,29	14	1,84	18	2,37	—	—	26	3,43	83	10,93	1369	180,37
	w	101	11,62	73	8,40	395	45,45	569	65,48	22	2,53	16	1,84	27	3,11	—	—	30	3,45	95	10,93	664	76,41
	zus.	458	28,13	274	16,83	1123	68,98	1855	113,94	47	2,89	30	1,84	45	2,76	—	—	56	3,44	178	10,93	2033	124,88
55—60	m	275	43,24	153	24,06	527	82,86	955	150,16	17	2,67	11	1,73	15	2,36	2	0,31	20	3,14	65	10,22	1020	160,38
	w	73	9,08	64	7,96	261	32,46	398	49,50	27	3,36	17	2,11	29	3,61	—	—	25	3,11	98	12,19	496	61,69
	zus.	348	24,17	217	15,07	788	54,72	1353	93,96	44	3,06	28	1,94	44	3,06	2	0,14	45	3,12	163	11,32	1516	105,28
60—65	m	220	43,31	150	29,53	365	71,85	735	144,68	20	3,94	6	1,18	15	2,95	—	—	14	2,76	55	10,83	790	155,51
	w	65	9,37	60	8,64	210	30,26	335	48,27	18	2,59	17	2,45	23	3,31	—	—	21	3,03	79	11,38	414	59,65
	zus.	285	23,69	210	17,46	575	47,80	1070	88,94	38	3,16	23	1,91	38	3,16	—	—	35	2,91	134	11,14	1204	100,08
65—70	m	139	31,88	98	22,48	272	62,38	509	116,74	14	3,21	8	1,83	10	2,29	1	0,23	12	2,75	45	10,32	554	127,06
	w	59	10,33	33	5,78	149	26,09	241	42,21	20	3,50	17	2,98	19	3,33	—	—	8	1,40	64	11,21	305	53,42
	zus.	198	19,66	131	13,01	421	41,81	750	74,48	34	3,38	25	2,48	29	2,88	1	0,10	20	1,99	109	10,82	859	85,30
70—75	m	100	29,41	97	28,53	158	46,47	355	104,41	7	2,06	6	1,76	7	2,06	—	—	10	2,94	30	8,82	385	113,23
	w	47	10,88	44	10,18	114	26,39	205	47,45	15	3,47	15	3,47	12	2,78	—	—	10	2,31	52	12,04	257	59,49
	zus.	147	19,04	141	18,26	272	35,23	560	72,54	22	2,85	21	2,72	19	2,46	—	—	20	2,59	82	10,62	642	83,16
75 u. mehr	m	93	22,09	59	14,01	107	25,42	259	61,52	5	1,19	1	0,24	7	1,65	—	—	2	0,47	15	3,56	274	65,08
	w	40	7,60	29	5,51	69	13,12	138	26,23	15	2,85	3	0,57	12	2,28	—	—	4	0,76	34	6,46	172	32,70
	zus.	133	14,04	88	9,29	176	18,58	397	41,92	20	2,11	4	0,42	19	2,01	—	—	6	0,63	49	5,17	446	47,10
Insgesamt	m	2957	27,93	1808	17,08	9944	93,93	14709	138,93	631	5,96	409	3,86	177	1,67	80	0,76	394	3,72	1691	15,97	16400	154,91
	w	1502	12,32	1021	8,38	8213	67,40	10736	88,10	559	4,59	546	4,48	292	2,40	62	0,51	496	4,07	1955	16,04	12691	104,14
	zus.	4459	19,58	2829	12,42	18157	79,73	25445	111,73	1190	5,23	955	4,19	469	2,06	142	0,62	890	3,91	3646	16,01	29091	127,74

Tabelle XIV. *Bestand der an aktiver Tuberkulose Erkrankten in Hamburg am 31. 12. 1955 nach Alter und Geschlecht; absolute und relative Zahlen auf 10000 Einwohner*
(Entnommen aus den Länderstatistiken)

Alter Jahre	Geschlecht	Tuberkulose der Atmungsorgane								Tuberkulose anderer Organe												Summe Ia—Id	
		Ia		Ib		Ic		Ia—Ic		Knochen u. Gelenke		Drüsen		Haut		Meningitis		Sonstige		Id ges.			
		abs.	rel.	abs.	rel.	abs.	rel.	abs.	rel.	abs.	rel.	abs.	rel.	abs.	rel.	abs.	rel.	abs.	rel.	abs.	rel.	abs.	rel.
0—1	m	—	—	—	—	14	15,07	14	15,07	—	—	—	—	—	—	—	—	—	—	—	—	14	15,07
	w	—	—	—	—	7	7,94	7	7,94	—	—	—	—	—	—	—	—	—	—	—	—	7	7,94
	zus.	—	—	—	—	21	11,60	21	11,60	—	—	—	—	—	—	—	—	—	—	—	—	21	11,60
1—5	m	7	1,95	1	0,28	506	141,27	514	143,51	5	1,39	11	3,07	2	0,65	3	0,84	1	0,28	22	6,14	536	149,65
	w	12	3,56	3	0,89	465	137,80	480	142,25	7	2,07	7	2,07	—	—	3	0,89	4	1,19	21	6,22	501	148,47
	zus.	19	2,73	4	0,58	971	139,59	994	142,90	12	1,72	18	2,59	2	0,29	6	0,86	5	0,72	43	6,18	1037	149,08
5—10	m	13	2,57	6	1,19	922	182,29	941	186,05	20	3,95	19	3,76	2	0,40	4	0,79	11	2,17	56	11,07	997	197,12
	w	11	2,29	4	0,83	692	144,11	707	137,24	21	4,37	16	3,33	2	0,42	2	0,42	3	0,62	44	9,16	751	156,40
	zus.	24	2,43	10	1,01	1614	163,70	1648	167,15	41	4,16	35	3,55	4	0,40	6	0,61	14	1,42	100	10,14	1748	177,29
10—15	m	14	2,29	2	0,33	494	80,73	510	83,34	28	4,58	22	3,59	10	1,63	3	0,49	14	2,29	77	12,58	587	95,92
	w	23	3,93	6	1,02	453	77,33	482	82,28	24	4,10	29	4,95	8	1,37	1	0,17	17	2,90	79	13,49	561	95,77
	zus.	37	3,09	8	0,67	947	79,06	992	82,82	52	4,34	51	4,26	18	1,50	4	0,33	31	2,59	156	13,02	1148	95,85
15—20	m	76	10,94	39	5,62	398	57,31	513	73,87	21	3,02	18	2,59	8	1,15	3	0,43	22	3,17	72	10,37	585	84,24
	w	86	12,16	41	5,80	533	75,36	660	93,32	20	2,83	29	4,10	17	2,40	2	0,28	24	3,39	92	13,01	752	106,33
	zus.	162	11,56	80	5,71	931	66,42	1173	83,69	41	2,93	47	3,35	25	1,78	5	0,36	46	3,28	164	11,70	1337	95,39
20—25	m	142	24,25	86	14,69	616	105,21	844	144,15	20	3,42	17	2,90	11	1,88	—	—	14	2,39	62	10,59	906	154,74
	w	110	18,44	84	14,08	795	133,29	989	165,82	21	3,52	30	5,03	22	3,69	1	0,17	35	5,87	109	18,27	1098	184,09
	zus.	252	21,32	170	14,38	1411	119,38	1833	155,08	41	3,47	47	3,98	33	2,79	1	0,08	49	4,15	171	14,47	2004	169,55
25—30	m	259	45,13	153	26,66	913	159,10	1325	230,90	25	4,36	14	2,44	11	1,92	1	0,17	25	4,36	76	13,24	1401	244,14
	w	167	27,19	118	19,21	953	155,18	1238	201,58	20	3,26	24	3,91	21	3,42	1	0,16	49	7,81	114	18,56	1352	220,14
	zus.	426	35,86	271	22,81	1866	157,07	2563	215,74	45	3,79	38	3,20	32	2,69	2	0,17	73	6,14	190	15,99	2753	231,74
30—35	m	288	54,44	165	31,19	999	188,84	1452	274,46	20	3,78	5	0,95	9	1,70	—	—	21	3,97	55	10,40	1507	284,86
	w	236	33,84	146	20,93	990	141,95	1372	196,72	15	2,15	25	3,58	19	2,72	2	0,29	37	5,31	98	14,05	1470	210,78
	zus.	524	42,72	311	25,36	1989	162,18	2824	230,26	35	2,85	30	2,45	28	2,28	2	0,16	58	4,73	153	12,47	2977	242,73
35—40	m	178	44,00	113	27,93	587	145,09	878	217,02	11	2,72	7	1,73	13	3,21	—	—	21	5,19	52	12,95	930	229,87
	w	127	23,72	85	15,87	588	109,80	800	149,39	9	1,68	9	1,68	23	4,30	—	—	15	2,80	56	10,46	856	159,85
	zus.	305	32,44	198	21,06	1175	124,99	1678	178,50	20	2,13	16	1,70	36	3,83	—	—	36	3,83	108	11,40	1786	189,99

40—45	m	346	59,80	180	31,11	877	151,58	1403	242,49	13	2,25	10	1,73	24	4,15	—	—	20	3,46	67	11,58	1470	254,07
	w	183	25,27	88	12,15	676	93,34	947	130,76	3	0,41	5	0,69	40	5,52	—	—	34	4,69	82	11,32	1029	142,08
	zus.	529	40,60	268	20,57	1553	119,20	2350	180,38	16	1,23	15	1,15	64	4,91	—	—	54	4,14	149	11,44	2499	191,81
45—50	m	379	58,59	184	27,16	902	133,13	1483	218,88	17	2,51	4	0,59	30	4,43	—	—	23	3,39	74	10,92	1557	229,80
	w	136	16,64	79	9,66	544	66,55	759	92,68	10	1,22	15	1,84	52	6,36	—	—	18	2,20	95	11,62	854	104,48
	zus.	533	35,65	263	17,59	1446	96,73	2242	149,97	27	1,81	19	1,27	82	5,48	—	—	41	2,74	169	11,30	2411	161,28
50—55	m	431	62,40	185	26,78	915	132,48	1531	221,66	9	1,30	2	0,29	28	4,05	—	—	15	2,17	54	7,82	1585	229,48
	w	105	13,77	89	11,67	400	52,45	594	77,89	26	3,41	7	0,92	37	4,85	1	0,13	20	2,62	91	11,93	685	89,83
	zus.	536	36,88	274	18,85	1315	90,49	2125	146,22	35	2,41	9	0,62	65	4,47	1	0,07	35	2,41	145	9,98	2270	156,20
55—60	m	358	63,18	169	29,83	668	117,90	1195	210,91	16	2,82	5	0,88	25	4,41	—	—	13	2,29	59	10,41	1254	221,32
	w	94	13,07	57	7,93	299	41,59	450	62,59	8	1,11	10	1,39	49	6,81	—	—	14	1,95	81	11,26	531	73,85
	zus.	452	35,16	226	17,58	967	75,22	1645	127,96	24	1,87	15	1,17	74	5,76	—	—	27	2,10	140	10,89	1785	138,85
60—65	m	286	64,71	135	30,54	513	116,07	934	211,33	10	2,26	—	—	16	3,62	—	—	14	3,17	40	9,05	974	220,38
	w	71	11,31	39	6,21	180	28,67	290	46,19	8	1,27	5	0,80	43	6,85	1	0,16	11	1,75	68	10,83	358	57,03
	zus.	357	33,37	174	16,27	693	64,78	1224	114,42	18	1,68	5	0,47	59	5,51	1	0,09	25	2,34	108	10,09	1332	124,51
65—70	m	174	45,49	101	26,41	237	61,97	512	133,87	5	1,31	—	—	22	5,75	1	0,26	3	0,78	31	8,10	543	141,97
	w	38	7,66	23	4,64	136	27,42	197	39,72	8	1,61	7	1,41	26	5,24	1	0,20	9	1,81	51	10,28	248	50,00
	zus.	212	24,13	124	14,12	373	42,46	709	80,71	13	1,48	7	0,80	48	5,46	2	0,23	12	1,37	82	9,33	791	90,04
70—75	m	103	36,36	34	12,00	120	42,37	257	90,73	7	2,47	2	0,71	13	4,59	—	—	2	0,71	24	8,47	281	99,20
	w	36	10,02	20	5,56	79	21,98	135	37,56	3	0,83	4	1,11	24	6,68	—	—	3	0,83	34	9,46	169	47,02
	zus.	139	21,63	54	8,40	199	30,97	392	61,00	10	1,56	6	0,93	37	5,76	—	—	5	0,78	58	9,02	450	70,02
75—80	m	49	27,22	27	15,00	56	31,11	132	73,34	4	2,22	—	—	6	3,33	—	—	—	—	10	5,55	142	78,89
	w	27	11,23	13	5,41	45	18,72	85	35,37	3	1,25	4	1,66	19	7,91	—	—	3	1,25	29	12,07	114	47,43
	zus.	76	18,08	40	9,52	101	24,03	217	51,63	7	1,67	4	0,95	25	5,95	—	—	3	0,71	39	9,28	256	60,91
80—85	m	6	7,62	4	5,08	16	20,31	26	33,00	2	2,54	1	1,27	2	2,54	—	—	—	—	5	6,35	31	39,35
	w	9	7,91	6	5,27	19	16,69	34	29,87	—	—	5	4,39	3	2,64	—	—	—	—	8	7,03	42	36,90
	zus.	15	7,79	10	5,19	35	18,17	60	31,15	2	1,04	6	3,11	5	2,60	—	—	—	—	13	6,75	73	37,90
85 u. mehr	m	4	14,17	3	10,63	5	17,72	12	42,52	—	—	—	—	2	7,09	—	—	—	—	2	7,09	14	49,69
	w	3	6,23	1	2,08	3	6,23	7	14,53	—	—	2	4,15	2	4,15	—	—	—	—	4	8,31	11	22,84
	zus.	7	9,16	4	5,24	8	10,47	19	24,87	—	—	2	2,62	4	5,24	—	—	—	—	6	7,86	25	32,73
Insgesamt	m	3131	37,88	1587	19,20	9758	118,07	14476	175,16	233	2,82	137	1,66	234	2,83	15	0,18	219	2,65	838	10,14	15314	185,30
	w	1474	15,43	902	9,44	7857	82,26	10233	107,14	206	2,16	233	2,44	407	4,26	15	0,16	295	3,09	1156	12,10	11389	119,24
	zus.	4605	25,85	2489	13,97	17615	98,88	24709	138,70	439	2,46	370	2,08	641	3,60	30	0,17	514	2,88	1994	11,19	26703	149,89

Tabelle XV. *Bestand der an aktiver Tuberkulose Erkrankten in Niedersachsen am 31. 12. 1955 nach Alter und Geschlecht; absolute und relative Zahlen auf 10000 Einwohner*
(Entnommen aus den Länderstatistiken)

Alter Jahre	Geschlecht	Tuberkulose der Atmungsorgane								Tuberkulose anderer Organe												Summe Ia—Id	
		Ia		Ib		Ic		Ia—Ic		Knochen u. Gelenke		Drüsen		Haut		Meningitis		Sonstige		Id ges.			
		abs.	rel.	abs.	rel.	abs.	rel.	abs.	rel.	abs.	rel.	abs.	rel.	abs.	rel.	abs.	rel.	abs.	rel.	abs.	rel.	abs.	rel.
0—1	m	1	*0,20*	—	—	22	*4,31*	23	*4,51*	—	—	2	*0,39*	—	—	1	*0,20*	1	*0,20*	4	*0,78*	27	*5,29*
	w	1	*0,21*	—	—	10	*2,10*	11	*2,31*	—	—	2	*0,42*	—	—	2	*0,42*	—	—	4	*0,84*	15	*3,15*
	zus.	2	*0,20*	—	—	32	*3,24*	34	*3,45*	—	—	4	*0,41*	—	—	3	*0,30*	1	*0,10*	8	*0,81*	42	*4,26*
1—5	m	19	*0,93*	2	*0,10*	882	*43,44*	903	*44,47*	12	*0,59*	24	*1,18*	2	*0,10*	24	*1,18*	8	*0,39*	70	*3,45*	973	*47,92*
	w	6	*0,31*	6	*0,31*	750	*39,13*	762	*39,75*	11	*0,57*	30	*1,57*	1	*0,05*	31	*1,62*	11	*0,57*	84	*4,38*	846	*44,14*
	zus.	25	*0,63*	8	*0,20*	1632	*41,35*	1665	*42,18*	23	*0,58*	54	*1,37*	3	*0,08*	55	*1,39*	19	*0,48*	154	*3,90*	1819	*46,08*
5—10	m	12	*0,49*	1	*0,04*	1161	*47,21*	1174	*47,73*	90	*3,66*	81	*3,29*	4	*0,16*	32	*1,30*	16	*0,65*	223	*9,07*	1397	*56,80*
	w	13	*0,56*	6	*0,26*	1031	*44,38*	1050	*45,20*	73	*3,14*	76	*3,27*	8	*0,34*	29	*1,25*	30	*1,29*	216	*9,30*	1266	*54,49*
	zus.	25	*0,52*	7	*0,15*	2192	*45,83*	2224	*46,50*	163	*3,41*	157	*3,28*	12	*0,25*	61	*1,27*	46	*0,96*	439	*9,18*	2663	*55,68*
10—15	m	30	*1,19*	14	*0,56*	644	*25,55*	688	*27,30*	140	*5,55*	92	*3,65*	12	*0,48*	9	*0,36*	38	*1,51*	291	*11,55*	979	*38,85*
	w	40	*1,66*	9	*0,37*	598	*24,75*	647	*26,78*	118	*4,88*	107	*4,43*	14	*0,58*	16	*0,66*	50	*2,07*	305	*12,63*	952	*39,41*
	zus.	70	*1,42*	23	*0,47*	1242	*25,16*	1335	*27,05*	258	*5,23*	199	*4,03*	26	*0,53*	25	*0,51*	88	*1,78*	596	*12,07*	1931	*39,12*
15—20	m	178	*5,74*	38	*1,22*	859	*27,68*	1075	*34,64*	117	*3,77*	84	*2,71*	14	*0,45*	21	*0,68*	57	*1,84*	293	*9,44*	1368	*44,08*
	w	258	*8,68*	36	*1,21*	1102	*37,10*	1396	*46,99*	103	*3,47*	117	*3,94*	23	*0,77*	13	*0,44*	66	*2,22*	322	*10,84*	1718	*57,83*
	zus.	436	*7,18*	74	*1,22*	1961	*32,28*	2471	*40,68*	220	*3,62*	201	*3,31*	37	*0,61*	34	*0,56*	123	*2,02*	615	*10,12*	3086	*50,80*
20—25	m	529	*22,95*	85	*3,69*	1447	*62,76*	2061	*89,40*	131	*5,68*	40	*1,73*	9	*0,39*	6	*0,26*	78	*3,38*	264	*11,45*	2325	*100,85*
	w	420	*18,90*	70	*3,15*	1740	*78,31*	2230	*100,37*	121	*5,45*	78	*3,51*	28	*1,26*	11	*0,49*	161	*7,25*	399	*17,96*	2629	*118,33*
	zus.	949	*20,96*	155	*3,42*	3187	*70,40*	4291	*94,78*	252	*5,57*	118	*2,61*	37	*0,82*	17	*0,37*	239	*5,28*	663	*14,64*	4954	*109,42*
25—30	m	945	*43,48*	112	*5,15*	2049	*94,28*	3106	*142,92*	148	*6,81*	49	*2,25*	16	*0,74*	9	*0,41*	113	*5,20*	335	*15,41*	3441	*158,33*
	w	626	*27,75*	110	*4,88*	2073	*91,90*	2809	*124,53*	113	*5,01*	89	*3,95*	33	*1,46*	11	*0,49*	206	*9,13*	452	*20,04*	3261	*144,57*
	zus.	1571	*35,47*	222	*5,01*	4122	*93,07*	5915	*133,55*	261	*5,89*	138	*3,12*	49	*1,11*	20	*0,45*	319	*7,20*	787	*17,77*	6702	*151,32*
30—35	m	990	*52,58*	113	*6,00*	1836	*97,50*	2939	*156,08*	136	*7,22*	27	*1,43*	22	*1,17*	6	*0,32*	115	*6,11*	306	*16,25*	3245	*172,33*
	w	700	*27,41*	88	*3,45*	1998	*78,25*	2786	*109,11*	111	*4,35*	72	*2,82*	48	*1,88*	6	*0,23*	211	*8,26*	448	*17,55*	3234	*126,66*
	zus.	1690	*38,09*	201	*4,53*	3834	*86,42*	5725	*129,05*	247	*5,58*	99	*2,23*	70	*1,58*	12	*0,27*	326	*7,35*	754	*17,00*	6479	*146,05*
35—40	m	680	*50,60*	82	*6,10*	1199	*89,23*	1961	*145,93*	68	*5,06*	17	*1,27*	23	*1,71*	2	*0,15*	80	*5,95*	190	*14,14*	2151	*160,07*
	w	431	*22,89*	57	*3,03*	1215	*64,53*	1703	*90,45*	71	*3,77*	41	*2,18*	53	*2,81*	2	*0,11*	117	*6,21*	284	*15,08*	1987	*105,53*
	zus.	1111	*34,43*	139	*4,31*	2414	*74,82*	3664	*113,56*	139	*4,31*	58	*1,80*	76	*2,35*	4	*0,12*	197	*6,11*	474	*14,69*	4138	*128,25*

40—45	m	1004	*51,05*	127	*6,46*	1529	*77,75*	2660	*135,26*	97	*4,93*	24	*1,22*	38	*1,93*	3	*0,15*	104	*5,29*	266	*13,53*	2926	*148,79*
	w	452	*17,19*	61	*2,32*	1254	*47,76*	1767	*67,22*	86	*3,27*	51	*1,94*	60	*2,28*	2	*0,08*	99	*3,77*	298	*11,34*	2065	*78,55*
	zus.	1456	*31,68*	188	*4,09*	2783	*60,56*	4427	*96,34*	183	*3,98*	75	*1,63*	98	*2,13*	5	*0,11*	203	*4,42*	564	*12,27*	4991	*108,61*
45—50	m	1035	*47,00*	152	*6,90*	1455	*66,07*	2642	*119,97*	86	*3,90*	19	*0,86*	56	*2,54*	3	*0,14*	81	*3,68*	245	*11,12*	2887	*131,09*
	w	331	*12,24*	59	*2,18*	949	*35,09*	1339	*49,51*	70	*2,59*	31	*1,15*	79	*2,92*	1	*0,04*	79	*2,92*	260	*9,61*	1599	*59,12*
	zus.	1366	*27,84*	211	*4,30*	2404	*48,99*	3981	*81,13*	156	*3,18*	50	*1,02*	135	*2,75*	4	*0,08*	160	*3,26*	505	*10,29*	4486	*91,42*
50—55	m	1159	*52,41*	126	*5,70*	1443	*65,26*	2728	*123,37*	76	*3,44*	12	*0,54*	49	*2,22*	—	—	80	*3,62*	217	*9,81*	2945	*133,19*
	w	288	*11,82*	61	*2,50*	748	*30,70*	1097	*45,02*	61	*2,50*	21	*0,86*	94	*3,86*	2	*0,08*	74	*3,04*	252	*10,34*	1349	*55,36*
	zus.	1447	*31,13*	187	*4,02*	2191	*47,14*	3825	*82,29*	137	*2,95*	33	*0,71*	143	*3,08*	2	*0,04*	154	*3,31*	469	*10,09*	4294	*92,38*
55—60	m	969	*53,61*	105	*5,81*	1131	*62,58*	2205	*122,00*	66	*3,65*	14	*0,77*	42	*2,32*	—	—	53	*2,93*	175	*9,68*	2380	*131,68*
	w	243	*11,03*	65	*2,95*	564	*25,60*	872	*39,58*	58	*2,63*	29	*1,32*	84	*3,81*	1	*0,05*	52	*2,36*	224	*10,17*	1096	*49,75*
	zus.	1212	*30,22*	170	*4,24*	1695	*42,27*	3077	*76,73*	124	*3,09*	43	*1,07*	126	*3,14*	1	*0,02*	105	*2,62*	399	*9,95*	3476	*86,68*
60—65	m	704	*52,31*	102	*7,58*	729	*54,17*	1535	*114,06*	37	*2,75*	12	*0,89*	28	*2,08*	—	—	35	*2,60*	112	*8,32*	1647	*122,38*
	w	230	*12,49*	46	*2,50*	429	*23,50*	705	*38,29*	57	*3,10*	19	*1,03*	86	*4,67*	—	—	35	*1,90*	197	*10,70*	902	*48,99*
	zus.	934	*29,31*	148	*4,64*	1158	*36,33*	2240	*70,28*	94	*2,95*	31	*0,97*	114	*3,58*	—	—	70	*2,20*	309	*9,70*	2549	*79,98*
65—70	m	493	*44,86*	101	*9,19*	496	*45,14*	1090	*99,19*	39	*3,55*	3	*0,27*	15	*1,36*	—	—	18	*1,64*	75	*6,82*	1165	*106,01*
	w	212	*14,19*	56	*3,75*	309	*20,68*	577	*38,61*	31	*2,07*	20	*1,34*	62	*4,15*	—	—	25	*1,67*	138	*9,23*	715	*47,84*
	zus.	705	*27,19*	157	*6,05*	805	*31,04*	1667	*64,28*	70	*2,70*	23	*0,89*	77	*2,97*	—	—	43	*1,66*	213	*8,21*	1880	*72,49*
70—75	m	324	*38,82*	87	*10,42*	297	*35,58*	708	*84,83*	21	*2,52*	9	*1,08*	11	*1,32*	—	—	11	*1,32*	52	*6,23*	760	*91,06*
	w	147	*13,45*	44	*4,02*	198	*18,11*	389	*35,58*	28	*2,56*	8	*0,73*	61	*5,58*	—	—	15	*1,37*	112	*10,24*	501	*45,82*
	zus.	471	*24,43*	131	*6,79*	495	*25,67*	1097	*56,90*	49	*2,54*	17	*0,88*	72	*3,73*	—	—	26	*1,35*	164	*8,51*	1261	*65,41*
75—80	m	167	*28,41*	68	*11,57*	189	*32,15*	424	*72,13*	15	*2,55*	1	*0,17*	12	*2,04*	1	*0,17*	10	*1,70*	39	*6,63*	463	*78,76*
	w	102	*13,70*	29	*3,89*	123	*16,52*	254	*34,11*	18	*2,42*	8	*1,07*	29	3,89	—	—	7	*0,94*	62	*8,33*	316	*42,44*
	zus.	269	*20,19*	97	*7,28*	312	*23,41*	678	*50,88*	33	*2,48*	9	0,67	41	*3,08*	1	*0,08*	17	*1,27*	101	*7,58*	779	*58,46*
80u.mehr	m	72	*17,53*	40	*9,74*	87	*21,19*	199	*48,46*	4	*0,97*	4	*0,97*	3	*0,73*	—	—	3	*0,73*	14	*3,41*	213	*51,87*
	w	52	*9,92*	12	*2,29*	50	*9,54*	114	*21,76*	18	*3,44*	3	*0,57*	10	*1,91*	—	—	4	*0,76*	35	*6,68*	149	*28,44*
	zus.	124	*13,27*	52	*5,56*	137	*14,66*	313	*33,49*	22	*2,35*	7	*0,75*	13	*1,39*	—	—	7	*0,75*	49	*5,24*	362	*38,73*
Insgesamt	m	9311	*30,24*	1355	*4,40*	17455	*56,68*	28121	*91,32*	1283	*4,17*	514	*1,67*	356	*1,16*	117	*0,38*	901	*2,92*	3171	*10,30*	31292	*101,62*
	w	4552	*13,12*	815	*2,35*	15141	*43,65*	20508	*59,12*	1148	*3,31*	802	*2,31*	773	*2,23*	127	*0,37*	1242	*3,58*	4092	*11,80*	24600	*70,92*
	zus.	13863	*21,17*	2170	*3,31*	32596	*49,78*	48629	*74,26*	2431	*3,71*	1316	*2,01*	1129	*1,72*	244	*0,37*	2143	*3,27*	7263	*11,09*	55892	*85,35*

Tabelle XVI. *Bestand der an aktiver Tuberkulose Erkrankten in Bremen am 31. 12. 1955 nach Alter und Geschlecht; absolute und relative Zahlen auf 10000 Einwohner*
(Entnommen aus den Länderstatistiken)

Alter Jahre	Geschlecht	Tuberkulose der Atmungsorgane								Tuberkulose anderer Organe												Summe Ia—Id	
		Ia		Ib		Ic		Ia—Ic		Knochen u. Gelenke		Drüsen		Haut		Meningitis		Sonstige		Id ges.			
		abs.	rel.	abs.	rel.	abs.	rel.	abs.	rel.	abs.	rel.	abs.	rel.	abs.	rel.	abs.	rel.	abs.	rel.	abs.	rel.	abs.	rel.
0—1	m	—	—	—	—	3	*7,33*	3	*7,33*	—	—	—	—	—	—	—	—	—	—	—	—	3	*7,33*
	w	1	*2,57*	—	—	3	*7,72*	4	*10,29*	—	—	—	—	—	—	—	—	—	—	—	—	4	*10,29*
	zus.	1	*1,25*	—	—	6	*7,52*	7	*8,77*	—	—	—	—	—	—	—	—	—	—	—	—	7	*8,77*
1—5	m	4	*2,53*	3	*1,90*	107	*67,67*	114	*72,10*	—	—	3	*1,90*	—	—	3	*1,90*	2	*1,26*	8	*5,06*	122	*77,16*
	w	2	*1,33*	4	*2,67*	85	*56,78*	91	*60,78*	4	*2,67*	2	*1,33*	—	—	5	*3,34*	2	*1,34*	13	*8,68*	104	*69,47*
	zus.	6	*1,95*	7	*2,27*	192	*62,37*	205	*66,60*	4	*1,30*	5	*1,62*	—	—	8	*2,60*	4	*1,30*	21	*6,82*	226	*73,42*
5—10	m	4	*1,88*	2	*0,94*	249	*117,33*	255	*120,16*	14	*6,60*	9	*4,24*	1	*0,47*	9	*4,24*	7	*3,30*	40	*18,85*	295	*139,01*
	w	3	*1,50*	2	*1,00*	189	*94,38*	194	*96,88*	8	*3,99*	14	*6,99*	1	*0,50*	8	*3,99*	11	*5,49*	42	*20,97*	236	*117,85*
	zus.	7	*1,70*	4	*0,97*	438	*106,19*	449	*108,86*	22	*5,33*	23	*5,58*	2	*0,48*	17	*4,12*	18	*4,36*	82	*19,88*	531	*128,74*
10—15	m	2	*0,85*	4	*1,69*	196	*83,08*	202	*85,62*	19	*8,05*	17	*7,21*	1	*0,42*	7	*2,97*	11	*4,66*	55	*23,31*	257	*108,93*
	w	3	*1,34*	9	*4,02*	158	*70,55*	170	*75,91*	10	*4,46*	26	*11,61*	—	—	5	*2,23*	21	*9,38*	62	*27,68*	232	*103,59*
	zus.	5	*1,09*	13	*2,83*	354	*76,98*	372	*80,89*	29	*6,31*	43	*9,35*	1	*0,22*	12	*2,61*	32	*6,96*	117	*25,44*	489	*106,33*
15—20	m	44	*16,42*	30	*11,20*	172	*64,21*	246	*91,83*	24	*8,96*	16	*5,97*	2	*0,75*	1	*0,37*	13	*4,85*	56	*20,90*	302	*112,74*
	w	15	*5,61*	35	*13,09*	209	*78,15*	259	*96,85*	18	*6,73*	29	*10,84*	3	*1,12*	9	*3,37*	28	*10,47*	87	*32,53*	346	*129,38*
	zus.	59	*11,02*	65	*12,14*	381	*71,18*	505	*94,34*	42	*7,85*	45	*8,41*	5	*0,93*	10	*1,87*	41	*7,66*	143	*26,71*	648	*121,05*
20—25	m	56	*26,55*	57	*27,03*	204	*96,72*	317	*150,30*	19	*9,01*	8	*3,79*	2	*0,95*	3	*1,42*	15	*7,11*	47	*22,28*	364	*172,58*
	w	24	*11,03*	48	*22,06*	260	*119,47*	332	*152,56*	13	*5,97*	12	*5,51*	3	*1,38*	5	*2,30*	38	*17,46*	71	*32,62*	403	*185,18*
	zus.	80	*18,67*	105	*24,50*	464	*108,28*	649	*151,45*	32	*7,47*	20	*4,67*	5	*1,17*	8	*1,87*	53	*12,37*	118	*27,53*	767	*178,98*
25—30	m	76	*35,33*	96	*44,63*	310	*144,13*	482	*224,10*	19	*8,83*	11	*5,11*	2	*0,93*	3	*1,39*	21	*9,76*	56	*26,04*	538	*250,14*
	w	38	*16,91*	76	*33,82*	301	*133,95*	415	*184,68*	18	*8,01*	12	*5,34*	2	*0,89*	2	*0,89*	47	*20,92*	81	*36,05*	496	*220,73*
	zus.	114	*25,92*	172	*39,11*	611	*138,93*	897	*203,96*	37	*8,41*	23	*5,23*	4	*0,91*	5	*1,14*	68	*15,46*	137	*31,15*	1034	*235,11*
30—35	m	83	*41,72*	83	*41,73*	275	*138,25*	441	*221,70*	20	*10,05*	5	*2,51*	4	*2,01*	2	*1,01*	21	*10,56*	52	*26,14*	493	*247,84*
	w	50	*19,37*	65	*25,19*	297	*115,09*	412	*159,65*	15	*5,81*	9	*3,49*	5	*1,94*	—	—	32	*12,40*	61	*23,64*	473	*183,28*
	zus.	133	*29,10*	148	*32,39*	572	*125,17*	853	*186,66*	35	*7,66*	14	*3,06*	9	*1,97*	2	*0,44*	53	*11,60*	113	*24,73*	966	*211,38*
35—40	m	62	*40,05*	68	*43,93*	195	*195,97*	325	*209,95*	16	*10,34*	4	*2,58*	2	*1,29*	3	*1,94*	17	*10,98*	42	*27,13*	367	*237,08*
	w	41	*20,92*	46	*23,47*	217	*110,73*	304	*155,12*	13	*6,63*	9	*4,59*	5	*2,55*	—	—	32	*16,33*	59	*30,10*	363	*185,22*
	zus.	103	*29,36*	114	*32,50*	412	*117,45*	629	*179,31*	29	*8,27*	13	*3,71*	7	*1,99*	3	*0,85*	49	*13,97*	101	*28,79*	730	*208,11*

40—45	m	87	*39,55*	75	*34,10*	239	*108,66*	401	*182,31*	6	*2,73*	2	*0,91*	3	*1,36*	3	*1,36*	15	*6,82*	29	*13,18*	430	*195,50*
	w	51	*19,27*	49	*18,51*	219	*82,74*	319	*120,52*	15	*5,67*	9	*3,40*	11	*4,15*	—	—	33	*12,47*	68	*25,69*	387	*146,21*
	zus.	138	*28,47*	124	*25,59*	458	*94,50*	720	*148,56*	21	*4,33*	11	*2,27*	14	*2,89*	3	*0,62*	48	*9,90*	97	*20,01*	817	*168,58*
45—50	m	99	*40,59*	74	*30,34*	236	*96,75*	409	*167,68*	12	*4,92*	3	*1,23*	—	—	—	—	22	*9,02*	37	*15,17*	446	*182,85*
	w	34	*12,10*	42	*14,95*	161	*57,31*	237	*84,36*	12	*4,27*	8	*2,85*	7	*2,49*	—	—	27	*9,61*	54	*19,22*	291	*103,58*
	zus.	133	*25,34*	116	*22,10*	397	*75,64*	646	*123,08*	24	*4,57*	11	*2,10*	7	*1,33*	—	—	49	*9,34*	91	*17,34*	737	*140,42*
50—55	m	128	*54,22*	65	*27,53*	204	*86,41*	397	*168,16*	11	*4,66*	3	*1,27*	4	*1,69*	—	—	11	*4,66*	29	*12,28*	426	*180,45*
	w	28	*11,26*	23	*9,25*	116	*46,63*	167	*67,13*	7	*2,81*	2	*0,80*	4	*1,61*	—	—	20	*8,04*	33	*13,27*	200	*80,40*
	zus.	156	*32,18*	88	*18,15*	320	*66,00*	564	*116,33*	18	*3,71*	5	*1,03*	8	*1,65*	—	—	31	*6,39*	62	*12,79*	626	*129,12*
55—60	m	110	*61,14*	70	*38,91*	167	*92,82*	347	*192,87*	5	*2,78*	2	*1,11*	4	*2,22*	—	—	15	*8,34*	26	*14,45*	373	*207,32*
	w	26	*11,93*	20	*9,18*	86	*39,47*	132	*60,59*	9	*4,13*	2	*0,92*	4	*1,84*	—	—	14	*6,42*	29	*13,31*	161	*73,90*
	zus.	136	*34,19*	90	*22,63*	253	*63,60*	479	*120,42*	14	*3,52*	4	*1,01*	8	*2,01*	—	—	29	*7,29*	55	*13,83*	534	*134,25*
60—65	m	70	*51,04*	43	*31,35*	106	*77,29*	219	*159,68*	7	*5,10*	—	—	2	*1,46*	—	—	3	*2,19*	12	*8,75*	231	*168,43*
	w	18	*9,42*	17	*8,90*	50	*26,16*	85	*44,48*	17	*8,90*	7	*3,66*	7	*3,66*	—	—	12	*6,28*	43	*22,50*	128	*66,98*
	zus.	88	*26,81*	60	*18,28*	156	*47,53*	304	*92,61*	24	*7,31*	7	*2,13*	9	*2,74*	—	—	15	*4,57*	55	*16,76*	359	*109,37*
65—70	m	68	*57,61*	44	*37,27*	81	*68,62*	193	*163,50*	9	*7,62*	1	*0,85*	1	*0,85*	—	—	4	*3,39*	15	*12,71*	208	*176,21*
	w	17	*11,09*	19	*12,39*	52	*33,92*	88	*57,40*	3	*1,96*	3	*1,96*	6	*3,91*	—	—	6	*3,91*	18	*11,74*	106	*69,14*
	zus.	85	*31,33*	63	*23,22*	133	*49,01*	281	*103,56*	12	*4,42*	4	*1,47*	7	*2,58*	—	—	10	*3,96*	33	*12,16*	314	*115,72*
70—75	m	25	*26,88*	26	*27,95*	54	*58,05*	105	*112,88*	5	*5,37*	1	*1,07*	2	*2,15*	—	—	5	*5,38*	13	*13,97*	118	*126,85*
	w	11	*9,67*	15	*13,19*	28	*24,62*	54	*47,48*	11	*9,67*	1	*0,88*	7	*6,15*	—	—	5	*4,40*	24	*21,10*	78	*68,58*
	zus.	36	*17,41*	41	*19,83*	82	*39,66*	159	*76,90*	16	*7,74*	2	*0,97*	9	*4,35*	—	—	10	*4,84*	37	*17,90*	196	*94,80*
75—80	m	23	*37,47*	8	*13,03*	42	*68,43*	73	*118,93*	3	*4,89*	—	—	2	*3,26*	—	—	—	—	5	*8,15*	78	*127,08*
	w	4	*5,12*	9	*11,52*	19	*24,31*	32	*40,95*	1	*1,28*	—	—	1	*1,28*	—	—	4	*5,12*	6	*7,68*	38	*48,62*
	zus.	27	*19,35*	17	*12,18*	61	*43,72*	105	*75,25*	4	*2,87*	—	—	3	*2,15*	—	—	4	*2,87*	11	*7,88*	116	*83,14*
80—85	m	6	*21,12*	5	*17,60*	5	*17,60*	16	*56,32*	—	—	—	—	—	—	—	—	1	*3,52*	1	*3,52*	17	*59,84*
	w	3	*8,45*	5	*14,08*	13	*36,62*	21	*59,15*	—	—	—	—	—	—	—	—	1	*2,82*	1	*2,82*	22	*61,97*
	zus.	9	*14,08*	10	*15,65*	18	*28,16*	37	*57,89*	—	—	—	—	—	—	—	—	2	*3,13*	2	*3,13*	39	*61,02*
85 u. mehr	m	1	*10,54*	1	*10,54*	3	*31,61*	5	*52,69*	—	—	—	—	—	—	—	—	—	—	—	—	5	*52,69*
	w	1	*7,25*	—	—	2	*14,49*	3	*21,74*	—	—	—	—	—	—	—	—	—	—	—	—	3	*21,74*
	zus.	2	*8,58*	1	*4,29*	5	*21,45*	8	*34,32*	—	—	—	—	—	—	—	—	—	—	—	—	8	*34,32*
Insgesamt	m	948	*31,37*	754	*24,95*	2848	*94,24*	4550	*150,56*	189	*6,25*	85	*2,81*	32	*1,06*	34	*1,13*	183	*6,05*	523	*17,30*	5073	*167,86*
	w	370	*10,96*	484	*14,34*	2465	*73,05*	3319	*98,36*	174	*5,16*	145	*4,30*	66	*,195*	34	*1,01*	333	*9,87*	752	*22,28*	4071	*120,64*
	zus.	1318	*20,61*	1238	*19,35*	5313	*83,06*	7869	*123,02*	363	*5,67*	230	*3,60*	98	*1,53*	68	*1,06*	516	*8,07*	1275	*19,93*	9144	*142,95*

Tabelle XVII. *Bestand der an aktiver Tuberkulose Erkrankten in Nordrhein-Westfalen am 31. 12. 1955 nach Alter und Geschlecht; absolute und relative Zahlen auf 10000 Einwohner*
(Entnommen aus den Länderstatistiken)

Alter Jahre	Geschlecht	Tuberkulose der Atmungsorgane								Tuberkulose anderer Organe												Summe Ia—Id	
		Ia		Ib		Ic		Ia—Ic		Knochen u. Gelenke		Drüsen		Haut		Meningitis		Sonstige		Id ges.			
		abs.	rel.	abs.	rel.	abs.	rel.	abs.	rel.	abs.	rel.	abs.	rel.	abs.	rel.	abs.	rel.	abs.	rel.	abs.	rel.	abs.	rel.
0—1	m	3	0,26	1	0,09	99	8,56	103	8,90	17	1,47	2	0,17	—	—	2	0,17	15	1,30	36	3,11	139	12,02
	w	2	0,18	—	—	104	9,44	106	9,62	10	0,91	2	0,18	1	0,09	7	0,63	7	0,64	27	2,45	133	12,07
	zus.	5	0,22	1	0,04	203	8,99	209	9,25	27	1,20	4	0,18	1	0,04	9	0,40	22	0,97	63	2,79	272	12,04
1—5	m	39	0,88	21	0,47	2603	58,80	2663	60,15	65	1,47	80	1,81	8	0,18	74	1,67	65	1,47	292	6,60	2955	66,75
	w	26	0,62	16	0,38	2292	54,48	2334	55,48	59	1,40	85	2,02	8	0,19	61	1,45	78	1,85	291	6,92	2625	62,40
	zus.	65	0,75	37	0,43	4895	56,69	4997	57,88	124	1,44	165	1,91	16	0,18	135	1,56	143	1,66	583	6,75	5580	64,63
5—10	m	38	0,75	22	0,44	3819	75,79	3879	76,98	177	3,51	193	3,83	21	0,42	68	1,35	75	1,49	534	10,60	4413	87,58
	w	41	0,85	33	0,69	3264	68,06	3338	69,60	185	3,86	202	4,21	20	0,42	60	1,25	86	1,79	553	11,53	3891	81,13
	zus.	79	0,80	55	0,56	7083	72,02	7217	73,38	362	3,68	395	4,02	41	0,42	128	1,30	161	1,64	1087	11,05	8304	84,43
10—15	m	122	2,38	50	0,97	2484	48,38	2656	51,73	275	5,36	323	6,29	33	0,64	39	0,76	107	2,08	777	15,13	3433	66,87
	w	124	2,52	48	0,97	2444	49,62	2616	53,11	288	5,85	320	6,50	55	1,12	34	0,69	144	2,92	841	17,07	3457	70,19
	zus.	246	2,45	98	0,97	4928	48,99	5272	52,41	563	5,60	643	6,39	88	0,87	73	0,73	251	2,49	1618	16,08	6890	68,49
15—20	m	642	9,41	190	2,78	2537	37,17	3369	49,36	377	5,52	275	4,03	63	0,92	33	0,48	167	2,45	915	13,40	4284	62,76
	w	578	9,07	233	3,65	2684	42,11	3495	54,83	351	5,51	355	5,57	101	1,58	23	0,36	235	3,69	1065	16,71	4560	71,54
	zus.	1220	9,24	423	3,20	5221	39,55	6864	52,00	728	5,52	630	4,77	164	1,24	56	0,42	402	3,05	1980	15,00	8844	67,00
20—25	m	1331	22,21	388	6,48	3482	58,11	5201	86,80	360	6,01	232	3,87	79	1,32	23	0,38	238	3,97	932	15,55	6133	102,35
	w	1015	18,71	357	6,58	3791	69,89	5163	95,19	328	6,05	371	6,84	143	2,64	31	0,57	343	6,32	1216	22,42	6379	117,61
	zus.	2346	20,55	745	6,52	7273	63,71	10364	90,78	688	6,03	603	5,28	222	1,94	54	0,47	581	5,09	2148	18,82	12512	109,60
25—30	m	1838	30,72	537	8,97	4151	69,37	6526	109,06	363	6,07	176	2,94	92	1,54	16	0,27	278	4,64	925	15,46	7451	124,52
	w	1155	20,46	377	6,68	4127	73,11	5659	100,25	338	5,99	282	4,99	151	2,68	20	0,35	435	7,71	1226	21,72	6885	121,97
	zus.	2993	25,74	914	7,86	8278	71,19	12185	104,79	701	6,03	458	3,94	243	2,09	36	0,31	713	6,13	2151	18,50	14336	123,28
30—35	m	1848	37,84	543	11,12	3768	77,15	6159	126,11	314	6,43	111	2,27	101	2,07	5	0,10	286	5,86	817	16,73	6976	142,84
	w	1271	20,64	401	6,51	3680	59,77	5352	86,92	321	5,21	219	3,56	160	2,60	10	0,16	443	7,19	1153	18,73	6505	105,65
	zus.	3119	28,25	944	8,55	7448	67,46	11511	104,26	635	5,75	330	2,99	261	2,36	15	0,14	729	6,60	1970	17,84	13481	122,10
35—40	m	1633	47,84	453	13,27	2936	86,00	5022	147,11	243	7,12	105	3,08	99	2,90	8	0,23	254	7,44	709	20,77	5731	167,88
	w	862	19,46	347	7,83	2579	58,23	3788	85,53	264	5,96	181	4,09	156	3,52	5	0,11	360	8,13	966	21,81	4754	107,34
	zus.	2495	31,81	800	10,20	5515	70,32	8810	112,33	507	6,46	286	3,65	155	3,25	13	0,17	614	7,83	1675	21,36	10485	133,69

40—45	m	1926	*41,83*	536	*11,64*	3314	*71,97*	5776	*125,44*	254	*5,52*	108	*2,34*	132	*2,87*	5	*0,11*	295	*6,41*	794	*17,24*	6570	*142,69*
	w	892	*15,04*	280	*4,72*	2464	*41,54*	3636	*61,30*	260	*4,38*	173	*2,92*	202	*3,41*	4	*0,07*	320	*5,39*	959	*16,17*	4595	*77,47*
	zus.	2818	*26,75*	816	*7,74*	5778	*54,84*	9412	*89,33*	514	*4,88*	281	*2,67*	334	*3,17*	9	*0,08*	615	*5,84*	1753	*16,64*	11165	*105,97*
45—50	m	2147	*41,09*	534	*10,22*	3487	*66,74*	6168	*118,06*	244	*4,67*	87	*1,66*	119	*2,28*	3	*0,06*	268	*5,13*	721	*13,80*	6889	*131,86*
	w	720	*11,38*	223	*3,52*	2042	*32,27*	2985	*47,18*	234	*3,70*	137	*2,16*	227	*3,59*	4	*0,06*	322	*5,09*	924	*14,60*	3909	*61,78*
	zus.	2867	*24,82*	757	*6,55*	5529	*47,86*	9153	*79,23*	478	*4,14*	224	*1,94*	346	*2,99*	7	*0,06*	590	*5,11*	1645	*14,24*	10798	*93,47*
50—55	m	2387	*44,84*	514	*9,65*	3993	*75,01*	6894	*129,50*	200	*3,76*	71	*1,33*	156	*2,93*	1	*0,02*	198	*3,72*	626	*11,76*	7520	*141,26*
	w	602	*10,57*	194	*3,41*	1651	*28,99*	2447	*42,97*	212	*3,72*	115	*2,02*	244	*4,28*	3	*0,05*	238	*4,18*	812	*14,26*	3259	*57,23*
	zus.	2989	*27,13*	708	*6,43*	5644	*51,22*	9341	*84,78*	412	*3,74*	186	*1,69*	400	*3,63*	4	*0,04*	436	*3,96*	1438	*13,05*	10779	*97,83*
55—60	m	1852	*44,85*	399	*9,66*	2936	*71,10*	5187	*125,61*	170	*4,12*	42	*1,02*	136	*3,29*	5	*0,12*	137	*3,32*	490	*11,87*	5677	*137,48*
	w	446	*9,17*	151	*3,10*	1097	*22,55*	1694	*34,83*	145	*2,98*	80	*1,64*	187	*3,84*	2	*0,04*	183	*3,76*	597	*12,27*	2291	*47,10*
	zus.	2298	*25,55*	550	*6,12*	4033	*44,84*	6881	*76,51*	315	*3,50*	122	*1,36*	323	*3,59*	7	*0,08*	320	*3,56*	1087	*12,09*	7968	*88,60*
60—65	m	1254	*43,52*	279	*9,68*	1955	*67,84*	3488	*121,04*	108	*3,75*	35	*1,21*	87	*3,02*	1	*0,03*	94	*3,26*	325	*11,28*	3813	*132,32*
	w	357	*9,00*	125	*3,15*	821	*20,70*	1303	*32,85*	120	*3,02*	59	*1,49*	177	*4,46*	1	*0,03*	110	*2,77*	467	*11,77*	1770	*44,62*
	zus.	1611	*23,52*	404	*5,90*	2776	*40,53*	4791	*69,95*	228	*3,33*	94	*1,37*	264	*3,85*	2	*0,03*	204	*2,98*	792	*11,56*	5583	*81,52*
65—70	m	874	*37,25*	181	*7,71*	1256	*53,53*	2311	*98,50*	101	*4,30*	24	*1,02*	65	*2,77*	1	*0,04*	73	*3,11*	264	*11,25*	2575	*109,75*
	w	271	*8,67*	105	*3,36*	637	*20,39*	1013	*32,42*	110	*3,52*	50	*1,60*	136	*4,35*	—	—	86	*2,75*	382	*12,23*	1395	*44,65*
	zus.	1145	*20,93*	286	*5,23*	1893	*34,60*	3324	*60,76*	211	*3,86*	74	*1,35*	201	*3,67*	1	*0,02*	159	*2,91*	646	*11,81*	3970	*72,57*
70—75	m	505	*28,46*	121	*6,82*	760	*42,82*	1386	*78,10*	70	*3,94*	12	*0,68*	42	*2,37*	1	*0,06*	38	*2,14*	163	*9,18*	1549	*87,28*
	w	209	*9,33*	75	*3,35*	466	*20,81*	750	*33,49*	99	*4,42*	35	*1,56*	84	*3,75*	—	—	40	*1,79*	258	*11,52*	1008	*45,00*
	zus.	714	*17,79*	196	*4,88*	1226	*30,54*	2136	*53,21*	169	*4,21*	47	*1,17*	126	*3,14*	1	*0,02*	78	*1,94*	421	*10,49*	2557	*63,70*
75—80	m	238	*20,25*	74	*6,30*	317	*26,57*	629	*53,52*	41	*3,49*	9	*0,77*	34	*2,89*	—	—	32	*2,72*	116	*9,87*	745	*63,39*
	w	103	*7,15*	42	*2,91*	205	*14,22*	350	*24,28*	47	*3,26*	17	*1,18*	57	*3,95*	—	—	17	*1,18*	138	*9,57*	488	*33,86*
	zus.	341	*13,03*	116	*4,43*	522	*19,95*	979	*37,42*	88	*3,36*	26	*0,99*	91	*3,48*	—	—	49	*1,87*	254	*9,71*	1233	*47,12*
80 u.mehr	m	85	*12,12*	37	*5,27*	99	*14,12*	221	*31,51*	12	*1,71*	3	*0,43*	13	*1,85*	—	—	9	*1,28*	37	*5,28*	258	*36,79*
	w	46	*5,13*	15	*1,67*	72	*8,93*	133	*14,84*	25	*2,79*	13	*1,45*	34	*3,79*	—	—	9	*1,00*	81	*9,04*	214	*23,88*
	zus.	131	*8,20*	52	*3,26*	171	*10,70*	354	*22,16*	37	*2,32*	16	*1,00*	47	*2,94*	—	—	18	*1,13*	118	*7,39*	472	*29,55*
Insgesamt	m	18762	*26,42*	4880	*6,87*	43996	*61,95*	67638	*95,24*	3391	*4,77*	1888	*2,66*	1280	*1,80*	285	*0,40*	2629	*3,70*	9473	*13,34*	77111	*108,58*
	w	8720	*11,24*	3022	*3,90*	34420	*44,39*	46162	*59,53*	3396	*4,38*	2696	*3,48*	2143	*2,76*	265	*0,34*	3456	*4,46*	11956	*15,42*	58118	*74,95*
	zus.	27482	*18,50*	7902	*5,32*	78416	*52,78*	113800	*76,60*	6787	*4,57*	4584	*3,09*	3423	*2,30*	550	*0,37*	6085	*4,09*	21429	*14,42*	135229	*91,02*

Tabelle XVIII. *Bestand der an aktiver Tuberkulose Erkrankten in Hessen am 31. 12. 1955 nach Alter und Geschlecht; absolute und relative Zahlen auf 10000 Einwohner*
(Entnommen aus den Länderstatistiken)

Alter Jahre	Geschlecht	Tuberkulose der Atmungsorgane								Tuberkulose anderer Organe												Summe Ia—Id	
		Ia		Ib		Ic		Ia—Ic		Knochen u. Gelenke		Drüsen		Haut		Meningitis		Sonstige		Id ges.			
		abs.	rel.	abs.	rel.	abs.	rel.	abs.	rel.	abs.	rel.	abs.	rel.	abs.	rel.	abs.	rel.	abs.	rel.	abs.	rel.	abs.	rel.
0—1	m	—	—	—	—	9	*2,72*	9	*2,72*	—	—	—	—	1	*0,30*	—	—	2	*0,60*	3	*0,91*	12	*3,63*
	w	—	—	—	—	6	*1,91*	6	*1,91*	—	—	—	—	—	—	—	—	3	*0,96*	3	*0,96*	9	*2,87*
	zus.	—	—	—	—	15	*2,32*	15	*2,32*	—	—	—	—	1	*0,15*	—	—	5	*0,78*	6	*0,93*	21	*3,25*
1—5	m	5	*0,38*	—	—	321	*24,68*	326	*25,06*	10	*0,77*	24	*1,84*	—	—	16	*1,23*	19	*1,46*	69	*5,30*	395	*30,36*
	w	6	*0,49*	1	*0,08*	311	*25,23*	318	*25,80*	12	*0,97*	16	*1,30*	1	*0,08*	19	*1,54*	14	*1,14*	62	*5,03*	380	*30,83*
	zus.	11	*0,43*	1	*0,04*	632	*24,95*	644	*25,42*	22	*0,87*	40	*1,58*	1	*0,04*	35	*1,38*	33	*1,30*	131	*5,17*	775	*30,59*
5—10	m	7	*0,43*	4	*0,25*	644	*39,83*	655	*40,51*	47	*2,91*	54	*3,34*	5	*0,31*	32	*1,98*	29	*1,79*	167	*10,33*	822	*50,84*
	w	8	*0,52*	5	*0,32*	553	*35,97*	566	*36,81*	37	*2,41*	61	*3,97*	5	*0,32*	27	*1,76*	22	*1,43*	152	*9,89*	718	*46,70*
	zus.	15	*0,47*	9	*0,29*	1197	*37,95*	1221	*38,71*	84	*2,66*	115	*3,64*	10	*0,32*	59	*1,87*	51	*1,62*	319	*10,11*	1540	*48,82*
10—15	m	16	*1,03*	5	*0,32*	284	*18,22*	305	*19,57*	58	*3,72*	68	*4,36*	6	*0,38*	8	*0,51*	22	*1,41*	162	*10,39*	467	*29,96*
	w	19	*1,27*	13	*0,87*	216	*14,48*	248	*16,63*	54	*3,62*	66	*4,43*	6	*0,40*	10	*0,67*	37	*2,48*	173	*11,60*	421	*28,23*
	zus.	35	*1,15*	18	*0,59*	500	*16,39*	553	*18,13*	112	*3,67*	134	*4,39*	12	*0,39*	18	*0,59*	59	*1,93*	335	*10,98*	888	*29,11*
15—20	m	107	*5,49*	20	*1,03*	393	*20,15*	520	*26,67*	74	*3,79*	51	*2,61*	13	*0,67*	13	*0,67*	40	*2,05*	191	*9,79*	711	*36,46*
	w	146	*7,74*	26	*1,38*	420	*22,28*	592	*31,40*	53	*2,81*	84	*4,46*	14	*0,74*	7	*0,37*	63	*3,34*	221	*11,72*	813	*43,12*
	zus.	253	*6,60*	46	*1,20*	813	*21,20*	1112	*28,99*	127	*3,31*	135	*3,52*	27	*0,70*	20	*0,52*	103	*2,69*	412	*10,74*	1524	*39,73*
20—25	m	250	*15,39*	34	*2,09*	597	*36,75*	881	*54,24*	69	*4,25*	55	*3,39*	11	*0,68*	6	*0,37*	50	*3,08*	191	*11,76*	1072	*66,00*
	w	256	*16,38*	33	*2,11*	681	*43,58*	970	*62,07*	49	*3,14*	57	*3,65*	18	*1,15*	8	*0,51*	100	*6,40*	232	*14,85*	1202	*76,92*
	zus.	506	*15,88*	67	*2,10*	1278	*40,10*	1851	*58,08*	118	*3,70*	112	*3,51*	29	*0,91*	14	*0,44*	150	*4,71*	423	*13,27*	2274	*71,35*
25—30	m	452	*27,26*	59	*3,56*	1028	*62,01*	1539	*92,83*	92	*5,55*	48	*2,90*	14	*0,84*	6	*0,36*	88	*5,31*	248	*14,96*	1787	*107,79*
	w	322	*19,42*	50	*3,02*	969	*58,43*	1341	*80,87*	71	*4,28*	58	*3,50*	23	*1,39*	6	*0,36*	135	*8,14*	293	*17,67*	1634	*98,54*
	zus.	774	*23,34*	109	*3,29*	1997	*60,22*	2880	*86,85*	163	*4,91*	106	*3,20*	37	*1,12*	12	*0,36*	223	*6,72*	541	*16,31*	3421	*103,16*
30—35	m	452	*30,85*	56	*3,82*	1133	*77,32*	1641	*111,99*	79	*5,39*	26	*1,77*	10	*0,68*	2	*0,14*	85	*5,80*	202	*13,79*	1843	*125,78*
	w	372	*19,61*	53	*2,79*	932	*49,12*	1357	*71,52*	59	*3,11*	63	*3,32*	36	*1,90*	6	*0,32*	149	*7,85*	313	*16,50*	1670	*88,02*
	zus.	824	*24,50*	109	*3,24*	2065	*61,41*	2998	*89,16*	138	*4,10*	89	*2,65*	46	*1,37*	8	*0,24*	234	*6,96*	515	*15,31*	3513	*104,47*
35—40	m	327	*31,87*	49	*4,77*	699	*68,12*	1075	*104,76*	51	*4,97*	16	*1,56*	19	*1,85*	—	—	57	*5,55*	143	*13,93*	1218	*118,69*
	w	202	*14,74*	58	*4,23*	591	*43,12*	851	*62,09*	51	*3,72*	38	*2,77*	28	*2,04*	2	*0,15*	96	*7,00*	215	*15,69*	1066	*77,78*
	zus.	529	*22,07*	107	*4,46*	1290	*53,82*	1926	*80,36*	102	*4,26*	54	*2,25*	47	*1,96*	2	*0,08*	153	*6,38*	358	*14,94*	2284	*95,30*

40—45	m	419	*29,55*	45	*3,17*	741	*52,27*	1205	*85,00*	48	*3,38*	12	*0,85*	18	*1,27*	1	*0,07*	61	*4,30*	140	*9,87*	1345	*94,87*
	w	187	*10,15*	37	*2,01*	492	*26,70*	716	*38,86*	52	*2,82*	31	*1,68*	33	*1,79*	—	—	81	*4,40*	197	*10,69*	913	*49,55*
	zus.	606	*18,59*	82	*2,51*	1233	*37,83*	1921	*58,92*	100	*3,07*	43	*1,32*	51	*1,56*	1	*0,03*	142	*4,36*	337	*10,34*	2258	*69,26*
45—50	m	513	*31,62*	70	*4,31*	857	*52,82*	1440	*88,75*	78	*4,81*	24	*1,48*	41	*2,53*	5	*0,31*	94	*5,79*	242	*14,91*	1682	*103,66*
	w	170	*8,55*	43	*2,16*	461	*23,20*	674	*33,91*	65	*3,27*	44	*2,21*	57	*2,87*	—	—	86	*4,33*	252	*12,68*	926	*46,59*
	zus.	683	*18,92*	113	*3,13*	1318	*36,51*	2114	*58,56*	143	*3,96*	68	*1,88*	98	*2,71*	5	*0,14*	180	*4,99*	494	*13,68*	2608	*72,24*
50—55	m	623	*38,43*	81	*5,00*	781	*48,18*	1485	*91,60*	55	*3,39*	15	*0,93*	38	*2,34*	1	*0,06*	73	*4,50*	182	*11,23*	1667	*102,83*
	w	155	*8,56*	27	*1,49*	366	*20,22*	548	*30,28*	42	*2,32*	38	*2,10*	59	*3,26*	2	*0,11*	69	*3,81*	210	*11,60*	758	*41,88*
	zus.	778	*22,67*	108	*3,15*	1147	*33,43*	2033	*59,25*	97	*2,83*	53	*1,54*	97	*2,83*	3	*0,09*	142	*4,14*	392	*11,43*	2425	*70,68*
55—60	m	520	*40,24*	75	*5,80*	694	*53,71*	1289	*99,75*	51	*3,95*	13	*1,01*	45	*3,48*	—	—	53	*4,10*	162	*12,54*	1451	*112,29*
	w	149	*9,39*	25	*1,57*	271	*17,07*	445	*28,03*	48	*3,02*	40	*2,52*	66	*4,16*	1	*0 06*	65	*4,09*	220	*13,86*	665	*41,89*
	zus.	669	*23,23*	100	*3,47*	965	*33,51*	1734	*60,22*	99	*3,44*	53	*1,84*	111	*3,85*	1	*0,03*	118	*4,10*	382	*13,27*	2116	*73,48*
60—65	m	319	*33,53*	65	*6,83*	437	*45,93*	821	*86,29*	30	*3,15*	7	*0,73*	21	*2,21*	—	—	37	*3,89*	95	*9,98*	916	*96,27*
	w	124	*9,37*	34	*2,57*	201	*15,20*	359	*27,14*	43	*3,25*	27	*2,04*	57	*4,31*	1	*0,08*	43	*3,25*	171	*12,93*	530	*40,07*
	zus.	443	*19,48*	99	*4,35*	638	*28,05*	1180	*51,89*	73	*3,21*	34	*1,50*	78	*3,43*	1	*0,04*	80	*3,52*	266	*11,70*	1446	*63,58*
65—70	m	255	*32,52*	71	*9,05*	294	*37,49*	620	*79,06*	41	*5,23*	11	*1,40*	19	*2,42*	—	—	32	*4,08*	103	*13,14*	723	*92,20*
	w	106	*10,07*	36	*3,42*	180	*17,09*	322	*30,58*	45	*4,27*	36	*3,42*	67	*6,36*	—	—	40	*3,80*	188	*17,85*	510	*48,43*
	zus.	361	*19,65*	107	*5,82*	474	*25,80*	942	*51,27*	86	*4,68*	47	*2,56*	86	*4,68*	—	—	72	*3,92*	291	*15,84*	1233	*67,11*
70—75	m	169	*27,60*	56	*9,15*	182	*29,73*	407	*66,48*	29	*4,74*	3	*0,49*	13	*2,12*	—	—	19	*3,10*	64	*10,45*	471	*76,93*
	w	94	*11,73*	27	*3,37*	115	*14,35*	236	*29,45*	27	*3,37*	20	*2,50*	35	*4,37*	—	—	19	*2,37*	101	*12,60*	337	*42,06*
	zus.	263	*18,61*	83	*5,87*	297	*21,01*	643	*45,49*	56	*3,96*	23	*1,63*	48	*3,39*	—	—	38	*2,69*	165	*11,67*	808	*57,16*
75—80	m	71	*16,53*	25	*5,82*	107	*24,90*	203	*47,25*	17	*3,96*	1	*0,23*	11	*2,56*	—	—	3	*0,70*	32	*7,45*	235	*54,70*
	w	43	*7,98*	11	*2,04*	75	*13,92*	129	*23,94*	27	*5,01*	4	*0,74*	25	*4,64*	—	—	9	*1,67*	65	*12,06*	194	*36,01*
	zus.	114	*11,77*	36	*3,72*	182	*18,79*	332	*34,28*	44	*4,54*	5	*0,52*	36	*3,72*	—	—	12	*1,24*	97	*10,02*	429	*44,30*
80—85	m	24	*11,76*	8	*3,92*	33	*16,17*	65	*31,86*	8	*3,92*	1	*0,49*	4	*1,96*	—	—	—	—	13	*6,37*	78	*38,23*
	w	15	*5,89*	8	*3,14*	32	*12,57*	55	*21,61*	6	*2,36*	3	*1,18*	10	*3,93*	—	—	3	*1,18*	22	*8,64*	77	*30,25*
	zus.	39	*8,50*	16	*3,49*	65	*14,18*	120	*26,17*	14	*3,05*	4	*0,87*	14	*3,05*	—	—	3	*0,66*	35	*7,63*	155	*33,80*
85 u. mehr	m	11	*16,73*	4	*6,08*	7	*10,65*	22	*33,46*	—	—	—	—	—	—	—	—	—	—	—	—	22	*33,46*
	w	2	*2,14*	1	*1,07*	6	*6,43*	9	*9,65*	1	*1,07*	3	*3,22*	1	*1,07*	—	—	—	—	5	*5,36*	14	*15,01*
	zus.	13	*8,18*	5	*3,14*	13	*8,18*	31	*19,50*	1	*0,63*	3	*1,89*	1	*0,63*	—	—	—	—	5	*3,14*	36	*22,64*
Insgesamt	m	4540	*21,08*	727	*3,38*	9241	*42,92*	14508	*67,38*	837	*3,89*	429	*1,99*	289	*1,34*	90	*0,42*	764	*3,55*	2409	*11,19*	16917	*78,57*
	w	2376	*9,80*	488	*2,01*	6878	*28,37*	9742	*40,19*	742	*3,06*	689	*2,84*	541	*2,23*	89	*0,37*	1034	*4,27*	3095	*12,77*	12837	*52,96*
	zus.	6916	*15,11*	1215	*2,65*	16119	*35,22*	24250	*52,98*	1579	*3,45*	1118	*2,44*	830	*1,81*	179	*0,39*	1798	*3,93*	5504	*12,02*	29754	*65,00*

Tabelle XIX. *Bestand der an aktiver Tuberkulose Erkrankten in Rheinland-Pfalz am 31. 12. 1955 nach Alter und Geschlecht; absolute und relative Zahlen auf 10000 Einwohner*

(Entnommen aus den Länderstatistiken)

Alter Jahre	Geschlecht	Tuberkulose der Atmungsorgane								Tuberkulose anderer Organe								Summe Ia—Id	
		Ia		Ib		Ic		Ia—Ic		Knochen u. Gelenke		Drüsen		Haut, Meningitis, Sonstige		Id ges.			
		abs.	rel.	abs.	rel.	abs.	rel.	abs.	rel.	abs.	rel.	abs.	rel.	abs.	rel.	abs.	rel.	abs.	rel.
0—15	zus.	58	*0,79*	70	*0,95*	4096	*55,83*	4224	*57,58*	348	*4,74*	735	*10,02*	367	*5,00*	1450	*19,76*	5674	*77,34*
15u.mehr	m	3958	*33,32*	1948	*16,40*	6743	*56,76*	12649	*106,48*	702	*5,91*	334	*2,81*	863	*7,27*	1899	*15,99*	14548	*122,47*
	w	1747	*12,62*	1034	*7,47*	4853	*35,05*	7634	*55,14*	615	*4,44*	545	*3,94*	1299	*9,38*	2459	*17,76*	10093	*72,90*
	zus.	5705	*22,19*	2982	*11,60*	11596	*45,10*	20283	*78,88*	1317	*5,12*	879	*3,41*	2162	*8,41*	4358	*16,95*	24641	*95,83*
Insgesamt	zus.	5763	*17,44*	3052	*9,23*	15692	*47,48*	24507	*74,15*	1665	*5,04*	1614	*4,88*	2529	*7,65*	5808	*17,57*	30315	*91,73*

Tabelle XX. *Bestand der an aktiver Tuberkulose Erkrankten in Baden-Württemberg am 31. 12. 1955 nach Alter und Geschlecht; absolute und relative Zahlen auf 10000 Einwohner*

(Entnommen aus den Länderstatistiken)

Alter Jahre	Geschlecht	Tuberkulose der Atmungsorgane								Tuberkulose anderer Organe												Summe Ia—Id	
		Ia		Ib		Ic		Ia—Ic		Knochen u. Gelenke		Drüsen		Haut		Meningitis		Sonstige		Id ges.			
		abs.	rel.	abs.	rel.	abs.	rel.	abs.	rel.	abs.	rel.	abs.	rel.	abs.	rel.	abs.	rel.	abs.	rel.	abs.	rel.	abs.	rel
0—15	m	48	*0,61*	16	*0,20*	3857	*48,93*	3921	*49,74*	201	*2,55*	282	*3,58*	27	*0,34*	82	*1,04*	118	*1,50*	710	*9,01*	4631	*58,75*
	w	59	*0,78*	25	*0,33*	3260	*43,21*	3344	*44,32*	169	*2,24*	333	*4,41*	24	*0,32*	71	*0,94*	83	*1,10*	680	*9,01*	4024	*53,33*
	zus.	107	*0,69*	41	*0,27*	7117	*46,13*	7265	*47,09*	370	*2,40*	615	*3,99*	51	*0,33*	153	*0,99*	201	*1,30*	1390	*9,01*	8655	*56,10*
15u.mehr	m	7589	*29,49*	1691	*6,57*	14094	*54,78*	23374	*90,84*	999	*3,88*	360	*1,40*	262	*1,02*	51	*0,20*	1123	*4,36*	2795	*10,86*	26169	*101,70*
	w	3637	*11,96*	971	*3,19*	11899	*39,13*	16507	*54,28*	938	*3,08*	765	*2,52*	516	*1,70*	54	*0,18*	1415	*4,65*	3688	*12,13*	20195	*66,41*
	zus.	11226	*20,00*	2662	*4,74*	25993	*46,30*	39881	*71,04*	1937	*3,45*	1125	*2,00*	778	*1,39*	105	*0,19*	2538	*4,52*	6483	*11,55*	46364	*82,59*
Insgesamt	m	7637	*22,72*	1707	*5,08*	17951	*53,40*	27295	*81,20*	1200	*3,57*	642	*1,91*	289	*0,86*	133	*0,40*	1241	*3,69*	3505	*10,43*	30800	*91,63*
	w	3696	*9,74*	996	*2,62*	15159	*39,94*	19851	*52,30*	1107	*2,92*	1098	*2,89*	540	*1,42*	125	*0,33*	1498	*3,95*	4368	*11,51*	24219	*63,81*
	zus.	11333	*15,84*	2703	*3,78*	33110	*46,26*	47146	*65,88*	2307	*3,22*	1740	*2,43*	829	*1,16*	258	*0,36*	2739	*3,83*	7873	*11,00*	55019	*76,88*

Tab. XXI s. S. 232

Tabelle XXII. *Bestand der an aktiver Tuberkulose Erkrankten in West-Berlin am 31. 12. 1955 nach Alter und Geschlecht; absolute und relative Zahlen auf 10000 Einwohner*

(Entnommen aus den Länderstatistiken)

Alter Jahre	Geschlecht	Tuberkulose der Atmungsorgane								Tuberkulose anderer Organe												Summe Ia—Id	
		Ia		Ib		Ic		Ia—Ic		Knochen u. Gelenke		Drüsen		Haut		Meningitis		Sonstige		Id ges.			
		abs.	rel.	abs.	rel.	abs.	rel.	abs.	rel.	abs.	rel.	abs.	rel.	abs.	rel.	abs.	rel.	abs.	rel.	abs.	rel.	abs.	rel.
0—5	m	9	1,99	10	2,22	428	94,89	447	99,10	7	1,55	9	1,99	—	—	5	1,11	12	2,66	33	7,31	480	106,41
	w	5	1,18	7	1,65	378	89,14	390	91,97	4	0,94	8	1,89	1	0,23	7	1,65	11	2,59	31	7,31	421	99,28
	zus.	14	1,60	17	1,94	806	92,10	837	95,64	11	1,26	17	1,94	1	0,11	12	1,37	23	2,63	64	7,31	901	102,95
5—15	m	23	1,86	16	1,29	769	62,20	808	65,35	108	8,74	52	4,20	14	1,13	17	1,37	41	3,32	232	18,76	1040	84,12
	w	36	3,00	12	1,00	703	58,67	751	62,68	76	6,34	40	3,34	10	0,83	23	1,92	43	3,59	192	16,02	943	78,70
	zus.	59	2,42	28	1,15	1472	60,46	1559	60,04	184	7,56	92	3,78	24	0,99	40	1,64	84	3,45	424	17,42	1983	81,45
15—20	m	123	15,28	23	2,86	343	42,62	489	60,76	50	6,21	9	1,12	4	0,50	2	0,25	20	2,48	85	10,56	574	71,32
	w	160	19,77	42	5,19	585	72,30	787	97,26	31	3,83	30	3,71	12	1,48	3	0,37	28	3,46	104	12,85	891	110,10
	zus.	283	17,53	65	4,03	928	57,50	1276	79,06	81	5,02	39	2,42	16	0,99	5	0,31	48	2,97	189	11,71	1465	90,77
20—25	m	298	49,60	43	7,16	722	120,18	1063	165,94	21	3,50	11	1,83	5	0,83	1	0,17	14	2,33	52	8,66	1115	185,60
	w	313	50,89	51	8,29	946	153,80	1310	212,98	26	4,23	17	2,76	9	1,46	—	—	37	6,02	89	14,47	1399	227,45
	zus.	611	50,25	94	7,73	1668	137,19	2373	195,17	47	3,87	28	2,30	14	1,15	1	0,08	51	4,19	141	11,60	2514	206,77
25—30	m	436	82,60	44	8,34	1106	209,54	1586	300,48	31	5,87	6	1,14	3	0,57	—	—	17	3,22	57	10,80	1643	311,28
	w	438	72,10	61	10,04	1238	203,80	1737	285,93	34	5,60	18	2,96	11	1,81	1	0,16	41	6,75	105	17,28	1842	303,21
	zus.	874	76,98	105	9,25	2344	206,46	3323	292,69	65	5,73	24	2,11	14	1,23	1	0,09	58	5,11	162	14,27	3485	306,96
30—40	m	767	91,38	64	7,62	1581	188,36	2412	287,37	43	5,12	15	1,79	10	1,19	3	0,36	28	3,33	99	11,79	2511	299,16
	w	688	50,52	88	6,46	1856	136,28	2632	193,26	50	3,67	20	1,46	23	1,69	—	—	65	4,77	158	11,60	2790	204,86
	zus.	1455	66,10	152	6,90	3437	156,14	5044	229,14	93	4,22	35	1,59	33	1,50	3	0,14	93	4,22	257	11,67	5301	240,81
40—50	m	1393	95,18	104	7,11	2189	149,57	3686	251,86	64	4,37	9	0,61	26	1,78	—	—	61	4,17	160	10,93	3846	262,79
	w	724	32,49	69	3,10	1785	80,10	2578	115,69	50	2,24	30	1,35	60	2,69	—	—	79	3,55	219	9,83	2797	125,52
	zus.	2117	57,34	173	4,69	3974	107,64	6264	169,67	114	3,09	39	1,06	86	2,33	—	—	140	3,79	379	10,26	6643	179,93
50—60	m	1689	105,08	165	10,27	2393	148,89	4247	264,24	57	3,55	8	0,50	25	1,55	—	—	44	2,74	134	8,34	4381	272,58
	w	541	23,82	71	3,13	1216	53,53	1828	80,48	80	3,52	33	1,45	64	2,82	1	0,04	82	3,61	260	11,45	2088	91,92
	zus.	2230	57,49	236	6,08	3609	93,05	6075	156,62	137	3,53	41	1,06	89	2,29	1	0,03	126	3,25	394	10,16	6469	166,78
60 u. mehr	m	1443	78,73	138	7,53	1700	92,75	3281	179,00	62	3,38	5	0,27	23	1,25	—	—	52	2,84	142	7,75	3423	186,75
	w	554	17,57	70	2,22	1039	32,95	1663	52,73	95	3,01	37	1,17	92	2,92	1	0,03	57	1,81	282	8,94	1945	61,68
	zus.	1997	40,05	208	4,17	2739	54,93	4944	99,15	157	3,15	42	0,84	115	2,31	1	0,02	109	2,18	424	8,50	5368	107,65
Insgesamt	m	6181	66,01	607	6,48	11231	119,94	18019	192,43	443	4,73	124	1,32	110	1,17	28	0,30	289	3,09	994	10,61	19013	203,04
	w	3459	27,30	471	3,72	9746	76,93	13676	107,95	446	3,52	233	1,84	282	2,23	36	0,28	443	3,50	1440	11,37	15116	119,31
	zus.	9640	43,75	1078	4,90	20977	95,21	31695	143,85	889	4,03	357	1,62	392	1,78	64	0,29	732	3,32	2434	11,05	34129	154,90

Tabelle XXI. *Bestand der an aktiver Tuberkulose Erkrankten in Bayern am 31. 12. 1955 nach Alter und Geschlecht; absolute und relative Zahlen auf 10000 Einwohner*
(Entnommen aus den Länderstatistiken)

Alter Jahre	Geschlecht	Tuberkulose der Atmungsorgane								Tuberkulose anderer Organe												Summe Ia—Id	
		Ia		Ib		Ic		Ia—Ic		Knochen u. Gelenke		Drüsen		Haut		Meningitis		Sonstige		Id ges.			
		abs.	rel.	abs.	rel.	abs.	rel.	abs.	rel.	abs.	rel.	abs.	rel.	abs.	rel.	abs.	rel.	abs.	rel.	abs.	rel.	abs.	rel.
0—1	m	—	—	1	*0,14*	72	*10,12*	73	*10,27*	1	*0,14*	1	*0,14*	—	—	2	*0,28*	—	—	4	*0,56*	77	*10,83*
	w	2	*0,30*	1	*0,15*	63	*9,34*	66	*9,78*	2	*0,30*	4	*0,59*	—	—	2	*0,30*	1	*0,15*	9	*1,33*	75	*11,12*
	zus.	2	*0,14*	2	*0,14*	135	*9,74*	139	*10,03*	3	*0,22*	5	*0,36*	—	—	4	*0,29*	1	*0,07*	13	*0,94*	152	*10,97*
1—5	m	4	*0,14*	1	*0,04*	1137	*40,84*	1142	*41,02*	45	*1,62*	55	*1,97*	6	*0,21*	28	*1,01*	7	*0,25*	141	*5,06*	1283	*46,08*
	w	2	*0,07*	1	*0,04*	1097	*42,45*	1100	*41,56*	38	*1,44*	66	*2,49*	4	*0,15*	30	*0,13*	4	*0,15*	142	*5,36*	1242	*46,92*
	zus.	6	*0,11*	2	*0,04*	2234	*41,13*	2242	*41,28*	83	*1,53*	121	*2,23*	10	*0,18*	58	*1,07*	11	*0,20*	283	*5,21*	2525	*46,49*
5—10	m	6	*0,18*	3	*0,09*	1413	*41,86*	1422	*42,13*	104	*3,08*	132	*3,91*	6	*0,18*	28	*0,83*	22	*0,65*	292	*8,65*	1714	*50,78*
	w	16	*0,49*	4	*0,12*	1276	*39,56*	1296	*40,17*	91	*2,82*	131	*4,06*	8	*0,25*	23	*0,71*	25	*0,77*	278	*8,62*	1574	*48,79*
	zus.	22	*0,33*	7	*0,11*	2689	*40,74*	2718	*41,17*	195	*2,95*	263	*3,98*	14	*0,21*	51	*0,77*	47	*0,71*	570	*8,64*	3288	*49,81*
10—15	m	19	*0,58*	4	*0,12*	643	*19,49*	666	*20,19*	129	*3,92*	110	*3,33*	18	*0,54*	8	*0,24*	21	*0,64*	286	*8,67*	952	*28,86*
	w	51	*1,61*	22	*0,68*	743	*23,38*	816	*25,68*	111	*3,49*	122	*3,84*	18	*0,57*	4	*0,12*	21	*0,66*	276	*8,69*	1092	*34,37*
	zus.	70	*1,08*	26	*0,40*	1386	*21,40*	1482	*22,88*	240	*3,71*	232	*3,58*	36	*0,56*	12	*0,18*	42	*0,65*	562	*8,68*	2044	*31,56*
15—20	m	209	*5,04*	44	*1,06*	625	*15,08*	878	*21,18*	119	*2,87*	77	*1,85*	14	*0,34*	11	*0,26*	42	*1,01*	263	*6,34*	1141	*27,52*
	w	281	*6,93*	83	*2,05*	863	*21,27*	1227	*30,25*	82	*2,02*	91	*2,24*	17	*0,42*	12	*0,30*	47	*1,16*	249	*6,14*	1476	*36,39*
	zus.	490	*5,97*	127	*1,55*	1488	*18,14*	2105	*25,67*	201	*2,45*	168	*2,05*	31	*0,38*	23	*0,28*	89	*1,08*	512	*6,24*	2617	*31,91*
20—25	m	563	*17,56*	129	*4,02*	1066	*33,26*	1758	*54,84*	102	*3,18*	33	*1,03*	14	*0,44*	6	*0,19*	51	*1,59*	206	*5,43*	1964	*61,27*
	w	489	*15,20*	117	*3,64*	1300	*40,41*	1906	*59,25*	75	*2,33*	59	*1,93*	26	*0,81*	8	*0,25*	78	*2,42*	246	*7,65*	2152	*66,89*
	zus.	1052	*16,38*	246	*3,83*	2366	*36,84*	3664	*57,05*	177	*2,76*	92	*1,43*	40	*0,62*	14	*0,22*	129	*2,01*	452	*7,04*	4116	*64,09*
25—30	m	975	*30,72*	229	*7,22*	1717	*54,10*	2921	*92,04*	131	*4,13*	41	*1,29*	23	*0,72*	3	*0,09*	76	*2,39*	274	*8,63*	3195	*100,67*
	w	671	*20,16*	178	*5,35*	1660	*49,89*	2509	*75,40*	93	*2,79*	75	*2,25*	33	*0,99*	5	*0,15*	104	*3,13*	310	*9,32*	2819	*84,72*
	zus.	1646	*25,32*	407	*6,26*	3377	*51,94*	5430	*83,52*	224	*3,45*	116	*1,78*	56	*0,86*	8	*0,12*	180	*2,77*	584	*8,98*	6014	*92,41*
30—35	m	1136	*41,30*	253	*9,20*	1698	*61,73*	3087	*112,23*	146	*5,31*	38	*1,38*	22	*0,80*	1	*0,04*	83	*3,02*	290	*10,54*	3377	*122,78*
	w	722	*19,00*	190	*5,00*	1576	*41,46*	2488	*65,46*	105	*2,76*	63	*1,66*	34	*0,89*	4	*0,11*	98	*2,58*	304	*8,00*	2792	*73,46*
	zus.	1858	*28,36*	443	*6,76*	3274	*49,97*	5575	*85,10*	251	*3,83*	101	*1,54*	56	*0,85*	5	*0,08*	181	*2,76*	594	*9,07*	6169	*94,16*
35—40	m	742	*37,45*	156	*7,87*	1069	*53,95*	1967	*99,28*	75	*3,78*	37	*1,88*	26	*1,31*	3	*0,15*	58	*2,93*	199	*10,04*	2166	*109,32*
	w	423	*15,17*	111	*3,98*	920	*32,99*	1454	*52,14*	75	*1,69*	54	*1,94*	41	*1,47*	2	*0,07*	54	*1,94*	226	*8,10*	1680	*60,24*
	zus.	1165	*24,42*	267	*5,60*	1989	*41,70*	3421	*71,72*	150	*3,14*	91	*1,91*	67	*1,40*	5	*0,10*	112	*2,35*	425	*8,91*	3846	*80,63*

40—45	m	1273 *45,87*	222 *8,00*	1501 *54,09*	2996 *107,96*	111 *4,00*	32 *1,15*	40 *1,44*	4 *0,14*	56 *2,02*	243 *8,76*	3239 *116,71*
	w	523 *14,04*	133 *3,57*	1156 *31,05*	1812 *48,66*	85 *2,28*	51 *1,37*	80 *2,15*	5 *0,13*	67 *1,80*	288 *7,73*	2100 *56,40*
	zus.	1796 *27,64*	355 *5,46*	2657 *40,88*	4808 *73,98*	196 *3,01*	83 *1,28*	120 *1,85*	9 *0,14*	123 *1,89*	531 *8,17*	5339 *82,15*
45—50	m	1442 *46,90*	258 *8,39*	1645 *53,50*	3345 *108,80*	101 *3,29*	18 *0,59*	63 *2,05*	1 *0,03*	57 *1,85*	240 *7,81*	3585 *116,60*
	w	438 *11,29*	101 *2,60*	945 *24,36*	1484 *38,25*	84 *2,17*	37 *0,95*	87 *2,24*	2 *0,05*	57 *1,47*	267 *6,88*	1751 *45,13*
	zus.	1880 *27,03*	359 *5,16*	2590 *37,24*	4829 *69,44*	185 *2,66*	55 *0,80*	150 *2,16*	3 *0,04*	114 *1,64*	507 *7,29*	5336 *76,73*
50—55	m	1597 *51,87*	336 *10,91*	1656 *53,79*	3589 *116,58*	112 *3,64*	22 *0,71*	54 *1,75*	2 *0,06*	48 *1,56*	238 *7,73*	3827 *124,31*
	w	412 *11,57*	118 *3,31*	794 *22,30*	1324 *37,18*	98 *2,75*	34 *0,95*	102 *2,86*	4 *0,11*	55 *1,54*	293 *8,23*	1617 *45,40*
	zus.	2009 *30,26*	454 *6,84*	2450 *36,90*	4913 *73,99*	210 *3,16*	56 *0,84*	156 *2,35*	6 *0,09*	103 *1,55*	531 *8,00*	5444 *81,99*
55—60	m	1378 *54,88*	276 *10,99*	1364 *54,32*	3018 *120,19*	94 *3,74*	16 *0,64*	51 *2,03*	3 *0,12*	40 *1,59*	204 *8,12*	3222 *128,31*
	w	400 *12,60*	127 *4,00*	699 *22,02*	1226 *38,62*	110 *3,47*	35 *1,10*	102 *3,21*	1 *0,03*	36 *1,13*	284 *8,95*	1510 *47,57*
	zus.	1778 *31,27*	403 *7,09*	2063 *36,29*	4244 *74,65*	204 *3,59*	51 *0,90*	153 *2,69*	4 *0,07*	76 *1,34*	488 *8,58*	4732 *83,23*
60—65	m	965 *52,54*	201 *10,94*	839 *45,68*	2005 *109,16*	59 *3,21*	7 *0,38*	23 *1,25*	2 *0,11*	30 *1,63*	121 *6,59*	2126 *115,75*
	w	333 *12,61*	118 *4,47*	486 *18,40*	937 *35,48*	81 *3,07*	41 *1,55*	80 *3,03*	— —	21 *0,79*	223 *8,44*	1160 *43,92*
	zus.	1298 *28,99*	319 *7,12*	1325 *29,59*	2942 *56,70*	140 *3,13*	48 *1,07*	103 *2,30*	2 *0,04*	51 *1,14*	344 *7,68*	3286 *73,38*
65—70	m	586 *40,02*	154 *10,52*	537 *36,68*	1277 *87,22*	42 *2,87*	5 *0,34*	24 *1,64*	— —	15 *1,02*	86 *5,87*	1363 *93,09*
	w	222 *10,64*	94 *4,50*	364 *17,45*	680 *32,59*	54 *2,59*	27 *1,29*	50 *2,40*	— —	23 *1,10*	154 *7,38*	834 *39,97*
	zus.	808 *22,76*	248 *6,98*	901 *25,38*	1957 *55,12*	96 *2,70*	32 *0,90*	74 *2,08*	— —	38 *1,07*	240 *6,76*	2197 *61,88*
70 u. mehr	m	541 *22,55*	181 *7,55*	488 *20,34*	1210 *50,44*	48 *2,00*	10 *0,42*	35 *1,46*	1 *0,04*	23 *0,96*	117 *4,88*	1327 *55,32*
	w	259 *8,04*	133 *4,13*	392 *12,17*	784 *24,34*	89 *2,76*	21 *0,65*	65 *2,02*	— —	13 *0,40*	188 *5,83*	972 *30,17*
	zus.	800 *14,23*	314 *5,59*	880 *15,66*	1994 *35,48*	137 *2,44*	31 *0,55*	100 *1,78*	1 *0,02*	36 *0,64*	305 *5,43*	2299 *40,91*
Insgesamt	m	11436 *26,87*	2448 *5,75*	17470 *41,04*	31354 *73,66*	1419 *3,33*	634 *1,49*	419 *0,98*	103 *0,24*	629 *1,48*	3204 *7,53*	34558 *81,19*
	w	5244 *10,66*	1531 *3,11*	14334 *29,13*	21109 *42,90*	1273 *2,59*	911 *1,85*	747 *1,52*	102 *0,21*	704 *1,43*	3737 *7,60*	24846 *50,50*
	zus.	16680 *18,18*	3979 *4,34*	31804 *34,66*	52463 *57,17*	2692 *2,93*	1545 *1,68*	1166 *1,27*	205 *0,22*	1333 *1,45*	6941 *7,56*	59404 *64,73*

Tabelle XXIII. *Allgemeine Sterblichkeit und Sterblichkeit auf 10000 Einwohner nach Alter und*

(Angaben des Sta-

Nr. d. dtsch. Todesurs.-Verz. 1950	Todesursachen	Geschlecht	Insgesamt abs.	Insgesamt rel.	0—1 abs.	0—1 rel.	1—5 abs.	1—5 rel.	5—10 abs.	5—10 rel.
00,01	Tuberkulose der Atmungsorgane	m	297	2,79	—	—	—	—	2	0,25
		w	152	1,24	1	0,67	1	0,16	—	—
02	Tuberkulose der Hirnhäute und des ZNS	m	11	0,10	—	—	5	0,77	1	0,12
		w	7	0,06	—	—	—	—	2	0,26
03	Tuberkulose anderer Organe	m	24	0,23	—	—	—	—	—	—
		w	19	0,15	—	—	—	—	—	—
02 + 03	Tbk. der Hirnhäute usw. + Tbk. anderer Organe	m	35	0,23	—	—	5	0,77	1	0,12
		w	26	0,21	—	—	—	—	2	0,26
00—03	Tuberkulose insgesamt	m	332	3,12	—	—	5	0,77	3	0,37
		w	178	1,45	1	0,67	1	0,16	2	0,26
0—9	Allgemeine Todesursachen insgesamt	m	12566	118,08	691	431,87	120	18,60	53	6,51
		w	11912	97,15	538	358,67	68	11,16	38	4,89

Tabelle XXIV. *Allgemeine Sterblichkeit und Sterblichkeit auf 10000 Einwohner nach Alter und*

(Angaben des Sta-

Nr. d. dtsch. Todesurs.-Verz. 1950	Todesursachen	Geschlecht	Insgesamt abs.	Insgesamt rel.	0—1 abs.	0—1 rel.	1—5 abs.	1—5 rel.	5—10 abs.	5—10 rel.
00,01	Tuberkulose der Atmungsorgane	m	242	2,94	—	—	—	—	—	—
		w	88	0,93	—	—	—	—	—	—
02	Tuberkulose der Hirnhäute und des ZNS	m	7	0,09	—	—	1	0,28	—	—
		w	7	0,07	—	—	—	—	—	—
03	Tuberkulose anderer Organe	m	11	0,13	—	—	—	—	—	—
		w	14	0,15	—	—	—	—	—	—
02 + 03	Tbk. der Hirnhäute usw. + Tbk. anderer Organe	m	18	0,22	—	—	1	0,28	—	—
		w	21	0,22	—	—	—	—	—	—
00—03	Tuberkulose insgesamt	m	260	3,17	—	—	1	0,28	—	—
		w	109	1,15	—	—	—	—	—	—
0—9	Allgemeine Todesursachen insgesamt	m	10633	129,84	352	385,20	38	10,65	31	6,18
		w	9738	102,92	259	301,09	30	8,90	18	3,78

Tabelle XXV. *Allgemeine Sterblichkeit und Sterblichkeit auf 10000 Einwohner nach Alter und*

(Angaben des Sta-

Nr. d. dtsch. Todesurs.-Verz. 1950	Todesursachen	Geschlecht	Insgesamt abs.	Insgesamt rel.	0—1 abs.	0—1 rel.	1—5 abs.	1—5 rel.	5—10 abs.	5—10 rel.
00,01	Tuberkulose der Atmungsorgane	m	713	2,31	1	0,20	1	0,05	—	—
		w	380	1,09	—	—	1	0,05	—	—
02	Tuberkulose der Hirnhäute und des ZNS	m	33	0,11	—	—	8	0,39	4	0,17
		w	29	0,08	1	0,21	6	0,31	—	—
03	Tuberkulose anderer Organe	m	30	0,10	—	—	—	—	—	—
		w	47	0,14	—	—	—	—	—	—
02 + 03	Tbk. der Hirnhäute usw. + Tbk. anderer Organe	m	63	0,20	—	—	8	0,39	4	0,17
		w	76	0,22	1	0,21	6	0,31	—	—
00—03	Tuberkulose insgesamt	m	776	2,52	1	0,20	9	0,44	4	0,17
		w	456	1,31	1	0,21	7	0,36	—	—
0—9	Allgemeine Todesursachen insgesamt	m	34884	113,24	2219	435,08	347	16,94	179	7,51
		w	33681	96,92	1693	351,04	278	14,41	110	4,87

an Tuberkulose in Schleswig-Holstein im Jahre 1955
Geschlecht: absolute und relative Zahlen
tistischen Landesamtes)

10—15		15—20		20—25		25—30		30—35		35—40		40—45	
abs.	rel.	abs.	rel.	abs.	rel.	abs.	rel.	abs.	rel.	abs.	rel.	abs.	rel.
1	*0,10*	1	*0,09*	5	*0,69*	12	*1,92*	12	*2,03*	14	*3,22*	21	*3,07*
1	*0,10*	2	*0,18*	7	*0,97*	10	*1,40*	16	*1,88*	6	*0,95*	4	*0,42*
—	—	—	—	—	—	—	—	—	—	—	—	1	*0,15*
1	*0,10*	1	*0,09*	—	—	—	—	—	—	1	*0,16*	—	—
1	*0,10*	1	*0,09*	1	*0,14*	—	—	—	—	—	—	2	*0,29*
1	*0,10*	2	*0,18*	—	—	—	—	—	—	1	*0,16*	1	*0,10*
1	*0,10*	1	*0,09*	1	*0,14*	—	—	—	—	—	—	3	*0,44*
2	*0,21*	3	*0,28*	—	—	—	—	—	—	2	*0,31*	1	*0,10*
2	*0,20*	2	*0,18*	6	*0,83*	12	*1,92*	12	*2,03*	14	*3,22*	24	*3,51*
3	*0,31*	5	*0,46*	7	*0,97*	10	*1,40*	16	*1,88*	8	*1,26*	5	*0,53*
56	*5,60*	130	*11,62*	113	*15,67*	108	*17,25*	113	*19,09*	103	*23,68*	226	*33,09*
27	*2,83*	58	*5,36*	60	*8,32*	69	*9,66*	123	*14,49*	120	*18,96*	228	*24,13*

an Tuberkulose in Hamburg im Jahre 1955
Geschlecht: absolute und relative Zahlen
tistischen Landesamtes)

10—15		15—20		20—25		25—30		30—35		35—40		40—45	
abs.	rel.	abs.	rel.	abs.	rel.	abs.	rel.	abs.	rel.	abs.	rel.	abs.	rel.
1	*0,16*	—	—	3	*0,54*	3	*0,53*	8	*1,51*	3	*0,77*	11	*1,85*
—	—	—	—	2	*0,35*	2	*0,32*	10	*1,42*	1	*0,20*	8	*1,08*
—	—	—	—	—	—	—	—	—	—	—	—	—	—
—	—	2	*0,29*	—	—	—	—	1	*0,14*	—	—	—	—
—	—	—	—	—	—	—	—	—	—	—	—	1	*0,17*
—	—	—	—	—	—	—	—	—	—	1	*0,20*	2	*0,27*
—	—	—	—	—	—	—	—	—	—	—	—	1	*0,17*
—	—	2	*0,29*	—	—	—	—	1	*0,14*	1	*0,20*	2	*0,27*
1	*0,16*	—	—	3	*0,54*	3	*0,53*	8	*1,51*	3	*0,77*	12	*2,02*
—	—	2	*0,29*	2	*0,35*	2	*0,32*	11	*1,56*	2	*0,39*	10	*1,35*
26	*4,09*	61	*9,00*	68	*12,20*	71	*12,59*	70	*13,22*	80	*20,69*	207	*34,92*
12	*1,98*	44	*6,38*	45	*7,85*	57	*9,26*	70	*9,93*	72	*14,17*	172	*23,25*

an Tuberkulose in Niedersachsen im Jahre 1955
Geschlecht: absolute und relative Zahlen
tistischen Landesamtes)

10—15		15—20		20—25		25—30		30—35		35—40		40—45	
abs.	rel.	abs.	rel.	abs.	rel.	abs.	rel.	abs.	rel.	abs.	rel.	abs.	rel.
4	*0,15*	3	*0,10*	16	*0,71*	24	*1,11*	28	*1,48*	27	*2,07*	39	*1,91*
1	*0,04*	7	*0,24*	10	*0,45*	20	*0,87*	22	*0,85*	20	*1,10*	24	*0,89*
3	*0,11*	2	*0,07*	4	*0,18*	4	*0,18*	—	—	—	—	2	*0,10*
1	*0,04*	1	*0,03*	1	*0,05*	2	*0,09*	1	*0,04*	1	*0,05*	2	*0,07*
1	*0,04*	1	*0,03*	2	*0,09*	1	*0,05*	3	*0,16*	—	—	2	*0,10*
—	—	1	*0,03*	2	*0,09*	1	*0,04*	3	*0,11*	2	*0,11*	7	*0,26*
4	*0,15*	3	*0,10*	6	*0,26*	5	*0,23*	3	*0,16*	—	—	4	*0,20*
1	*0,04*	2	*0,07*	3	*0,14*	3	*0,13*	4	*0,15*	3	*0,16*	9	*0,33*
8	*0,30*	6	*0,20*	22	*0,97*	29	*1,34*	31	*1,64*	27	*2,07*	43	*2,11*
2	*0,08*	9	*0,31*	13	*0,59*	23	*1,00*	26	*1,00*	23	*1,26*	33	*1,22*
161	*5,97*	391	*12,77*	512	*22,62*	402	*18,58*	343	*18,16*	305	*23,37*	657	*32,23*
98	*3,79*	184	*6,27*	199	*9,03*	249	*10,85*	350	*13,48*	356	*19,49*	677	*25,04*

Tabelle XXIII

Nr. d. dtsch. Todesurs.-Verz. 1950	Todesursachen	Geschlecht	45—50		50—55		55—60		60—65	
			abs.	rel.	abs.	rel.	abs.	rel.	abs.	rel.
00,01	Tuberkulose der Atmungsorgane	m	20	*2,62*	45	*5,92*	35	*5,61*	40	*7,87*
		w	9	*0,94*	11	*1,26*	13	*1,62*	13	*1,88*
02	Tuberkulose der Hirnhäute und des ZNS	m	1	*0,13*	2	*0,26*	—	—	—	—
		w	—	—	—	—	—	—	—	—
03	Tuberkulose anderer Organe	m	3	*0,39*	3	*0,39*	3	*0,48*	2	*0,39*
		w	1	*0,10*	3	*0,34*	—	—	1	*0,14*
02 + 03	Tbk. der Hirnhäute usw. + Tbk. anderer Organe	m	4	*0,52*	5	*0,66*	3	*0,48*	2	*0,39*
		w	1	*0,10*	3	*0,34*	—	—	1	*0,14*
00—03	Tuberkulose insgesamt	m	24	*3,14*	50	*6,58*	38	*6,09*	42	*8,27*
		w	10	*1,05*	14	*1,61*	13	*1,62*	14	*2,03*
0—9	Allgemeine Todesursachen insgesamt	m	418	*54,78*	687	*90,39*	867	*138,94*	1071	*210,83*
		w	350	*36,65*	456	*52,41*	618	*77,06*	859	*124,49*

Tabelle XXIV

Nr. d. dtsch. Todesurs.-Verz. 1950	Todesursachen	Geschlecht	45—50		50—55		55—60		60—65	
			abs.	rel.	abs.	rel.	abs.	rel.	abs.	rel.
00,01	Tuberkulose der Atmungsorgane	m	20	*2,94*	33	*4,81*	33	*6,00*	33	*7,48*
		w	7	*0,86*	8	*1,06*	2	*0,28*	15	*2,43*
02	Tuberkulose der Hirnhäute und des ZNS	m	—	—	1	*0,15*	—	—	1	*0,23*
		w	—	—	—	—	1	*0,14*	1	*0,16*
03	Tuberkulose anderer Organe	m	—	—	—	—	3	*0,54*	1	*0,23*
		w	—	—	—	—	—	—	—	—
02 + 03	Tbk. der Hirnhäute usw. + Tbk. anderer Organe	m	—	—	1	*0,15*	3	*0,54*	2	*0,45*
		w	—	—	—	—	1	*0,14*	1	*0,16*
00—03	Tuberkulose insgesamt	m	20	*2,94*	34	*4,96*	36	*6,54*	35	*7,93*
		w	7	*0,86*	8	*1,06*	3	*0,42*	16	*2,59*
0—9	Allgemeine Todesursachen insgesamt	m	365	*53,66*	657	*95,85*	890	*161,80*	1123	*254,45*
		w	303	*37,35*	372	*49,29*	599	*83,97*	794	*128,60*

Tabelle XXV

Nr. d. dtsch. Todesurs.-Verz. 1950	Todesursachen	Geschlecht	45—50		50—55		55—60		60—65	
			abs.	rel.	abs.	rel.	abs.	rel.	abs.	rel.
00,01	Tuberkulose der Atmungsorgane	m	76	*3,41*	87	*3,94*	105	*5,96*	87	*6,52*
		w	28	*1,04*	29	*1,19*	27	*1,23*	32	*1,76*
02	Tuberkulose der Hirnhäute und des ZNS	m	1	*0,04*	1	*0,04*	2	*0,11*	—	—
		w	3	*0,11*	4	*0,16*	2	*0,09*	—	—
03	Tuberkulose anderer Organe	m	3	*0,13*	3	*0,14*	4	*0,23*	2	*0,15*
		w	1	*0,04*	4	*0,16*	7	*0,32*	4	*0,22*
02 + 03	Tbk. der Hirnhäute usw. + Tbk. anderer Organe	m	4	*0,18*	4	*0,18*	6	*0,34*	2	*0,15*
		w	4	*0,15*	8	*0,33*	9	*0,41*	4	*0,22*
00—03	Tuberkulose insgesamt	m	80	*3,59*	91	*4,12*	111	*6,30*	89	*6,67*
		w	32	*1,19*	37	*1,52*	36	*1,65*	36	*1,98*
0—9	Allgemeine Todesursachen insgesamt	m	1189	*53,38*	1942	*88,03*	2509	*142,38*	2967	*222,49*
		w	989	*36,75*	1334	*54,91*	1818	*83,15*	2539	*139,61*

(Fortsetzung)

65—70		70—75		75—80		80—85		85—90		90 u. mehr		unbekannt	
abs.	rel.	abs.	rel.	abs.	rel.	abs.	rel.	abs.	rel.	abs.	rel.		
32	7,32	23	6,80	18	7,44	12	9,68	3	7,14	1	11,11	—	—
15	2,65	20	4,69	12	4,03	9	5,96	2	3,64	—	—	—	—
1	0,23	—	—	—	—	—	—	—	—	—	—	—	—
—	—	2	0,47	—	—	—	—	—	—	—	—	—	—
2	0,46	2	0,59	1	0,41	3	2,42	—	—	—	—	—	—
4	0,71	2	0,47	1	0,33	1	0,66	1	1,82	—	—	—	—
3	0,69	2	0,59	1	0,41	3	2,42	—	—	—	—	—	—
4	0,71	4	0,94	1	0,33	1	0,66	1	1,82	—	—	—	—
35	8,01	25	7,40	19	7,85	15	12,10	3	7,14	1	11,11	—	—
19	3,36	24	5,63	13	4,36	10	6,62	3	5,45	—	—	—	—
1357	310,53	1673	494,97	1950	805,78	1631	1315,32	924	2200,00	275	3055,55	—	—
1241	219,65	1698	398,59	2135	716,44	1739	1151,65	1047	1903,64	440	2933,33	—	—

(Fortsetzung)

65—70		70—75		75—80		80—85		85—90		90 u. mehr		unbekannt	
abs.	rel.	abs.	rel.	abs.	rel.	abs.	rel.	abs.	rel.	abs.	rel.		
26	6,86	30	10,68	21	11,89	13	16,96	4	17,17	—	—	—	—
9	1,86	8	2,27	4	1,70	8	7,26	4	10,40	—	—	—	—
1	0,26	1	0,35	1	0,56	—	—	1	4,29	—	—	—	—
—	—	2	0,57	—	—	—	—	—	—	—	—	—	—
—	—	3	1,07	—	—	2	2,61	1	4,29	—	—	—	—
2	0,41	4	1,13	2	0,85	2	1,82	1	2,60	—	—	—	—
1	0,26	4	1,42	1	0,56	2	2,61	2	8,59	—	—	—	—
2	0,41	6	1,70	2	0,85	2	1,82	1	2,60	—	—	—	—
27	7,13	34	12,10	22	12,45	15	19,57	6	25,76	—	—	—	—
11	2,27	14	3,97	6	2,56	10	9,08	5	13,00	—	—	—	—
1397	368,75	1720	612,14	1649	933,32	1183	1543,38	528	2267,07	117	3333,33	—	—
1138	235,31	1453	411,88	1766	752,35	1425	1293,34	817	2123,73	292	3556,64	—	—

(Fortsetzung)

65—70		70—75		75—80		80—85		85—90		90 u. mehr		unbekannt	
abs.	rel.	abs.	rel.	abs.	rel.	abs.	rel.	abs.	rel.	abs.	rel.		
80	7,31	53	6,38	52	8,81	27	9,28	3	3,25	—	—	—	—
41	2,77	50	4,62	41	5,54	26	7,25	1	0,81	—	—	—	—
1	0,09	—	—	1	0,17	—	—	—	—	—	—	—	—
2	0,14	1	0,09	—	—	1	0,28	—	—	—	—	—	—
1	0,09	4	0,48	2	0,34	1	0,34	—	—	—	—	—	—
3	0,20	1	0,09	7	0,94	4	1,11	—	—	—	—	—	—
2	0,18	4	0,48	3	0,51	1	0,34	—	—	—	—	—	—
5	0,34	2	0,18	7	0,94	5	1,39	—	—	—	—	—	—
82	7,49	57	6,86	55	9,32	28	9,62	3	3,25	—	—	—	—
46	3,11	52	4,81	48	6,48	31	8,65	1	0,81	—	—	—	—
3721	339,82	4520	544,33	5288	895,89	4352	1495,99	2211	2392,34	669	3667,76	—	—
3563	240,96	4786	442,36	5909	798,19	4926	1374,25	2629	2123,41	994	3376,36	—	—

Tabelle XXVI. *Allgemeine Sterblichkeit und Sterblich-*
auf 10000 Einwohner nach Alter und
(Angaben des Sta-

Nr. d. dtsch. Todesurs.-Verz. 1950	Todesursachen	Geschlecht	Insgesamt		0—1		1—5		5—10	
			abs.	rel.	abs.	rel.	abs.	rel.	abs.	rel.
00,01	Tuberkulose der Atmungs-	m	76	*2,55*	—	—	—	—	—	—
	organe	w	52	*1,56*	—	—	—	—	—	—
02	Tuberkulose der Hirnhäute	m	2	*0,07*	—	—	—	—	—	—
	und des ZNS	w	—	—	—	—	—	—	—	—
03	Tuberkulose anderer Organe	m	3	*0,10*	—	—	—	—	—	—
		w	5	*0,15*	—	—	—	—	—	—
02 + 03	Tbk. der Hirnhäute usw.	m	5	*0,17*	—	—	—	—	—	—
	+ Tbk. anderer Organe	w	5	*0,15*	—	—	—	—	—	—
00—03	Tuberkulose insgesamt	m	81	*2,71*	—	—	—	—	—	—
		w	57	*1,71*	—	—	—	—	—	—
0—9	Allgemeine Todesursachen	m	3462	*116,41*	169	*421,45*	23	*14,67*	13	*6,27*
	insgesamt	w	3210	*96,53*	131	*345,92*	20	*13,56*	9	*4,58*

Tabelle XXVII. *Allgemeine Sterblichkeit und Sterblichkeit*
auf 10000 Einwohner nach Alter und
(Angaben des Sta-

Nr. d. dtsch. Todesurs.-Verz. 1950	Todesursachen	Geschlecht	Insgesamt		0—1		1—5		5—10	
			abs.	rel.	abs.	rel.	abs.	rel.	abs.	rel.
00,01	Tuberkulose der Atmungs-	m	1994	*2,84*	5	*0,43*	3	*0,07*	4	*0,08*
	organe	w	731	*0,95*	2	*0,18*	9	*0,22*	2	*0,04*
02	Tuberkulose der Hirnhäute	m	61	*0,09*	8	*0,70*	21	*0,48*	4	*0,08*
	und des ZNS	w	62	*0,08*	1	*0,09*	17	*0,41*	4	*0,09*
03	Tuberkulose anderer Organe	m	82	*0,12*	—	—	1	*0,02*	—	—
		w	106	*0,14*	—	—	—	—	1	*0,02*
02 + 03	Tbk. der Hirnhäute usw.	m	143	*0,20*	8	*0,70*	22	*0,50*	4	*0,08*
	+ Tbk. anderer Organe	w	168	*0,22*	1	*0,09*	17	*0,41*	5	*0,11*
00—03	Tuberkulose insgesamt	m	2137	*3,04*	13	*1,13*	25	*0,75*	8	*0,16*
		w	899	*1,17*	3	*0,27*	26	*0,63*	7	*0,15*
0—9	Allgemeine Todesursachen	m	83652	*119,13*	6177	*536,95*	845	*19,39*	365	*7,52*
	insgesamt	w	74017	*96,41*	4766	*436,90*	640	*15,45*	222	*4,80*

Tabelle XXVIII. *Allgemeine Sterblichkeit und Sterblich-*
auf 10000 Einwohner nach Alter und
(Angaben des Sta-

Nr. d. dtsch. Todesurs.-Verz. 1950	Todesursachen	Geschlecht	Insgesamt		0—1		1—5		5—10	
			abs.	rel.	abs.	rel.	abs.	rel.	abs.	rel.
00,01	Tuberkulose der Atmungs-	m	448	*2,10*	1	*0,30*	2	*1,15*	—	—
	organe	w	198	*0,82*	2	*0,64*	—	—	—	—
02	Tuberkulose der Hirnhäute	m	11	*0,05*	1	*0,30*	1	*0,08*	1	*0,06*
	und des ZNS	w	11	*0,04*	1	*0,32*	4	*0,32*	3	*0,20*
03	Tuberkulose anderer Organe	m	32	*0,15*	—	—	1	*0,08*	—	—
		w	48	*0,20*	—	—	—	—	—	—
02 + 03	Tbk. der Hirnhäute usw.	m	43	*0,20*	1	*0,30*	2	*0,15*	1	*0,06*
	+ Tbk. anderer Organe	w	59	*0,24*	1	*0,32*	4	*0,32*	3	*0,20*
00—03	Tuberkulose insgesamt	m	491	*2,30*	2	*0,61*	4	*0,31*	1	*0,06*
		w	257	*1,07*	3	*0,96*	4	*0,32*	3	*0,20*
0—9	Allgemeine Todesursachen	m	25764	*120,60*	1402	*424,85*	194	*14,89*	101	*6,48*
	insgesamt	w	25101	*104,19*	986	*315,80*	143	*11,57*	72	*4,85*

keit an Tuberkulose in Bremen im Jahre 1955
Geschlecht: absolute und relative Zahlen
tistischen Landesamtes)

10—15		15—20		20—25		25—30		30—35		35—40		40—45	
abs.	rel.	abs.	rel.	abs.	rel.	abs.	rel.	abs.	rel.	abs.	rel.	abs.	rel.
—	—	—	—	1	0,50	1	0,48	2	1,01	5	3,41	8	3,57
—	—	—	—	1	0,47	1	0,44	5	1,92	6	3,23	1	0,37
1	0,41	—	—	—	—	—	—	—	—	—	—	—	—
—	—	—	—	—	—	—	—	—	—	—	—	—	—
—	—	—	—	—	—	—	—	—	—	—	—	—	—
—	—	—	—	—	—	—	—	—	—	—	—	—	—
1	0,41	—	—	—	—	—	—	—	—	—	—	—	—
—	—	—	—	—	—	—	—	—	—	—	—	—	—
1	0,41	—	—	1	0,50	1	0,48	2	1,01	5	4,31	8	3,57
—	—	—	—	1	0,47	1	0,44	5	1,92	6	3,23	1	0,37
13	5,33	22	8,57	38	18,87	30	14,32	26	13,08	39	26,57	69	30,83
6	2,60	14	5,43	22	10,46	27	12,03	33	12,69	40	21,55	62	23,18

an Tuberkulose in Nordrhein-Westfalen im Jahre 1955
Geschlecht: absolute und relative Zahlen
tistischen Landesamtes)

10—15		15—20		20—25		25—30		30—35		35—40		40—45	
abs.	rel.	abs.	rel.	abs.	rel.	abs.	rel.	abs.	rel.	abs.	rel.	abs.	rel.
—	—	6	0,09	23	0,39	59	1,01	81	1,68	61	1,86	113	2,40
1	0,02	12	0,19	29	0,55	46	0,81	60	0,97	55	1,29	60	0,99
3	0,05	2	0,03	1	0,02	5	0,09	3	0,06	—	—	1	0,02
3	0,06	4	0,06	6	0,11	5	0,09	6	0,10	—	—	4	0,07
1	0,02	1	0,01	4	0,07	2	0,03	6	0,12	1	0,03	5	0,11
1	0,02	5	0,08	2	0,04	3	0,05	3	0,05	5	0,12	10	0,16
4	0,07	3	0,04	5	0,09	7	0,12	9	0,19	1	0,03	6	0,13
4	0,08	9	0,14	8	0,15	8	0,14	9	0,15	5	0,12	14	0,23
4	0,07	9	0,13	28	0,48	66	1,13	90	1,87	62	1,89	119	2,53
5	0,10	21	0,34	37	0,70	54	0,95	69	1,12	60	1,41	74	1,22
200	5,38	840	12,58	1282	21,81	1153	19,76	1006	20,89	795	24,30	1734	36,91
188	3,64	344	5,51	432	8,13	613	10,85	881	14,31	835	19,66	1584	26,24

keit an Tuberkulose in Hessen im Jahre 1955
Geschlecht: absolute und relative Zahlen
tistischen Landesamtes)

10—15		15—20		20—25		25—30		30—35		35—40		40—45	
abs.	rel.	abs.	rel.	abs.	rel.	abs.	rel.	abs.	rel.	abs.	rel.	abs.	rel.
—	—	1	0,05	7	0,44	21	1,28	15	1,03	15	1,54	21	1,44
—	—	1	0,05	8	0,52	9	0,54	11	0,57	16	1,23	11	0,58
—	—	—	—	1	0,06	2	0,12	—	—	—	—	—	—
—	—	—	—	—	—	1	0,06	—	—	—	—	—	—
—	—	—	—	—	—	1	0,06	2	0,14	1	0,10	2	0,14
—	—	1	0,05	1	0,07	—	—	3	0,16	—	—	1	0,05
—	—	—	—	1	0,06	3	0,18	2	0,14	1	0,10	2	0,14
—	—	1	0,05	1	0,07	1	0,06	3	0,16	—	—	1	0,05
—	—	1	0,05	8	0,50	24	1,46	17	1,17	16	1,64	23	1,58
—	—	2	0,11	9	0,59	10	0,60	14	0,73	16	1,23	12	0,63
79	4,79	225	11,82	292	18,41	308	18,79	258	17,69	206	21,09	467	32,10
46	2,92	99	5,37	110	7,17	162	9,68	254	13,23	240	18,46	447	23,69

Tabelle XXVI

Nr. d. dtsch. Todesurs.-Verz. 1950	Todesursachen	Geschlecht	45—50		50—55		55—60		60—65	
			abs.	rel.	abs.	rel.	abs.	rel.	abs.	rel.
00,01	Tuberkulose der Atmungs-	m	7	*2,88*	11	*4,76*	17	*9,80*	4	*2,93*
	organe	w	7	*2,53*	6	*2,46*	5	*2,33*	5	*2,67*
02	Tuberkulose der Hirnhäute	m	—	—	—	—	—	—	—	—
	und des ZNS	w	—	—	—	—	—	—	—	—
03	Tuberkulose anderer Organe	m	—	—	1	*0,43*	1	*0,58*	—	—
		w	—	—	—	—	1	*0,47*	2	*1,07*
02 + 03	Tbk. der Hirnhäute usw.	m	—	—	1	*0,43*	1	*0,58*	—	—
	+ Tbk. anderer Organe	w	—	—	—	—	1	*0,47*	2	*1,07*
00—03	Tuberkulose insgesamt	m	7	*2,88*	12	*5,20*	18	*10,38*	4	*2,93*
		w	7	*2,53*	6	*2,46*	6	*2,80*	7	*3,74*
0—9	Allgemeine Todesursachen	m	116	*47,75*	206	*89,21*	281	*162,01*	354	*259,55*
	insgesamt	w	95	*34,38*	108	*44,29*	201	*93,75*	247	*131,84*

Tabelle XXVII

Nr. d. dtsch. Todesurs.-Verz. 1950	Todesursachen	Geschlecht	45—50		50—55		55—60		60—65	
			abs.	rel.	abs.	rel.	abs.	rel.	abs.	rel.
00,01	Tuberkulose der Atmungs-	m	209	*3,98*	276	*5,24*	340	*8,54*	240	*8,45*
	organe	w	56	*0,89*	45	*0,80*	53	*1,11*	47	*1,21*
02	Tuberkulose der Hirnhäute	m	4	*0,08*	—	—	3	*0,08*	3	*0,11*
	und des ZNS	w	2	*0,03*	1	*0,02*	2	*0,04*	4	*0,10*
03	Tuberkulose anderer Organe	m	8	*0,15*	6	*0,11*	7	*0,17*	12	*0,42*
		w	7	*0,11*	7	*0,12*	9	*0,19*	14	*0,36*
02 + 03	Tbk. der Hirnhäute usw.	m	12	*0,23*	6	*0,11*	10	*0,25*	15	*0,53*
	+ Tbk. anderer Organe	w	9	*0,14*	8	*0,14*	11	*0,23*	18	*0,46*
00—03	Tuberkulose insgesamt	m	221	*4,20*	282	*5,36*	350	*8,79*	255	*8,98*
		w	65	*1,04*	53	*0,94*	64	*1,34*	65	*1,67*
0—9	Allgemeine Todesursachen	m	3180	*60,50*	5576	*105,95*	6928	*174,07*	7433	*261,87*
	insgesamt	w	2407	*38,41*	3323	*59,20*	4203	*88,05*	5928	*152,42*

Tabelle XXVIII

Nr. d. dtsch. Todesurs.-Verz. 1950	Todesursachen	Geschlecht	45—50		50—55		55—60		60—65	
			abs.	rel.	abs.	rel.	abs.	rel.	abs.	rel.
00,01	Tuberkulose der Atmungs-	m	42	*2,57*	53	*3,31*	62	*4,96*	55	*5,85*
	organe	w	15	*0,76*	7	*0,39*	14	*0,89*	17	*1,31*
02	Tuberkulose der Hirnhäute	m	—	—	1	*0,06*	—	—	1	*0,11*
	und des ZNS	w	—	—	—	—	1	*0,06*	—	—
03	Tuberkulose anderer Organe	m	3	*0,18*	4	*0,25*	1	*0,08*	1	*0,11*
		w	4	*0,20*	4	*0,22*	6	*0,38*	4	*0,31*
02 + 03	Tbk. der Hirnhäute usw.	m	3	*0,18*	5	*0,31*	1	*0,08*	2	*0,21*
	+ Tbk. anderer Organe	w	4	*0,20*	4	*0,22*	7	*0,45*	4	*0,31*
00—03	Tuberkulose insgesamt	m	45	*2,76*	58	*3,62*	63	*5,04*	57	*6,07*
		w	19	*0,96*	11	*0,61*	21	*1,34*	21	*1,62*
0—9	Allgemeine Todesursachen	m	841	*51,54*	1436	*89,58*	1892	*151,43*	2178	*231,81*
	insgesamt	w	777	*39,36*	996	*55,64*	1420	*90,82*	1860	*143,36*

(Fortsetzung)

65—70		70—75		75—80		80—85		85—90		90 u. mehr		unbekannt	
abs.	rel.	abs.	rel.	abs.	rel.	abs.	rel.	abs.	rel.	abs.	rel.		
7	5,96	7	7,62	2	3,31	3	10,95	1	12,97	—	—	—	—
3	1,99	4	3,59	5	6,57	3	8,79	—	—	—	—	—	—
—	—	1	1,09	—	—	—	—	—	—	—	—	—	—
—	—	—	—	—	—	—	—	—	—	—	—	—	—
1	0,85	—	—	—	—	—	—	—	—	—	—	—	—
—	—	—	—	2	2,63	—	—	—	—	—	—	—	—
1	0,85	1	1,09	—	—	—	—	—	—	—	—	—	—
—	—	—	—	2	2,63	—	—	—	—	—	—	—	—
8	6,82	8	8,71	2	3,31	3	10,95	1	12,97	—	—	—	—
3	1,99	4	3,59	7	9,20	3	8,79	—	—	—	—	—	—
416	354,43	500	544,48	528	874,46	405	1478,10	172	2230,87	42	3589,74	—	—
335	222,78	479	429,67	603	792,17	451	1321,03	243	2203,08	84	3559,32	—	—

(Fortsetzung)

65—70		70—75		75—80		80—85		85—90		90 u. mehr		unbekannt	
abs.	rel.	abs.	rel.	abs.	rel.	abs.	rel.	abs.	rel.	abs.	rel.		
228	9,73	164	9,31	134	11,45	46	8,94	1	0,72	1	3,95	—	—
70	2,28	81	3,68	68	4,79	26	0,41	9	0,46	—	—	—	—
2	0,09	1	0,06	—	—	—	—	—	—	—	—	—	—
1	0,03	1	0,05	1	0,07	—	—	—	—	—	—	—	—
8	0,34	9	0,51	6	0,51	3	0,58	2	1,44	—	—	—	—
8	0,29	15	0,68	11	0,77	3	0,05	1	0,05	—	—	—	—
10	0,43	10	0,57	6	0,51	3	0,58	2	1,44	—	—	—	—
9	0,32	16	0,73	12	0,84	3	0,05	1	0,05	—	—	—	—
238	10,16	174	9,88	140	11,96	49	9,52	3	2,16	1	3,95	—	—
79	2,60	97	4,41	80	5,63	29	0,46	10	0,51	—	—	—	—
9484	404.90	11046	627,17	12296	1050,51	8576	1666,54	3696	2655,17	935	3689,82	15	—
8409	275,25	11139	505,85	12685	893,47	9423	149,56	4548	232,98	1384	3305,47	3	—

(Fortsetzung)

65—70		70—75		75—80		80—85		85—90		90 u. mehr		unbekannt	
abs.	rel.	abs.	rel.	abs.	rel.	abs.	rel.	abs.	rel.	abs.	rel.		
49	6,27	51	8,35	38	8,85	14	7,03	1	1,82	—	—	—	—
27	2,59	29	3,66	19	3,55	10	4,04	2	2,66	—	—	—	—
1	0,13	—	—	1	0,23	1	0,50	—	—	—	—	—	—
—	—	1	0,13	—	—	—	—	—	—	—	—	—	—
4	0,51	7	1,15	2	0,47	2	1,01	1	1,82	—	—	—	—
2	0,19	13	1,64	4	0,75	2	0,81	3	3,98	—	—	—	—
5	0,64	7	1,15	3	0,70	3	1,51	1	1,82	—	—	—	—
2	0,19	14	1,77	4	0,75	2	0,81	3	3,98	—	—	—	—
54	6,91	58	9,50	41	9,55	17	8,54	2	3,64	—	—	—	—
29	2,79	43	5,43	23	4,30	12	4,85	5	6,64	—	—	—	—
2780	355,72	3603	590,03	4357	1014,91	3255	1635,76	1524	2777,47	364	3884,74	2	—
2771	266,32	3860	487,66	4817	900,09	3718	1503,01	1780	2363,88	541	3645,55	2	—

Tabelle XXIX. *Allgemeine Sterblichkeit und Sterblichkeit auf 10000 Einwohner nach Alter und*
(Angaben des Sta-

Nr. d. dtsch. Todesurs.-Verz. 1950	Todesursachen	Geschlecht	Insgesamt		0—1		1—5		5—10	
			abs.	rel.	abs.	rel.	abs.	rel.	abs.	rel.
00,01	Tuberkulose der Atmungs-	m	393	*2,53*	2	*0,67*	2	*0,18*	1	*0,09*
	organe	w	137	*0,79*	—	—	—	—	—	—
02	Tuberkulose der Hirnhäute	m	16	*0,10*	1	*0,33*	2	*0,17*	2	*0,18*
	und des ZNS	w	17	*0,10*	1	*0,35*	5	*0,46*	1	*0,09*
03	Tuberkulose anderer Organe	m	25	*0,16*	—	—	1	*0,09*	1	*0,09*
		w	22	*0,13*	—	—	—	—	—	—
02 + 03	Tbk. der. Hirnhäute usw.	m	41	*0,26*	1	*0,33*	3	*0,26*	3	*0,27*
	+ Tbk. anderer Organe	w	39	*0,23*	1	*0,35*	5	*0,46*	1	*0,09*
00—03	Tuberkulose insgesamt	m	434	*2,80*	3	*1,00*	5	*0,44*	4	*0,35*
		w	176	*1,02*	1	*0,35*	5	*0,46*	1	*0,09*
0—9	Allgemeine Todesursachen	m	18418	*118,70*	1443	*482,29*	191	*16,75*	78	*6,90*
	insgesamt	w	17267	*99,62*	1079	*382,22*	151	*13,97*	51	*4,69*

Tabelle XXX. *Allgemeine Sterblichkeit und Sterblichkeit auf 10000 Einwohner nach Alter und*
(Angaben des Sta-

Nr. d. dtsch. Todesurs.-Verz. 1950	Todesursachen	Geschlecht	Insgesamt		0—1		1—5		5—10	
			abs.	rel.	abs.	rel.	abs.	rel.	abs.	rel.
00,01	Tuberkulose der Atmungs-	m	744	*2,24*	—	—	4	*0,18*	—	—
	organe	w	340	*0,90*	1	*0,18*	3	*0,14*	1	*0,04*
02	Tuberkulose der Hirnhäute	m	32	*0,10*	2	*0,35*	7	*0,32*	1	*0,04*
	und des ZNS	w	37	*0,10*	1	*0,18*	6	*0,29*	1	*0,04*
03	Tuberkulose anderer Organe	m	54	*0,16*	—	—	1	*0,04*	—	—
		w	66	*0,17*	—	—	1	*0,05*	1	*0,04*
02 + 03	Tbk. der Hirnhäute usw.	m	86	*0,26*	2	*0,35*	8	*0,37*	1	*0,04*
	+ Tbk. anderer Organe	w	103	*0,27*	1	*0,18*	7	*0,34*	2	*0,09*
00—03	Tuberkulose insgesamt	m	830	*2,50*	2	*0,35*	12	*0,55*	1	*0,04*
		w	443	*1,18*	2	*0,36*	10	*0,48*	3	*0,13*
0—9	Allgemeine Todesursachen	m	37442	*112,84*	2489	*430,62*	363	*16,63*	167	*6,89*
	insgesamt	w	36201	*96,29*	1857	*338,25*	278	*13,32*	104	*4,50*

Tabelle XXXI. *Allgemeine Sterblichkeit und Sterblich- auf 10000 Einwohner nach Alter und*
(Angaben des Sta-

Nr. d. dtsch. Todesurs.-Verz. 1950	Todesursachen	Geschlecht	Insgesamt		0—1		1—5		5—10	
			abs.	rel.	abs.	rel.	abs.	rel.	abs.	rel.
00,01	Tuberkulose der Atmungs-	m	1330	*3,13*	2	*0,28*	5	*0,18*	1	*0,03*
	organe	w	577	*1,17*	2	*0,30*	3	*0,11*	2	*0,06*
02	Tuberkulose der Hirnhäute	m	47	*0,11*	3	*0,42*	19	*0,68*	3	*0,09*
	und des ZNS	w	44	*0,09*	4	*0,59*	10	*0,38*	1	*0,03*
03	Tuberkulose anderer Organe	m	65	*0,15*	—	—	1	*0,04*	1	*0,03*
		w	60	*0,12*	—	—	—	—	—	—
02 + 03	Tbk. der Hirnhäute usw.	m	112	*0,26*	3	*0,42*	20	*0,72*	4	*0,12*
	+ Tbk. anderer Organe	w	104	*0,21*	4	*0,59*	10	*0,38*	1	*0,03*
00—03	Tuberkulose insgesamt	m	1442	*3,39*	5	*0,70*	25	*0,90*	5	*0,15*
		w	681	*1,38*	6	*0,89*	13	*0,49*	3	*0,09*
0—9	Allgemeine Todesursachen	m	52679	*123,97*	3654	*512,85*	516	*18,55*	277	*8,44*
	insgesamt	w	50697	*103,16*	2708	*401,11*	416	*15,73*	188	*5,98*

an Tuberkulose in Rheinland-Pfalz im Jahre 1955
Geschlecht: absolute und relative Zahlen
tistischen Landesamtes)

10—15		15—20		20—25		25—30		30—35		35—40		40—45	
abs.	rel.	abs.	rel.	abs.	rel.	abs.	rel.	abs.	rel.	abs.	rel.	abs.	rel.
1	*0,08*	1	*0,07*	4	*0,32*	19	*1,54*	12	*1,16*	15	*2,22*	19	*1,88*
—	—	—	—	6	*0,52*	12	*0,96*	10	*0,73*	8	*0,88*	6	*0,46*
—	—	1	*0,07*	1	*0,08*	—	—	—	—	—	—	1	*0,10*
1	*0,09*	1	*0,07*	—	—	—	—	1	*0,07*	—	—	1	*0,08*
1	*0,08*	1	*0,07*	—	—	—	—	1	*0,10*	—	—	—	—
—	—	1	*0,07*	—	—	1	*0,08*	—	—	—	—	1	*0,08*
1	*0,08*	2	*0 14*	1	*0,08*	—	—	1	*0,10*	—	—	1	*0,10*
1	*0,09*	2	*0,14*	—	—	1	*0,08*	1	*0,07*	—	—	2	*0,15*
2	*0,17*	3	*0,20*	5	*0,41*	19	*1,54*	13	*1,25*	15	*2,22*	20	*1,98*
1	*0,09*	2	*0,14*	6	*0,52*	13	*1,04*	11	*0,80*	8	*0,88*	8	*0,61*
74	*6,26*	198	*13,49*	255	*20,71*	252	*20.49*	236	*22,77*	172	*25,42*	340	*33,64*
34	*2,97*	80	*5,67*	90	*7,75*	131	*10,45*	200	*14,61*	172	*18,93*	314	*23,98*

an Tuberkulose in Baden-Württemberg im Jahre 1955
Geschlecht: absolute und relative Zahlen
tistischen Landesamtes)

10—15		15—20		20—25		25—30		30—35		35—40		40—45	
abs.	rel.	abs.	rel.	abs.	rel.	abs.	rel.	abs.	rel.	abs.	rel.	abs.	rel.
2	*0,07*	1	*0,03*	8	*0,29*	25	*0,94*	53	*2,43*	20	*1,37*	42	*1,88*
1	*0,04*	3	*0,09*	11	*0,42*	26	*0,97*	17	*0,58*	17	*0,84*	27	*0,91*
—	—	—	—	—	—	—	—	2	*0,09*	1	*0,07*	2	*0,09*
—	—	—	—	5	*0,19*	5	*0,19*	4	*0,14*	1	*0,05*	2	*0,07*
2	*0,07*	1	*0,03*	2	*0,07*	2	*0,07*	2	*0,09*	—	—	3	*0,13*
—	—	4	*0,13*	1	*0,04*	2	*0,07*	1	*0,03*	4	*0,20*	2	*0,07*
2	*0,07*	1	*0,03*	2	*0,07*	2	*0,08*	4	*0,18*	1	*0,07*	5	*0,22*
—	—	4	*0,13*	6	*0,23*	7	*0,26*	5	*0,17*	5	*0,25*	4	*0,14*
4	*0,15*	2	*0,06*	10	*0,36*	27	*1,02*	57	*2,61*	21	*1,44*	47	*2,11*
1	*0,04*	7	*0,22*	17	*0,65*	33	*1,23*	22	*0,75*	22	*1,08*	31	*1,05*
135	*4,98*	418	*12,90*	559	*20,07*	473	*17,86*	424	*19,42*	346	*23,76*	786	*35,25*
91	*3,48*	173	*5,53*	205	*7,90*	265	*9,91*	370	*12,58*	337	*16,63*	707	*23,97*

keit an Tuberkulose in Bayern im Jahre 1955
Geschlecht: absolute und relative Zahlen
tistischen Landesamtes)

10—15		15—20		20—25		25—30		30—35		35—40		40—45	
abs.	rel.	abs.	rel.	abs.	rel.	abs.	rel.	abs.	rel.	abs.	rel.	abs.	rel.
3	*0,08*	5	*0,12*	11	*0,34*	34	*1,08*	49	*1,77*	44	*2,31*	92	*3,20*
2	*0,06*	7	*0,17*	19	*0,59*	36	*1,07*	47	*1,22*	35	*1,31*	34	*0,89*
—	—	2	*0,05*	1	*0,03*	—	—	—	—	—	—	—	—
4	*0,12*	4	*0,10*	1	*0,03*	3	*0,09*	1	*0,02*	1	*0,04*	1	*0,03*
—	—	—	—	4	*0,13*	2	*0,06*	5	*0,18*	1	*0,05*	5	*0,17*
—	—	1	*0,03*	—	—	—	—	1	*0,02*	1	*0,04*	5	*0,13*
—	—	2	*0,05*	5	*0,16*	2	*0,06*	5	*0,18*	1	*0,05*	5	*0,17*
4	*0,12*	5	*0 13*	1	*0,03*	3	*0,09*	2	*0,05*	2	*0,07*	6	*0,16*
3	*0,08*	7	*0,17*	16	*0,50*	36	*1,15*	54	*1,95*	45	*2,36*	97	*3,37*
6	*0,18*	12	*0,30*	20	*0,62*	39	*1,16*	49	*1,27*	37	*1,39*	40	*1,04*
207	*5,89*	563	*13,82*	663	*20,84*	640	*20,41*	587	*21,22*	480	*25,20*	1057	*36,75*
136	*4,01*	251	*6,30*	278	*8,70*	379	*11,25*	582	*15,07*	504	*18,89*	1024	*26,71*

Tabelle XXIX

Nr. d. dtsch. Todesurs.-Verz. 1950	Todesursachen	Geschlecht	45—50 abs.	45—50 rel.	50—55 abs.	50—55 rel.	55—60 abs.	55—60 rel.	60—65 abs.	60—65 rel.
00,01	Tuberkulose der Atmungs-	m	49	*4,35*	61	*5,45*	52	*6,01*	45	*7,15*
	organe	w	11	*0,81*	12	*0,97*	7	*0,65*	16	*1,83*
02	Tuberkulose der Hirnhäute	m	2	*0,18*	2	*0,18*	2	*0,23*	—	—
	und des ZNS	w	1	*0,07*	1	*0,08*	1	*0,09*	1	*0,11*
03	Tuberkulose anderer Organe	m	2	*0,18*	4	*0,36*	1	*0,12*	2	*0,32*
		w	1	*0,07*	1	*0,08*	2	*0,19*	4	*0,46*
02 + 03	Tbk. der Hirnhäute usw.	m	4	*0,35*	6	*0,54*	3	*0,35*	2	*0,32*
	+ Tbk. anderer Organe	w	2	*0,15*	2	*0,16*	3	*0,28*	5	*0,57*
00—03	Tuberkulose insgesamt	m	53	*4,70*	67	*5,99*	55	*6,36*	47	*7,47*
		w	13	*0,95*	14	*1,13*	10	*0,93*	21	*2,41*
0—9	Allgemeine Todesursachen	m	686	*60,83*	1079	*96,39*	1383	*160,00*	1532	*243,44*
	insgesamt	w	500	*36,71*	728	*58,63*	989	*92,29*	1348	*154,58*

Tabelle XXX

Nr. d. dtsch. Todesurs.-Verz. 1950	Todesursachen	Geschlecht	45—50 abs.	45—50 rel.	50—55 abs.	50—55 rel.	55—60 abs.	55—60 rel.	60—65 abs.	60—65 rel.
00,01	Tuberkulose der Atmungs-	m	86	*3,54*	90	*3,87*	103	*5,73*	83	*6,37*
	organe	w	32	*1,07*	21	*0,79*	31	*1,36*	26	*1,38*
02	Tuberkulose der Hirnhäute	m	4	*0,16*	4	*0,17*	1	*0,06*	3	*0,23*
	und des ZNS	w	—	—	1	*0,04*	1	*0,04*	4	*0,21*
03	Tuberkulose anderer Organe	m	7	*0,29*	7	*0,30*	6	*0,33*	10	*0,77*
		w	3	*0,10*	10	*0,38*	3	*0,13*	4	*0,21*
02 + 03	Tbk. der Hirnhäute usw.	m	11	*0,45*	11	*0,47*	7	*0,39*	13	*1,00*
	+ Tbk. anderer Organe	w	3	*0,10*	11	*0,42*	4	*0,17*	8	*0,43*
00—03	Tuberkulose insgesamt	m	97	*3,99*	101	*4,34*	110	*6,12*	96	*7,37*
		w	35	*1,17*	32	*1,21*	35	*1,53*	34	*1,81*
0—9	Allgemeine Todesursachen	m	1305	*53,68*	2085	*89,56*	2755	*153,22*	3111	*238,76*
	insgesamt	w	1124	*37,60*	1565	*59,19*	2006	*87,90*	2643	*140,73*

Tabelle XXXI

Nr. d. dtsch. Todesurs.-Verz. 1950	Todesursachen	Geschlecht	45—50 abs.	45—50 rel.	50—55 abs.	50—55 rel.	55—60 abs.	55—60 rel.	60—65 abs.	60—65 rel.
00,01	Tuberkulose der Atmungs-	m	120	*3,87*	192	*6,26*	195	7,98	176	*9,70*
	organe	w	33	*0,86*	45	*1,27*	46	*1,47*	60	*2,31*
02	Tuberkulose der Hirnhäute	m	2	*0,06*	2	*0,06*	6	*0,25*	1	*0,05*
	und des ZNS	w	3	*0,08*	1	*0,03*	2	*0,06*	5	*0,19*
03	Tuberkulose anderer Organe	m	5	*0,16*	2	*0,07*	5	*0,20*	13	*0,72*
		w	2	*0,05*	8	*0,22*	2	*0,06*	7	*0,27*
02 + 03	Tbk. der Hirnhäute usw.	m	7	*0,23*	4	*0,13*	11	*0,45*	14	*0,77*
	+ Tbk. anderer Organe	w	5	*0,13*	9	*0,25*	4	*0,13*	12	*0,46*
00—03	Tuberkulose insgesamt	m	127	*4,10*	196	*6,39*	206	*8,43*	190	*10,47*
		w	38	*0,99*	54	*1,52*	50	*1,59*	72	*2,77*
0—9	Allgemeine Todesursachen	m	1937	*62,54*	3091	*100,84*	3973	*162,54*	4568	*251,78*
	insgesamt	w	1539	*39,94*	2102	*59,33*	2810	*89,42*	3918	*150,84*

(Fortsetzung)

65—70 abs.	65—70 rel.	70—75 abs.	70—75 rel.	75—80 abs.	75—80 rel.	80—85 abs.	80—85 rel.	85—90 abs.	85—90 rel.	90 u. mehr abs.	90 u. mehr rel.	unbekannt	
49	*9,59*	26	*6,31*	24	*8,49*	9	*7,11*	2	*5,94*	—	—	—	—
20	*2,89*	13	*2,49*	8	*2,30*	8	*5,08*	—	—	—	—	—	—
2	*0,39*	—	—	—	—	—	—	—	—	—	—	—	—
1	*0,14*	—	—	1	*0,29*	—	—	—	—	—	—	—	—
2	*0,39*	4	*0,97*	3	*1,06*	2	*1,58*	—	—	—	—	—	—
3	*0,43*	4	*0,77*	2	*0,57*	1	*0,63*	1	*2,07*	—	—	—	—
4	*0,78*	4	*0,97*	3	*1,06*	2	*1,58*	—	—	—	—	—	—
4	*0,58*	4	*0,77*	3	*0,86*	1	*0,63*	1	*2,07*	—	—	—	—
53	*10,37*	30	*7,29*	27	*9,55*	11	*8,69*	2	*5,94*	—	—	—	—
24	*3,47*	17	*3,26*	11	*3,17*	9	*5,71*	1	*2,07*	—	—	—	—
1906	*372,85*	2555	*620,55*	2844	*1005,87*	2059	*1626,38*	909	*2702,14*	226	*4185,18*	—	—
1909	*275,64*	2625	*503,07*	3055	*879,57*	2321	*1473,46*	1130	*2341,97*	360	*3614,46*	—	—

(Fortsetzung)

65—70 abs.	65—70 rel.	70—75 abs.	70—75 rel.	75—80 abs.	75—80 rel.	80—85 abs.	80—85 rel.	85—90 abs.	85—90 rel.	90 u. mehr abs.	90 u. mehr rel.	unbekannt	
83	*7,61*	87	*9,86*	43	*7,38*	13	*5,18*	1	*1,47*	—	—	—	—
37	*2,43*	35	*2,99*	33	*4,31*	14	*4,08*	3	*2,94*	1	*4,76*	—	—
3	*0,28*	2	*0,23*	—	—	—	—	—	—	—	—	—	—
3	*0,20*	2	*0,17*	1	*0,13*	—	—	—	—	—	—	—	—
2	*0,18*	6	*0,68*	1	*0,17*	1	*0,40*	—	—	1	*9,09*	—	—
6	*0,39*	11	*0,94*	7	*0,92*	3	*0,87*	3	*2,94*	—	—	—	—
5	*0,46*	8	*0,91*	1	*0,17*	1	*0,40*	—	—	1	*9,09*	—	—
9	*0,59*	13	*1,11*	8	*1,05*	3	*0,87*	3	*2,94*	—	—	—	—
88	*8,07*	95	*10,77*	44	*7,55*	14	*5,58*	1	*1,47*	1	*9,09*	—	—
46	*3,02*	48	*4,11*	41	*5,36*	17	*4,96*	6	*5,88*	1	*4,76*	—	—
3958	*363,12*	5522	*626,08*	6031	*1034,48*	4270	*1701,19*	1846	*2714,71*	399	*3627,27*	—	—
3874	*254,37*	5718	*489,14*	6601	*874,64*	5138	*1497,96*	2390	*2343,14*	665	*3166,67*	—	—

(Fortsetzung)

65—70 abs.	65—70 rel.	70—75 abs.	70—75 rel.	75—80 abs.	75—80 rel.	80—85 abs.	80—85 rel.	85—90 abs.	85—90 rel.	90 u. mehr abs.	90 u. mehr rel.	unbekannt	
167	*11,42*	124	*10,88*	76	*9,76*	26	*7,31*	7	*7,24*	1	*6,30*	—	—
77	*3,72*	65	*4,21*	49	*4,84*	13	*2,83*	2	*1,45*	—	—	—	—
2	*0,14*	4	*0,35*	2	*0,26*	—	—	—	—	—	—	—	—
3	*0,15*	—	—	—	—	—	—	—	—	—	—	—	—
9	*0,61*	5	*0,44*	4	*0,51*	2	*0,56*	1	*1,03*	—	—	—	—
12	*0,58*	8	*0,52*	8	*0,79*	1	*0,22*	3	*2,18*	1	*3,92*	—	—
11	*0,75*	9	*0,79*	6	*0,77*	2	*0,56*	1	*1,03*	—	—	—	—
15	*0,73*	8	*0,52*	8	*0,79*	1	*0,22*	3	*2,18*	1	*3,92*	—	—
178	*12,17*	133	*11,67*	82	*10,53*	28	*7,87*	8	*8,28*	1	*6,30*	—	—
92	*4,45*	73	*4,73*	57	*5,63*	14	*3,05*	5	*3,63*	1	*3,92*	—	—
5749	*392,99*	7108	*623,58*	8113	*1041,77*	6153	*1730,56*	2725	*2819,74*	618	*3896,59*	—	—
5468	*264,46*	7794	*504,74*	9217	*910,81*	7095	*1547,13*	3285	*2383,20*	1003	*3931,79*	—	—

Tabelle XXXII. *Allgemeine Sterblichkeit und Sterblichkeit auf 10000 Einwohner nach Alter und*
(Angaben des Sta-

Nr. d. dtsch. Todesurs.-Verz. 1950	Todesursachen	Geschlecht	Insgesamt		0—1		1—5		5—10	
			abs.	rel.	abs.	rel.	abs.	rel.	abs.	rel.
00,01	Tuberkulose der Atmungs-	m	498	*5,34*	—	—	—	—	—	—
	organe	w	198	*1,57*	—	—	—	—	—	—
02	Tuberkulose der Hirnhäute	m	14	*0,15*	—	—	5	*1,34*	1	*0,21*
	und des ZNS	w	4	*0,03*	—	—	1	*0,28*	—	—
03	Tuberkulose anderer Organe	m	17	*0,18*	—	—	—	—	—	—
		w	22	*0,17*	—	—	—	—	—	—
02 + 03	Tbk. der Hirnhäute usw.	m	31	*0,33*	—	—	5	*1,34*	1	*0,21*
	+ Tbk. anderer Organe	w	26	*0,20*	—	—	1	*0,28*	—	—
00—03	Tuberkulose insgesamt	m	529	*5,67*	—	—	5	*1,34*	1	*0,21*
		w	224	*1,77*	—	—	1	*0,28*	—	—
0—9	Allgemeine Todesursachen	m	14232	*152,65*	437	*505,90*	80	*21,48*	35	*7,25*
	insgesamt	w	16294	*129,04*	342	*424,58*	64	*18,13*	18	*3,86*

Nr. d. dtsch. Todesurs.-Verz. 1950	Todesursachen	Geschlecht	55—60		60—65		65—70		70—75	
			abs.	rel.	abs.	rel.	abs.	rel.	abs.	rel.
00,01	Tuberkulose der Atmungs-	m	60	*8,41*	71	*12,06*	72	*14,00*	53	*14,04*
	organe	w	14	*1,26*	17	*1,66*	20	*2,34*	17	*2,83*
02	Tuberkulose der Hirnhäute	m	1	*0,14*	—	—	1	*0,19*	1	*0,26*
	und des ZNS	w	1	*0,09*	—	—	—	—	1	*0,17*
03	Tuberkulose anderer Organe	m	1	*0,14*	1	*0,17*	3	*0,58*	4	*1,06*
		w	3	*0,27*	3	*0,29*	5	*0,58*	2	*0,33*
02 + 03	Tbk. der Hirnhäute usw.	m	2	*0,28*	1	*0,17*	4	*0,78*	5	*1,32*
	+ Tbk. anderer Organe	w	4	*0,36*	3	*0,29*	5	*0,58*	3	*0,50*
00—03	Tuberkulose insgesamt	m	62	*8,69*	72	*12,23*	76	*14,78*	58	*15,27*
		w	18	*1,62*	20	*1,96*	25	*2,92*	20	*3,33*
0—9	Allgemeine Todesursachen	m	1308	*183,25*	1709	*290,23*	2128	*413,85*	2321	*615,06*
	insgesamt	w	984	*88,75*	1557	*152,41*	2069	*241,63*	2632	*437,63*

an Tuberkulose in West-Berlin im Jahre 1955
Geschlecht; absolute und relative Zahlen
tistischen Landesamtes)

10—20		20—30		30—35		35—40		40—45		45—50		50—55	
abs.	rel.	abs.	rel.	abs.	rel.	abs.	rel.	abs.	rel.	abs.	rel.	abs.	rel.
1	*0,06*	27	*2,48*	19	*4,23*	12	*3,11*	27	*4,09*	41	*4,87*	64	*7,38*
1	*0,06*	13	*1,08*	16	*2,19*	12	*1,90*	16	*1,55*	18	*1,47*	17	*1,48*
—	—	2	*0,18*	1	*0,22*	—	—	—	—	—	—	1	*0,11*
1	*0,06*	—	—	—	—	—	—	—	—	—	—	—	—
—	—	1	*0,09*	1	*0,22*	—	—	1	*0,15*	—	—	1	*0,12*
1	*0,06*	—	—	—	—	2	*0,32*	—	—	1	*0,08*	—	—
—	—	3	*0,27*	2	*0,44*	—	—	1	*0,15*	—	—	2	*0,23*
2	*0,13*	—	—	—	—	2	*0,32*	—	—	1	*0,08*	—	—
1	*0,06*	30	*2,75*	21	*4,67*	12	*3,11*	28	*4,24*	41	*4,87*	66	*7,61*
3	*0,19*	13	*1,08*	16	*2,19*	14	*2,22*	16	*1,55*	19	*1,55*	17	*1,48*
100	*6,41*	165	*15,15*	96	*21,37*	92	*23,82*	251	*37,99*	521	*61,94*	964	*111,21*
90	*5,82*	122	*10,10*	111	*15,19*	153	*24,22*	284	*27,44*	520	*42,50*	711	*61,83*

75—80		80—85		85 u. mehr		unbekannt	
abs.	rel.	abs.	rel.	abs.	rel.		
35	*15,66*	14	*16,37*	2	*8,26*	—	—
23	*6,00*	13	*7,64*	1	*1,56*	—	—
1	*0,45*	—	—	—	—	—	—
—	—	—	—	—	—	—	—
3	*1,34*	—	—	1	*4,13*	—	—
2	*0,52*	3	*1,76*	—	—	—	—
4	*1,79*	—	—	1	*4,13*	—	—
2	*0,52*	3	*1,76*	—	—	—	—
39	*17,45*	14	*16,37*	3	*12,40*	—	—
25	*6,52*	16	*9,41*	1	*1,56*	—	—
2181	*975,93*	1264	*1477,67*	580	*2396,69*	—	—
3003	*783,81*	2303	*1354,15*	1331	*2083,59*	—	—

Tabelle XXXIII. *Allgemeine Sterblichkeit und Sterblichkeit an Tuberkulose auf 10000 Einwohner nach Alter und* (Angaben des Statistischen

Nr. d. dtsch. Todesurs.-Verz. 1950	Todesursachen	Geschlecht	Insgesamt		0—1		1—5		5—10	
			abs.	rel.	abs.	rel.	abs.	rel.	abs.	rel.
00, 01	Tuberkulose der Atmungs-organe	m	6237	2,6	11	*0,3*	17	*0,1*	8	*0,05*
		w	2655	*1,0*	8	*0,2*	17	*0,1*	5	*0,03*
02	Tuberkulose der Hirnhäute und des ZNS	m	220	*0,08*	15	*0,4*	64	*0,45*	16	*0,19*
		w	214	*0,07*	9	*0.2*	48	*0,3*	12	*0,08*
03	Tuberkulose anderer Organe	m	326	*0,12*	—	—	5	*0,05*	2	*0,01*
		w	387	*0,13*	—	—	1	*0,0*	2	*0,02*
02 + 03	Tbk. der Hirnhäute usw. + Tbk. anderer Organe	m	546	*0,2*	15	*0,4*	69	*0,5*	18	*0,1*
		w	601	*0,2*	9	*0,2*	49	*0,3*	14	*0,1*
00 — 03	Tuberkulose insgesamt	m	6783	*2,8*	26	*0,7*	86	*0,6*	26	*0,15*
		w	3256	*1,2*	17	*0,4*	66	*0,4*	19	*0,13*
0—9	Allgemeine Todesursachen insgesamt	m	279500	*118,7*	18596	*459,0*	2637	*17,6*	1264	*7,4*
		w	261824	*98,9*	14017	*368,9*	2024	*14,2*	812	*5,0*

Tabelle XXXIII

Nr. d. dtsch. Todesurs.-Verz. 1950	Todesursachen	Geschlecht	45—50		50—55		55—60		60—65	
			abs.	rel.	abs.	rel.	abs.	rel.	abs.	rel.
00, 01	Tuberkulose der Atmungs-organe	m	629	*3,6*	848	*4,9*	942	*7,0*	763	*7,7*
		w	198	*0,9*	184	*1,0*	198	*1,2*	231	*1,7*
02	Tuberkulose der Hirnhäute und des ZNS	m	14	*0,1*	13	*0,06*	14	*0,1*	9	*0,08*
		w	9	*0,03*	8	*0,04*	10	*0,05*	15	*0,1*
03	Tuberkulose anderer Organe	m	31	*0,2*	30	*0,14*	31	*0,2*	43	*0,42*
		w	19	*0,07*	37	*0,16*	30	*0,15*	40	*0,3*
02 + 03	Tbk. der Hirnhäute usw. + Tbk. anderer Organe	m	45	*0,3*	43	*0,2*	45	*0,3*	52	*0,5*
		w	28	*0,1*	45	*0,2*	40	*0,2*	55	*0,4*
00—03	Tuberkulose insgesamt	m	674	*3,9*	891	*5,1*	987	*7,3*	815	*8,2*
		w	226	*1,0*	229	*1,2*	238	*1,4*	286	*2,1*
0—9	Allgemeine Todesursachen insgesamt	m	10037	*57,5*	16759	*97,1*	21478	*159,7*	24337	*244,8*
		w	8084	*38,2*	10984	*57,4*	14664	*87,6*	20136	*145,4*

und allen Ursachen in der Bundesrepublik Deutschland im Jahre 1955
Geschlecht: absolute und relative Zahlen
Bundesamtes, Wiesbaden)

10—15		15—20		20—25		25—30		30—35		35—40		40—45	
abs.	rel.	abs.	rel.	abs.	rel.	abs.	rel.	abs.	rel.	abs.	rel.	abs.	rel.
12	*0,1*	18	*0,1*	78	*0,4*	198	*1,1*	260	*1,7*	204	*1,9*	366	*2,3*
6	*0,03*	32	*0,1*	93	*0,5*	162	*0,9*	198	*1,0*	164	*1,1*	175	*0,8*
7	*0,05*	7	*0,06*	8	*0,04*	11	*0,06*	5	*0,04*	1	*0,01*	7	*0,05*
10	*0,08*	13	*0,05*	13	*0,07*	16	*0,07*	14	*0,06*	4	*0,02*	10	*0,05*
6	*0,05*	5	*0,04*	13	*0,06*	8	*0,04*	19	*0,16*	3	*0,03*	20	*0,15*
2	*0,02*	15	*0,05*	6	*0,03*	7	*0,03*	11	*0,04*	14	*0,08*	29	*0,15*
13	*0,1*	12	*0,1*	21	*0,1*	19	*0,1*	24	*0,2*	4	*0,04*	27	*0,2*
12	*0,1*	28	*0,1*	19	*0,1*	23	*0,1*	25	*0,1*	18	*0,1*	39	*0,2*
25	*0,2*	30	*0,2*	99	*0,5*	217	*1,2*	284	*1,9*	208	*1,94*	393	*2,5*
18	*0,13*	60	*0,2*	112	*0,6*	185	*1,0*	223	*1,1*	182	*1,2*	214	*1,0*
1041	*5,5*	2848	*12,7*	3782	*20,5*	3437	*19,0*	3063	*19,8*	2526	*23,9*	5543	*35,1*
638	*3,5*	1247	*5,8*	1441	*8,2*	1952	*10,6*	2863	*13,9*	2676	*18,7*	5215	*25,2*

(Fortsetzung)

65—70		70—75		75—80		80—85		85—90		90 u. mehr	
abs.	rel.	abs.	rel.	abs.	rel.	abs.	rel.	abs.	rel.	abs.	rel.
721	*8,8*	565	*8,9*	108	*9,5*	463	*8,3*	23	*4,1*	3	*3,0*
299	*2,7*	305	*3,7*	239	*4,7*	117	*4,4*	23	*2,9*	1	*0,6*
13	*0,15*	9	*0,16*	5	*0,12*	1	*0,05*	1	*0,2*	—	—
10	*0,1*	9	*0,11*	3	*0,06*	1	*0,0*	—	—	—	—
29	*0,25*	40	*0,64*	19	*0,48*	16	*0,85*	5	*0,9*	1	*1,0*
41	*0,4*	58	*0,69*	44	*0,84*	17	*0,07*	13	*1,7*	1	*0,6*
42	*0,5*	49	*0,8*	24	*0,6*	17	*0,9*	6	*1,1*	1	*1,0*
51	*0,5*	67	*0,8*	47	*0,9*	18	*0,7*	13	*1,7*	1	*0,6*
763	*9,3*	614	*9,7*	432	*10,1*	180	*9,2*	29	*5,2*	4	*4,0*
350	*3,2*	372	*4,5*	286	*5,6*	135	*5,1*	36	*4,6*	2	*1,2*
30768	*374,5*	38247	*602,6*	43056	*998,3*	31884	*1620,9*	14535	*2604,8*	3645	*3681,8*
28768	*259,7*	39552	*482,3*	46878	*863,6*	36236	*1454,7*	17869	*2270,5*	5763	*3430,4*

Tabelle XXXIV. *Sterblichkeit an Tuberkulose der Atmungsorgane in verschiedenen Ländern im Jahre 1954 nach Alter und Geschlecht auf 100000 Einwohner* (unter 1 Jahr auf 100000 Lebendgeborene) (aus „Statistiques Epidémiologiques et Démographiques Annuelles 1954" — WHO/Genf — S. 348/349)

Länder	Geschlecht	Jedes Alter	Altersgruppen in Jahren																		
			0-1	1-4	5-9	10-14	15-19	20-24	25-29	30-34	35-39	40-44	45-49	50-54	55-59	60-64	65-69	70-74	75-79	80-84	85 u.m.
Canada ohne Yukon u. d. nordwestl. Territ.	m	11,1	2,8	1,3	1,0	0,8	2,1	3,2	6,1	6,9	11,4	13,9	16,0	21,4	28,8	39,3	39,3	39,5	43,4	61,1	32,9
	w	6,0	3,9	1,1	0,4	0,5	2,2	5,3	7,5	8,2	7,5	9,5	6,6	7,0	6,0	12,2	13,4	18,2	15,6	26,2	18,8
Vereinigte Staaten Gesamt	m	13,4	1,9	0,7	0,1	0,1	0,8	2,2	4,1	6,0	9,9	14,2	19,7	28,7	34,9	40,9	41,7	58,2	64,0	62,4	59,2
	w	5,3	1,5	0,8	0,1	0,2	1,7	3,0	5,1	5,8	7,1	7,3	7,2	7,4	6,6	7,7	12,7	16,6	21,3	28,0	23,7
Weiße	m	11,6	1,2	0,3	0,1	0,1	0,4	1,4	2,3	3,9	7,0	10,6	15,6	23,3	30,0	36,9	48,3	54,2	60,9	59,8	59,2
	w	4,1	1,2	0,5	0,1	0,1	0,7	1,3	2,6	3,6	5,0	5,4	5,7	5,2	5,2	6,5	11,1	15,8	20,9	27,0	24,0
Farbige	m	28,6	5,9	3,0	0,4	0,3	3,6	8,2	19,9	24,3	37,8	47,3	58,7	80,0	88,5	90,5	97,8	111,5	105,2	95,0	60,0
	w	15,0	3,5	2,5	0,7	0,9	8,3	15,1	24,6	23,9	25,5	23,0	21,5	28,4	21,8	22,0	35,8	29,2	27,5	42,9	20,5
Ceylon	m	22,1	4,5	4,3	2,1	1,5	3,9	10,7	21,4	25,0	30,1	44,3	47,2	75,6	68,6	83,1	98,5	97,6	108,3	80,0	50,0
	w	19,8	4,7	4,6	2,8	3,8	9,7	21,6	33,2	26,0	35,4	34,3	40,5	44,0	51,7	44,0	67,3	52,8	36,4	23,1	20,0
Israel (jüd. Bevölk.)	m	11,7	—	—	—	—	1,6	—	3,5	6,7	9,0	10,3	19,7	27,7	45,0	31,0	80,8	135,2		108,7	
	w	4,9	—	—	—	—	—	3,4	1,7	3,5	4,2	3,4	8,9	2,7	19,1	21,1	25,3	38,2		51,2	
Japan	m	63,1	6,4	6,3	3,0	3,5	16,9	52,9	85,4	95,1	95,5	106,7	115,0	134,9	164,4	187,7	212,4	193,8	155,7	100,0	
	w	43,2	6,6	6,8	3,0	5,6	24,8	57,4	80,5	77,7	67,6	58,3	56,4	62,1	70,8	79,3	82,5	72,9	56,8	39,8	
Deutschland Bundesrepublik	m	26,1	4,2	1,7	0,2	0,5	1,2	4,6	11,9	15,6	18,2	23,6	33,1	51,2	69,2	75,3	80,6	95,4	96,3	67,1	47,1
	w	10,6	3,7	1,7	0,2	0,5	2,0	5,7	10,0	12,4	10,0	10,5	9,7	9,5	11,4	17,1	25,2	41,6	48,5	41,8	25,6
West-Berlin	m	48,3	11,0	—	—	1,2	1,3	13,5	19,9	21,5	23,0	40,9	40,3	71,7	88,8	120,2	136,5	124,9	103,5	178,3	95,2
	w	15,1	—	—	—	1,3	1,3	7,2	15,6	22,3	22,0	11,9	10,7	10,6	13,5	13,9	27,8	24,3	73,9	57,0	69,0
Saarland	m	39,6	—	—	—	—	—	2,7	16,8	15,4	41,9	27,8	71,5	114,4	137,7	97,6	118,1	135,1	58,8	87,2	
	w	9,9	—	3,0	—	—	7,0	5,6	5,1	21,4	3,6	9,6	14,3	8,2	13,5	4,4	40,2	48,7	—	49,8	
Österreich	m	41,9	1,9	1,0	0,8	0,3	0,9	10,2	14,2	19,6	17,5	31,6	42,5	70,1	93,9	130,8	144,9	169,5	159,5	181,8	107,8
	w	18,4	5,9	2,6	0,8	1,0	3,2	8,4	10,5	15,1	12,7	11,5	12,1	18,1	22,9	23,1	38,8	60,6	118,4	127,1	128,7
Belgien	m	37,0	5,2	2,1	—	0,7	2,1	8,5	9,3	18,2	24,1	43,2	64,7	94,1	90,9	109,1	84,6	76,0	60,1	43,2	61,6
	w	10,1	8,3	1,5	0,3	0,4	2,8	7,6	8,6	13,8	8,8	12,9	11,7	11,5	9,7	13,2	22,1	25,1	25,8	28,7	28,7

Dänemark	m	8,2	—	0,6	—	—	—	1,4	4,8	5,1	6,0	9,0	11,7	16,4	12,4	28,2	30,0	26,2	39,1	32,4	25,0
	w	5,9	2,7	0,7	—	—	0,7	2,8	3,3	6,8	8,6	3,8	6,7	4,4	5,7	12,8	16,5	18,7	38,0	32,6	28,6
Finnland	m	51,0	2,2	—	0,4	1,7	6,1	15,9	37,0	48,1	59,8	57,4	80,4	117,3	147,2	191,2	257,4	250,0	187,8	131,0	115,4
	w	24,2	2,3	2,8	0,4	1,2	12,5	13,0	30,4	38,6	30,5	30,0	24,2	28,5	29,6	54,2	68,2	76,9	72,1	119,0	49,2
Frankreich	m	40,3	8,5	1,1	0,3	0,3	1,5	7,4	16,8	27,9	36,9	50,9	74,9	88,5	94,6	107,3	98,0	113,0	98,2	74,9	51,8
	w	16,8	7,6	1,2	0,2	0,5	2,7	9,2	15,4	19,2	24,8	20,3	18,5	18,2	20,5	26,1	29,5	41,1	51,2	46,8	42,7
Italien	m	26,6	6,9	2,5	0,9	0,4	3,6	12,6	22,2	30,8	31,0	39,4	48,8	63,4	75,9	73,9	59,5	47,9	36,3	18,9	24,3
	w	11,6	7,8	3,7	0,8	1,5	5,0	12,6	16,9	16,8	15,4	14,9	12,1	13,1	15,3	15,9	23,6	24,9	19,9	18,9	10,3
Norwegen	m	17,5	3,1	0,8	0,6	0,8	1,0	2,8	9,2	12,5	10,3	18,7	23,6	40,6	33,5	46,2	54,1	51,3	65,4	67,8	121,7
	w	8,6	—	1,7	—	—	—	1,0	7,8	6,7	11,1	14,7	9,7	11,2	13,5	12,6	21,5	25,8	34,6	23,6	15,2
Niederlande	m	7,7	1,7	0,4	0,2	0,2	0,5	0,5	5,0	6,3	7,0	5,2	10,1	14,6	24,4	21,7	28,3	27,4	45,0	46,0	54,0
	w	4,7	0,9	0,9	0,2	1,1	0,5	1,3	4,2	4,9	4,4	2,9	5,3	4,8	7,0	8,0	18,4	19,0	38,7	22,2	18,8
Portugal	m	67,9	50,0	17,1	3,6	4,8	16,8	46,1	82,6	86,9	90,7	127,8	122,9	150,8	150,1	170,7	156,6	118,6	99,5	69,1	
	w	34,5	37,7	16,6	7,9	7,3	17,3	42,1	46,6	42,6	42,0	41,4	38,5	43,6	50,2	60,1	56,9	63,4	56,9	50,5	
Großbritannien England u. Wales	m	23,2	1,7	0,7	0,2	0,1	1,3	5,5	10,8	15,0	17,7	20,4	29,5	45,4	54,1	76,6	78,6	76,7	50,0	28,6	21,6
	w	9,2	1,8	0,9	0,2	0,3	3,1	8,4	14,3	14,2	15,7	13,5	11,2	9,6	9,7	11,9	12,9	14,7	12,6	11,3	9,3
Schottland	m	25,2	8,4	0,6	0,4	—	3,5	9,1	24,6	16,5	29,0	29,3	35,9	51,7	65,6	79,8	74,4	56,8	27,7	29,9	27,4
	w	14,7	11,1	2,4	0,5	0,5	7,4	17,8	28,1	32,1	26,1	20,7	13,1	12,7	14,6	15,2	16,0	17,1	13,1	23,0	13,4
Nord-Irland	m	20,0	—	1,8	—	—	1,7	8,1	2,3	17,4	24,4	18,3	39,6	48,5	59,4	56,5	79,4	65,1	30,5	31,3	41,7
	w	8,6	—	—	—	—	1,9	7,9	20,5	10,1	6,9	8,5	9,1	9,9	13,9	13,3	15,0	28,4	30,3	25,0	—
Schweden	m	15,2	—	—	—	—	—	3,2	8,2	12,1	11,7	11,9	15,8	29,6	28,3	40,8	38,4	62,7	63,0	54,8	51,2
	w	8,0	—	—	—	—	0,5	4,1	5,8	7,6	6,6	9,2	6,9	8,0	11,5	16,0	19,3	29,1	34,9	28,6	36,2
Schweiz	m	22,9	2,3	—	—	0,5	1,2	5,8	9,9	12,5	17,7	20,3	25,6	48,3	52,9	60,7	62,0	95,0	118,0	132,3	62,5
	w	12,6	—	—	—	0,6	1,9	2,7	5,8	11,3	5,6	10,3	10,9	14,1	8,8	17,0	41,2	67,1	75,1	88,8	92,1
Australien (ohne Eingeb.)	m	14,1	1,0	1,0	0,2	—	—	0,6	2,4	4,4	5,5	11,5	19,3	26,1	31,6	63,3	73,2	81,1	86,1	75,8	67,7
	w	4,1	2,0	0,5	—	—	1,4	1,0	3,0	7,6	6,6	7,5	5,4	8,3	4,2	4,1	11,1	15,6	4,1	7,5	—
Neuseeland (ohne Maoris)	m	13,8	—	—	—	—	—	3,0	2,7	7,0	4,5	11,9	18,2	22,9	36,3	41,9	67,0	64,0	101,3	64,1	59,3
	w	4,6	—	—	—	—	—	1,6	2,9	8,5	10,4	7,6	5,2	5,9	6,8	7,5	8,2	16,8	15,5	10,5	—

Anhang

1. XVII. Wissenschaftliche Tuberkulosetagung vom 27. — 29. 9. 1956 in Baden-Baden

H. Habs (Heidelberg): *Quellen, Wege und Verhütung der Tuberkulose.*

Da nicht nur die experimentelle Forschung, sondern auch die allgemeine und vergleichende Epidemiologie die theoretische Grundlage für die Seuchenbekämpfung bietet, wird die Einteilung der Infektionskrankheiten des Klinikers nach Organsystemen und nach Symptomengruppen sowie die des Hygienikers nach der Stellung der Erreger im naturkundlichen System den Bedürfnissen der Epidemiologie und der Seuchenbekämpfung nicht gerecht, da in der Praxis die Ordnung nach soziologischen Gesichtspunkten erfolgt. Die Soziologie ist in diesem Rahmen als ein auf den Menschen beschränkter Teilkomplex der Ökologie anzusehen.

Die Einordnung einer Seuche in eine bestimmte ökologisch-soziologische Gruppe ist nichts Fixiertes, denn sowohl die Veränderung der soziologischen Struktur als auch die mit den Methoden der Naturwissenschaften faßbaren Eigenschaften einer Seuche unter fixierten soziologischen Bedingungen können eine Änderung des Seuchenbildes bedingen bzw. ihren ökologischen Typ bestimmen. Eine Seuche verläuft, vom epidemiologischen Standpunkt betrachtet, nicht starr, sondern fast immer mehrgleisig, wobei der einzuschlagende Weg von ökologischen bzw. soziologischen Bedingungen bestimmt wird.

So wie man hinsichtlich der Tuberkulose bei der Infektion mit dem Typus humanus und Typus bovinus ein homogenes Infektketten-Schema vorfindet und bei ersterer eine homonome und bei letzterer eine heteronome Kette zu unterscheiden hat, spielt ferner bei der Zusammensetzung der Infektketten die „innere“ und „äußere“ Kette eine Rolle. Jedoch erscheint diese in der epidemiologischen Statistik als Seucheneinheit wegen der Unmöglichkeit der klinischen Differentialdiagnostik beider Typen.

Bei der Tuberkulose des Menschen ist nicht nur der klinisch Kranke, also Behandlungsbedürftige, als Infektionsquelle anzusehen, sondern auch ein Teil der Kranken, deren Diagnose noch unbekannt ist, die sich aber schon im Stadium der Infektiosität befinden. Beachtung verdient die Tatsache, daß keine fixierte zeitliche Abhängigkeit zwischen dem Termin der Infektion und dem Beginn der Bakterienausscheidung besteht. Die Infektkette der Tuberkulose enthält überwiegend blinde Glieder, die zwar infiziert werden, aber nicht manifest erkranken oder zwar erkranken, jedoch nicht zur Infektionsquelle werden.

Die Tuberkulose, bei der die Verhältnisse komplizierter sind, kann bis zu einem gewissen Grade mit der lobären Pneumonie in Beziehung gesetzt werden, obgleich man sich des infektiösen Charakters der Pneumonie nicht immer bewußt ist. Bei der Lungenentzündung dürfte wohl der Erreger schon vor längerer Zeit in den Organismus aufgenommen worden sein und bei Vorhandensein einer gewissen Resistenz unauffällig bleiben, bis die Krankheit durch eine unspezifische Zweitursache — etwa Sturz ins Wasser — manifest wird.

Da bei der Tuberkulose der Begriff „Inkubationszeit“ epidemiologisch bedeutungslos ist, wäre der Begriff „Präpatentperiode“ aus der Helminthologie zu empfehlen.

Bei Würdigung der Entwicklung der Tuberkulose in den letzten 50 Jahren ist für den Kliniker eine Verschiebung vom Letalitäts- zum Invaliditätsproblem und für den Hygieniker vom Problem der sozial-hygienischen Maßnahmen zum Problem des Expositionsprophylaxe, d. h. in erster Linie zum Problem der Infektionsquelle festzustellen. Es sollte daher auch in der Tuberkulosebekämpfung Aufgabe des öffentlichen Gesundheitsdienstes sein, Infektionsquellenforschung zu betreiben. Diese wird dadurch begünstigt, daß gegenüber etwa dem Typhus jeder Ausscheider bei der Tuberkulose zugleich behandlungsbedürftig ist. Da jede Isolierung einer Ansteckungsquelle einen Gewinn darstellt, werden von den epidemiologisch denkenden Hygienikern alle Maßnahmen begrüßt, die dieses Ziel begünstigen. Sie werden sich auch der sozial-hygienischen Kritik an dem Wohnungsproblem der tuberkulösen Personen, die über kein eigenes Zimmer verfügen, anschließen. Eine besondere Schwierigkeit stellt auch die Arbeitsvermittlung von Lungenkranken dar, obgleich zu bedenken ist, daß eine Infektionsquelle bereits einen Teil ihrer Gefährlichkeit verloren hat, wenn sie erkannt ist.

Man muß sich dagegen wenden, daß die Röntgenreihenuntersuchungen angegriffen werden, da sie eine wichtige seuchenhygienische Maßnahme darstellen, die der Erfassung der fließenden Infektionsquelle wie der sich in der Präpatentperiode befindlichen potentiellen Quelle dienen, und dem Kranken eine rechtzeitige ärztliche Behandlung ermöglicht. Das Argument, der Erfolg sei im Verhältnis zum Aufwand zu gering, ist ebenfalls zurückzuweisen, da der Nutzeffekt nicht nur an dem an Tuberkulose Erkrankten, sondern an den verhinderten Neuinfektionen zu messen ist.

Bei der Infektionsquellenforschung sollte besonderer Wert darauf gelegt werden, nicht nur gefährdete Berufsgruppen festzustellen, sondern es sollte auch an gefährdete Altersklassen gedacht werden. Bei Erwachsenen wird diese Suche wegen der langen Präpatentperiode erschwert, jedoch könnte hier eine Erleichterung durch die Auffindung eines Ausscheiders bei den Umgebungsuntersuchungen möglich sein.

Ein weiteres Problem stellt die moderne Therapie dar, durch die eine Verlängerung der Lebensdauer der Erkrankten erreicht wird, mit der aber auch eine Verlängerung der Ausscheidungsperiode verbunden sein kann. DOMAGK wies bereits bei der Einführung der Chemotherapie darauf hin, daß sie hygienische Maßnahmen nicht überflüssig mache.

Bei der Betrachtung des Infektionsweges müssen sowohl Tröpfcheninfektion als auch Staubinfektion herausgestellt werden. Letzterer ist besondere Beachtung zu schenken, da hierbei die Übertragungsgefahr räumlich und zeitlich nicht so eng an die Infektionsquelle gebunden ist und für ihre Unterbindung umfangreiche Desinfektionsmaßnahmen erforderlich sind.

K. HEICKEN (Berlin): *Desinfektionsmaßnahmen im Rahmen der Tuberkuloseverhütung.*

Wenngleich auch die Tuberkulose durch möglichste Verminderung der Ansteckungsgefahr zu bekämpfen ist, so können doch wegen der grundsätzlich anderen epidemiologischen Verhältnisse die bei den übrigen Infektionskrankheiten bewährten Maßnahmen zu ihrer Bekämpfung nicht schematisch übernommen werden.

Aus Laboratoriumsversuchen mit Bakterienreinkulturen lassen sich keine verbindlichen Schlüsse über den Wert von Desinfektionsmaßnahmen in der Praxis ziehen, wie auch die im Reagenzglas beobachtete Abtötungsgeschwindigkeit (z. B. Rideal-Walker-Test) keinen Maßstab für den praktischen Desinfektionswert eines Mittels abgibt. Begründete Urteile über die Wirksamkeit von Desinfektionsmitteln lassen sich nur im Modellversuch gewinnen.

Obgleich ein Ersatz der bisher gebräuchlichen, riechenden und reizenden Desinfektionsmittel, wie Phenol, Kresol und Formaldehyd wünschenswert wäre, haben gerade sie die sicherste Wirkung gezeigt. Das Ziel der Desinfektion muß die Abtötung der Krankheitserreger und nicht nur die Entwicklungshemmung sein.

Bei der Sputumdesinfektion ist dem Desinfektionsmittel Alkali, das durch Aufquellen der Schleimmassen als Wegbereiter für das Desinfektionsmittel dient, in optimalen Mengen zuzugeben, damit die Bildung bakterizid unwirksamer Phenolate vermieden wird. Chloramin hat sowohl eine auflockernde als auch keimtötende Wirkung, während Chlorkalk und Formaldehyd für die Sputumdesinfektion unwirksam sind.

Die Stuhldesinfektion ist mit chlorhaltigen Desinfektionsmitteln wirkungslos, während die thermischen Verfahren steigende Bedeutung gewinnen.

Für die Wäschedesinfektion haben sich 1—2%ige reinwäßrige Kresollösungen, wäßrige und seifenhaltige Formaldehydlösungen, sowie die vom DZK zur Auswahl gestellten Handelspräparate als wirksam erwiesen, wobei auf die Beachtung der optimalen Temperatur größter Wert zu legen ist.

In Anbetracht der Tatsache, daß ausgetrockneter Auswurf durchweg leichter zu desinfizieren ist als frischer, ist die laufende Desinfektion der Räume schwieriger als die Schlußdesinfektion. Bei allen Maßnahmen ist zu berücksichtigen, daß die Wirkung eines Desinfektionsmittels vom Produkt Konzentration mal Einwirkungszeit bestimmt wird.

Bei einsichtigen Kranken genügt bei der Schlußdesinfektion die Scheuerdesinfektion, während in schweren Fällen auch heute noch das Verfahren mit Formaldehydwasserdampf bzw. Formaldehydaerosolen als das wirksamste zu gelten hat.

Der hygienische Wert der Luftdesinfektion muß als umstritten angesehen werden. So wie einerseits dem Kranken nicht zugemutet werden kann, einer ständigen Wirkung von

UV-Strahlen bzw. Aerosolen ausgesetzt zu werden, ist andererseits festzustellen, daß der *Staubbindung* zur Infektionsbekämpfung primäre Beachtung zu schenken ist. Hervorzuheben ist schließlich, daß eine Luftdesinfektion wegen der erforderlichen Teilchengröße nicht zugleich eine Raumdesinfektion bewirkt.

K. Wagener (Hannover): *Biologie und Epidemiologie der bovinen Tuberkulose in ihrer Bedeutung für Quellen, Wege und Verhütung der menschlichen Tuberkulose.*

Bei der Bedeutung, die die Rindertuberkulose als Infektionsquelle des Menschen beansprucht, erscheint es beachtlich, daß heute fast die Hälfte des Rinderbestandes in Deutschland von der Tuberkulose befreit ist und damit gerechnet werden kann, daß bei weiteren stetigen Fortschritten der Bekämpfungsaktion die Rindertuberkulose in etwa fünf Jahren getilgt sein wird.

Obgleich die Tuberkulinreaktion zwei bis vier Prozent diagnostische Fehlergebnisse aufweist, stellt sie für die Veterinärmediziner die wichtigste Stütze in der Bekämpfung der Rindertuberkulose dar. Neben einer Reihe von Ursachen für die Fehlergebnisse spielt der Kontakt der Rinder mit humanen Tuberkulosebakterien ohne feststellbare pathologische Veränderungen eine Rolle, die gleichsam den Menschen als Infektionsquelle in den epidemiologischen Bereich der Rindertuberkulose rücken. Obgleich diese Reagenten in relativ kurzer Zeit wieder einen negativen Ausfall der Tuberkulinprobe zeigen, stellen sie für den Tierhalter im Handelsverkehr einen beträchtlichen Verlust dar. Es ist daher als Nachteil anzusehen, daß durch den Mangel an typenspezifischen Tuberkulinen eine Unterscheidung der bovinen von der humanen Infektion nicht möglich ist.

Hinsichtlich der „Reinfektion" der tuberkulosefreien Rinderbestände mit dem Typus bovinus, die in der Tiermedizin eine andere Bedeutung hat als in der Humanmedizin, verdienen die gemeinhin als solche bekannten Haustiere als Infektionsquellen dieselbe Beachtung wie andererseits die Bestrebungen, Abwässer zum Zwecke der Düngung auf Weide- und Grünlandflächen zu verregnen oder zu verrieseln.

Die Fortschritte in der Bekämpfung der Rindertuberkulose berechtigen abschließend zu der Vorschau, daß in etwa 1—2 Jahrzehnten der tuberkulosekranke Mensch in demselben Umfang eine Gefahr für die tuberkulosefreien Rinderbestände darstellt, wie das heute noch zu etwa 10% bei den tuberkulösen Rindern hinsichtlich der Tuberkulose des Menschen der Fall ist.

E. Hedvall (Uppsala): *Quellen, Wege und Verhütung der Tuberkulose.*

Die Maßnahmen der Tuberkulosebekämpfung haben sich gegen die Infektion mit Bakterien sowohl vom Typus humanus als auch bovinus zu richten, da beide für den Menschen gleich virulent sind; aviäre Infektionen spielen praktisch nur eine geringe Rolle. Es empfiehlt sich jedoch, stets durch Typenbestimmung die Art des Erregers zu ermitteln, um bei boviner Tuberkulose des Menschen die erforderlichen Abwehrmaßnahmen unter Einschluß der Kontrollen der Tierbestände einzuleiten.

Die Infektion mit einer Tuberkulose vom Typus bovinus von Mensch zu Mensch ist möglich und bewiesen; ihr Nachweis ist jedoch schwierig. Rinder sind stets die Infektionsquelle für bovine Tuberkulose boviner Natur. Auch bei Schweinen ist es häufig der Fall, wobei beachtet werden muß, daß bei letzteren auch aviäre Tuberkulosebakterien vorkommen. In der Ziegenmilch, bei Hunden und Katzen lassen sich sowohl bovine als auch humane Tuberkulosebakterien nachweisen.

Wenngleich bis zum Jahre 1952 immerhin 84 Fälle kongenitaler Tuberkulosen bekannt wurden, so spielt sie doch gegenüber der postnatalen Infektion nur eine unbedeutende Rolle. Es ist auch strittig, ob der Tröpfchen- oder Staubinfektion größere Bedeutung beizumessen ist, nachdem man heute Übergangsformen (sog. „Tröpfchenkerne") kennt. Besonderes Interesse wegen ihrer ständigen Zunahme beanspruchen jene Kranken, die chemo-antibiotischer Behandlung unterzogen wurden und deren Sputum sowohl kulturell als auch im Tierversuch ein negatives Ergebnis zeigt, während mikroskopisch reichlich Bakterien nachweisbar sind. Die Ansichten über ihre Virulenz dem Menschen gegenüber sind geteilt, jedoch besteht Veranlassung, sie nach wie vor für pathogen zu halten bis verwertbares, umfangreicheres Material vorliegt, mit dem das Gegenteil bewiesen werden kann. Besondere Aufmerksamkeit wegen ihrer Infektiosität verdienen auch Fälle mit endobronchialer Tuberkulose, die deshalb Schwierigkeiten bereiten, da ihr Röntgenbild unauffällig ist. Hinzu kommen ferner als schwer faßbare

Infektionsquellen Fälle von tuberkulin-negativer Lungentuberkulose, infizierte Nahrungsmittel und durch bakterienhaltige Abwässer verunreinigte Gewässer.

Die Bekämpfung der Tuberkulose erfolgt bei bovinen Infektionen am wirksamsten durch die Tilgung tuberkulöser Rinderbestände und bei humanen Infektionen durch energische Fürsorgemaßnahmen einschließlich der Therapie sowie durch Maßnahmen, die der Vorbeugung dienen wie BCG-Schutzimpfung, gute Wohnverhältnisse und ausreichende, gute Ernährung.

Schweden steht kurz vor der restlosen Befreiung der Rinderbestände von der Tuberkulose, und es wird andererseits wegen des Rückganges der menschlichen Tuberkulose erwogen, die BCG-Massenschutzimpfung im Laufe der Zeit abzubauen.

K. Unholtz (Berlin): *Tuberkulose-Ansteckungen im Krankenhaus und ihre Verhütung.*

Das tuberkulös-exponierte Personal von Tuberkulose-Krankenanstalten zeigt eine 2—4mal höhere Erkrankungsziffer als das Personal allgemeiner Krankenhäuser. Auf Grund dieses Tatbestandes wurde die Tuberkulose als entschädigungspflichtige Berufskrankheit aufgenommen. Trotz Aufklärung und Verbesserung der Arbeitsbedingungen sowie Verbesserung der Desinfektionsmittel und -methoden sind die anerkannten Berufskrankheitsfälle in West-Berlin jährlich dreimal so hoch wie die Zahl der Tuberkulose-Zugänge der allgemeinen Bevölkerung.

Die Erkrankungsfälle des Personals von Tuberkulose-Fachabteilungen der allgemeinen Krankenhäuser sind unverhältnismäßig häufiger als in Tuberkulose-Krankenhäusern. Ärzte sind $2^1/_2$mal mehr gefährdet als medizinisch-technische Assistenten und $3^1/_2$mal mehr als Schwestern.

Durch die 2. Verordnung über die Ausdehnung der Unfallversicherung auf Berufskrankheiten vom 11. Februar 1929 wird zwar die Tuberkulose als Berufskrankheit anerkannt, jedoch nur im Sinne der Entstehung. Hieraus ergibt sich eine besondere Problemstellung bei Re- oder Superinfektionen.

Auf Grund der Schwierigkeiten bei der Begutachtung und der Erfahrungen bei der Anerkennung derartiger Fälle durch die Berufsgenossenschaft ist die Forderung gerechtfertigt, genaue Tuberkulinteste durchzuführen, und es wäre auch angezeigt, sich der Chemoprophylaxe zu bedienen, die jedoch bei Exponierten wegen der Länge der erforderlichen Darreichung problematisch bzw. unzumutbar wird. Ein Ausweg wäre, alle Exponierten, die bei 1 TE positiv reagieren, an der Prophylaxe teilnehmen zu lassen.

Klinisch nicht sicher Inaktive wie solche mit einer Tuberkulin-Reizschwelle von 0,1 TE kommen nicht nur aus versicherungstechnischen, sondern auch arbeitshygienischen Gründen für die Einstellung in Tuberkulose-Anstalten nicht in Frage, während bei im Betrieb Erkrankten mit inaktiven Prozessen grundsätzlich anders zu verfahren ist. Tuberkulinnegative sind natürlich nicht einzustellen.

Bei jeder Einstellung hat eine genaue Einstellungsuntersuchung mit Anfertigung eines Röntgenfilmes und Anlage eines Krankenblattes zu erfolgen. Die Nachuntersuchungen sollten tunlich vierteljährlich durchgeführt werden. Durchleuchtung oder Schirmbildaufnahme, auch im Mittelformat 6×6, haben sich nicht bewährt. Der nicht unmittelbar gefährdete Personenkreis (Verwaltung, Küche usw.) ist halbjährlich zu kontrollieren. Auch bei Nachuntersuchungen empfiehlt sich eine Röntgenaufnahme. Ausscheidende sollten nach $^1/_4$, $^1/_2$ und 1 Jahr eine genaue Untersuchung durchführen lassen.

Halbjährliche aufklärende Vorträge über die Tuberkulose-Hygiene sollten regelmäßig durchgeführt werden, da das Leben in der Gefahr bekanntlich abstumpft und leider der bekannte Satz „Wer sich nicht fürchtet, ist nicht tuberkulose-gefährdet“ jeder Grundlage entbehrt.

Die beste Vorsorge gegen Infektionsgefährdung ist auf jeden Fall die Errichtung von lichten und hygienisch einwandfreien Krankenhausbauten, wobei auch die Nebenräume in die Planung mit einzuschließen sind. Neben dem Bestreben das gesamte Inventar eines Tuberkulose-Krankenhauses so einzurichten, daß es leicht zu desinfizieren ist, stellt vielerorts das Zählen und Sortieren der schmutzigen Wäsche im trockenen Zustand ein besonderes Problem dar, das mit Leidenschaft in den finstersten und unhygienischsten Ecken betrieben wird. Das Enzymverfahren zur Desinfektion der Wäsche muß als Mittel der Wahl angesehen werden.

E. Jensen (Bremen): *Die Erfassung der Tuberkulose beim Heil- und Pflegepersonal.*

Die Pfleger und Pflegerinnen auf den Tuberkuloseabteilungen sind in höherem Maße gefährdet als jene von inneren Abteilungen. Bei Ordensschwestern ist die Verbreitung der Tuberkulose besonders groß. Seit dem 1. Juli 1928 wird die im Dienst zugezogene Tuberkulose als Berufskrankheit anerkannt.

Von insgesamt 500 kranken Probanden wurden nur 184 Fälle durch die laufende routinemäßige Personaluntersuchung entdeckt. Die Mehrzahl bemerkte die Tuberkulose durch typische Symptome, bevor die Diagnose gestellt wurde.

Das Intervall zwischen Berufsaufnahme und Infektionsgefährdung beträgt bei den Ärzten 2,7 und bei Schwestern 6,0 Jahre. Die negative Auslese der Tuberkuloseanfälligen beim Heil- und Pflegepersonal vollzieht sich relativ rasch, überwiegend in den ersten zwei Jahren. Sie nimmt mit dem dritten Expositionsjahr stetig ab.

H. Lüchtrath (Bonn): *Tuberkuloseansteckungen in pathologischen Instituten und ihre Verhütung.*

Es herrscht Übereinstimmung darüber, daß das Personal im Sektionssaal in hohem Maße im Hinblick auf eine tuberkulöse Infektion gefährdet ist.

Eine Umfrage in der DDR und in der Bundesrepublik ergab für den Zeitraum von 1948 bis 1956 187 tuberkulöse Erkrankungen, die auf die Infektion während der Tätigkeit in einem pathologischen Institut zurückzuführen waren und die als Berufserkrankung anerkannt wurden:

92 Ärzte
53 Sektionshilfen
35 Technische Assistentinnen
7 Reinigungsfrauen.

Es muß betont werden, daß das Verfahren bis zur Anerkennung der Berufskrankheit sehr unterschiedlich gehandhabt wird. Während die Erreichung der Anerkennung bei einem Teil keine besonderen Schwierigkeiten bereitete, gestaltete sie sich bei dem anderen schwierig.

Jeder vierzehnte Arzt erkrankt im Durchschnitt an Tuberkulose, während etwa jede achte Sektionshilfe infiziert wird. Die bei steigender Berufsdauer zu beobachtende Unvorsichtigkeit spielt eine nicht zu unterschätzende Rolle. Ein Vergleich der Erkrankungszahlen des Personals von pathologischen Instituten in den einzelnen Jahren von 1948—1955 läßt deutlich eine Verringerung der Häufigkeit erkennen, die sowohl auf die verbesserten Arbeits- und Lebensbedingungen als auch ganz allgemein auf eine Verminderung der Tuberkulosesterblichkeit der Gesamtbevölkerung zurückzuführen ist.

Als Infektionsquelle spielen auch im Sektionssaal die Tröpfchen- bzw. Staubinfektionen eine besondere Rolle. Einwandfreie hygienische Verhältnisse und gewissenhaft durchgeführte Desinfektionsmaßnahmen sowie regelmäßige Röntgenkontrollen und Belehrungen des Personals stellen die wirksamsten Verhütungsmaßnahmen dar.

K. Bartmann (Berlin): *Tierexperimentelle Untersuchungen zu einer Chemoprophylaxe der Tuberkulose mit INH.*

Ferebee und Palmer führten mit einem für Meerschweinchen hochvirulenten TB Stamm Tierversuche durch und gaben gleichzeitig INH. Sie glaubten, so die Grundlage für die Beurteilung der Chemoprophylaxe beim Menschen geschaffen zu haben, um so mehr, als alle Tiere in der Nachbeobachtungsperiode normal an Gewicht zunahmen und nicht starben.

Die gleichgerichteten Versuche des Vortragenden zeigten jedoch, daß alle Versuchstiere 13 Wochen nach Therapieende eine chronische Tuberkulose aufwiesen.

Die anderen zitierten Versuche hatten sehr unterschiedliche Ergebnisse in bezug auf die Erkrankungsrate der Versuchstiere. Jedoch war ihnen allen gemeinsam, daß sie mit so massiven Infektionen durchgeführt wurden, wie sie den natürlichen Verhältnissen nicht entsprechen.

Ein weiterer Versuch, bei dem die Meerschweinchen in den verschiedenen Versuchsgruppen zur Hälfte mit 10^{-6} bzw. 10^{-7} mg subcutan infiziert wurden, zeigte die Kontrollgruppe nach drei Monaten eine generalisierte Tuberkulose. Die Behandlung mit 5 mg/kg INH (1. Gruppe) wurde zweimal wöchentlich für die Dauer von 4 Monaten und mit 10 mg/kg (2. Gruppe) für die Dauer von 8 Monaten durchgeführt. Bis auf ein Tier wurden alle Tuberkulin-positiv. Nach einer viermonatigen Nachbeobachtungszeit wurde in Gruppe 1 bei 50% eine Tuberkulose festgestellt. Von den 18 überlebenden Tieren der Gruppe 2 erkrankten 2 nach Absetzen der Behandlung. Bei 7 von ihnen wies nur ein Tier einen spezifischen Leberherd auf, während bei allen übrigen kein tuberkulöser Befund zu ermitteln war. Die restlichen 9 Tiere dieser Gruppe sind noch am Leben und machen einen gesunden Eindruck. Chemoprophylaxe und BCG-Impfung sind beim Meerschweinchen in ihrer Wirksamkeit gleichwertig. Es wird angenommen, daß die Chemoprophylaxe beim Menschen wirksam sein könnte.

V. GOERTTLER (Jena): *Allergische Reaktionen bei Tierärzten nach Verletzungen beim Tuberkulinisieren von Rindern.*

Bei 30 Erkrankungen von Tierärzten nach Verletzungen mit der Injektionsspritze beim Tuberkulinisieren von Rindern, wobei das Tuberkulin in die Haut bzw. das Unterhautzellgewebe eindrang, waren alle Übergänge von leichten örtlichen Reizerscheinungen bis zur schweren Allgemeinerkrankung mit hohem Fieber und lebensgefährlichem Schock festzustellen. Septische Infektionen konnten ausgeschlossen werden. Es muß dabei berücksichtigt werden, daß die Dosis des für die Tuberkulintestung der Rinder verwendeten Tuberkulins fünfzigmal höher liegt als die beim Mantoux-Test gebräuchliche beim Menschen.

An der anschließenden Diskussion nahmen die Herren: HUEBSCHMANN (Pleiserhohn), SCHRÖDER (Berlin), KLEINSCHMIDT (Honnef), MICHAELIS (Schwabach), GENZ (Berlin), SCHRAG (Stuttgart), BUSCHKIEL (Kiel), DEIST (Ludwigsburg), KAMPELMANN (Köln), PRAUSMÜLLER (Wien), WEICKSEL (Würzburg), BROICH (Hausen), WURM (Wiesbaden), SCHLAU (Schwäbisch Gmünd), SPIESS (Göttingen), SIMON (Aprath) und BARTMANN (Berlin) teil.

R. JANKER (Bonn): *Anwendung und Bedeutung des Röntgenverfahrens in der Lungendiagnostik.*

Bei der Anwendung des Röntgenverfahrens in der Lungendiagnostik sind die Feststellung der Diagnose mit allen sich daraus ergebenen Konsequenzen und die „Aufspürung" von Krankheiten bei Personen, die noch arbeitsfähig sind und subjektiv keine Beschwerden haben, zu unterscheiden.

Zur Ermittlung der Diagnose mit dem Röntgenverfahren wird es mitunter notwendig sein, sich der verschiedensten Methoden zu bedienen. Hartstrahl- und Feinfokusvergrößerungsaufnahmen stellen eine Bereicherung der diagnostischen Möglichkeiten dar, während das Schichtverfahren seit Jahren seinen fest umrissenen Aufgabenbereich hat. Die Simultanschichttechnik wird in Zukunft Zeitersparnis und Dosisverminderung bringen.

Das Anwendungsgebiet der Schirmbildphotographie ist die Reihenuntersuchung größerer Bevölkerungsgruppen, wobei die Tendenz besteht, sich mehr und mehr des Mittelformats (70 × 70 mm) zu bedienen, um sicherere Qualitätsdiagnosen stellen zu können, was in besonderem Maße von einer Bildgröße 100 × 100 mm zu erwarten wäre.

Obgleich die Röntgendurchleuchtung kein objektives Urteil ermöglicht und auch aus anderen Gründen der Großaufnahme und dem Schirmbild unterlegen ist, gehört sie dennoch zu jeder Untersuchung der Lunge.

W. L. LIEBKNECHT (Augsburg): *Durchleuchtung, Bild und Schichtaufnahme in der Tuberkulosefürsorge.*

Da die Röntgenuntersuchung der wichtigste Bestandteil der diagnostischen Maßnahmen der Fürsorgestelle ist, macht sie nicht nur geeignete Apparaturen erforderlich, sondern auch aller Methoden kundige Untersucher, um Fehlbeurteilungen auszuschalten.

In der Fürsorge ist die Anwendung der Durchleuchtung bei der Einzeluntersuchung das bevorzugte Verfahren geblieben, obgleich seit Jahrzehnten ihre Kombination mit der Anfertigung von Aufnahmen im Großformat gefordert wurde, da dadurch eine bessere Erfassung der kleinen Herde ermöglicht wird.

Röntgenaufnahmen im Großformat sowie Teil- und Schichtaufnahmen sollen als ergänzende Maßnahmen im Zweifelsfalle zur Anwendung kommen.

K. BREU (Ludwigsburg): *Das Mittelformat in der Tuberkulosefürsorge.*

Die Erkennung von vereinzelt und wenig dicht stehenden, mehr kleineren und vor allem auf die Spitze beschränkten Fleckschatten sowie die Qualitätsdiagnose bei einer Anzahl von

Fällen, insbesondere neuerfaßten Tuberkulosen, bei denen Begrenzung und Dichte der einzelnen Herde nicht exakt festzustellen ist, macht auf dem Schirmbild im Mittelformat Schwierigkeiten. Dessen ungeachtet bedeutet die Anwendung des Schirmbildes (Mittelformat) in der Fürsorge einen Fortschritt, insbesonders wenn sie nur bei Reihen- und Umgebungsuntersuchungen sowie für die Überwachung von inaktiven Tuberkulosen zum Einsatz kommt.

Es konnte festgestellt werden, daß das Schirmbildverfahren im Mittelformat hinsichtlich der Detailerkennbarkeit der Großaufnahme auf Papier gleichwertig, dem Großfilm etwas unterlegen, aber erheblich besser ist als die Durchleuchtung, jedoch die Durchleuchtung in einer Anzahl von Fällen unentbehrlich geblieben ist. Ihr Wert hängt weitgehend von der Qualität des Durchleuchters ab.

Dem Schirmbild kommt andererseits gegenüber der Durchleuchtung die Bedeutung eines Dokumentes zu, und sie dient andererseits zur Entlastung des Fürsorgearztes, ermöglicht darüber hinaus eine Steigerung der Anzahl der Einzeluntersuchungen.

Die Anwendungsgebiete des Schirmbildes im Mittelformat sind:

1. Gezielte Röntgenreihenuntersuchungen,
2. Umgebungsuntersuchungen,
3. inaktive, überwachungsbedürftige Lungentuberkulosen,
4. extrapulmonale Tuberkulosen,
5. Arztüberweisungen,
6. tuberkulinpositive Schüler,
7. Untersuchungen zur Erstellung amtsärztlicher Zeugnisse und
8. erste Nachuntersuchung der Personen, die bei Volksröntgenuntersuchungen aufgefallen sind.

C. Wegelius und H. Bauer (Stockholm): *Einwirkung des Schirmbildverfahrens auf Tuberkulose-Morbidität und Prognose.*

Dem Schirmbildverfahren kommt im Rahmen der Bekämpfungsmaßnahmen der Tuberkulose entscheidende Bedeutung zu, wenn die Massenuntersuchungen nicht nur im Zuge einer einmaligen Untersuchung durchgeführt werden, sondern in bestimmten Zeitintervallen ihre Wiederholung erfolgt, da heute bereits überwiegend inaktive, nichtbehandlungsbedürftige Fälle gefunden werden, wodurch sich nicht nur die Gesamtprognose der Tuberkulose bessert, sondern diese in Zukunft unter genaue Kontrolle gebracht werden kann.

F. Heisig (Weimar): *Das Großbild-Schnellaufnahmeverfahren in der Lungendiagnostik.*

Die 1938 beschriebene Rollfilmkassette zur Durchführung von Röntgenreihenuntersuchungen auf einem 50 m langen Papierband für die Anfertigung von 125 Aufnahmen in der Bildgröße 35×35 cm muß als bekannt vorausgesetzt werden.

Es bleibt nur darauf hinzuweisen, daß man sich die Arbeit mit einer einfachen, isolierten Beschriftungseinrichtung der Packfilmserienkassette mit Zeitrelais und Doppelbelichtungssperre zur nachträglichen Beschriftung von Einzelkassetten erleichtern kann, wenn man sich keine Rollfilm- oder Packfilmserienkassette leisten kann.

Der Röntgenkataster, der sich schon im 4. Durchgang befindet, wird mittels Schirmbild im Technikformat bei der Bevölkerung der DDR mit Beginn des Schulalters und einer Beteiligung von etwa 90% ohne gesetzlichen Zwang durchgeführt.

Dringend behandlungsbedürftige Fälle werden umgehend der zuständigen Tuberkuloseberatungsstelle gemeldet, die übrigen krankhaften oder verdächtigen Fälle erhalten durch den Röntgenzug mittels Packfilmserienkassette eine Großaufnahme auf Zellhorn.

Zur Katasterwiederholung werden die Personen, die als Befundfälle ausgeschieden wurden, nicht mehr herangezogen, so daß nur bisher gesunde Personen eine Schirmbildaufnahme im Technikformat erhalten, wodurch zwangsläufig die Zahl der erforderlichen Großaufnahmen immer kleiner wird.

Die Überwachung der aktiven Tuberkulosefälle ist Aufgabe der Tuberkuloseberatungsstellen. Nur ausnahmsweise bei alten Leuten, meist auf dem Lande, macht auch der Röntgenzug bei aktiven Tuberkulosen Großaufnahmen.

Papieraufnahmen und Schirmbild im Mittelformat dürfen auf Grund experimenteller Untersuchungen hinsichtlich der Detailerkennbarkeit als gleichwertig angesehen werden; der Großaufnahme kommt jedoch der Vorteil zu, sie ohne Lupe betrachten zu können.

J. Hein (Tönsheide): *Das Schirmbild-Schichtverfahren.*

Obgleich Dimitrow und Janker sich als erste mit der Frage der Anwendbarkeit des Schirmbild-Schichtverfahrens eingehend beschäftigt haben, und die Publikationen von Kiefer und Lysholm zeitlich vor den in Tönsheide durchgeführten Untersuchungen liegen, ihnen aber keine praktische Bedeutung beizumessen ist, verfügt die Klinik Tönsheide durch die dort seit 3 Jahren gesammelten Erkenntnisse über die größte Erfahrung auf diesem Gebiet.

Das Spiegelobjektiv zeigte sich dem Linsenobjektiv gegenüber grundsätzlich bezüglich der Lichtstärke und Dosierung, aber auch im Hinblick auf die Frage der Vergrößerungs-Schirmbild-Schichtaufnahme überlegen. Die Dosis beträgt für die Spiegeloptik 0,8—1,3 r, die auch von anderer Seite bestätigt wurde.

Maßgebend für den intensiv betriebenen Ausbau des Verfahrens waren die geringeren Kosten gegenüber den normalen Schichtaufnahmen, sodann die Erfassung der ganzen Lunge durch einen Arbeitsgang und schließlich wegen des kleineren Formats die Möglichkeit, viele Bilder an *einem* Filmschaukasten auf einmal vergleichend zu betrachten.

Gebauer und Berg sowie Bader sind ebenfalls übereinstimmend der Auffassung, daß das Schirm-Schichtbild auf Grund seiner Qualität durchaus in der Lage ist, das normale Schichtbild zu ersetzen.

Schrägverwischungen lassen sich bei dem Schirm-Schichtbild mit den heute vorhandenen Geräten unter gewissen Schwierigkeiten darstellen, Querschichten aus rein technischen Gründen nicht.

Das Betrachten mittels Lupe bzw. Lupenbrille sowie noch nicht vorhandene zufriedenstellende Einrichtungen zur Projektion für einen größeren Betrachterkreis haften dem Verfahren als Mängel an. Werden diese Wünsche hinsichtlich der Projektion durch die Industrie nicht gebührend berücksichtigt, so könnte dadurch das Schirmbild-Schichtverfahren illusorisch werden.

Das Simultan-Schichtverfahren erweist sich bezüglich der Strahlendosis gegenüber dem Schirm-Schichtbildverfahren als vorteilhaft, hinsichtlich der Kosten jedoch eindeutig unterlegen.

A. Schanen (Bremen): *Das transversale Schichtverfahren in der Lungen- und Herzdiagnostik mit vergleichenden Studien der Angiographie.*

Während sich in den südlichen Ländern das transversale Schichtverfahren als Ergänzung der klassischen röntgenologischen Untersuchungsmethoden durchsetzen konnte, blieb ihm der Erfolg in der Bundesrepublik versagt, obgleich sich die Arbeit von Gebauer und des Vortragenden bemühte, den Beweis zu erbringen, daß mit der Erfassung der 3. Dimension des Körpers ein plastisch-räumlicher Eindruck der intrathorakalen Organe erzielt wird und dadurch einwandfreie Schlüsse auf die Lage und Ausdehnung pathologischer Prozesse möglich werden.

Die Deutung der transversalen Schicht setzt genaueste Kenntnis der anatomischen Einzelheiten voraus. Das Verfahren ermöglicht eine bessere Erkennung der topographisch-anatomischen Organbeziehungen zueinander und eine bessere räumliche Vorstellung in den angeschnittenen Körpersegmenten; so werden die räumlichen Beziehungen zu Lungenprozessen in der Luft- und Blutstrombahn mit Sicherheit wiedergegeben, wie andererseits interessierende Lungen- und Herzabschnitte systematisch und gezielt dargestellt werden und teilweise sogar über den Funktionszustand dieser Organe Aussagen gemacht werden können.

Während das Verfahren in der Tumor- und Kavernendiagnostik von praktischer Bedeutung ist, kann es bei produktiven, infiltrativen, nichtkavernösen Formen entbehrlich sein, obgleich die großflächige räumliche Darstellung der Herdverteilung sehr eindrucksvoll ist. Aber auch die Kavernendiagnostik kann unter besonderen Voraussetzungen Schwierigkeiten machen.

Beim Vergleich angiographischer Bilder mit Transversaltomographien zeigt sich vielfach so weitgehende Übereinstimmung, daß die Frage berechtigt erscheint, ob die nicht ganz komplikationslose Methode der Angiographie nicht durch die transversale Schicht eingeschränkt werden kann.

R. Hausser (Gundelsheim): *Über die Möglichkeiten und Irrtümer in der Beurteilung des Schichtbildes der Lunge bei linealer Verwischung auf Grund von Resektionserfahrungen.*

Das Schichtverfahren mit linearer Verwischung bei saggitalem Strahlengang ist die gebräuchlichste Methode der Röntgenuntersuchung in der Lungendiagnostik.

Bei einfach geformten, charakteristischen Prozessen macht die Beurteilung keine Schwierigkeiten. Komplizierter werden die Verhältnisse bei durch Chemotherapie veränderten chronischen Formen mit der Vielgestaltigkeit ihres anatomischen Bildes. Hier wird eine verwirrende Fülle von Herden verschiedener Qualität dargestellt, deren Deutung nicht immer einfach ist. Aber dennoch ist gerade heute im Hinblick auf die Resektionstherapie die präoperative Erforschung der pathologischen Verhältnisse der Lunge für den Ausgang und Erfolg der Operation von entscheidender Bedeutung.

Die Möglichkeit der Überprüfung der präoperativen Röntgendiagnose durch das Operationspräparat vertieft und erweitert die Erfahrungen hinsichtlich der Beurteilung und Auswertung des Schichtbildes. So läßt sich durch die vergleichende Untersuchung feststellen, daß der Schatten im Schichtbild stets eine vergrößerte Wiedergabe des Aufnahmeobjekts darstellt. Es kann insgesamt gesagt werden, daß die Schichtaufnahme kein Schnittbild im strengen Sinn ist, sondern in gewissem Umfang auch immer ein unscharfes Summationsbild.

Die Kenntnis über die Wiedergabemöglichkeit des Verfahrens bei bestimmten Befundformen und die Entscheidung, welche Schattenelemente der Schnittebene angehören und welche Störschatten sind, hat für die Diagnostik entscheidende Bedeutung. Die Störschatten sind durch die Änderung der Verwischungsrichtung zu beseitigen.

Für die überwiegende Zahl der Fälle läßt das Schichtbild keine Qualitätsdiagnose zu. Während auf dem Übersichtsbild ein Herd mehr hart, also produktiv-narbig, oder mehr weich, also exsudativ, anzusprechen ist, läßt das Schichtbild diese Feststellung nicht treffen. Entgegen der in der Literatur vertretenen Auffassung, daß eine im Schichtbild feststellbare Bronchuszeichnung für eine endobronchiale Tuberkulose spricht, ist dieses Phänomen bei weitem nicht immer für eine Bronchustuberkulose beweisend.

W. Frik (Erlangen): *Die praktische Bedeutung der Hartstrahltechnik für Lungenaufnahmen.*

Der Begriff „Hartstrahltechnik", der für Untersuchungen bei Spannungen mit über 100 kV benutzt wird, darf nicht mit dem Begriff „durchbelichtete Aufnahme" verwechselt werden. Dieser sagt nur etwas über die zur Bilderzeugung benutzte Strahlenqualität aus. Infolge Änderung des Verhältnisses Eintrittsdosis zu Austrittsdosis wird auch die Strahlenbelastung der Patienten geringer. Außerdem können die Belichtungszeiten verkürzt und dadurch Feinkornfolien benutzt werden. Diese Technik ist für Lungenaufnahmen besonders geeignet. Der Bildumfang einer einzelnen Aufnahme ist bei der Hartstrahltechnik größer als bei niedrigen Spannungen. Hierdurch wird der diagnostische Wert der normalen sagittalen und seitlichen Lungenübersichtsaufnahmen mit Hartstrahltechnik erhöht, so daß sich sogar gelegentlich zusätzliche Untersuchungen — wie Schichtuntersuchungen — einsparen lassen. Alle experimentellen und praktischen Erfahrungen sprechen dafür, die Hartstrahltechnik als Routinemethode für Lungenaufnahmen zu benutzen.

W. Frik (Erlangen): *Führt die Vergrößerungstechnik zu Fortschritten in der Tuberkulosediagnostik?*

Die Urteile über den Wert der direkten Röntgenvergrößerung sind recht unterschiedlich. Leidlich brauchbare Vergrößerungsaufnahmen lebender Objekte wurden erstmalig durch die Konstruktion von Feinstfokusröhren und die Einführung der Hartstrahltechnik möglich, wobei jedoch noch keine Schlüsse auf den diagnostischen Wert gezogen werden können.

Die Befürworter der Methode nennen als Argumente die Sichtbarmachung ganz kleiner Lungenherde, die Verminderung der Materialunschärfe, den Umstand, daß die Aufnahme eindrucksvoller werde und schließlich durch die Entstehung eines Projektionsverhältnisses die dorsalen Lungenabschnitte größer erscheinen als die ventralen.

Bei Betrachtung der theoretischen Gegebenheiten und praktischen Erfahrungen erweisen sich diese Argumente nicht als stichhaltig, so daß sich der Schluß ergibt, daß der direkten Röntgenvergrößerung kein praktischer Wert in der Diagnostik der Lungentuberkulose zukommt.

H. J. Viereck (Würzburg): *Der Wert der Bronchographie für die Indikationsstellung zur Resektionsbehandlung der Lungentuberkulose.*

Die Bronchographie stellt die sicherste röntgenologische Aufschlußmöglichkeit dar, die wie kein anderes Verfahren über die Art und Ausdehnung der vorliegenden Parenchymprozesse Auskunft gibt, wenn sie zusammen mit den bewährten röntgenologischen und klinischen Untersuchungsmethoden zur Anwendung kommt.

Da Kavernen in bestimmten Lungenabschnitten das Hauptkontingent der Restkavernen bei Kollapstherapie liefern, sowie Bronchostenosen und Bronchiektasen eine Kontraindikation für die Thorakoplastik darstellen, erweist sich die Bronchographie für die Indikationsstellung der erforderlichen operativen Maßnahme als unentbehrlich, um Operationsmißerfolge zu vermeiden. Darüber hinaus ist die Bronchographie für den Chirurgen eine wertvolle Stütze, da sie ihm topographische Unterlagen für die Operation liefert.

W. Lorenz (Mainz): *Zur Strahlenbelastung bei Röntgen-Thoraxuntersuchungen.*

Bei der Anwendung der Röntgenstrahlen in der gebräuchlichen Dosierung zu Untersuchungen des Thorax erhebt sich die Frage, inwieweit eine Gefährlichkeit für den zu Untersuchenden, die medizinischen Hilfskräfte und den Arzt selbst vorliegt. Es ist dabei streng zwischen der unmittelbaren Gefahr für die Person selbst (Haut, Thoraxorgane) und der für seine Nachkommenschaft infolge Keimzellenschadens zu unterscheiden.

Bei gleichartigen Objekten wächst die Gen-Gefährdung linear mit der Zunahme der absorbierten Strahlendosis; die Gen-Mutation folgt dem Alles-oder-Nichtsgesetz.

Bei der Beantwortung der Frage nach der Schwellendosis, bei deren Überschreiten Gefahren erwachsen, muß man theoretische Überlegungen von den Gegebenheiten und Forderungen der Praxis trennen. Obgleich die Theorie mit Recht keine Indifferenzdosis für eine Gen-Mutation anerkennt, muß für die Praxis ein Kompromiß gesucht werden, wenn man nicht auf die segensreiche Anwendung der Röntgenstrahlen für die Diagnostik und Therapie verzichten will.

Die Röntgendurchleuchtung als Produkt aus Röhrenstrom, Durchleuchtungsfeldgröße sowie Durchleuchtungszeit belastet die Thoraxorgane in weitaus größerem Maße als die Aufnahme, wenngleich auch hierbei die Strahlenbelastung der Haut noch unter der Gefährdungsgrenze bleibt, so gilt dies nicht für die lymphatischen Gewebe und die Epiphysenfugen wachsender Knochen.

Röntgenaufnahmen bringen im Bereich der Thoraxorgane für den Erwachsenen praktisch keine Gefahr; auch für das Kind sind sie bei peinlich genauer Bleieinblendung des Strahlenkegels auf den Brustkorb (!) ungefährlich. Auch über Jahre wiederholte Schirmbildaufnahmen dürften ungefährlich sein.

Häufige Wiederholungen von Thoraxdurchleuchtungen in kurzen Abständen sind zu vermeiden. In jedem Fall muß das wenn auch geringe Bestrahlungsrisiko durch den zu erwartenden Nutzeffekt gerechtfertigt sein.

E. Freerksen (Borstel): *Übersicht über die gegenwärtigen Hauptrichtungen der experimentellen Tuberkuloseforschung.*

Zur Frage der Bedeutung des isoniazidresistenten Stammes ist in vielen Laboratorien ein so erdrückendes Beweismaterial beigebracht worden, daß an der Tatsache der Virulenzabschwächung selbst nicht mehr gezweifelt werden kann. Seit die beim Meerschweinchen zuerst beobachtete Virulenzabschwächung auch für den Affen und andere Makroorganismen nachgewiesen werden konnte, ist die Annahme berechtigt, daß auch beim Menschen die durch langdauernde Therapie mit Isoniazid herausgezüchteten Stämme eine verminderte Virulenz haben. Dieses Phänomen gilt *nur* für die Resistenz gegen Isoniazid; nicht gegen andere Tuberkulostatika.

Da die klinischen Erfahrungen gezeigt haben, daß man auch mit der heute zur Verfügung stehenden hochwirksamen Therapie nicht alle Fälle entseuchen kann — mit der Weiterausscheidung von Keimen somit gerechnet werden muß —, ist das Auftreten virulenzgeschwächter Stämme ein biologisch durchaus erwünschter Vorgang. Damit soll weder die Tatsache, daß überhaupt Keime ausgeschieden werden, bagatellisiert, noch zum Ausdruck gebracht werden, daß man nicht versuchen muß, auch diese Keime noch zu beseitigen.

Hinsichtlich der Chemoprophylaxe lassen sich 5 Gruppen unterteilen:

1. die echte Infektionsprophylaxe,
2. die Superinfektionsprophylaxe nach BCG-Vaccination,
3. die Reinfektionsprophylaxe,
4. die Superinfektionsprophylaxe,
5. die Rezidivprophylaxe nach Chemotherapie.

Die Möglichkeit einer Chemoprophylaxe mit Isoniaziden ist prinzipiell zu bejahen. Im Grunde beruht die Chemoprophylaxe auf den Prinzipien, wie man sie im sog. Simultanversuch beim Tierversuch vor sich hat. Da die Simultantherapie auch beim Tier bessere Ergebnisse zeitigt als die Behandlung der bereits ausgebildeten Tuberkulose, darf man auch beim Menschen einen ähnlichen Effekt erwarten. Allerdings sind noch viele Untersuchungen nötig, um wirklich klare Indikationen für die Chemoprophylaxe herauszuarbeiten, da gerade für die sog. „unterentwickelten" Gebiete, für die man besonders an diese Technik denkt, die technisch-organisatorischen Verhältnisse außerordentlich schwierig sind. Als besonders gutbegründet muß die Rezidivprophylaxe nach Chemotherapie bezeichnet werden, die im Grunde nichts anderes darstellt, als die schon immer geforderte Langzeitbehandlung mit einer Substanz.

Aus der neueren Entwicklung geht hervor, daß es bei der Tuberkulose keine Immunität gibt.

Nach Einbringung von Keimen verläuft die Reaktion zwischen Mikro- und Makroorganismus im allgemeinen in 2 Phasen, nämlich 1. der intracellulären Keimhemmung, die bei wenig virulenten Stämmen und hochresistenten Organismen schon zur Überwindung des Infektes führen kann (wobei die Herdbildung, d. h. die Käsebildung ausbleibt) und 2. der extracellulären Keimhemmung, die in erster Linie dadurch bedingt ist, daß Mykobakterien in Käse einbezogen werden, der in demselben Maße wie er austrocknet auch keimärmer wird. Die zweite Phase kommt nie ohne vorherigen Ablauf der ersten Phase zustande. Sie schließt sich immer an, wenn die erste Phase das biologische Ziel, nämlich die Eliminierung der Keime nicht erreicht. Die tuberkulostatische Therapie wirkt in erster Linie auf die erste Phase und in ganz ähnlicher Richtung wie der Makroorganismus selbst, nämlich in der Vermehrungshemmung des intracellulär gelegenen Keimes.

W. Reif (Borstel): *Aminosäurenzusammensetzung der Proteine verschiedener Arten der Gattung Mycobacterium.*

Untersuchungen am Mykobakterienstamm H 37 Rv und seiner isoniazidresistenten Variante führten zu der Beobachtung, daß sich der isoniazidresistente Stamm von seinem sensiblen Ausgangsstamm durch das Fehlen der Katalaseaktivität und einer Verminderung der Virulenz gegenüber Kaninchen und Meerschweinchen unterscheidet. Diese unterschiedlichen Eigenschaften können mit einer Veränderung der Proteinstruktur im Zusammenhang stehen. Es war daher von Interesse zu untersuchen, ob eine unterschiedliche Proteinstruktur auch in einer Veränderung der Aminosäurezusammensetzung der Proteine zum Ausdruck kommt und ob experimentell ermittelte Unterschiede zur Differenzierung einzelner Mykobakterienstämme geeignet sind.

Die Stämme H 37 Rv und H 37 RvIr sind identisch in ihrer Aminosäurenzusammensetzung im Rahmen der Meßgenauigkeit, der Stamm Mycobacterium lactocola 169 unterscheidet sich von seiner isoniazidresistenten Variante durch einen deutlich verminderten Glutamin- und Asparaginsäuregehalt. Die übrigen Stämme der Gattung Mycobacterium unterscheiden sich praktisch nur in ihrem Glutaminsäure- und Asparaginsäuregehalt, jedoch sind diese Unterschiede nicht ausreichend, um zur Differenzierung einzelner Mykobakterienstämme herangezogen zu werden.

R. Bönicke (Borstel): *Katalaseaktivität, Virulenz und Isoniazidempfindlichkeit der Tuberkulosebakterien.*

Zwischen der Resistenz der Tuberkulosebakterien gegenüber INH und der Katalaseaktivität besteht eine enge Korrelation. Je resistenter Tuberkulosebakterien gegenüber INH sind, um so geringer ist die Katalaseaktivität. Die INH-resistenten Stämme besitzen wie die sensiblen Ausgangsstämme die Fähigkeit zur Häminsynthese, sind also nicht häminheterotroph. Manchmal wird die bestehende enge Koppelung durchbrochen. Es gibt gegenüber INH hochempfindliche Tuberkulosebakterienstämme, die wie resistente Stämme katalasenegativ sind. Daraus kann geschlossen werden, daß der bei isoniazid sensiblen Stämmen vorhandene, bei resistenten Stämmen dagegen fehlende Receptor für das Isoniazid mit dem Katalaseprotein nicht identisch ist.

E. KRÜGER-THIEMER (Borstel): *Biochemische Reaktionsmöglichkeiten des Isoniazids.* (Unter technischer Mitarbeit von ELLEN WEMPE.)

Der Vergleich der Umwandlungsprodukte der Sulfonamide, der p-Aminosalicylsäure, des Nicotinamids und der Nicotinsäure ergibt Hinweise auf die physiologische Bedeutung einzelner nachgewiesener Umwandlungen des Isoniazids.

G. MEISSNER (Borstel): *Die Virulenzabschwächung der Tuberkelbakterien unter INH-Behandlung und die Bedeutung solcher Stämme für die Tuberkulose des Menschen.*

Die während oder nach INH-Behandlung der Patienten auftretenden Tuberkulosebakterien weisen im Vergleich mit Stämmen von unbehandelten Kranken Schädigungen verschiedener Art auf. Diese sind entweder durch direkte INH-Einwirkung bedingt oder dadurch, daß den als Folge der Selektionswirkung des INH auftretenden sensibilitätsgeminderten Stämmen primär bestimmte Eigenschaften fehlen. Die Veränderungen können das Wachstum auf künstlichen Nährböden betreffen, ferner Schädigungen der Fermentreaktionen und Virulenzschädigungen für das Meerschweinchen. Die Zusammenhänge zwischen INH-Resistenz, Katalaseinaktivierung und Virulenzschädigung lassen sich auf Grund eigener Untersuchungen darlegen.

Die Virulenzschädigungen solcher Stämme können bei verschiedenen Applikationsarten und bei verschiedenen Tierarten beobachtet werden, nicht aber bei der i.v. Infektion der weißen Maus.

Die klinische Bedeutung der für das Meerschweinchen virulenzgeschädigten, INH-resistenten, katalasenegativen Stämme für den kranken Menschen läßt sich an Resektionspräparaten, also Material von Menschen mit relativ guter Abwehrlage, demonstrieren. Die dabei zu beobachtenden Beziehungen zwischen INH-Resistenz und Virulenzschädigung zur Dauer der INH-Behandlung und die Beziehungen zu den histologischen Heilungsvorgängen, die nachdrücklich die Forderung nach einer langen INH-Therapie unterstreichen, zeigen, daß bei diesem Personenkreis sehr wohl mit einer Auswirkung der virulenzgeschädigten Stämme auf die Tuberkulose des Menschen zu rechnen ist. Aber bei Asylierungsfällen, also Menschen mit einer von vornherein schlechten Abwehrlage, zeigen sich die Grenzen der Langzeitbehandlung mit INH. Sie hat bei diesen Fällen zweifellos eine erhebliche lebensverlängernde Bedeutung, aber sie vermag den Tod an fortschreitender Tuberkulose nicht in allen Fällen aufzuhalten, wie Untersuchungen an Sektionsfällen zeigen.

Epidemiologisch dagegen scheint der Infektion mit INH-resistenten katalasenegativen, virulenzgeschädigten Stämmen keine große Rolle zuzukommen.

G. BERG (Borstel): *Über Ergebnisse der Langzeitbehandlung mit Isoniazid.*

1. Langzeitbehandlung bei frischer Tuberkulose und bei Reaktivierungen mit je 2mal 1,0 g Streptomycin pro Woche für 3 Monate sowie insgesamt 9 Monate lang täglich 4 bis 5 mg/kg Isoniazid.

Am Ende der Beobachtungsperiode waren nur noch bei 5 der 69 offenen Kranken Erreger nachweisbar. Die Röntgenbesserung war nach dem 9. Monat bei 23 Kranken noch nicht voll befriedigend, so daß ein viertes Quartal der Therapie angeschlossen werden mußte. Während der Therapie traten bei 2 Kranken Reaktivierungen auf. Zum Schutz gegen Rezidive ist klinische tuberkulostatische Therapie über 9—12 Monate erforderlich. Wenn auch die augenfälligste Rückbildung im Röntgenbild in den ersten 3 Therapiemonaten zu beobachten ist, so wird das Wünschenswerte an Regress doch meist erst nach 9—12 Monaten erreicht. Danach sollte Isoniazid in vielen Fällen noch für eine bestimmte Zeit ambulant gegeben werden.

2. Bei chronisch infektiösen Lungentuberkulosen wurde Isoniazid allein — vorwiegend als Rezidivprophylaxe — bei 26 Kranken für 9 Monate, bei 21 Kranken für 1 Jahr verabreicht.

Insgesamt 3 Kranke verloren die Erreger, der Verlauf war befriedigend. In 5 Fällen war der Verlauf ungünstig; diese Kranken starben, allerdings erst nach der Berichtszeit. Bei der Mehrzahl blieb der Prozeß stationär, die sensiblen Keime verschwanden völlig aus dem Sputum; die Erreger zeigten jedoch in 7 Fällen nur Wachstum bei 0,1 γ, in 10 Fällen volle Resistenz.

Seuchenhygienisch müssen Patienten, welche INH-resistente TB ausscheiden, wie solche mit sensiblen Keimen behandelt werden. Langzeitbehandlung mit INH bei Asylfällen kann ohne Bedenken empfohlen werden; die zu erhoffenden Erfolge sind jedoch sehr begrenzt. Verlängerung der Lebensdauer wird häufig zu erreichen sein.

H. SCHELLENBERG (Borstel): *Wechselbeziehungen zwischen makroorganismischen Zellen und Mykobakterien in der Gewebekultur.*

Die strittige Frage einer bestehenden zellulären Immunität bei der Tuberkulose wird in vitro an Körperzellen (Monocyten) von immunisierten, hyperergisch reagierenden und tuberkulösen Meerschweinchen zu klären versucht. Diese Fragestellung findet auch Ausdehnung auf immunisierte desensibilisierte Tiere, deren Hauthypersensibilität durch steigende Tuberkulindosen ausgelöscht werden konnte.

Es ergaben sich folgende Befunde:

1. In Monocyten BCG, H 37 RvIr und H 37 Rv (hitzegeschwächt) immunisierter hyperergisch reagierender Tiere erfahren virulenz-unterschiedliche Tuberkulosebakterien 32, 52 und 74 Tage nach Vakzination eine mehr oder weniger starke, deutliche Wachstumsverzögerung gegenüber normalen Kontrollen.

2. In Monocyten BCG, H 37 RvIr und H 37 Rv (hitzeabgeschwächt) immunisierter desensibilisierter Tiere erfahren virulenz-unterschiedliche Tuberkulosebakterien ebenfalls eine deutliche Wachstumsverzögerung. Diese Retardation im intrazellulären Wachstum tritt mit einer Ausnahme in allen geprüften Fällen (15) stärker in Erscheinung als bei den hyperergisch reagierenden Tieren.

3. In Monocyten tuberkulöser Tiere (infiziert mit virulenten humanen Patientenstämmen) erfahren virulenz-unterschiedliche Tuberkulosebakterien (besonders H 37 Rv und H 37 RvIr) eine deutliche Wachstumsdepression.

E. H. ORLOWSKI (Borstel): *Verlauf der experimentellen Tuberkulose des Meerschweinchens nach Infektion mit Mykobakterienstämmen unterschiedlicher Virulenz und nach Superinfektion.* (Serologischer Teil.)

Die Bildung der durch die Hämagglutinations-Hämolysereaktion nach MIDDLEBROOK-DUBOS erfaßbaren Antikörper läßt beim infizierten Meerschweinchen einen gesetzmäßigen Ablauf erkennen, wobei sich die Einzeltierkurven mit zunehmend milderem Krankheitsablauf mehr und mehr gleichen. Bei generalisiertem Befall findet sich ein anfänglicher Titeranstieg, der dagegen bei örtlich begrenzter Herdsetzung (z. B. nach 1 mg BCG s. c.) ausbleibt. Damit wird die Bedeutung der durch die Hämagglutinations-Hämolysereaktion erfaßbaren Antikörper für Immunität und Allergie in Frage gestellt. Das sofortige Ansteigen beider Reaktionen nach einer Superinfektion läßt eine erhöhte Reaktionsbereitschaft erkennen, die als Folge des durch die Erstinfektion gesetzten immunisatorischen Effektes gedeutet werden kann.

H. RABE (Borstel): *Bluteiweißuntersuchungen zum Verlauf der experimentellen Meerschweinchentuberkulose nach Infektion mit humanen Tuberkelbakterien verschiedener Virulenzgrade und nach Superinfektion.* (Elektrophoretischer Teil.)

Die Verlaufspherogramme der einzelnen Untersuchungsgruppen geben typische Bilder wieder, die ein Ausdruck der Bluteiweißreaktion des Meerschweinchenorganismus im Sinne der Dysproteinämie nach Infektion mit humanen, virulenten und virulenzgeschwächten Tuberkulosebakterien sind. Sie zeichnen sich durch ganz unterschiedliche Reaktions-Konstellationen aus.

Im Superinfektionsversuch ist der „immunisatorische Effekt" nach der abgelaufenen Erstinfektion mit virulenzgemilderten Erregern auch pherographisch erkennbar.

E. FREERKSEN und M. ROSENFELD (Borstel): *Neuere Tuberkulostatika, INH-Derivate und Kombinationen im Tierversuch.*

Die bisher mehr als 1000 untersuchten Derivate des Isoniazids zeigten in keinem Fall eine größere Leistung als die des Isoniazids. Es bestätigt sich, daß in Kombinationen — gleichgültig welcher Art — jeweils immer nur der Effekt des wirksamsten Anteils festgestellt werden kann. Die in Spezialitätenform vorliegenden starren Kombinationen müssen als wissenschaftlich nicht begründet und die Erfahrung widerlegend abgelehnt werden.

Das „Dairin" ist in Borstel in mehreren Versuchsanordnungen ausgiebig untersucht worden; es erwies sich als wirkungslos.

Das Pyrazinamid ist im Preis sehr teuer, in vitro fast wirkungslos, in hohen Dosen im Tierversuch jedoch therapeutisch wirksam. Zwar erreicht es nicht die volle Leistung des Isoniazids, trotzdem ist es unter den in den letzten Jahren angebotenen neuen Stoffen nicht ohne Bedeutung. Die weitere experimentelle Beschäftigung mit dieser Substanz ist erforderlich; zur Massenverwendung in der Klinik besteht zunächst kein Anlaß, weil es nur dann für die Medikation in Frage kommen kann, wenn ein ausreichender therapeutischer Erfolg mit dem an sich wirksamen und wesentlich billigeren Isoniazid ausbleibt. Das Cycloserin hat eine gewisse Wirkung in hohen Dosen, die aber gegenüber der des Isoniazids sehr abfällt. Auch bei ihm besteht z. Z. kaum Anlaß, es in größerem Umfang klinisch zu verwenden.

Viomycin hat ebenfalls in hohen Dosen eine gewisse Wirkung und gehört deshalb zu den Stoffen, auf die in geeigneten Fällen ausgewichen werden kann.

Die neueren Tuberkulostatika haben nur eine befriedigende Wirkung, wenn sie in relativ hohen Dosen, die meistens bald toxische Erscheinungen machen, verwendet werden. Es wird daher zum Abschluß kurz über eigene Versuche berichtet, Tuberkulostatika zu entgiften. Für Viomycin, Streptomycin und Isoniazid besteht die Möglichkeit der Entgiftung in besonderem Maße. Es wird daher empfohlen, erneut zu überprüfen, ob es nicht zweckmäßig ist, 1. Tuberkulostatika prinzipiell nur mit Entgiftern zu geben und 2. ob nicht in vielen Fällen eine Erhöhung der heute üblichen Dosierung, die durch Entgifter möglich wird, noch bessere therapeutische Effekte erwarten läßt.

2. Europäisches Symposium über urologische Tuberkulose 22.—24. 5. 1955 auf dem Bürgenstock

An dem im Mai 1955 stattgefundenen Europ. Symposium über Uro-Tuberkulose nahm u. a. Herr Boshamer, der Vorsitzende des Unterausschusses für urologische Tuberkulose teil.

Zur Diskussion standen 3 Themen:

1. Die Langzeit-Behandlung der Uro-Tbk. durch Chemotherapie
2. Die Chemotherapie bei Genital-Tbk.
3. Die Partialresektion bei Uro-Tbk.

Allgemein wurde festgestellt, daß sich die Behandlungsergebnisse seit dem Einsatz von INH wesentlich verbessert haben, vor allem, da INH bedeutend besser in die Herde und in das sie begrenzende Bindegewebe eindringt. Eine Drei-Medikamenten-Therapie wurde von den meisten Referenten empfohlen; Gloor, Zürich, wendet dagegen die „Tanner-Kombination“ mit 4 Medikamenten an, bei welcher pro Monat 2,5 g TB I, 4—5 g Streptomycin, 5—7 g INH und 100—130 g PAS gegeben werden.

Gloor verlangt eine drei- bis mehrjährige Therapiedauer, die auch teilweise ambulant durchgeführt werden kann. Erst wenn zwei Jahre lang Kultur und Tierversuche negativ sind, lockert er die Therapie auf.

Obrant, Göteburg, empfiehlt bei labiler Konversion und wenn die Behandlung mit INH, PAS und evtl. TB I nicht zum Ziele führt, die Anwendung des spanischen Präparates = CEH + Cyanessigsäure-Hydrazit (Reacide) in Kombination mit 1 g Terramycin täglich. Auch Wildbolz und Kanzler/Schweiz, bestätigen die besondere Wirksamkeit von Reacide. Obrant stellt darüber hinaus die Bedeutung der Sperma-Untersuchung auf Bakterien heraus. Allgemein wurde gefordert, diese Untersuchung nur zusammen mit Kultur- und Tierversuchen aus dem Urin anzuwenden. Weiter wurde die Frage erörtert, ob die Epididymektomie durch die Chemotherapie überflüssig geworden sei. Wegen der oft bestehenden Abszesse im Nebenhoden wird die Weiterführung der Chemotherapie empfohlen, da die Beseitigung aller tuberkulösen Herde im Organismus nicht möglich sei. Eine Gefahr bedeuten nicht die TB im Schwielengewebe an Niere, Samenblase und Prostata, sondern diejenigen im Kalkherde, zumal in den verkalkten, nicht entfernbaren Hilusdrüsen.

Nach van de Vuurst de Vries, Holland, führt eine zu langdauernde Streptomycinbehandlung zu Strikturen am Ureter und Kelch. May, München, empfiehlt die Nierenresektion bei Kavernen. Sie bedeutet nicht nur eine Verkürzung der Behandlungszeit, sondern auch die Sicherung der Ausheilung.

Obwohl die Mehrzahl der Teilnehmer der chirurgischen Urologie zugehörte, stand die konservative Behandlung stark im Vordergrund gegenüber dem operativen Vorgehen. Selbst die Entfernung der Kittniere lehnte eine Reihe von Teilnehmern ab.

3. Internationaler Schirmbildkongreß

In Zusammenhang mit dem Internationalen Schirmbildkongreß in Paris, April 1956, ist vor allem ein ausführliches Referat von Herrn Wegelius/Stockholm [Bulletin XXVI 1/2 S. 100 (56)] zu erwähnen, in welchem er auf Verbesserungen sowohl auf dem technischen als auch diagnostischen Sektor (Gebiet) hinweist. Da die Röntgenuntersuchungen für das gesamte Gesundheitswesen enorm wichtig sind und in diese Aktionen hohe Geldsummen investiert werden, sollte keine Mühe gescheut werden, alle neuen Errungenschaften auf diesem Gebiete nutzbar zu machen.

Nichterkennen eines pathologischen Befundes sowie Überbewertung eines Befundes können sowohl für den Auswerter bzw. die Schirmbildzentrale, als auch für den Patienten selbst unangenehme Folgen haben, außerdem sind sie geeignet, das Röntgen-Schirmbildverfahren in Mißkredit zu bringen. Es müssen deshalb alle technischen Einrichtungen, die Auswahl des Filmmaterials, verbunden mit der Auswertung des Filmes aufs sorgfältigste angewandt werden. Die geringsten path. Veränderungen müssen auf der Aufnahme sichtbar sein. Je feiner das Korn, desto besser ist die Auflösungsfähigkeit, gleichzeitig aber leidet darunter die Empfindlichkeit des Filmes und durch eine erhöhte Belichtungszeit kommt es zur Einbuße der Bildschärfe. Diese Dinge müssen aufeinander abgestimmt werden, um die bestmöglichste Aufnahme zu erzielen. Ein anderes Problem ist die Suche nach dem optimalen Gleichgewicht (Ausgleich) zwischen Kontrast und Penetration. Wird die Strahlentiefe erhöht (dadurch werden die vorher unsichtbaren Verdichtungen sichtbar), so besteht die Gefahr, daß die anderen Partien überbelichtet werden; auf diese Weise können Veränderungen übersehen werden. Es muß deshalb jede Methode, die zur Verbesserung der Diagnostik führen kann, angewandt werden.

Die Belichtungszeit sollte 0,1 sec nach den Erfahrungen von W. nicht überschreiten. Die Dauer der Belichtungszeit wird im Augenblick in den verschiedenen Ländern sehr unterschiedlich gehandhabt. Einige legen sie anhand von Körpermessungen fest, andere regeln sie mittels einer photoelektrischen Belichtungskontrolle, die ausgezeichnet ist, aber noch verbessert werden kann.

Bei einem 4-Ventil-Apparat mit Spiegeloptik sind 50 mA + 100 kV bei 80 cm Abstand angemessen. Die Spiegeloptik hat sich besonders bei transportablen Apparaten bewährt. Trotz höherer Anschaffungskosten sollte eine Drehanode Verwendung finden, da sie von besserer Qualitat und für den Transport geeignet ist. Die Benutzung einer Streustrahlenblende wird angeraten.

Die Auswertung der Aufnahmen mittels Lupe oder Vergrößerungsprojektion sollte, wenn möglich, von *zwei* unabhängig voneinander arbeitenden Beurteilern ausgeführt werden.

In Schweden, so berichtet W. weiter, wird außer der a. p. Aufnahme zusätzlich eine laterale angefertigt. Diese Methode hat sich so bewährt, daß sie zum Routineverfahren geworden ist.

Die Sub-Kommission der Internationalen Union ist der Ansicht, daß die RRU sowohl im nationalen wie im internationalen Interesse weiter durchgeführt werden muß.

Folgende Verbesserungen sollen angestrebt werden: Strahlenschutz an den Apparaten, Standardisierung der charakteristischen Handhabungen, Schaffung handlicher Apparate zur Filmauswertung, Verbesserung der Lichtintensität, sowie international gültige Normen, festgelegt durch eine internationale Kommission bzw. Institution in Zusammenarbeit mit anderen Vereinigungen, die sich mit der Schirmbildphotographie befassen.

Zusammenfassend wurde festgestellt, daß die Schirmbilduntersuchungen *ein* Mittel im Kampf gegen die Tuberkulose sind, sie müssen zusammen mit den anderen Bekämpfungsmaßnahmen angewendet werden.

Anhand des vorgelegten Zahlenmaterials kam zum Ausdruck, daß die RRU mittels Schirmbild nach wie vor eine der bedeutendsten Methoden zur Früherfassung der Lungentuberkulose darstellt.

4. Bericht über den IV. Internationalen Kongreß für Erkrankungen der Thorax-Organe in Köln vom 19.—23. 8. 1956

A. P. LÉON u. Mitarb.: *Erhöhung der induzierten Immunität gegen Tuberkulose mit Hilfe von wiederholten parenteralen BCG-Dosen.*

Eine Reihe von Untersuchungen wurden durchgeführt, um festzustellen, ob mit wiederholten parenteralen Dosen von BCG die Immunität gegen Tuberkulose erhöht werden kann, nachdem bereits vorher in klassischer Weise eine einmalige Vaccination verabreicht wurde. Die auf diese Weise vaccinierten Mäuse zeigen eine höhere spezifische Widerstandskraft; die Krankheit ist leichter, die Sterblichkeit geringer, das Überleben länger und die Anzahl der TB in den Organen ist geringer. Der Mäuse-Schutz-Test mit nacheinander folgenden parenteralen Dosen von BCG gegen intravenös induzierte Tuberkulose wurde als ein ausreichender Test für die antigene Wirkung einer Vaccine befunden.

G. VELTMAN (Bonn): *Tierexperimentelle Untersuchungen zur Frage der Virulenzminderung* der *Tuberkelbakterien unter der Chemotherapie.*

Die Ergebnisse der Tierversuche mit tuberkulose-infizierten Meerschweinchen, die unter der INH-Behandlung oder während der Nachbeobachtungszeit getötet wurden, sprechen für eine, allerdings nur vorübergehende, INH-bedingte Virulenzminderung.

J. HIRSCH (Basel): *Zur Entwicklung eines peroralen kombinierten Chemotherapeutikums (Tebafen, GT_3).*

Das Tebafen entspricht nach den Erfahrungen vor allem den praktischen Erfordernissen einer kombinierten prolongierten Chemotherapie der Tuberkulose. Die Vereinigung von zwei peroral wirksamen Tuberkulostatika in einer kleinen Tablette erleichtert die Durchführung einer ambulanten Langzeitbehandlung über die stationäre Therapie hinaus.

C. LANGER (Wien): *Die prolongierte Chemotherapie bei Lungentuberkulose mit Tebafen.*

Der Bedeutung der prolongierten Chth. für die chronisch fortgeschrittenen Tuberkuloseformen, die keiner anderen aussichtsreichen Therapie mehr zugänglich sind, wurde bisher noch zu wenig Beachtung geschenkt. Versuche mit Tebafen zeigten noch gute Erfolge, wenn andere Mittel nicht mehr wirksam waren. Selbst schwerste tuberkulöse Prozesse stabilisierten sich, so daß kollapstherapeutische oder operative Maßnahmen später noch möglich wurden.

H. G. TRIMBLE (Oakland): *Die Behandlung von tuberkulin-positiv gewordenen Patienten.*

Der Tuberkulintest ist die einzige Methode um festzustellen, ob der Mensch tuberkulös infiziert ist. Die Behandlung sollte nicht erst beginnen, wenn röntgenologisch ein Befund oder positives Sputum nachgewiesen werden kann. In Gegenden mit geringer Tuberkulosehäufigkeit sollten periodisch Tuberkulinteste durchgeführt und bei positiver Reaktion mit den heute zur Verfügung stehenden Heilmitteln die Behandlung begonnen werden.

F. TRENDELENBURG (Davos): *Klinische Tuberkuloseverläufe und therapeutische Probleme bei Ausscheidung experimentell mindervirulenter, INH-resistenter Tuberkelbakterien.*

Sämtliche INH-resistente Bakterienpopulationen bei Patienten mit negativer Kataseprobe (MIDDLEBROOK) und signifikanter Virulenzminderung bei Meerschweinchen wurden nach verschiedenen Gesichtspunkten zusammengestellt. Dabei wurde eine starke Korrelation zwischen totaler INH-Resistenz und negativem Katalasetest beobachtet. Klinische Verlaufsuntersuchungen bei 43 Patienten nur unter Liegekur und zur Hälfte mit INH-Behandlung zeigten keinerlei Veränderung in bezug auf die Aktivitätszeichen. Auch bei Beachtung bestimmter Forderungen trat experimentell Virulenzminderung bei dem Patienten kaum hervor. Mehrere Autoren schlugen alleinige hochdosierte, langzeitige INH-Therapie vor. Demgegenüber verspricht kombinierte Chemotherapie in der überwiegenden Mehrzahl der Fälle Erfolg, jedoch gibt es zwei Versuchsindikationen, die heute für eine langzeitige, alleinige INH-Therapie nach diesen Erfahrungen angezeigt sind:

1. Chronische offene Tuberkulosen, ohne andere therapeutische Möglichkeiten, dabei wird gleichzeitig die Gefahr von Neuinfektionen herabgesetzt.

2. Verschiedene Tuberkuloseformen, die durch konservative oder aktive Behandlung bakterienfrei und zunächst befriedigend gebessert erscheinen, deren Dauererfolg evtl. gefährdet ist (Verweigerung von Operation, mangelhafte Kurdauer usw.).

A. A. Müller und H. H. Marx (Marburg): *Über den Wert von Resistenzprüfungen für die Klinik der Lungentuberkulose.*

Alle Patienten erhielten eine kombinierte intermittierende tuberkulostatische Therapie (10 Tage Neoteben allein, dann 5 Tage PAS und Conteben gleichzeitig usw.). Die Auswertung erfolgte gesondert nach vorher nicht chemotherapeutisch behandelten und nach schon früher mit einem oder mehreren Mitteln behandelten Kranken. Es ergab sich ein auffällig hoher Prozentsatz von primärer Resistenz gegen Streptomycin, weniger gegen PAS und Conteben und am seltensten gegen INH. In einem nicht geringen Anteil wurden Mehrfach-Resistenzen beobachtet. Nach diesen Erfahrungen deckt sich das Ergebnis der Resistenzprüfungen bei den offen gebliebenen Fällen überwiegend mit der klinischen Verlaufsbeobachtung.

A. I. Balim (Isparta): *Ein Bericht über die antibakterielle Behandlung von 103 Fällen, mit besonderer Bezugnahme auf die miterkrankten Bronchien.*

An Hand von 103 Fällen von Primärinfektion, mit und ohne Komplikationen, wird über die antibakterielle Behandlung der Kindertuberkulose berichtet. Auffallend war der hohe Prozentsatz der Bronchienbeteiligung. Es wird vorgeschlagen, ein unter 2 Jahre altes Kind mit positiver Tuberkulin-Reaktion wirksam mit antibiotischen Präparaten, die INH enthalten, zu behandeln, selbst wenn keine Lesion an der Lunge nachweisbar ist.

H. Brügger (Wangen): *Zur Behandlung der Primärtuberkulose mit INH.*

Trotz Behandlung mit INH können beim tuberkulösen Kind Streuungen im kleinen und großen Kreislauf erfolgen. Seit der Einführung von INH wurden von 1952—1954 keine Meningitiden festgestellt. Dagegen trat seit 1954 dreimal eine Meningitis auf. Die Meningitis heilte unter kombinierter Streptomycin- und INH-Behandlung defektlos aus. Vier Kinder im Alter von 9, 12, 17 und 26 Monaten starben unter dem Bilde einer Intoxikation. Sie stammten alle aus tuberkulösem Milieu. Drei von ihnen waren im ersten Lebensvierteljahr infiziert, bei allen bestand eine ausgedehnte Tuberkulose, die bereits eine Leberschädigung hervorgerufen hatte, und außerdem waren während des Tuberkuloseablaufes Infektionen (1mal Masern, 2mal Keuchhusten und fieberhafter Infekt bzw. Furunkulose) aufgetreten.

W. J. Steyling (Bussum): *Die Behandlung der primären Lungentuberkulose.*

Die verdickten Lymphknoten können eine Bronchostenose verursachen, entweder durch Druck auf die Bronchuswand selbst oder durch Eitermassen infolge Lymphknotendurchbruch. Das hinter der Stenose liegende Segment des Lappens oder gar der ganze Lungenflügel können sich entzünden oder atelektatisch werden. Die Durchführung von saggitalen und Schichtaufnahmen, sowie die Bronchographie sind ungeheuer wichtig. Infolge sekundärer Infektion kann es zu Bronchiektasen kommen. Theoretisch sind folgende Behandlungsmöglichkeiten gegeben: Konservative Behandlung zwecks Rückbildung der verdickten Lymphknoten, bei positivem TB-Nachweis antibiotische Behandlung, eventuell Penicillin oder Aureomycin, Absaugen des Schleimes und der Käsemassen und Eröffnung der Lymphknoten mittels Bronchoskop; operativ durch Drainage des Lymphknotens, Lappen- oder Segmentresektion. Sehr zu empfehlen sind die von uns entwickelten vier Atmungsweisen: Hochclaviculär, costal, abdominal und kombiniert costo-abdominal.

J. C. Ingles (Barcelona) u. Mitarb.: *Gegenwärtiger Stand der Behandlung der Lungentuberkulose mit Tuberkulostatika sowie deren Einfluß auf Kollapstherapie und Resektionsbehandlung.*

Seit der Einführung der Tuberkulostatika hat die Behandlung der Lungentuberkulose eine große Wandlung erfahren. Gleichzeitig wurde durch diese neue Behandlungsmethode die Krankheitsdauer verkürzt, der Heilprozeß beschleunigt und die Sterblichkeit und die Krankheitsziffer herabgesetzt. Von 960 Fällen in der Jefatura-Klinik Behandelten besserten sich 69,11%, unverändert blieben 25,8%, es verschlechterten sich 5,1% (also wieder rund 6% Verschlechterungen).

Der therapeutische Pneumothorax behält — bei besserer Indikation — weiterhin seine Bedeutung eines zeitweiligen selektiven und reversiblen Kollapses bei der Behandlung von Kavernen mit blanden Wänden bei, obwohl die Indikationen zahlenmäßig durch die Wirkung der Tuberkulostatika bei frischen Lesionen gesunken sind. Bei 11,6% von den 960 Fällen wurde ein Pneumothorax angelegt. Die Krankheit verlief komplikationslos, in 99,5% wurden gute Resultate erzielt, da die Tuberkulostatika die Wirkung des Pneumothorax erhöhten und seine Dauer verkürzten.

B. Besta und S. Valenti (Rom): *Klinisch-biologische Forschung über die Nebennierenrinden-Funktion und die cortico-thyreoidale Therapie der Lungentuberkulose.*

Die Wechselwirkung zwischen der Tuberkulose und der Funktion der Nebennierenrinde wurde geprüft; vom Funktionsstand aus findet sie ihren Niederschlag in ziemlich andauernden Veränderungen in der Ausscheidung der corticosteroiden Stoffwechselprodukte des Urins und kann klinisch in hypercorticale und hypocorticale Zustände eingeteilt werden.

B. Besta (Rom) u. Mitarb.: *Wirkung des Cortisons und des wachstumsfördernden Hormons (STH) auf die Organe und die Tuberkulin-Intradermo-Reaktion bei mit Tuberkulose infizierten Meerschweinchen.*

Besondere Aufmerksamkeit wurde dem Einfluß des Cortisons und des STH auf die Cutanreaktion beim Tuberkulin-Test geschenkt, wobei an der Stelle der Intradermo-Reaktion die Haut von Tieren, die experimentell mit Tuberkulose infiziert und auf verschiedene Weise mit Hormonen behandelt worden waren, geprüft wurde. Die Forschung hat eindeutig gezeigt, daß der infizierte Organismus auf die Hormonwirkung im Vergleich zu den nicht behandelten Tieren verschieden reagiert.

B. Besta (Rom) u. Mitarb.: *Experimentelle Forschung über die Wirkung des Viomycins auf das Mycobacterium tuberculosis.*

Mit dem Viomycin wurden, wie bereits früher mit anderen spezifischen antibakteriellen Mitteln, außer den klinischen Forschungen auch biologische durchgeführt. Die Untersuchungen ergaben, daß Viomycin ungefähr 4 mal weniger wirksam als Streptomycin ist und ungefähr 10 mal weniger wirksam als INH; wirksamer aber als PAS und Conteben. Die Anwendung ist angezeigt, wenn Resistenz gegenüber alle anderen Antibioticis besteht.

A. Omodei-Zorini (Rom) u. Mitarb.: *Klinische Untersuchungen über die Wirkung von Pyrazinamid und Cycloserin in der Lungentuberkulose.*

Die Anwendung von *Pyrazinamid* besonders bei alten Befunden, die sich als refraktär gegenüber vorhergehenden Behandlungen mit chemotherapeutischen Mitteln erwiesen haben, hat sich bewährt. Klinisch verbessert das Pyrazinamid das subjektive und objektive Befinden des Patienten, vorwiegend während der ersten 10—50 Tage der Therapie. Dies geht nicht immer konform mit dem röntgenologischen Befund. *Cycloserin* wurde sowohl bei akuten, als auch bei chronischen Formen der Lungentuberkulose angewandt, wenn gegenüber anderen antituberkulösen Arzneimitteln Resistenz bestand. Eine rasche subjektive und objektive Besserung des klinischen Befundes, verbunden mit sichtbarer Besserung des Röntgenbildes, konnte festgestellt werden (Rückgang exsudativer Erscheinungen mit Kavernenverschluß).

M. Morellini (Rom) u. Mitarb.: *Experimentelle Untersuchungen über die Wirkung von Pyrazinamid bei der Tuberkulose des Meerschweinchens.*

80 Meerschweinchen mit einem Durchschnittsgewicht von 300 g wurden subkutan mit Tuberkulose infiziert. 30 dieser Tiere wurden 5 Tage nach der Infektion mit Pyrazinamid behandelt, und zwar 15 Tiere mit 40 mg/kg und die verbleibenden 15 mit 80 mg/kg. Bei einer weiteren Gruppe von 30 Meerschweinchen wurde die Pyrazinamidbehandlung erst 38 Tage nach der Infektion begonnen.

Auch hierbei bekamen je 15 Tiere 40 mg/kg und je 15 erhielten 80 mg/kg. Die verbleibenden 20 Tiere wurden nicht behandelt und galten als Kontrolltiere.

70 Tage nach der Infektion wurden alle Tiere seziert. Wir stellten fest, daß die Pyrazinamidbehandlung, unabhängig davon, ob sie gleich nach der Infektion oder erst nach 38 Tagen begonnen wurde oder, ob die Behandlung mit 40 oder 80 mg/kg durchgeführt wurde, den Verlauf der tuberkulösen Infektion nicht wesentlich beeinflußt hat.

D. Salkin (San Fernando) u. Mitarb.: *Serum Glykoproteide bei Lungentuberkulose.*

Die Serum-Protein-Reaktion bei Infektionen ist sehr gründlich untersucht worden. Man hat gefunden, daß einige Fraktionen des Bluteiweißes spezifischer auf Infektionen ansprechen als andere Fraktionen. Unter ihnen befinden sich die γ-Globuline und das C-reaktive Protein. Kohlenhydrate enthaltende Proteine wurden bei Infektionen im allgemeinen und bei Tuberkulose im besonderen in erhöhtem Maße gefunden. Die Ergebnisse von 20 gesunden Personen und 53 Patienten mit Lungentuberkulose standen mit einer großen Zahl von klinischen Faktoren in Wechselbeziehungen; von ihnen waren die bedeutenderen: Ausbreitung der Krankheit, Grad der Exsudation, röntgenologische und klinische Beurteilung der Aktivität.

J. L. G. Pimienta (Mexico) u. Mitarb.: *Bakteriologische Wechselbeziehungen bei der Lungentuberkulose.*

Die Untersuchungen ergaben: 1. Es gibt keinen eigentlichen ursächlichen Zusammenhang zwischen Virulenz der Erreger und Schwere des anatomisch-klinischen Bildes. 2. Beziehungen zwischen der Virulenz der Erreger und dem erhaltenen therapeutischen Resultat konnten nicht festgestellt werden. 3. Die Arzneimittelsensibilität oder -Resistenz des M. tuberculosis hat ebenfalls weder den Grad der Läsionen noch die erzielten therapeutischen Ergebnisse beeinflußt. 4. Die auf 10 mg INH und auf 100 mg Streptomycin als oberste Grenze in den Serien resistenten Erreger zeigten experimentell in vivo oder in vitro charakteristische Übereinstimmungen der Virulenz mit dem auf diese Medikamente sensiblen Erreger.

R. Viswanathan (New Delhi): *Veränderung der Tuberkulose mit besonderer Berücksichtigung der Verhältnisse in Indien.*

Durch die neueren Behandlungsmethoden, aber auch durch biologische und Umweltsfaktoren hat in Indien, wie in den meisten Teilen der Welt, die Epidemiologie der Tuberkulose charakteristische Veränderungen erfahren. Gewisse Veränderungen sind in Indien sicherlich auch als Ergebnis der Massenimpfung mit BCG und der Einführung der antibakteriellen Therapie anzusehen.

K. Kaida (Japan): *Der Zustand des Tuberkelbakteriums in Herden von resezierten Lungen.*

Das auf besondere Weise für Kulturzwecke behandelte Material ergab, daß in ungefähr 90% der Fälle eine Teilung und Vermehrung der Bakterien stattgefunden hat, und daß dies auch in den eingekapselten käsigen Herden der Fall war.

M. A. de Sousa (Lissabon): *Beitrag zur Histogenese der Blähkaverne.*

Auf Grund zahlreicher und histologischer Untersuchungen wurde eine äußerst dünne Wandung der Blähkaverne gefunden, die gehäuft seit der Einführung der Chemotherapie auftritt und hauptsächlich aus dem kollagenen Gewebe gebildet wird, das dem epitheloid-kollagenen Saum entstammt. Dieser „spezifischen Wandung“ der Blähkaverne gesellen sich häufig kollagene Fasern bei, die aus der äußeren fibrösen Wand herstammen; das intermediäre Granulationsgewebe kann vollständig verschwinden.

J. Hirsch (Basel): *Theorien und therapeutischer Wert der kombinierten Anwendung von Tuberkulostatika.*

Trotz des Absinkens der Tuberkulosesterblichkeit seit der Einführung der INH-Therapie sind die Meinungen über die Grundlagen, Grenzen und Indikationen der Chth. besonders mit INH widersprechend und wechselnd. Anfangs glaubte man, mit INH die Therapia sterilisans magna der Tuberkulose erzielen zu können. Aber wenige Wochen später kam es doch zu Rezidiven mit erneuter Bakterienausscheidung und zur Feststellung resistenter Stämme. Daraufhin wurde die Monotherapie mit INH abgelehnt und die alternierende Behandlung mit einer Kombination verschiedener Mittel propagiert. Heute hat die pathogenetische Bewertung INH-resistenter TB eine Drehung um 180 Grad erfahren. Neue Parolen für die praktische Chth. wurden an Hand von Meerschweinchen-Versuchen von einigen Theoretikern herausgegeben. INH-resistente TB sind harmlos, ja sie sind sogar wünschenswert. Durch eine „Langzeit“-Monotherapie mit INH ist die Entwicklung INH-resistenter virulenzgeschwächter Keime zu fördern und nutzbar zu machen. Klinische Erfahrungen zeigten, daß die Häufigkeit von Rezidiven durch geeignete Kombinationen durch Tuberkulostatika vermindert wurde. In diesem Falle hat sich Tebafen (4 Teile INH und 1 Teil Nicotinaldehyd-Thiosemicarbazon) bewährt.

G. MEISSNER (Borstel): *Experimentelle Untersuchungen an in vivo gegen INH resistent gewordenen Tuberkelbakterien.*

Die durchgeführten Untersuchungen zeigten die wichtigsten Eigenschaften INH-resistenter TB, und zwar an Stämmen, die in vivo beim Menschen ihre Resistenz erworben haben:

1. die Virulenzschädigung für das Meerschweinchen,

2. Die Abhängigkeit der Katalase-Inaktivierung von der Höhe der INH-Resistenz und die Abhängigkeit der Virulenzschädigung von der Höhe der Katalase-Inaktivierung.

3. führen beide Eigenschaften zum Absterben der INH-resistenten Keime in den inneren Organen der Meerschweinchen, und als deren Folge kommt es zu dem Bilde der regressiven Tuberkulose.

Die Virulenzschädigung der INH-resistenten TB zusammen mit deren Absterben bedingen das Verhalten von Mischpopulationen, in denen bei Prüfung im Meerschweinchen im allgemeinen die sensiblen Keime die resistenten mehr oder weniger schnell, je nach Keimzahl und Virulenz, überwuchern. Man kann wohl annehmen, daß es letzten Endes in jeder INH-resistenten Population zum Auftreten sensibler virulenter Keime kommt, wenn man lange genug wartet.

G. DOMAGK (Wuppertal): *Beitrag der experimentellen Forschung zum Problem der Resistenz der Tuberkelbakterien und ihrer Virulenz unter Chemotherapie.*

Die Behandlung der Tuberkulose hat sich in den letzten Jahren mehr und mehr von der chirurgischen Behandlung zu der konservativen hin verschoben. Außerdem geht jeder chirurgischen Behandlung heutzutage eine konservative voraus, wodurch in vielen Fällen zweckmäßige chirurgische Eingriffe erst möglich wurden. Zusätzlich wird einem jeden chirurgischen Eingriff heute eine langfristige interne Behandlung mit Tuberkulostatika angeschlossen. Viele Kliniker fordern unter Umständen eine Behandlungsdauer von 2 bis 3 Jahren. Als wirksamstes Mittel gilt INH mit einer Dosierung von 5—7,5 mg/kg. Die heute verbreitetste Auffassung der erfahrenen Tuberkuloseärzte dürfte wohl sein, daß das Auftreten von Resistenz nicht immer zu Besorgnis Anlaß gibt, da diese Resistenz mit einem gewissen Virulenzverlust einhergeht. Darüber hinaus aber bietet eine Kombinations-Therapie mit Thiosemicarbazon die Möglichkeit einer Kreuzresistenzentwicklung mit noch größerem Virulenzverlust.

L. HEILMEYER (Freiburg) u. Mitarb.: *Resistenz und Virulenz von Tuberkelbakterien in klinischer Sicht.*

Folgende experimentelle in vitro und in vivo Befunde sind bemerkenswert:

1. Resistente, katalase-inaktive TB zeigen im Tierversuch gegenüber Meerschweinchen meist eine Virulenzabschwächung.

2. Die Virulenzverhältnisse resistenter TB gegenüber weiteren Tierspezies — vor allem Mäusen — zeigen keine so zuverlässige Übereinstimmung.

3. Katalase-aktive, resistente TB, die bei hohen Resistenzgraden, jedoch relativ selten sind, können gegenüber Meerschweinchen voll virulent sein.

Folgende klinische Verlaufsformen können bei Tuberkulosen mit resistenten virulenzgeminderten Keimen beobachtet werden:

1. Progressive Verlaufsformen trotz Virulenzminderung im Tierversuch bei hohen Resistenzgraden.

2. Progressive Verlaufsformen bei auffallend gutem Allgemeinbefinden.

3. Blande, gutartige Verlaufsformen, die auf eine geringe Pathogenität schließen lassen.

Eine routinemäßige Langfristbehandlung allein mit INH, die gelegentlich mit dem Ziele resistenter virulenz-geminderter Keime gefordert wird, kann derzeit noch nicht verantwortet werden.

H. RINK (Marienheide): *Zum Problem der Bakterienresistenz bei der chirurgischen Behandlung der Lungentuberkulose.*

Kommt zur Ausheilung einer Tuberkulose eventuell eine Operation in Frage, so wird meistens eines der wirksamsten Tuberkulostatika, das Streptomycin, bei der sich vorschaltenden konservativen Chth. nicht oder nur in geringen Mengen verabreicht, damit dieses Antibiotikum zur Abschirmung bei der operativen Phase angewandt werden kann. Die bei der

Operation tastbar nachgewiesenen restierenden Lungenabschnitte deuten darauf hin, daß für das evtl. spätere Auftreten eines Rezidivs die zurückgebliebenen Herde, aber nicht die eingetretene Resistenz durch Streptomycin verantwortlich zu machen sind.

A. OMODEI-ZORINI (Rom): *Aktueller Wert des intra- und extrapleuralen Pneumothorax in der Therapie der Lungentuberkulose.*

Dank der Einführung der Chemotherapie sind die Komplikationen beim intra-pleuralen Pneumothorax nach unseren Statistiken von 50 auf 15% zurückgegangen. Sowohl der intra- als auch der extrapleurale Pneumothorax haben immer noch einen wichtigen Platz in der Therapie der Lungentuberkulose. Zu 90% konnten dauernde Heilungen ohne sichtbare funktionelle Rückstände erreicht werden.

A. SATTLER (Wien): *Pathogene und diagnostische Erfahrungen bei pleuraler Exsudation.*

Die pleurale Biopsi ist für die ätiologische Diagnose und die Differentialdiagnose bei schwerer Pleuritis exs. von großer Wichtigkeit. Man kann dabei feststellen, ob es sich um eine inflammatorische oder blastomatöse Exsudation handelt. Auf Grund der Untersuchung konnte das Verhalten des Fibrinogens in pleuralen Ergüssen genau beobachtet werden.

W. BOLT (Köln) u. Mitarb.: *Studien zur regionalen Analyse der Lungenzirkulation und Lungenventilation.*

Die Untersuchungen der letzten Jahre mit Hilfe der selektiven Angiographie der Lungenstrombahn haben gezeigt, daß die Darstellung der Strombahnperipherie für die funktionelle Analyse besonders aufschlußreich ist. Der Vorstoß in die Lungenperipherie auf angiographischem Wege konnte dadurch ergänzt werden, daß auch das Studium der Lungenventilation von der broncho-spirometrischen Untersuchung der Lungenhälften in die regionale Analyse der einzelnen Lungenlappen vorverlegt wurde. Auf diesem Wege ist es möglich, ventilatorisch bedingte Funktionsänderungen in den einzelnen Lungenlappen zu erfassen. Einen weiteren Fortschritt im Studium der Lungenventilation bedeutet die von unserem Arbeitskreis entwickelte Isotopenthorakographie. Es zeichnen sich Möglichkeiten ab, durch gezielte Inhalation von radioaktivem Xenon regionale Ventilationsstörungen selektiv zu analysieren.

G. PETRÁNYI (Budapest): *Ergebnisse zur funktionellen Lungenpathologie.*

Es handelt sich um diejenigen Funktionen der Lunge, die von den aktiv-passiven Atmungsbewegungen unabhängig sind. Tonussteigerungen bzw. Kontraktionen der neurogenen Glattmuskulatur spielen eine erhebliche Rolle. Sie können zu Formveränderungen einzelner Lungenabschnitte führen, welche nicht selten eine Atalektase zur Folge haben. Die Glattmuskulatur verläuft in den terminalen Bronchiolen und in den Ducti alveolaris in einer Spiralbahn. Bei der Muskelkontraktion werden die Bronchien verengt und zur gleichen Zeit wegen des spiralförmigen Ablaufs auch gekürzt. Die Neigung zur Atelektase kann bei vegetativ stigmatisierten Kindern in solchem Grade erscheinen, daß sie die Form eines Lungenspasmus in Begleitung von anderen vegetativ-neurologischen Symptomen annimmt. Der Umstand, daß diese Veränderungen in der Anfangsperiode mit Spasmolytika und durch Lokalanaesthesie zu lösen sind, spricht für ihren funktionellen Charakter.

A. B. ALARCON (Bilboa): *Das Problem der Wiederausdehnung der Lunge nach Teilresektion.*

Die Teilresektionen werfen zwei eng miteinander verknüpfte Probleme auf: Dasjenige des endokavitären Residualraumes und dasjenige der Überdehnung des verbleibenden Lungenparenchyms.

Wir möchten die für eine baldige Wiederausdehnung anzuwendende Technik hervorheben, die in einigen Aspekten von der in anderen Kliniken abweicht, da die endothorakale Aspiration, wenn nötig, bis zu Druckwerten von 30, 40 und 70 cm^3 Wasser durchgeführt wird, ohne daß uns dadurch je Unannehmlichkeiten erwachsen wären. Durch dieses Verfahren ist es uns im Gegenteil in manchen Fällen gelungen, eine Wiederausdehnung zu bewirken, wo mit einer Aspiration innerhalb der üblichen Grenzen von 10—20 cm^3 eine solche nicht aufrechterhalten werden konnte.

R. F. VACCAREZZA (Buenos Aires): *Die Anwendung der Bronchospirometrie in der Klinik und beim Studium der Lungen-Physiopathologie.*

Die Bronchospirometrie ist die vollständigste und genaueste Methode, mit der man die funktionelle Beteiligung der Lunge feststellen kann. Sie mißt außer Ventilationsfaktoren auch den O_2-Verbrauch. Manchmal hat man scheinbar paradoxe Ergebnisse, wenn keine Übereinstimmung zwischen den bronchospirometrischen Ergebnissen und dem klinisch-röntgenologischen Befund besteht. Auch herrscht nicht immer Übereinstimmung zwischen jenen Befunden und dem Angiopneumogramm. Dies ist durchaus verständlich, da die Bronchospirometrie über die Sättigungsverhältnisse des Blutes Aufschluß gibt, während die anderen beiden Methoden nur die Ventilation und den Lungenkreislauf betreffen.

W. Bolt (Köln): *Selektive Lungenangiographie als Lungenfunktionsprüfung zur prä- und postoperativen Beurteilung.*

Funktionsstörungen bei Erkrankungen im Bereiche eines Lungensegments oder Subsegments sind mit den global registrierenden Methoden (Spirographie und Blutgasanalyse) erfahrungsgemäß nicht zu erfassen, da meistens Zirkulation und Ventilation gleichsinnige Veränderungen erleiden. Zu der notwendigen „regionalen Funktionsanalyse" wurde hinsichtlich der Zirkulation die selektive Angiographie der Lungengefäße und hinsichtlich der Ventilation die Isotopenthorakographie mit radioaktiven Edelgasen entwickelt. Durch die Angiogramme können u. a. folgende pathologische Veränderungen festgestellt werden:

Tuberkulöse Infiltrate, tuberkulöse Kavernen, „funktionell tote Lunge", destroyed lung, unexpandable lung, Atelektasen, therapeutischer Lungenkollaps, Emphysem, Lungendehnung.

C. W. Hertz (Tönsheide): *Der Einfluß der Pleuraschwarte auf den intrapulmonalen Gaswechsel.*

Die funktionellen Ergebnisse der Resektionsbehandlung hängen weitgehend davon ab, ob es zur Bildung einer Pleuraschwarte kommt oder nicht. Wird bei Bestehen der Pleuraschwarte ein kontralateraler Eingriff geplant, so sollte man unbedingt bronchospirometrisch untersuchen, ob die Schwartenseite ausreichend an Ventilation und O_2-Aufnahme beteiligt ist. Da etwaige postoperative Komplikationen bei der Resektionstherapie nie mit Sicherheit vorausgesagt werden können, ist bei kontralateraler Pleuraschwarte gelegentlich ein gezielter Kollaps vorzuziehen.

D. C. Alarcon (Mexiko): *Neue Tendenzen der Tuberkulosebekämpfung.*

In Mexiko-Stadt, wo bei 40000 E. die jährliche Sterbeziffer 80/100000 Einwohner beträgt, wurde vom Nationalkomitee zur Bekämpfung der Tuberkulose folgendes Bekämpfungsprogramm entwickelt:

1. Systematische Röntgenreihenuntersuchung,
2. röntgenologische, klinische und bakterielle Untersuchungen in der Poliklinik zwecks Bestätigung der tuberkulösen Erkrankung,
3. Einweisung der chirurgischen und unheilbaren Fälle in Krankenhäuser oder Sanatorien,
4. ambulante Behandlung der leichteren Fälle, bei denen ein chirurgischer Eingriff nicht sofort in Frage kommt,
5. Durchführung von Tuberkulintestungen und Durchleuchtung der positiv Reagierenden,
6. INH- und Streptomycin-Behandlung der aktiven Primärtuberkulose und alleinige INH-Behandlung der tuberkulin-positiven Kinder unter 10 Jahren,
7. BCG-Impfung der Tuberkulin-Negativen bei gleichzeitiger INH-Behandlung,
8. wirtschaftliche Hilfe der Familie, der Rekonvaleszenten und nach Todesfällen,
9. Belehrung der Bevölkerung in Fragen der Hygiene,
10. jährliche Durchleuchtung der gesamten Bevölkerung.

Man hofft 1957 folgendes erreicht zu haben:

a) Rückgang der Morbidität,
b) genaue Statistik über das Vorkommen der Tuberkulose,
c) Verminderung der Tuberkulose durch Abnahme der Herde,
d) Durchführung einer umfassenden Bekämpfung im ganzen Lande.

P. P. Schneider (Kassel): *Die gegenwärtige Methodik der Behandlung der Lungentuberkulose im Vergleich zwischen den USA, Großbritannien und Deutschland.*

Beobachtet man die Behandlungsarten und Einrichtungen zur Tuberkulosebekämpfung in verschiedenen Weltteilen, so lernt man allmählich, daß die Erscheinungsformen der Tuberkulose von Ort zu Ort voneinander abweichen, und daß die Kranken sich voneinander unterscheiden und die Probleme etwas auseinandergehen. Eine Umfrage über 10 ausgewählte repräsentative alltägliche Fälle verschiedenster Schweregrade, deren Befunde mit Röntgendiapositiven an 100 Fachärzte der USA, Großbritannien und Deutschland gingen, ergab eine überraschende Variation der Methodik in bezug auf die Behandlung ein und derselben Krankheit, ein und desselben Organs. Die Unterschiede zwischen den Auffassungen der einzelnen Ärzte sind in den USA weit geringer als in Europa. Es ist also größte Vorsicht bei der kritischen Beurteilung und dem Vergleich von Behandlungserfolgen der einzelnen Länder geboten.

L. V. Schneider (Washington): *Das Tuberkulose-Kontroll-Programm des amerikanischen Amtes für ehemalige Kriegsteilnehmer.*

Bei den ehemaligen Kriegsteilnehmern der USA wird eine regelmäßige und umfassende röntgenologische Thoraxkontrolle durchgeführt, wodurch die Häufigkeit der Tuberkulose in dieser spezifischen Gruppe deutlich zurückgegangen ist. Außerdem hat sich die automatische Kontrolle aller im Krankenhaus neu aufgenommenen Patienten und aller für längere Zeit hospitalisierten Patienten für den Schutz derselben und des Personals als sehr wirkungsvoll erwiesen.

H. Shubin u. Mitarb. (Philadelphia): *Durchführung eines Hauttestes bei 600 Personen mittels einer neuen intradermalen stabilen Lösung (Tuberkulin, Histoplasmin, Coccidiodin und Blastomycin).*

1954 wurde nach eingehenden Untersuchungen die Körpernadel „Corppin“ entwickelt, und es wurden mehr als 600 Patienten zwischen 15 und 74 Jahren von dem "Philadelphia General Hospital Northern Division“ und dem "Rush Hospital“ getestet. Der Corppin-Test erzeugt wenig lokale Komplikationen, keine Ecchymosen, keinen Verlust an Testmaterial, weniger Schmerzen und eine lokalisierte Reaktion, ohne daß die Notwendigkeit besteht, Lösungen, Spritzen oder Kühlungen vorzubereiten, da die Körpernadel, ausgehend von einer Cellulosebasis mit starker Adhäsionsfähigkeit am Metall, die Fähigkeit besitzt, für die Testzwecke genaue quantitative Mengen an Tuberkulin oder Histamin in stabiler Form oder fester Lösung zu halten. Diese Substanz ist nicht allergieerzeugend, nicht toxisch, nicht reaktiv und ist ein leicht wasserlösliches Kolloid, das, ohne Veränderungen zu erleiden, sterilisiert werden kann.

A. A. Carabelli (Trenton): *Die endoskopische Therapie der Parenchymtuberkulose.*

Mittels eines selbstentwickelten speziellen einführbaren und katheterisierenden optischen Bronchoskops wird das Antibiotikum in das erkrankte Segment oder den Lungenlappen instilliert. Das Verfahren kann mit direkter Sicht durchgeführt werden. Die Ergebnisse der Therapie sind auffallend gut. Es kommt zur Wiederherstellung des erkrankten Parenchyms bis zum normalen Zustand innerhalb einiger Wochen.

G. Fegiz u. Mitarb. (Rom): *Ergebnisse der Pneumothoraxbehandlung mit Chemotherapie im Forlanini-Institut in Rom.*

In einigen europäischen Ländern und in einigen Zentren der Vereinigten Staaten ist der intrapleurale Pneumothorax zur Behandlung der Lungentuberkulose recht unpopulär geworden und läuft Gefahr, unter jenen Behandlungsmethoden registriert zu werden, denen nur ein historischer Wert beigemessen wird. Eine derartige Beurteilung des Pnth widerspricht den Erfahrungen der hervorragendsten europäischen Phthisiologen, die bereits vor der Entdeckung der Chemotherapie über sehr demonstrative Statistiken bezüglich der Wirksamkeit und Unschädlichkeit des Pnth verfügten. Wenn der Pnth mit Chemotherapie kombiniert wird (sowohl während als auch vor dem Pnth), überschreitet der Prozentsatz der stabilen Heilungen 90%, während die Pleurakomplikationen auf 17% absinken, mit weniger als 4% Empyemen. Aus einem Vergleich dieser Daten mit den Resultaten der alleinigen Ruhekur, kombiniert mit der antibakteriellen Behandlung bzw. mit der chirurgischen Resektion geht hervor, daß man mit dem Pneumothorax eine unzweifelhaft höhere Stabilität der Resultate erzielt als mit diesen Methoden.

H. Jentgens (Köln): *Die chirurgische Behandlung der kavernösen Lungentuberkulose während der Schwangerschaft.*

In der 2. Tuberkulose-Klinik, Köln-Merheim, wurden wegen offener Lungentuberkulose während Gravidität nicht nur die notwendigen kollapschirurgischen Eingriffe, sondern auch eine

Reihe von Resektionen mit Erfolg durchgeführt. Schwangerschaft, Geburt und Wochenbett verliefen in allen Fällen ohne Störungen. Die Tuberkulose konnte in günstigem Sinne beeinflußt werden. Die Ergebnisse, vor allem auch der Resektionen, zeigen eindeutig, daß die Schwangerschaft keine Kontraindikation für die operative Behandlung der Lungentuberkulose darstellt.

M. G. GIL (Bilboa): *Die Behandlung der Lungentuberkulose in Verbindung mit kollapstherapeutischen Maßnahmen und Chemotherapie.*

Wenn der Kampf gegen die Tuberkulose erfolgreich durchgeführt werden soll, so ist die Frühdiagnose die erste Voraussetzung dafür. Chth verbunden mit den klassischen kollapstherapeutischen Methoden und der modernen Resektionsbehandlung führte zu bisher unerreichten Ergebnissen. Die beiden anderen Bekämpfungsmethoden, die BCG-Impfung und Röntgenreihenuntersuchungen sind so bedeutend, daß sich Kommentare erübrigen.

F. M. TRAVERSAC (Barcelona): *Kombinierte Behandlungsmethoden innerhalb der Kollapstherapie.*

Trotz Antibiotika und Lungen-Resektionen spielt die Kollapstherapie besonders bei Patienten mit verminderter Funktionskapazität eine wichtige Rolle. Bilaterale Lokalisationen oder ausgedehnte einseitige Läsionen sind die Hauptindikation der chirurgischen Kollapstherapie. Der Kollaps wird selektiv durchgeführt, um die Lungenfunktion weitgehend zu erhalten. Bei Thorakoplastik können Mutilationen vermieden werden, wenn nur die 5 oberen Rippen reseziert werden. Ist ein ausgedehnter Kollaps notwendig, so kann erstens die Periostlösung einer oder mehrerer unterer Rippen ohne Resektion oder zweitens eine untere extrapleurale Pneumolyse durch das Periostbett der untersten resezierten Rippen erfolgen. Die Ergebnisse der Kollapstherapie sind bedeutend besser, wenn keine starren Verfahren angewendet, sondern Rippenresektionen mit einfachen Periostlösungen und Pneumolysen verbunden werden, um einen wirksamen Kollaps mit einem optimalen, funktionellen und ästhetischen Resultat zu erhalten.

G. M. FORMOSA (Barcelona): *Die Lungenresektion beim Kinde.*

Die Lungenresektion beim Kinde ist in denjenigen Fällen angebracht, in denen die anderen therapeutischen Mittel versagt haben, und für welche es keine weiteren Therapiemöglichkeiten gibt. Vom funktionellen Standpunkt aus betrachtet ist die Resektion — sofern es sich nicht um eine Pneumektomie handelt — weit wirtschaftlicher als viele der ungefährlichen Verfahren, die sich in der Alltagstherapie eingebürgert haben. Die Sterblichkeit im Falle von Resektionen bei Kindern ist praktisch null. Die Klinik zeigt uns folgende Indikationen mit größter Häufigkeit: Bronchogene Cysten, chronische Abscesse, chronisches Empyem, pleuropulmonale Perforation, Bronchiektasen und Lungentuberkulose (Rundherde, Restkavernen, zerstörte Lunge, Atelektase, hartnäckige Adenopathien und ihre Komplikationen, wie Fisteln und residuale Bronchialstenosen).

Der Eingriff ist stets nach Abklingen der akuten Entzündungserscheinungen durchzuführen. Bei nichttuberkulösen Affektionen gestaltet sich die Wahl des Operationstermins leicht.

C. G. TURNER (Bilbao): *Ergebnisse bei 200 Lungenresektionen bei Tuberkulosekranken.*

Seit 1953 wurden im Sanatorium „Santa Marina" in Bilbao 200 Lungenresektionen durchgeführt. Die Gesamtsterblichkeit betrug 10%. Bei 5% kam es postoperativ zu Bronchialfisteln. Bei 80% war das Ergebnis zufriedenstellend. Die Durchführung von Resektionen ist angezeigt, wenn andere chirurgische Eingriffe keine befriedigenden Ergebnisse zeigen, wie z. B. bei destroyed lung, Riesenkavernen, Bronchialstenose oder Brochiektasen, bei Tuberkulose und Restkavernen nach Thorakoplastik. Tuberkulome wurden nur wenig operiert. Es darf aber bei der Lungenresektion nicht vergessen werden, daß der Chirurg wohl die tuberkulösen Herde entfernen kann, jedoch nicht die Allgemeinkrankheit Tuberkulose. Das immunbiologische Gleichgewicht muß erhalten bleiben.

R. L. CONTRERAS (Tela): *Die Anwendung der Lungenresektionen bei Tuberkulose in Honduras.*

Nach allgemeinen Erfahrungen muß zuerst eine kombinierte Chth durchgeführt werden, und zwar bis zu dem von den Amerikanern bezeichneten "target-point", der etwa nach 8 Monaten erreicht ist. Dann erst wird die notwendige Operation durchgeführt. Von den Operierten besserten sich 78% vollständig, so daß sie aus dem Sanatorium entlassen werden konnten.

Die Gesamtsterblichkeit betrug 4%, die Operationssterblichkeit 1%, Rückfälle gab es bei 4%. Bezüglich der Lungenfunktionsprüfung stellten wir fest, daß nach dem Eingriff keine spürbare Herabsetzung der VK. oder der Atmungskapazität eintrat.

J. S. Serra (Barcelona): *Die Bronchialtuberkulose in der postoperativen Phase der Lungenresektion.*

Eine Resektionsbehandlung kommt erst in Frage, wenn keine aktiven Bronchialläsionen mehr nachweisbar sind. Dagegen sind sogenannte Residualläsionen, z. B. narbenähnliche Veränderungen mit und ohne Stenose eine Hauptindikation für eine Resektion. Die aktiven Bronchialherde (hartes infiltrierendes Ödem, Tuberkel in der Bronchialwand, käsige Bronchitis) lokalisieren sich meistens in unmittelbarer Nähe der Tracheal-Bifurkation, in den Stammbronchien oder an den Eingängen der lobären Bronchien. Aus diesem Grunde kann es bei einer Resektion zu unerwünschten Komplikationen kommen, auch wenn der Eingriff korrekt durchgeführt wurde.

A. Balogh (Wien): *Das Verhalten des Fibrinogens in Pleuraergüssen und neue Erkenntnisse in der Differentialdiagnose.*

Bei bioptischen Untersuchungen der Pleurahöhle bei unklaren pulmonalen und pleuralen Erkrankungen beobachtet man immer wiederkehrend typische endoskopische Befunde. Entzündliche Ergüsse zeigen reichlich Fibrin-Niederschläge an den Pleurablättern, die Pleura selbst ist matt und chagriniert, undurchsichtig und zum Teil geschwollen. Chemische Untersuchungen des Pleuraexsudats in bezug auf den Fibrinogengehalt haben einen weiteren diagnostischen Weg zur Aufklärung der in der Pathogenese nicht gesicherten Pleuraergüsse gezeigt. Entzündliche Ergüsse weisen eine niedrige Fibrinogen-Konzentration (180—200 mg-%) auf, ausgenommen die miliare Pleuraerkrankung. Bei Carcinomen steigt der Fibrinogengehalt oft bis über 600 mg-%. Die Werte bei Mischformen, d. h. Sekundär-Entzündungen infolge Carcinomen sind nicht signifikant.

H. Venrath (Köln): *Regionale Ventilationsanalyse bei isolierten Bronchostenosen unter Berücksichtigung der „Isotopenthorakographie“.*

Die Fortschritte in der Lungenchirurgie erfordern dringend eine regionale quantitative Aussage über die Ventilation in Analogie zur Durchblutungsanalyse mit Hilfe der selektiven Angiographie. Die üblichen Lungenfunktionsprüfungen genügen nicht, da sie keinen Einblick in das regionale Ventilationsgeschehen erlauben. Fremdgasatmung mit laufender Registrierung der Durchmischungsverhältnisse gibt einen indirekten, meist auch quantitativen Einblick in die Gleichheit oder Ungleichheit der Ventilation verschiedener Lungenpartien ohne Lokalisierung. Durch die Anwendung radioaktiver Gase auf Vorschlag von Knipping/Köln wird diese Lokalisierung erstmals möglich.

J. G. Roosenburg (Utrecht): *Behandlungserfolg bei Sarcoidosis mit Cortison oder ACTH.*

Die meisten Formen vom Besnier-Boeckschen Sarkoid verlaufen spontan günstig, so daß eine Hormon-Behandlung nur angezeigt ist bei a) schweren Parenchymschädigungen, b) einer raschen Verschlechterung des Allgemeinbildes und c) schweren subjektiven Symptomen.

Der Erfolg einer ACTH- oder Cortison-Behandlung ist nicht vorauszusehen. Einige Patienten erholen sich vollständig und erleiden keine Rückfälle; andere erholen sich anfänglich, zeigen aber später verstärkte Gewebsschädigungen und wieder andere zeigen anfänglich Besserung, haben dann aber einen Rückfall, der aber spontan abheilen kann. Bei funktioneller Beeinträchtigung der Lunge durch B.-B. Sarkoid infolge alveolaren-capillaren Blocks wirkt Cortison oder ACTH oft ausgesprochen günstig.

E. Lenci (Arezzo): *Therapie mit Nebennierenrindenhormon bei Thoraxerkrankungen.*

Die Behandlung der Tuberkulose mit Cortisonpräparaten hat in den letzten Jahren erheblich zugenommen. In Verbindung mit Chth. ist durchaus eine gefahrlose Anwendung möglich, jedoch muß ihre Indikation genauestens geprüft werden. Die besten Resultate wurden bei Serositis, besonders bei akuten exsudativen klinisch-primitiven oder para-pneumothoraxartigen Rippenfellentzündungen erreicht. Bei Lungentuberkulose wurden die frischen akuten Formen am besten beeinflußt. In allen Fällen aber erhält man eine merkliche Besserung des Allgemeinbefindens des Patienten mit Wegfall aller toxisch-infektiösen Symptome.

H. Böhme (Bochum): *Die Wiedereingliederung Tuberkulosekranker in den Arbeitsprozeß.*

Nach unseren Beobachtungen finden weitaus die meisten Patienten nach Entlassung aus der konservativen oder operativen Behandlung zu Hause einen passenden Arbeitsplatz. Die Aufgabe der Arbeitsvermittlung kommt in erster Linie dem Arbeitsamt zu. Es bringt mit Hilfe von ausgebildeten Berufsfürsorgern die Wünsche und Eignungen der zu entlassenden Heilstätten-Insassen in Erfahrung und bringt sie an geeigneten Arbeitsplätzen unter. Behandelnde Ärzte und Tbk.-Fürsorgestellen leisten die laufende gesundheitliche Beratung. Bei Arbeitgebern und Belegschaften muß Verständnis für den tuberkulösen Arbeitskollegen geweckt und übertriebene Ansteckungsfurcht beseitigt werden. Anlern- und Umschulungswerkstätten, die von einzelnen Werken oder Industrieverbänden unterhalten werden, ferner Zuschüsse für Ausbildung in Angestelltenberufen, die die Versicherungsträger und Arbeitsämter geben, schließlich die den größeren Werken angegliederten Invalidenwerkstätten, in denen Rekonvaleszenten leichtere, aber tarifmäßig bezahlte Arbeiten bei oft beschränkter Stundenzahl verrichten, erleichtern unsere Aufgabe. 85% von 324 Männern, die 1952 als arbeitsfähig galten, waren auch nach einer erneuten Umfrage 1956 noch arbeitsfähig. 5% unter ihnen hatten einen Rückfall erlitten, den sie aber überwanden. 10% wurden durch einen frischen Schub, 3% aus anderen Gründen arbeitsunfähig, je 1% war an Tuberkulose und aus anderen Ursachen verstorben. Unter den gesund Gebliebenen waren 10% Schwerarbeiter, darunter hatten 20% folgenschwere Rückfälle. — Von den ehemals 276 Arbeitsunfähigen wurden bis 1956 40% wieder arbeitsfähig, 11% starben, die übrigen blieben arbeitsunfähig.

P. Chortis (Athen): *Behandlungsergebnisse bei Meningitis tuberculosa.*

4 Gruppen mit rund 100 Patienten wurden mit folgenden Kombinationen behandelt:

1. 1 g Streptomycin i.m. und 0,30 g intralumbal, zusammen mit 15 mg/kg INH täglich
2. 1 g Streptomycin i.m. mit 15 mg/kg INH und 12 g PAS oral
3. 20—30 g PAS i.v. und 20 mg/kg INH
4. 1 g Streptomycin i.m., 20 g PAS i.v., 22 mg/kg INH, dazu noch 10 mg/kg Sulfonatox (Sulfonethymolé J. 51).

Die besten Erfolge, wohl wegen der i. v. Gaben von PAS usw. und der zusätzlichen Gabe von Sulfonatox, wurden bei der 4. Gruppe erzielt.

H. Deenstra (Utrecht): *Moderne Richtungen bei der Behandlung der Lungentuberkulose.*

Die Grundlage der Behandlung der Lungentuberkulose ist und bleibt absolute Bettruhe und psychische Entspannung.

Wenn die Behandlung richtig durchgeführt wird, bleibt nur ein sehr beschränktes Indikationsgebiet für irgendeine Form von Kollapstherapie.

Wo eine richtige Behandlung mit Bettruhe versagt, versagt auch gewöhnlich die Kollapstherapie, oder ist von vornherein nicht anwendbar.

Die Erfolge der Resektionstherapie sind sehr ermutigend, vorausgesetzt, daß der Patient vor der Operation genügend lange beobachtet und behandelt wurde. Systematische tomographische Aufnahmen und Lungenfunktionsteste sind unerläßlich.

Bis vor einigen Jahren waren die Erfolge der Resektionstherapie bei Patienten, die eine Kaverne aufwiesen, weniger gut als bei Patienten ohne Kaverne. Dieser Erfolgsunterschied ist aber in der letzten Zeit sehr klein geworden.

Es besteht die Gefahr, daß kleinere Schädigungen operativ behandelt werden, ohne daß dazu eine wirkliche Veranlassung vorliegt. Nach einer Lobektomie oder sogar einer Pneumektomie ist eine Thorakoplastik in den seltensten Fällen nötig.

Es scheint noch kein Beweis dafür vorzuliegen, daß eine Dauerbehandlung mit antibiotischen oder chemotherapeutischen Mitteln die einzig richtige Behandlung chronisch erkrankter Patienten darstellt.

Es scheint vernünftiger zu sein, diese Mittel erst nach einer Aktivierung des Prozesses zu verabreichen.

K. L. Terplan (Buffalo): *Grundsätzliche pathogenetische Fragen in bezug auf die moderne Behandlung der Tuberkulose.*

Vollständige Analysen von 120 post-mortem-Untersuchungen von Sanatoriumspatienten, die an Tuberkulose starben, sowie von einer gleichgroßen Anzahl von pathologischen und bakteriologischen Untersuchungen von operativ entfernten Lungenteilen (Lungenlappen, Segmente, Keilen). zeigten eindeutig, daß die gewöhnliche Form der Lungentuberkulose sich nicht hämatogen ausbreitet, wie führende Pathologen und Kliniker angeben, sondern bronchogen. Bei 20% der Fälle handelt es sich um primäre Infektionen, wobei sehr oft der regionale Lymphknoten mit beteiligt war.

B. C. ROMANO (Rom): *Sport und Tuberkulose.*

Bei 1800 Patienten des Forlanini-Institutes konnte in bezug auf den Sport in Zusammenhang mit der Tuberkulose folgendes festgestellt werden: Es besteht eine hohe Morbidität bei jungen Patienten, die Sport ohne Kontrolle durchgeführt haben; bei $^{2}/_{3}$ der Patienten, die kontrolliertes Training durchführten, war der Sport nicht mit der Tuberkulose in Zusammenhang zu bringen, da die Erkrankung 2 Jahre nach Beendigung der sportlichen Betätigung auftrat. Dagegen ist der überwachte Sport ein wertvolles prophylaktisches Mittel gegen die Tuberkulose.

J. A. SCHWARTZ (Los Angeles): *Vergleich zwischen Wirksamkeit von Isoniazid-Pyrazinamid, kombiniert mit anderen chemotherapeutischen Mitteln bei Lungentuberkulose.*

Wir behandelten 58 an Lungentuberkulose erkrankte Patienten mit tuberkulostatischen Mitteln in der folgenden Weise:

1. INH (300 mg täglich) plus Pyrazinamid (PZA) (10 g täglich)
2. Streptomycin (SM) (1 g 2× wöchentlich) plus PAS (12 g täglich)
3. SM (1 g 2× wöchentlich) plus INH (300 mg täglich)
4. INH (300 mg täglich) plus PAS (12 g täglich).

Die obigen Behandlungsmethoden wurden an Patienten angewendet, die Streptomycin-sensitive Tuberkelbacillen hatten. Zwölf Patienten, die resistente Bacillen hatten, erhielten regelmäßig, ohne jegliche Auswahl, INH plus PZA.

1. Achtundfünfzig Patienten wurden aufs Geratewohl in vier Gruppen geteilt, um die Wirksamkeit von PZA plus INH zu studieren.

2. In der Streptomycin-empfindlichen Gruppe hatten PZA plus INH ebenso gut oder etwas besser die bakterielle Umwandlung bewirkt, als die Kombination von SM plus PAS, SM plus INH, oder INH plus PAS. Die Umwandlung in bakteriologisch negative Befunde erfolgte etwas früher, wenn PZA plus INH angewandt wurden.

3. Bei Patienten, die mit PZA und INH behandelt wurden, war die Besserung des Röntgenbefundes weder so deutlich noch so schnell als bei den anderen Patienten, die mit anderen Heilmitteln behandelt wurden.

J. L. HANSEN (Kopenhagen): *Die Costoversions-Thorakoplastik von* OVERHOLT *nach Pneumektomie bei Tuberkulose.*

Bei 46 von 110 Pneumektomien wurde die 1950 von OVERHOLT eingeführte Costoversions-Thorakoplastik durchgeführt, und zwar meistens 2—3 Wochen nach der Pneumektonie. Das Periost wird dabei von der 1.—9. Rippe abgelöst, 2 Rippen werden reseziert und nach medial gedrehter Konvexität zur Insertion gebracht, wodurch die muskulo-periostale Schicht nahe an das Mediastinum heranrückt. Vermittels Stahldraht werden die Rippen fixiert. Es kam zu 3 postoperativen Todesfällen und nachträglich zu 2 Todesfällen. Wegen einer Staphylokokkeninfektion mußte eine normale Thorakoplastik angeschlossen werden.

R. BENDA (Paris): *Mittel zur Erweichung der Bronchien bei der Bronchoskopie.*

Durch intravenöse Injektion von Ditubocurarin und von Succinylcholin werden die Bronchien weich und ausgesprochen schlaff; sie scheinen sich vor dem Bronchoskop zu öffnen, das dadurch mehrere Zentimeter weiter eindringen kann.

J. Swierenga (Utrecht): *Bronchiektasen im Kindesalter.*

Viele Autoren sind der Meinung, daß sich Bronchiektasen im Jugendalter entwickeln. Das ist sicher öfters der Fall, sie treten aber ebenso oft in einer späteren Periode des Lebens auf. Eine der wichtigsten Entstehungsursachen ist z. B. die Bronchostenose, die 1. als Folge eines Lymphknotendurchbruches entstehen kann, und 2. durch eingeatmete Fremdkörper. Wir beobachteten 221 Kinder mit Bronchiektasen; die möglichen Ursachen waren:

1. Primäre Tuberkulose: 13
2. Intrabronchiale Fremdkörper: 13
3. Pankreasfibrose: 2
4. Diphtherie: 3
5. Masern, Keuchhusten, Influenza: 44
6. Pneumonie: 51
7. Unbekannt 95.

Die folgenden Lokalisationen wurden beobachtet: Links = 119, rechts 51, beiderseits 51. Von den 119 Fällen, die links die Bronchiektasen hatten, waren 95 im Unterlappen, mit oder ohne Beteiligung der Lingula. Auf der rechten Seite war die überwiegende Mehrheit der Anomalien im Mittel- und Unterlappen lokalisiert.

Von 221 jungen Patienten wurden 176 operiert:

Pneumektomien	30
Lobektomien	53
Segmentale Resektionen.	24
Lobektomien u. segmentale Resektionen .	69
Bilaterale Resektionen	16

Die Operationsmortalität betrug 2,3%.

Die Nachuntersuchungen von 170 Patienten ergaben:

Schlechtes Resultat	2
mäßiges Resultat	3
ausreichendes Resultat	10
gutes Resultat	155

5. XIV. Internationaler Tuberkulose-Kongreß vom 7.—11. Januar 1957 in New Delhi

Etwa 850 Delegierte aus allen Ländern der Erde, darunter 29 Ärztinnen und Ärzte aus der Deutschen Bundesrepublik nahmen am XIV. Internationalen Tuberkulose-Kongreß in New Delhi teil. Die Sitzungen fanden im imposanten *Vidyan Bharan* statt, in dem auch die UNESCO-Konferenz getagt hatte. Die Gäste wurden von der Zentralregierung in der großzügigsten Weise betreut. Es kam zu einem regen und fruchtbaren Gedankenaustausch zwischen allen Fachkollegen, besonders in bezug auf die neuesten Behandlungsmethoden der Tuberkulose.

In den Begrüßungsansprachen der indischen Regierung wurde besonders auf den Wert engster Zusammenarbeit mit allen Ländern hingewiesen, denn kein Land kann sich heute isolieren. Die technischen Errungenschaften des letzten Jahrzehnts dürften nicht zur Selbstzufriedenheit der Ärzte führen, auch heute noch stehen wie vor 50 Jahren nicht nur Patienten und Familien, sondern das Wohl der ganzen Bevölkerung im Vordergrund. Die wirtschaftliche Lage der Patienten ist für die Gesundung wichtig: Ernährung, Wohnverhältnisse und soziale Lage sind dabei maßgebend. Nicht nur die regionalen Vereinigungen, sondern auch die freiwilligen Vereinigungen können neben den Maßnahmen der Regierung zur Verbesserung der Verhältnisse beitragen. Es wurde noch berichtet, daß bis jetzt ungefähr 80 Mill. Tuberkulintestungen in Indien durchgeführt und 28 Mill. BCG-schutzgeimpft wurden. Vor der INH-Prophylaxe wird gewarnt, da durch die Entwicklung resistenter Stämme auch die Gesunden bei Ansteckung besonders gefährdet sind. Der Erfolg bei der Kombinationstherapie wird hervorgehoben, wodurch u. a. auch alte Fälle operationsreif und andere allein durch konservative Behandlung geheilt werden.

Am ersten Verhandlungstag wurde folgendes Thema besprochen: Diagnostische und biologische Probleme in bezug auf die INH-Resistenz der Tuberkelbakterien. Den Vorsitz hatte G. Middlebrook (USA), der auch das Hauptreferat hielt. Die Co-Referenten waren N. Rist, B. Kreis (Frankreich); E. Freerksen, G. Meissner (Deutschland); G. Daddi, M. Lucchesi (Italien); T. Toda (Japan); A. Manten (Niederlande); M. Nasta (Rumänien); Perez Pardo (Spanien); E. Tanner (Schweiz); Tevfik Gokçe, Harika Engiz (Türkei); W. McDermott (USA). Zu folgenden Problemen nahm G. Middlebrook Stellung: INH-Resistenz durch die Chemotherapie bei Tuberkulose, Technik und Testung bei mikroskopischer INH-Resistenz, Definition der INH-Resistenz (Empfindlichkeit), Typen der INH-resistenten Mutanten, besondere Eigenschaften von INH-resistenten Tuberkelbakterien, Abschwächung der resistenten Tuberkelbakterien für Tierversuche, Pathogenität der INH-resistenten Mutanten beim Menschen, Folgen der abgeschwächten INH-resistenten Mutanten auf den Menschen. Zusammenfassend stellte Middlebrook fest: Die Entwicklung von INH-resistenten Stämmen beim Menschen nach Chth. wird als ein wichtiges Problem angesehen; es stellt in bezug auf die Diagnostik und biologisch einen neuen Faktor dar. Untersuchungen haben ergeben, daß man INH-resistente Bakterien nicht als avirulent bezeichnen kann, ihre Pathogenität ist abgeschwächt, sie können aber nach wie vor beim Menschen eine schwere Tuberkulose hervorrufen. Zusammenhänge zwischen Virulenz und Katalase-Aktivität wurden beobachtet, u. a. wird die Neutralrot-Methode zur Untersuchung von Virulenz empfohlen. Nasta (Rumänien) möchte eine möglichst frühzeitige Kollaps- bzw. Resektionsbehandlung durchführen, ehe es zur Resistenzentwicklung kommt. Rist (Frankreich) fordert eine genaue Definition der INH-Resistenz. Bei der Debatte darüber, ob INH allein oder in Kombination gegeben werden soll, wird festgestellt, daß in Indien und in anderen unterentwickelten Ländern schon aus wirtschaftlichen Gründen meist nur eine alleinige INH-Behandlung in Frage kommt, auch wenn sich dadurch schneller INH-resistente Stämme entwickeln und auch durch INH allein fortgeschrittene und vor allem kavernöse Prozesse nicht genügend beeinflußt werden. Nach Ansicht der meisten Anwesenden ist die Durchführung einer Kombinationstherapie anzustreben, um die Entwicklung INH-resistenter Stämme zu vermeiden oder doch hinauszuschieben. Nach Freerksen ist dagegen die Resistenz erwünscht. Canetti konnte bei der Untersuchung resezierter Lungenteile feststellen, daß in der gleichen Lunge genauso häufig resistente Stämme vorkommen, unabhängig davon, ob eine kombinierte oder eine alleinige INH-Behandlung durchgeführt wurde.

II. Thema: Klinische und epidemiologische Ergebnisse der ambulanten Chemotherapie bei der Lungentuberkulose. *Referent:* R. Griesbach (Deutschland), *Coreferenten:* C. G. Shaver (Canada); L. Levinsky (Tschechoslowakei); J. Gravesen, F. Hagn-Meincke (Dänemark); A. Lativ Hasan (Ägypten); A. Lévi-Valensi (Frankreich-Algerien); P. Sikand, S. Pamra (Indien); A. Zorini (Italien); Tatsuro Iwasaki (Japan); R. Venator (Marokko); O. Buraczewski, A. Kwiek, M. Juchniewicz (Polen); J. Lundquist (Schweden); M. Gilbert (Schweiz); H. W. Bosworth (USA); Ph. Chebanow (UdSSR); L. de Velasco (Spanien).

Durch Versendung von Fragebogen an Ärzte des In- und Auslandes und unter Verwendung eigener Fälle aus der Praxis konnte der Referent über fast 10000 Fälle berichten, die ambulant behandelt worden waren. Es wurden dabei getrennt offene und geschlossene aktive Tuberkulose besprochen. Die Behandlungserfolge wurden unterteilt in geheilt, gebessert, unverändert und verschlechtert. Der Referent stellte als Gesamtergebnis fest:

Von nur ambulant behandelten aktiven Lungentuberkulosen mit und ohne Bakterien wurden: 75% geheilt bzw. gebessert, 25% blieben unverändert bzw. verschlechterten sich.

Diese Zusammenfassung mußte vorgenommen werden, da der Begriff „geheilt“ von den einzelnen Berichterstattern sehr unterschiedlich gehandhabt wurde.

Von nur ambulant behandelten offenen Lungentuberkulosen wurden 66,4% bacillenfrei, 33,6% blieben unverändert oder verschlechterten sich.

Besonders bemerkenswert ist die Tatsache, daß sich durchschnittlich 6% der offenen Lungentuberkulosen verschlechterten, unabhängig davon, ob die Patienten ambulant oder stationär behandelt worden waren. Es wurden nur solche Fälle ausgewertet, die mindestens 4 Monate ambulant Chth. bekommen hatten, sonst wurde die Dauer der Behandlung und die Erkrankung nicht berücksichtigt, ebensowenig die Art und Ausdehnung des Prozesses sowie das Alter und Geschlecht des Patienten. Nach Sichtung des Materials war festzustellen, daß die Erfolge bei der ambulanten Behandlung ungefähr die gleichen waren wie bei der stationären, wahrscheinlich spielte dabei die psychische Komponente auch eine große Rolle. Natürlich müssen hochfieberhafte Tuberkuloseformen (pneumonische Infektionen, miliare Aussaat, Meningitis) und selbstverständlich auch offene Tuberkulosen, wenn die häusliche Sanierung nicht in jeder Beziehung gewährleistet ist, in stationäre Behandlung kommen, ebenso alle operativen Fälle. Sind jedoch genügend Betten vorhanden, so sollten auch alle anderen Patienten mit aktiver Tuberkulose stationär aufgenommen werden, besonders, wenn es die wirtschaftliche Lage erfordert. Je frühzeitiger eine frische Tuberkulose mit Chth. behandelt wird, desto günstiger ist der therapeutische Erfolg. Zu einer absoluten Indikation für ambulante Chth. gehören noch die Sicherungskuren während der ambulant durchgeführten Auflassungsperiode einer reversiblen Kollapstherapie. Die Methode der ambulanten Chth. muß frei von jeglicher Schematisierung bleiben und muß grundsätzlich in den Händen eines erfahrenen Facharztes liegen. Dominierend in der Chth. sind die INH-Präparate, welche kombiniert — neuerdings wieder mit Conteben — zwar auch zur Resistenzbildung führen, aber gleichzeitig mit einer Virulenzabschwächung der Tuberkelbakterien verbunden sind, so daß Infektionsübertragungen mit solchen Keimen auf andere Menschen zu den Seltenheiten gehören. Aus diesem Grunde bestehen auch keine Bedenken, die gut verträglichen INH-Präparate über lange Zeit — bis zu zwei Jahren — ohne Unterbrechung zu verabfolgen. Die ambulante Langzeitbehandlung der Tuberkulose mit richtigen Mitteln zweckmäßig dosiert, setzt die Infektionsgefahr herab, verhindert den Rückfall und fördert die Ausheilung.

Die meisten der Coreferenten berichteten in positivem Sinne über die ambulante Behandlung. In Schweden kommt sie nicht sehr oft zur Anwendung und dann nur bei mäßig fortgeschrittenen Prozessen. CHEBANOV (Moskau) berichtet von 9000 Fällen, die ambulant behandelt wurden, und zwar mit Streptomycin und PAS oder kombiniert mit INH. Nur 6% aller Fälle bekamen drei Medikamente gleichzeitig. Die besseren Erfolge wurden bei mäßig fortgeschrittenen Prozessen erzielt (76,5%) und 25,5% bei fortgeschrittenen Prozessen. Zu Komplikationen kam es nur selten. Herr GILBERT (Leysin) möchte die rein häusliche Behandlung nur durchgeführt wissen, wenn eine Gewähr besteht, daß die Kur wie in dem Sanatorium mit Bettruhe usw. durchgeführt werden kann.

III. Thema: Feststellung über die Verbreitung der Tuberkulose in den unterentwickelten Ländern. *Hauptreferent:* P. V. BENJAMIN (Indien); Coreferenten: G. J. WHERRETT (Canada); M. S. ABAZA (Ägypten); M. C. SANYAL (Indien); A. DANESHVAR (Iran); J. KHASSIS (Israel); K. MISONO (Japan); J. CHENEBAULT (Marokko); A. WALLGREN (Schweden); F. D. GOMEZ (Uruguay).

Herr BENJAMIN gab zuerst einen allgemeinen Überblick über die Tuberkulose mit besonderer Berücksichtigung der Situation in den unterentwickelten Ländern. Der Wert der Tuberkulintestung zur Feststellung der Tuberkuloseinfektion wurde hervorgehoben. Nach den Untersuchungen durch die WHO und die internationale Tuberkuloseaktion ist der infizierte Personenkreis in Zentralamerika am geringsten, im Fernen Osten hoch, mittelmäßig im Nahen Osten, er beträgt im Durchschnitt im Alter von 15 Jahren 40—50%. In Stadtbezirken ist er meist höher als auf dem Lande. Die Morbidität variiert zwischen 0,4—8,8%. Die Mortalität beträgt in den unterentwickelten Ländern zwischen 32 und 779 auf 100000 und in den anderen Ländern zwischen 9 und 63. Spezielle Untersuchungen in Indien von 1930—1955 haben ergeben, daß im Alter von 14 Jahren 40—60% und mit 35 Jahren 75—90% tuberkulinpositiv sind. Anhand von Röntgenuntersuchungen wird die Morbidität auf 0,4—2,5% geschätzt.

Weiter beschäftigte sich Herr BENJAMIN mit der Frage, welche Faktoren die Entwicklung der Tuberkulose in den unterentwickelten Ländern speziell beeinflussen. Er stellt fest, daß die Wohnverhältnisse, die Ernährung, die Industrialisierung und die Verlegung des Wohnsitzes vom Lande in die Stadt eine große Rolle spielen. Die einfachste Methode zur Feststellung des Infektionsgrades ist die Tuberkulintestung, es sollen aber auch röntgenologische und bakteriologische Untersuchungen angestrebt werden. 1955 wurden in 6 Bezirken in Nord-, Ost- und Südindien solche Untersuchungen in kleineren Städten und Dörfern systematisch durchgeführt. Die Untersuchungen sind noch nicht abgeschlossen, die jetzigen Ergebnisse zeigen jedoch, daß die Morbidität in verschiedenen Gebieten 7—30/1000 beträgt. Sie ist vom 35. Lebensjahr an höher als von 5—34 Jahren.

Wenn keine durchgreifenden Maßnahmen zur Ermittlung der Tuberkulose ergriffen werden, kann die Tuberkulose auch nicht erfolgreich bekämpft werden, führte M. S. ABAZA (Ägypten) aus. Obwohl in Ägypten seit Jahren viele Gelder für die Bekämpfung der Tuberkulose ausgegeben wurden, konnte noch kein einheitlicher befriedigender Erfolg erreicht werden. Die billigste Methode ist die Tuberkulintestung. Die Fürsorgestellen sollen die Basis der Tuberkulosebekämpfung darstellen, und eine genügend große Anzahl von Tuberkulosefürsorgestellen muß da geschaffen werden, wo die Durchseuchung am größten ist. Zu jeder Tuberkulosefürsorgestelle sollten aus praktischen und wirtschaftlichen Gründen einige Betten gehören. Die „häusliche Behandlung" hat sich aus epidemiologischen, therapeutischen und wirtschaftlichen Gründen als sehr wertvoll erwiesen.

Nach einem Bericht von G. SANYAL (Indien) über die „Verbreitung der Tuberkulose in der Armee" nimmt die Tuberkulosesterblichkeit ständig ab, sie ist nach wie vor bei den Gurkhas und den Bergvölkern am höchsten, die nachweislich nur mit einer geringen Immunität gegenüber Tuberkulose in die Armee eintreten und zum ersten Mal mit Tuberkulose dort in Berührung kommen. Deshalb fordert G. SANYAL: 1. Röntgenschirmbilduntersuchung vor allem der Gurkhas vor der Rekrutierung, 2. BCG-Schutzimpfung bei allen Gefährdeten und 3. regelmäßige Überwachung auch der Familienangehörigen.

Längere Ausführungen über das Vorkommen und die Bekämpfung der Tuberkulose in Japan wurden von Herrn K. MISONO gemacht. Er berichtet von den ersten systematischen Untersuchungen von 1953—1955. Zu diesem Zweck wurde Japan in etwa 400 gleichmäßige Bezirke eingeteilt und wahllos bei 210 Bezirken Untersuchungen der gesamten Bevölkerung vorgenommen; an Hand dieser Ergebnisse wurden Schlüsse auf das Gesamtvorkommen der Tuberkulose gezogen. Danach beträgt die Morbidität an Lungentuberkulose 5,9%, die Morbidität an extrapulmonaler Tuberkulose 0,3%. 1954 wurden 0,4% Neuzugänge festgestellt. 1955 wurde bei 37,7% eine Behandlung durchgeführt: 23,5% besserten sich, 60,9% blieben unverändert, Verschlechterungen wurden bei 13,3% beobachtet, Tod bei 1,1%.

Anhand dieser Untersuchungsergebnisse wurde beschlossen, die Anzahl der Tuberkulosebetten zu vermehren, die Altersgrenze innerhalb des Tuberkulosegesetzes vom 31. 3. 1951 aufzuheben und die röntgenologische Untersuchung aller tuberkulinpositiven Personen über 6 Jahre zu veranlassen. Bis jetzt wurden bei allen Personen, die in Schulen, Fabriken und Büros arbeiten, außerdem bei Schülern und Studenten im Alter von 6—30 Jahren diese Untersuchungen durchgeführt. Die Kosten für die Untersuchungen und Behandlung, auch bei prophylaktischen Maßnahmen wie Tuberkulintestung, BCG-Schutzimpfungen, werden zur Hälfte vom Staat getragen, ebenso die Kosten für den Neu- bzw. Ausbau einer Klinik oder eines Sanatoriums.

Die Tuberkulosegesellschaft in Japan unterstützt diese Maßnahmen; sie hilft aber auch indirekt, indem sie sich um die Ausbildung von Fachärzten und technischem Personal kümmert.

J. CHENEBAULT (Marokko) berichtet, daß es bis heute noch nicht möglich war, systematische Untersuchungen der Gesamtbevölkerung vorzunehmen. Nach Untersuchungen in Casablanca wird die Morbidität auf 4% und die Anzahl der Tuberkulösen auf 20000 geschätzt; in 18 anderen Stadtgemeinden beträgt sie 2,5% und die Anzahl der Tuberkulösen etwa 25000 bis 30000. In den rein ländlichen Bezirken wird die Morbidität auf 3—4/1000 E. bei 20000 bis 25000 Tuberkulösen geschätzt. Wahrscheinlich beträgt die Gesamtzahl der Tuberkulösen ungefähr 70000, die Allgemeinsterblichkeit ist 0,87%.

Die Ergebnisse der Tuberkulintestungen sind folgende: In städtischen Bezirken reagieren im Alter von einem Jahr 10—15% Kinder positiv: mit 4 Jahren 30%, mit 15 Jahren 75%.

In ländlichen Bezirken sind bis zum Alter von 12 Jahren 15—20% der Kinder positiv, Jugendliche und junge Erwachsene ungefähr 50—60%.

In Uruguay wurden anhand eines freiwilligen Tuberkulosekontrollprogramms von 1948 bis 1951 40% der Bevölkerung untersucht und bei 8,9/1000 E. eine aktive Tuberkulose festgestellt. Bei einer 2. Aktion von 1951—1954 unterzogen sich 50% der Bevölkerung der Untersuchung, und dabei wurden 4,7/1000 aktive Tuberkulosen entdeckt. Bei einer dritten Aktion konnte festgestellt werden, daß die Tuberkulosesterblichkeit bei den unter 14jährigen praktisch verschwunden ist. In den Jahren 1948—1954 fiel die Tuberkulosesterblichkeit von 89,6 auf 19,0/100000 E., also ist hier die Diskrepanz zwischen Morbidität und Mortalität nicht so ausgeprägt wie in den anderen Ländern.

6. Auszug aus dem Tätigkeitsbericht des Rheinischen Tuberkulose-Ausschusses für das Kalenderjahr 1956

Im Lande Nordrhein-Westfalen wurden in 34 Kreisen bei moro-negativen impfwilligen Kindern der ersten und letzten beiden Volksschulklassen sowie den entsprechenden Klassen anderer Schulen 76600 Mendel-Mantoux-Proben (1:200 GT) vorgenommen. 62242 wurden mit BCG geimpft. Vom September 1948 bis Ende 1956 wurden in diesem Lande 754861 Personen aller Altersgruppen gegen Tuberkulose geimpft, davon 706296 intracutan und 48565 nach Rosenthal. Die in den Entbindungsheimen geimpften Neugeborenen sind in diesen Zahlen nicht enthalten. Da das Jahr 1956 seuchenarm war, stellen die erreichten Impfzahlen das bisher höchste Jahresergebnis dar.

Die Impfbereitschaft des Jahres 1956 war höher als in den Vorjahren. In den Landkreisen war diese Bereitschaft um 9,6% höher als die durchschnittliche Bereitschaft der Stadtbevölkerung. Diese Erhöhung der Bereitschaft wird auf die Anwendung der Rosenthalschen Methode zurückgeführt.

Die Durchseuchungsgeschwindigkeit hatte bis zu Altersgruppen von 9—12 eine beträchtliche Akzeleration erfahren, wenn die Katasterwerte von Januar 1952 bis Juli 1955 mit denen für die Zeit von September 1948 bis Juli 1951 verglichen werden. Die Tuberkulinkatasterwerte der 9—15jährigen lagen 1956 im Vergleich zu den entsprechenden Werten der Jahre 1948—1951 um 9,9% bis 15,3% in den jeweiligen Jahrgängen höher. Es wird mit erheblichen epidemiologischen Schwankungen gerechnet und daher erwogen, die Impfung in das früheste Kindesalter vorzuverlegen.

Die Neugeborenenimpfung macht in Nordrhein-Westfalen nur langsame Fortschritte, obgleich der Rheinische Tuberkulose-Ausschuß ab 1. 4. 1956 nicht nur den benötigten Impfstoff kostenlos liefert, sondern den impfenden Ärzten pro BCG-Impfung eine Aufwandsentschädigung von DM 1.— zahlt. Vom 1. Januar 1956 bis 1. April 1957 wurden 7880.— DM an impfende Ärzte gezahlt. In Nordrhein-Westfalen werden jährlich 200000 Kinder geboren. Gemessen an den Zahlen der DDR, in der im Jahre 1955 bereits 60% aller Neugeborenen geimpft wurden, ist das Ergebnis bescheiden.

Impfkomplikationen oder -schäden waren im Jahre 1956 nicht zu beobachten. Die beiden aus den Jahren 1954 bzw. 1955 herrührenden sogenannten Schadensfälle wurden von einer durch den Arbeitsausschuß gewählten Ärztekommission untersucht. In der Stellungnahme vom 18. 5. 1956 wurde mitgeteilt, daß in beiden Fällen weder im Sinne der Entstehung, noch im Sinne der wesentlichen Verschlimmerung ein Zusammenhang mit der BCG-Impfung besteht.

Nach Angaben in der Literatur sei es möglich, mit dem sog. BCG-Test einen schwach allergischen Zustand — eine latente oder Infra-Allergie — aufzudecken, der mit gewöhnlichem Tuberkulin nicht gefunden werden könne. Bei guter Verträglichkeit reagieren die Geprüften früher und deutlicher als auf Tuberkulin. Auch könne bei einem derart ausgetesteten und dann geimpften Kind leichter die Frage geklärt werden, ob eine danach oder dennoch aufgetretene Tuberkulose wirklich die Folge einer virulenten Superinfektion bei einem Geimpften sei. Deshalb hat der Rheinische Tuberkulose-Ausschuß das DZK angeregt, in seiner Sitzung am 8. 1. 1957 die Frage der Prüfung der bakteriellen Allergie näher zu erörtern und die Frage des G. T. und A. T. erneut einer Prüfung zu unterziehen.

Aus wirtschaftlichen und organisatorischen Gründen soll in Nordrhein-Westfalen in Zukunft bei der intracutanen Impfung nur noch der Trockenimpfstoff zur Anwendung kommen. Über den von Spiess, Göttingen, auf seine Wirksamkeit und Verträglichkeit geprüften Impfstoff berichtete Kindor im Juni 1955 auf der Tagung der Nordd. Tuberkulose-Gesellschaft über seine Erfahrungen. Wegen der Verwendung von Trockenimpfstoff für Rosenthal-Impfungen wird mit den Behring-Werken verhandelt.

Die orale Impfung stellt zunächst die einzige brauchbare Methode dar, mit der ein cutanerstgeimpftes Kind risikolos superinfiziert werden kann, damit es eine hohe und lange bakterielle Allergie erhält.

Das Rundschreiben des BMI vom 22. 5. 1956 — 4227—2024 I/56 — GMBL 1956, S. 289 — verlangt, daß die Vorbereitung einer Injektionsimpfung der Vorbereitung einer aseptischen Operation zu entsprechen habe. Die Impfung sei daher unter Beachtung aller Vorsichtsmaßnahmen durchzuführen. Außerdem wird vorgeschrieben, daß die Impfärzte vor Beginn und zwischen den Impfungen eine einwandfreie Handdesinfektion durchzuführen hätten. Werden die Richtlinien genau beachtet, so können in 6 Std. nur rund 40 Injektionen gemacht werden, finden sie keine Beachtung, so stellt sich der Impfarzt in Gegensatz zu den Anordnungen mit den etwaigen Folgen bei Zwischenfällen vor Gericht. Es wird daher empfohlen, für jede Impfung eine sterile Kanüle zu nehmen. Flambieren sei nicht mehr möglich. Wegen der leichteren Handhabung sei eine kurze, kurzgeschliffene Kanüle einer mindestens 3,2 cm langen vorzuziehen. Eine vom DZK empfohlene Rücksprache wegen des Wortlauts dieser Richtlinien mit dem Vorsitzenden des Seuchenausschusses, Herrn Med. Direktor Dr. OLIVIER, ist noch nicht erfolgt, um die Stellungnahme des BCG-Ausschusses der Arbeitsgemeinschaft des Rhein. und Westf. Tuberkulose-Ausschusses abzuwarten.

Die Frage der Rechtmäßigkeit und Zulässigkeit von Tuberkulin-Proben zu diagnostischen Zwecken bei Reihenuntersuchungen wird zur Diskussion gestellt. Der Runderlaß des RMdI vom 30. 4. 1942 [MBliV. S. 951 — Abs. 14 (4)] sowie der Runderlaß des Kultusministeriums von NRW vom 14. 10. 1954 (MBl. NW 1954), der darauf Bezug nimmt, gewährleisten durch den jugendärztlichen Dienst in Schulen, Heimen und ähnlichen Einrichtungen die Ermittlung tuberkulosekranker und -infizierter Schüler. In dem 1. Gesetz von NRW zur Ordnung des Schulwesens vom 8. 4. 1952 und in der 1. Durchführungsverordnung zum Reichsschulpflichtgesetz in der Fassung vom 27. 7. 1949 wird dieser Auftrag bestätigt und zur Pflicht erhoben. Ein Widerspruch zu den entsprechenden Artikeln des Grundgesetzes ist nicht zu erblicken. Sie dienen vielmehr dem Schutze der Grundrechte. Die Tuberkulin-Proben dienen nicht nur der Früherfassung kranker und infizierter Kinder und bezwecken nicht nur deren bessere Heilungsaussichten, sondern geben der gesunden Umgebung die größtmögliche Gewähr für die Sicherung gegen Ansteckung und Erkrankung. Aus dem Wissen über Schul- und Heimseuchen wird die zwingende Notwendigkeit solcher Untersuchungen abgeleitet. Der Schutz des gesunden Kindes läßt sich durch andere Mittel und Maßnahmen oder durch das Verhalten des einzelnen nicht erreichen. Einen individuell abgrenzbaren Persönlichkeitsbereich gibt es in dieser Hinsicht nicht. Dieser liegt generell und grundsätzlich fest, solange es Tuberkulöse und eine Tuberkulose überhaupt gibt. Der Arzt darf *nicht* warten, bis ein Verdacht auftaucht oder ein Krankheitsfall eingetreten ist, weil dann die Schädigung des Gesunden bereits eingetreten ist oder eingetreten sein kann. Ein derartiges Vorgehen macht nicht nur die schulärztliche Tätigkeit illusorisch, sondern ist mit dem ärztlichen Gewissen nicht zu vereinbaren oder vor der Allgemeinheit zu verantworten. Die erste Maßnahme, die getroffen wird, ist die Durchführung einer Salben-Pflaster-Probe. Sie ist einfach, unschädlich und wertvoll. Sollte sie einen Eingriff in die Unversehrtheit des Körpers bedeuten, so ist dieser so gering, daß die Probe als zumutbar angesehen werden kann. Würde auch das bestritten, so muß sie vom einzelnen geduldet werden. Er muß sich in diesem Fall Einschränkungen der Handlungsfreiheit gefallen lassen, die zur Pflege und Förderung des sozialen Zusammenlebens in den Grenzen des allgemein Zumutbaren gezogen werden [Vergl. Entscheidung des Bundesverfassungsgerichts vom 20. 7. 1954 (NJW 1954, S. 1235)].

Im Verlauf der Jahre wurde festgestellt, daß die Tuberkulin-Salben-Probe allein zur Erkennung von infizierten und erkrankten Kindern nicht ausreicht. Im 6. Lebensjahr zeigten in NRW noch 2,4% von derartig geprüften Kindern auf eine intracutane Probe eine positive Reaktion, vom 6.—15. Lebensjahr waren es durchschnittlich noch 5,4% und bei den 14- bis 15-jährigen Jugendlichen 9,3%, die auf eine zusätzlich angewendete Intracutan-Probe reagierten. Die Intracutan-Proben sind, weil sie einen Eingriff in die körperliche Unversehrtheit im Sinne einer Operation darstellen, von der schriftlichen Einwilligung des Erziehungsberechtigten abhängig.

7. Bericht über die Tuberkulose-Tagung der Rheinisch-Westfälischen Tuberkulose-Vereinigung in Düsseldorf am 17. März 1956

Bei der Frühjahrstagung der Rheinisch-Westfälischen Vereinigung wurden vor allem 2 Hauptthemen behandelt: *1. Die Lymphogranulomatose, 2. Das transversale Schichtbild.*

O. FRESEN (Düsseldorf): *Pathologie und Nosologie der Lymphogranulomatose (Lgr).*

Unter den stets betroffenen Lymphknoten überwiegen die thorakalen, die gelegentlich zur Einflußstauung führen und als Mediastinaltumor imponieren können. Miliare bis grobe Knoten bedingen in 55% das Bild der „Bauernwurstmilz“ und durchsetzen die in 45%

befallene Leber. Das Gehirn erkrankt selten. Das klinische Bild weist auf einen zyklischen febrilen Prozeß hin, dessen Ätiologie nicht gesichert ist. Eine begleitende Tuberkulose wurde je einmal als Lungen- und als Miliartuberkulose angetroffen. Entscheidend für die *nosologische* Bestimmung eines ätiologisch unklaren Prozesses ist ausschließlich sein histologischer Charakter, wie er sich in Querschnittsbildern des Verlaufes manifestiert. Die spontane Erweichung der Herde in den Lymphknoten ist keine obligate Folge vorgeschalteter Gefäßprozesse, sie ist vielmehr in den unbehandelten Lgr.-Fällen Ausdruck einer primären, bis zur Nekrose führenden, rezidivierenden und exacerbierenden Veränderung der lympho-retikulären Gewebe und Organe. Aus ihnen entwickelt sich das über lange Zeit unveränderte und deshalb typische Granulom.

H. Schulten (Köln-Merheim): *Die Klinik des malignen Granuloms.*

Bei der Einteilung der verschiedenen Formen ist praktisch am bedeutendsten die Einteilung nach *der Stärke der Ausbreitung*, da sie therapeutische Konsequenzen hat. Das weiße Blutbild zeigt häufig eine Lymphopenie, gelegentlich eine Eosinophilie, das rote oft eine aplastische, gelegentlich auch eine hämolytische Anämie. Die Arbeitsfähigkeit kann oft jahrelang gut erhalten sein, so daß *keineswegs jeder Patient invalidisiert* werden sollte. Lokal stehen die Schwellungen der Lymphknoten namentlich am Hals und Mediastinum im Vordergrund. Isolierter Lungenbefall ist extrem selten, häufig aber eine Beteiligung bei der Erkrankung der Hiluslymphknoten. Die Therapie bei lokalisierten Fällen am Hals sollte zunächst chirurgisch und mit Nachbestrahlung verbunden sein. Cytostatika können gegeben werden. Ob die Behandlung wirklich das Leben verlängert, erscheint fraglich. Die Prognose ist sehr schwer zu stellen. Die durchschnittliche Dauer der Lgr. dürfte drei Jahre betragen; Fälle von 10 und mehr Jahren Dauer sind aber keine Seltenheit. Differentialdiagnostisch ist namentlich die Tuberkulose abzugrenzen, die in den Lymphknoten häufig zu Einschmelzungen führt, was die Lgr. nur sehr selten macht. Die lymphatische Leukämie kann durch Sternalmarkuntersuchungen ausgeschlossen werden.

A. Gebauer (Frankfurt): *Das transversale Schichtbild in der Diagnostik der Tuberkulose.*

Transversale Schichtaufnahmen haben in der Diagnostik der Tuberkulose neben vertikalen Aufnahmen wichtige Aufgaben zu erfüllen. Sie erstrecken sich in der Hauptsache auf die Erfassung derjenigen Thoraxabschnitte, die bei der vertikalen Schichtung schlecht zugänglich sind, wie z. B. die Lungenbezirke hinter dem Brustbein, Herz und neben der Wirbelsäule. Ein weiteres Indikationsgebiet ist der operierte Thorax mit seinen komplizierten anatomischen Verhältnissen. Den Verlauf und die Größe von Pleurahöhlen kann man im Querschichtbild oft besser übersehen und beurteilen als mit anderen Methoden. Die transversale Schichtung soll natürlich nur zusammen mit der vertikalen Schichtung und mit Übersichts- und Zielaufnahme zur Anwendung kommen.

E. Schröder (Berlin): *Tuberkulosebekämpfung als öffentliche Aufgabe.*

Nach dem 1. Weltkrieg wurden die gesundheitspolitischen Zusammenhänge weitgehend erkannt, und Tuberkulose-Fürsorgestellen entstanden in den größeren Städten. Nicht immer ist das Verständnis für das öffentliche Gesundheitswesen bei den Ärzten und in der Bevölkerung vorhanden gewesen. Jeder Arzt hat öffentliche und gesundheitspolitische Aufgaben. Heute ist vor allem die Frage der Frühinvalidität der Tuberkulösen ein wichtiges Problem geworden. Man muß sich deshalb um die Frühdiagnose der Krankheit besonders bemühen. Das Schirmbildverfahren hat dabei eine besondere Bedeutung. In der Tuberkulosefürsorge müssen wir von der quantitativen zur qualitativen Arbeit übergehen.

W. Stecher (Tönsheide): *Zur Frage der ambulanten Chemotherapie bei der Lungentuberkulose.*

Die bakteriostatische Wirkung der Chemotherapie ist ohne entsprechende Mitwirkung des Makroorganismus nicht von Dauer. Es sollte deshalb dort, wo eine gute Heilstättenbehandlung möglich ist, auf diese nie verzichtet werden.

Nach P. G. Schmidt wird bei den konservativ Behandelten die Zahl der negativ Gewordenen immer kleiner, sie ist von 50% auf 30% gefallen. Ebenso häufig treten Resistenzen auf, vor allem, wenn massenhaft Tuberkelbakterien vorhanden sind.

F. Blittersdorf (Gladbeck, Westf.) hebt besonders hervor, daß dem Kranken der Wert der Heilstättenbehandlung klargemacht werden muß und daß sie nach wie vor die Grundlage für die Ausheilung der Tuberkulose ist.

8. Diagnostik der Tuberkulose bei BCG-geimpften Kindern

Von Prof. H. KLEINSCHMIDT (Honnef)

Nachdem durch die BCG-Impfung Tuberkulinempfindlichkeit hervorgerufen wird, ist es klar, daß die Diagnostik einer durch etwaige virulente Superinfektion zustande kommenden Tuberkuloseerkrankung erschwert wird. Die Verhältnisse liegen allerdings genau so bei Kindern, die vor Jahren eine natürliche Tuberkuloseinfektion erfahren haben und nun unter tuberkuloseverdächtigen Erscheinungen erkranken. Aber in anderen Fällen konnten wir doch unzählige Male durch den negativen Ausfall der Tuberkulinprüfung Tuberkulose ausschließen, und das ist jetzt bei BCG-geimpften Kindern nicht mehr ohne weiteres möglich. Zu den hierdurch entstehenden Schwierigkeiten haben WALLGREN und ich unabhängig voneinander 1951 im gleichen Heft der Zeitschrift für Tuberkulose, der Festschrift zum 60. Geburtstag von REDEKER, Stellung genommen. Es war aller Anlaß, sich mit diesem Problem zu beschäftigen. Denn es wurde ernstlich die Frage aufgeworfen, ob der durch die BCG-Impfung erreichte Schutz von so großem Wert ist, daß er das Verlieren der Tuberkulindiagnostik aufwiegt. Mich beeindruckte diesbezüglich ganz besonders die Stellungnahme des ungarischen Pädiaters GÖRGENYI-GÖTTCHE. Sie gab mir Anfang 1954 noch einmal Anlaß, diesen Fragenkomplex zu erörtern. Ich wußte damals nicht, daß GÖRGENYI-GÖTTCHE inzwischen seine Bedenken hatte fallenlassen. In einer ungarischen Zeitschrift hatte er sich nämlich zu gleicher Zeit für umfangreiche Anwendung der BCG-Impfung eingesetzt. Diese prinzipielle Änderung im Standpunkt eines so hervorragenden Kenners der kindlichen Tuberkulose erleichtert mir außerordentlich die Aufgabe, heute ein drittes Mal über die Tuberkulosediagnostik bei BCG-geimpften Kindern zu sprechen. Die Notwendigkeit erneuter Erörterung ergibt sich daraus, daß in gewissen pädiatrischen Kreisen der alte Standpunkt von GÖRGENYI-GÖTTCHE noch immer vertreten wird, ja, daß den Müttern, die ihre Kinder haben impfen lassen, im gegebenen Fall die Erschwerung der Diagnostik vorgehalten wird.

Vorausschicken möchte ich, daß nicht selten aus Unkenntnis einer vorangegangenen Schutzimpfung Tuberkulinprüfungen vorgenommen werden und bei positivem Ausfall ohne weiteres eine Tuberkulosekrankheit, zumal wenn es sich um ein junges Kind handelt, diagnostiziert wird (so z. B. SIMON). Es ist heutzutage unbedingt erforderlich, daß man sich vor jeder Tuberkulinprüfung darüber unterrichtet, ob etwa eine BCG-Impfung vor kürzerer oder längerer Zeit ausgeführt worden ist. Narben am Arm sind vieldeutig — es kann sich auch um den Effekt einer Pockenimpfung handeln. Wir haben deshalb vorgeschlagen, regelmäßig, wie in Schweden üblich, am linken Oberschenkel zu impfen, und ich habe BAUMANNS Beobachtung, daß hier stärkere Lokalreaktionen auftreten als am Arm, nicht bestätigt gefunden. Die Narben nach Neugeborenenimpfung sind aber meist so geringfügig, daß sie nach einiger Zeit schwer erkennbar werden oder gar nicht mehr auffallen. Wir vermissen dann sehr die von mir empfohlene Gesundheitskarte, die jedoch neuerdings wieder an Interesse zu gewinnen scheint.

Kann man im übrigen nun wirklich von einem Verlieren der Tuberkulosediagnostik sprechen? Es ist allgemein anerkannt, daß die nach BCG-Impfung eintretende Tuberkulinempfindlichkeit *keine sehr hohen Grade* anzunehmen vermag. Allerdings die zumeist angewandte perkutane Reaktion mit Perkutantuberkulin forte fällt nach eigener Beobachtung bei $^2/_3$ der geimpften Kinder positiv aus. Mit der Pflasterprobe sind noch häufiger positive Reaktionen zu erzielen. BAUMANN berichtet sogar über 95%. Mit dem schweizerischen Tuberkulin (Berna) hatte er unter 100 tuberkulinpositiven gesunden Probanden zwischen 4 und 12 Jahren, bei Anwendung der Salbenprobe 86, bei Anwendung der Pflasterprobe 98 Reagenten, die Überlegenheit der Pflasterprobe war also deutlich. Er rechnet für die Pflasterprobe mit einer Mindestempfindlichkeit von 3—5 TE, während man für die Salbenprobe gewöhnlich eine solche von 1 TE angibt. Jedenfalls können wir nicht auf eine natürliche Superinfektion schließen, wenn es sich um eine Tuberkulinempfindlichkeit dieses Grades handelt. Das ist erst möglich, wenn bereits Reaktion auf $^1/_{10}$ TE AT eintritt. Von gereinigtem Tuberkulin allerdings wird gesagt, daß Intrakutanproben mit 1 TE auf eine virulente Infektion des Probanden verdächtig sind (ANTILLA, LATSCH). Diese Angabe stimmt mit der Erfahrung überein, daß die Reaktion auf AT vielfach mit einer 10fach stärkeren Verdünnung auftritt als mit GT (KLEINSCHMIDT). Wie dem auch sei, wer AT verwendet, wird erst *mit einer Reaktion auf 1/10 TE, also 0,1 cm³* einer Lösung 1:100000 intrakutan *sich für virulente Infektion beim BCG-geimpften Kinde aussprechen* können. Hierbei ist jedoch zu bedenken, daß nicht wenige Kinder, und zwar nicht nur virulent infizierte, sondern auch kranke eine so hohe Tuberkulinempfindlichkeit vermissen lassen. Die Unterscheidung wird also keineswegs regelmäßig möglich. Immerhin sollte die Tuberkulinprüfung *in jedem zweifelhaften Falle* von tuberkulöser Erkrankung beim BCG-geimpften Kinde *herangezogen* werden.

Die Unterscheidung wurde nun aber auch auf anderem Wege versucht, nämlich durch gleichzeitige vergleichende Verwendung von AT und BCG-Tuberkulin. Die ersten diesbezüglichen Tierversuche gehen bereits auf das Jahr 1927 zurück. UHLENHUTH und SEIFFERT fanden am Meerschweinchen, daß BCG-Tuberkulin ebenso wirksam ist wie AT. Aber 1943 berichteten LIND und HOLM, daß aus dem BCG gewonnenes gereinigtes Tuberkulin bei tuberkuloseinfizierten Meerschweinchen gegenüber humanem Tuberkulin deutlich differente Reaktionen ergibt. Je nachdem, ob es sich um BCG-geimpfte oder mit virulenten Bakterien infizierte Tiere handelte, fiel die Tuberkulinreaktion mit BCG-Tuberkulin oder aber mit humanem Tuberkulin stärker aus. MAGNUSSON u. Mitarb. stellten an BCG-geimpften Meerschweinchen fest, daß mit BCG-Tuberkulin *früher* eine positive Intrakutanreaktion ausgelöst werden kann als mit Standardtuberkulin in entsprechender Dosis, eine Beobachtung, die in gleicher Weise insbesondere bei im Neugeborenenalter geimpften Kindern gemacht werden konnte. Nach RUZICZKA reagierten ältere BCG-geimpfte Kinder, $3^1/_2$ Monate nach der Impfung mittels der Pirquetschen Kutan- oder der Pflasterprobe geprüft, zu 89% bzw. 80% stärker auf ein im Haut- und Todwert dem AT entsprechendes BCG-Tuberkulin. Während die Schwellung bei an aktiver Tuberkulose erkrankten Kindern auf beide Tuberkuline deutlich rot bis dunkelrot und gelegentlich blasig ist, sind beide Reaktionen nach der BCG-Impfung blaß-rot, auch bleibt bei den an aktiver TB Erkrankten oft eine deutliche Pigmentierung zurück. QUAISER bestätigte die Beobachtung, daß BCG-Tuberkulin bei BCG-Geimpften häufigere und stärker positive kutane Reaktionen ergibt als AT, und trat infolgedessen für breitere Anwendung des BCG-Tuberkulins bei der Nachtestung ein, aber zur *Differentialdiagnose* zwischen BCG- und virulenter Infektion — worauf es uns hier allein ankommt — bewährte sich ihm die kutane Prüfung ebensowenig wie ZEH und uns selbst die intrakutane.

Ein durchaus naheliegender Gedanke war es, in dieser Situation *allergometrische Bestimmungen*, wie sie v. GROER angegeben hat, heranzuziehen. Sie werden in der Weise ausgeführt, daß zur gleichen Zeit an symmetrischen Körperstellen 2 intrakutane Tuberkulininjektionen (etwa 0,1 cm^3 1:1000 und 1:10000) vorgenommen werden. Dann wird der Quotient aus dem Durchmesser der entstandenen Reaktion und Konzentration des Tuberkulins in Beziehung zueinander gesetzt, v. GROER unterscheidet danach eine pleoergische, homodyname und pleoästhetische Reaktionslage. Während ADAMS und KLÖVER unter 135 BCG-geimpften Probanden in 84% eine pleoergische Reaktionslage fanden und die Ansicht vertreten, daß Pleoästhesie auf eine manifeste tbk. Erkrankung durch nach der Impfung erfolgte Infektion mit virulenten Tuberkelbakterien hinweist, lehnen sowohl PROPPE und OBERSTE-LEHN wie ZEH diesen Schluß ab. Sie sind vielmehr der Ansicht, daß die Ergebnisse der Allergiebestimmung die statistische Streuungsbreite im Rahmen der Wahrscheinlichkeitsrechnung darstellen. ZEH hatte unter 135 BCG-geimpften Kindern 65 mit pleoergischer, 47 mit homodynamer und 23 mit pleoästhetischer Reaktion.

Kurz hinweisen möchte ich auch noch auf den Versuch von SIMKO, nach dem Vorbild von BESSAU zur Unterscheidung von aktiver und inaktiver Tbk. die Intrakutanprobe mit 10 TE nach 8 und 15 Tagen zu *wiederholen.* Er konnte hierbei feststellen, daß bei BCG-Allergie die Reaktionen bei der 2. bzw. 3. Probe wesentlich geringer wurden, was in gleicher Weise bei infektiöser Allergie nicht der Fall war. BESSAU kam es allerdings auf eine Steigerung der Reaktionsgröße bei gesunden, nur tuberkuloseinfizierten Kindern an.

Insgesamt müssen wir wohl feststellen, daß die Versuche der Differenzierung mit Hilfe der Tuberkulinempfindlichkeit ein befriedigendes Ergebnis nicht gehabt haben, immerhin ist daran festzuhalten, daß *wirklich hohe Tuberkulinempfindlichkeit* für *virulente Infektion spricht.*

Nach dieser Feststellung gewinnen *andere differentialdiagnostisch wertvolle Methoden* erhöhte Bedeutung. Hierzu ist in erster Linie der *Nachweis des Erregers* zu rechnen, der in jedem auf Tuberkulose verdächtigen Krankheitsfall seit ROBERT KOCH angestrebt werden muß. Ich brauche nicht darauf einzugehen, welche Erleichterung uns die Untersuchung des Kehlkopfabstriches und des Magenspülwassers in dieser Beziehung gebracht hat, welche Wichtigkeit der Nachweis der Tuberkelbakterien auch bei allen extrapulmonalen Krankheitsfällen besitzt. Dagegen ist es vielleicht notwendig, auf die in letzter Zeit beschriebenen Erkrankungen einzugehen, die auf eine Generalisierung des BCG bezogen worden sind. Es handelt sich um ein dänisches Kind von 7 Jahren (MEYER und JENSEN), einen 19jährigen Norweger (THRAP MEYER), ein norwegisches Kind (IRMESLUND und JONSEN), ein schwedisches Kind (FALKMER u. Mitarb.) und ein 4jähriges Kind aus Algier (MINSOUNI) mit multiplen tuberkulösen Herden, aus denen ein Tuberkelbakterienstamm gezüchtet wurde, der beim Tier keine progrediente Tbk. erzeugte. Man konnte ihn also vom BCG nicht unterscheiden. Da auch sonst gelegentlich bei eindeutiger Tuberkulose des Menschen für Tiere avirulente Bakterien gezüchtet werden, wurden Zweifel in diese Befunde gesetzt. Doch sind diese kaum berechtigt, da die Krankheitserscheinungen zumeist in Form weitverbreiteter Lymphknotentuberkulose sich sehr glichen und von dem üblichen durch virulente Tbk.-Bakterien hervorgerufenen abwichen. Es wird zweckmäßig sein, in Zukunft die gezüchteten Tbk.-Bakterien in Speziallaboratorien analysieren zu lassen, und zwar möglichst vor Einleiten einer antibiotischen Behandlung, da INH solche Avirulenz herbeiführen kann.

Ich habe den Erreger-Nachweis in den Vordergrund gerückt, weil man immer wieder beobachten kann, daß man sich um diesen nicht so bemüht, wie er es verdient, obwohl wir doch bei anderen Infektionskrankheiten gewohnt sind, dem Erregernachweis die größte diagnostische Bedeutung zuzuerkennen. Weitere diagnostische Hilfe bringt oft genug die *Anamnese*. Wir werden in jedem Falle von Tuberkuloseverdacht beim BCG-geimpften Kinde uns darnach zu erkundigen haben, ob in den letzten Monaten Gelegenheit zu virulenter Superinfektion gegeben war. Es ist doch recht bemerkenswert, daß z. B. SIMON bei der Hälfte seiner Krankheitsfälle eine Durchbrechung des Impfschutzes durch massive Superinfektion, Kontakt mit offentuberkulösen Eltern, Verwandten oder Hausbewohnern feststellen konnte.

Ferner ist der *Zeitpunkt des Beginns der Krankheit* von Bedeutung. Denn es kommt ja nicht selten Primärtuberkulose bei Kindern vor, die kurz vor der BCG-Impfung bei noch negativer Tuberkulinreaktion oder während der Inkubationszeit der Tuberkulinempfindlichkeit angesteckt worden sind. Krankheitserscheinungen innerhalb der ersten 3 Monate nach der Impfung wird man so deuten müssen. Auch die *Art der Krankheitssymptome* kann uns wichtige Hinweise geben. So spricht die Kombination von Fieber, Hilusveränderungen und Erythema nodosum für das Vorliegen einer Primärtuberkulose, während das Erythema nodosum allein diesen Schluß nicht zuläßt (Beispiele bei KLEINSCHMIDT, WALLGREN und USTVEDT).

Schließlich spielt das *Röntgenbild* eine hervorragende diagnostische Rolle, und zwar nicht nur bei pulmonalen, sondern auch extrapulmonalen Erkrankungen. Es ist hinreichend bekannt, daß gerade bei Kindern unspezifische Lungenerkrankungen recht häufig vorkommen, die den Verdacht auf Tuberkulose wachrufen können. Dementsprechend sind bei BCG-geimpften Kindern alle möglichen unspezifischen Prozesse fälschlicherweise auf Tbk. bezogen worden. Ich nenne die verstärkte Hiluszeichnung, die CATEL als Katarrhlunge bezeichnet und die bei Asthma, Stauungszuständen infolge Herzfehler, nach Pertusses, Masern und epid. Grippe besonders häufig angetroffen wird, ferner Pneumonien verschiedener Art, eosinophile Lungeninfiltrationen, Lungenabscesse, Lungenmißbildungen, Lymphogranulomatose, Lungenlues, Aktinomykose, Morbus Boeck. Gewiß ist es so, daß wir nicht mehr in der Lage sind, sogleich Tuberkulose nach dem Röntgenbild abzulehnen. Mir hat sich dann die *systematische fortlaufende Röntgenkontrolle* bestens bewährt, und ich war nach 2—4 Wochen so weit, daß ich Tuberkulose mit Sicherheit ausschließen konnte. Denn in dieser Zeit waren die zunächst Zweifel hervorrufenden Lungenveränderungen zumeist wieder verschwunden, oder aber es ließen sich an anderen Organen charakteristische Symptome feststellen, die gegen die Diagnose Tbk. sprachen.

Bei Knochen- und Gelenkprozessen gelingt die klare Diagnose unspezifischer Veränderungen durch das Röntgenbild oft sogar sogleich, etwa bei Perthesscher Erkrankung oder angeborener Wirbelanomalie, außerdem hat man auch die bakteriologische Untersuchung von Gelenkpunktaten sowie die histologische Untersuchung eines Stückes excidierter Gelenkkapsel oder einer Fistel mit Erfolg herangezogen, während bei Verdacht auf Nierentuberkulose wiederum Röntgenbild und bakteriologischer Urinbefund maßgeblich sind.

Die Fortschritte auf dem Gebiet der Magen-Darm-Röntgendiagnostik werden es ebenfalls oftmals ermöglichen, etwaige unklare Bauchbeschwerden genau zu analysieren und Tuberkulose auszuschließen. Auch hier wird man auf die Anamnese (rohe Milch) zu achten haben.

Bei Meningitiden BCG-geimpfter Kinder wird die bakteriologische bzw. virologische Untersuchung des Liquors Aufklärung bringen; auch verdient die serologische Untersuchung herangezogen zu werden. Bis Ergebnisse vorliegen, sind wir heute bei Tuberkuloseverdacht in der Lage, die orale INH-Behandlung einzuleiten und versäumen dadurch, wenn tatsächlich einmal Tbk. vorliegen sollte, in der Therapie nichts.

Es liegt mir fern, die Sicherheit, die wir durch die BCG-Impfung gewinnen, zu überschätzen. Aber ich habe sehr viel mehr Kinder mit der Fehldiagnose „Tuberkulose trotz BCG-Impfung" gesehen, als solche, die eine Tuberkuloseerkrankung erworben hatten. Der Heilstättenarzt (z. B. SIMON) wird vielleicht von seinem Blickfeld aus ein anderes Bild gewinnen. Die diagnostischen Schwierigkeiten, die ich gehabt habe, ließen sich durchaus tragen. Dies lag wahrscheinlich in erster Linie daran, daß ich nicht wie manche andere mit Mißtrauen an die BCG-Impfung herangegangen bin.

Literatur

ANTILLA, S.: Nord. med. Tskr. **1949**, 854.
BAUMANN, TH.: Schweiz. med. Wschr. **1955**, 102.
FALKNER, ST. und Mitarb.: Acta paediatr. **44**, 219 (1955).
GÖRGENYI-GOTTCHE, O.: Referat im Zbl. Tuberkuloseforsch. **66**, 144 (1954).
IMERSLUND, O., u. T. JONSEN: Acta tbc. scand. (København.) **30**, 116 (1954).
KLEINSCHMIDT, H.: Z. Tbk. **97**, 179 (1951).
KLEINSCHMIDT, H.: Kinderärztl. Prax. **22**, 122 (1954).
KLEINSCHMIDT, H.: Münch. med. Wschr. **1950**, 217.
KLEINSCHMIDT, H.: Dtsch. med. Wschr. **1952**, 933.
LATSCH, G.: Mschr. Kinderheilk. **98**, 497 (1950).
LIND, P., u. J. HOLM: Acta tbc. scand. (København.) **17**, 237 (1943).
MASNUSSON, J. H., A. LITHANDER u. E. HAGBERG: Ann. paediatr. (Basel) **173**, 253 (1949).
MEYER, J., and K. A. JENSEN: Amer. Rev. Tbc. **70**, 402 (1054).
MINSOUNI, J.: Referat Zbl. Kinderheilk. **50**, 326 (1954).
QUAISER, K.: Beitr. Klin. Tbk. **110**, 507 (1954).
RUZICZKA, O.: Mschr. Kinderheilk. **100**, 193 (1952); Wien. klin. Wschr. **1954**, 759.
SIMKO, J.: Referat Zbl. Kinderheilk. **51**, 352 (1955).
SIMON, K.: Ärztl. Wschr. **1954**, 893.
THRAP-MEYER, H.: Acta tbc. scand. (København.) **29**, 173 (1954).
UHLENHUTH, P., u. W. SEIFERT: Beitr. Klin. Tbk. **67**, 264 (1927).
USTVEDT in The conference on European BCG-Programmes. Kopenhagen 1949.
WALLGREN, A.: Z. Tbk. **97**, 172 (1951).
ZEH, H. PH.: Z. Tbk. **103**, 60 (1953).

9. Vorläufiger Bericht über die „Aktion bovine Tuberkulose beim Menschen"

Von Prof. H. KLEINSCHMIDT

In der Mitgliederversammlung vom 13. August 1955 habe ich über den Stand der vom Bundesministerium für Ernährung, Landwirtschaft und Forsten veranlaßten bakteriologischen Untersuchungen auf den Typus bovinus berichtet. Dankenswerterweise hatten sich 5 Institute in verschiedenen Bezirken der Bundesrepublik hierzu zur Verfügung gestellt. Sie waren nach dem Gesichtspunkt ausgewählt, einen Überblick über die Häufigkeit der bovinen Tuberkulose bei Menschen zu gewinnen, die in Gebieten einerseits mit stark verbreiteter Rindertuberkulose andererseits mit nur noch geringem Vorkommen von Rindertuberkulose leben. Natürlich waren hierzu eine große Zahl von Untersuchungen erforderlich, und es war nicht leicht, genügend Untersuchungsmaterial zusammenzubekommen. Die Untersuchungen mußten deshalb länger als ursprünglich geplant durchgeführt werden, doch erklärte sich das Bundesministerium für Ernährung, Landwirtschaft und Forsten bereit, bis zum 31. 3. 1957 die Kosten zu tragen. Insgesamt laufen die Untersuchungen mehr als 2 Jahre. Einen endgültigen Bericht kann ich zur Zeit noch nicht geben. Von 842 Kranken konnten Tuberkelbakterien gezüchtet und im Tierversuch geprüft werden. Da die Fütterungstuberkulose ganz überwiegend geschlossen ist, überwogen verständlicherweise im Einsendungsmaterial *pulmonale* Fälle. Hier stand Sputum, Magenspülwasser und Pleurapunktat zur Verfügung. Obwohl bekannt ist, daß es eine Lungentuberkulose durch den Typus bovinus gibt, wurde die Zahl dieser Krankheitsfälle doch immer gering eingeschätzt. Sie ist sogar sehr gering in Gebieten mit geringer Tuberkulosedurchseuchung der Rinder. Immerhin ist die Infektion hier gelegentlich im Umgang mit tuberkulösem Rindvieh bzw. beim Schlachten von tuberkulösen Kühen bei jugendlichen Erwachsenen zustande gekommen. Auffallend groß ist nun aber die Zahl der Lungenerkrankungen durch den Typus bovinus in den Bezirken Süddeutschlands, in denen es noch viel Rindertuberkulose gibt. Über Einzelheiten der Infektionsgelegenheit und der Krankheitsform bin ich noch nicht unterrichtet, ich kann nur die absolute Zahl von 42 Erkrankungen in diesem Bezirk nennen, deren bovine Genese festgestellt worden ist, wovon mindestens 12 über 30 Jahre alte Personen betreffen. Diese Feststellung, die uns im ersten Augenblick überrascht, steht aber in vollem Einklang mit den Erfahrungen, über die die Medizinalrätin Dr. Frida Böning im vergangenen Jahr aus dem Kreise Wangen im Allgäu berichtet hat. Wenn dort bei älteren Schulkindern und Jugendlichen auf Grund der Röntgendurchleuchtung eine aerogene Infektion angenommen werden muß, wird immer wieder angegeben, daß die Betreffenden irgendeine Beziehung zum Kuhstall haben. Auch bestreiten die Erwachsenen niemals, gelegentlich tuberkulosekrankes Vieh im Stall gehabt zu haben. Dr. Böning wendet sich offensichtlich mit Recht dagegen, daß Tröpfchen- und Staubinfektion für die im Kuhstall arbeitenden Menschen zu gering bewertet wird und sagt wörtlich: „Seuchenhygienisch ist bei alleiniger Betonung der Gefährdung der ländlichen Bevölkerung solcher Gebiete durch Milch und Milchprodukte nur eine Seite der Gefahren aufgedeckt."

Der Großteil der Bovinuserkrankungen ist aber, wie allgemein bekannt, *extrapulmonal* zu suchen. Zur Untersuchung gelangten in erster Linie tuberkulöse Halslymphknoten, aber auch Tonsillen. Leider war die Größe des diesbezüglich verfügbaren Materials in den einzelnen Bezirken sehr unterschiedlich. Immerhin sind tuberkulöse Halslymphknoten, da sie heutzutage in zunehmendem Maße exstirpiert werden, eher zu erhalten als Mesenteriallymphknoten. In den oben schon erwähnten Bezirken Süddeutschlands mit reichlich Rindertuberkulose ist der Typus bovinus jedenfalls in vergleichsweise wesentlich größerer Häufigkeit als andernorts gefunden worden, nämlich in fast 70%. Wenn wir in Norddeutschland weniger Lymphknoten erhalten haben, so dürfte das gerade auch damit zusammenhängen, daß hier die Halslymphknotentuberkulose infolge geringerer Bovinus-Infektionsgelegenheit an und für sich seltener ist. Man darf andererseits Halslymphknotentuberkulose durch humane Infektion nicht unterschätzen. Tuberkelbakterien, die von menschlicher Lungentuberkulose ausgestreut und aerogen aufgenommen werden, gelangen ja schließlich zuerst in den Mund und können hier natürlich auch schon haften. Das gleiche gilt von den in den Darm gelangenden Bakterien, die eine mesenteriale Lymphknotentuberkulose hervorrufen. Nach allem, was wir wissen, kommt es bei Fütterungsinfektion hier noch häufiger zur Ersthaftung als im Munde. Aber das Material ist eben viel schwerer zur Untersuchung zu erhalten. In einem norddeutschen Bezirk wurden allerdings 127 mesenteriale Lymphknoten eingesandt, doch wurden nur in 5 Fällen Tuberkelbakterien gezüchtet, darunter 2mal Bovinus. Offensichtlich sind hier zahlreiche mesenteriale Lymphknoten bei Appendektomien exstirpiert worden, die an sich nicht den Verdacht auf Tuberkulose erweckt haben. Die mesenterialen Lymphknoten werden als tuberkulös überwiegend erst nach der Verkalkung röntgenologisch erfaßt, und wir können bei diesen Befunden den bovinen Anteil nur schätzen. Die viel erörterte Frage, inwieweit heutzutage noch pasteurisierte Molkereimilch infolge mangelhafter Abtötung der Tuberkelbakterien zu Bovinus-Erkrankungen führt, kann ich nach dem bisher vorliegenden Material nur dahingehend beantworten, daß das nur für wenige Fälle in Betracht kommt.

Daß der Bovinus bei der *Knochen- und Gelenktuberkulose* sowie bei der *Hauttuberkulose* eine beachtliche Rolle spielt, ist aus früheren Untersuchungen bekannt und wurde jetzt nur wieder bestätigt. Hervorheben möchte ich aber den wiederholt geführten Nachweis von bovinen Tuberkelbakterien im *Urin*. Die Tatsache, daß die 9jährige Tochter eines Melkers einen *cutanen* Primäreffekt am Ohrläppchen durch bovine Bakterien bekommen hat, mag mehr kasuistisches Interesse haben. Um so höher einzuschätzen sind die Fälle von *Miliartuberkulose*, *Hirnhaut-* und *Hirntuberkulose* boviner Genese, über die ich zu berichten habe. Es sind immerhin 9 unter 127 Bovinus-Erkrankungen. Bemerkenswerterweise befindet sich darunter die Meningitis einer Gravida von 25 Jahren, die ein frühgeborenes Kind mit Tuberkulose zur Welt brachte, bei dem ebenfalls der Typus bovinus gefunden wurde. Beide sind ad exitum gekommen.

Bekanntlich wird auch heute noch manchmal von der Harmlosigkeit des Typus bovinus gesprochen. Die Untersuchungen, über die ich berichtet habe, lehren erneut, wie zahlreiche aus früheren Jahren, daß das nicht geschehen darf. Beide Tuberkelbakterientypen besitzen die *gleiche Pathogenität für den Menschen.* Gewisse Unterschiede ergeben sich nur daraus, daß der Typus bovinus überwiegend durch die Verdauungswege eindringt, der Typus humanus durch die Lunge. Immerhin können auf beiden Wegen bösartige Krankheitsformen entstehen, und wir haben alle Veranlassung, darauf zu dringen, daß in der Bekämpfung der Rindertuberkulose durch Ausmerzung aller tuberkuloseinfizierten Rinder recht energisch fortgefahren wird.

Unser Dank gebührt Frau MEISSNER sowie den Herren FREYTAG, HERRMANN, KRÖGER und MEYN, die die geschilderten mühevollen und zeitraubenden Untersuchungen vorgenommen haben.

10. Bovine Tuberkulose beim Menschen als Berufskrankheit

(Bearbeitet vom Arbeitsausschuß für Tuberkulose im Rahmen der Unfallversicherung)

Nach der derzeit geltenden 5. Verordnung über die Ausdehnung der Unfallversicherung auf Berufskrankheiten vom 26. 7. 1952 (Bundesgesetzbl. Teil I, Nr. 30 vom 31. Juli 1952, S. 395) sind unter Ziffer 40 der Liste der Anlage zur Verordnung „von Tieren auf Menschen übertragbare Krankheiten" anzeige- und entschädigungspflichtig. Der Versicherungsschutz erstreckt sich dabei auf Unternehmen der Tierhaltung und Tierpflege sowie auf Tätigkeiten, welche durch Umgang oder Berührung mit Tieren, tierischen Teilen, Erzeugnissen und Abgängen zur Erkrankung Anlaß geben.

Demnach sind *Tuberkuloseerkrankungen* bei Personen des obengenannten Berufs- bzw. Tätigkeitsbereiches als entschädigungspflichtige Berufskrankheit anzuerkennen, wenn sie vom Tier auf den Menschen übertragen wurden. In der Hauptsache kommen hier Übertragungen von *Rindern* in Frage. Es mehren sich die Fälle, in denen Tierhalter, Tierpfleger, Melker, auch Tierärzte oder medizinisch-technische Assistentinnen in Veterinäruntersuchungsämtern u. dgl. wegen Erkrankung an Tuberkulose Anspruch auf Entschädigung geltend machen.

Nachdem die beim Menschen durch bovine Tuberkelbakterien hervorgerufenen Tuberkulosen in ihren verschiedenen Formen klinisch oder röntgenologisch genauso verlaufen, wie diejenigen durch den humanen Typ der Tuberkulose-Bakterien, kann man im Einzelfall nur durch die Bestimmung des Typus humanus oder bovinus — d. h. durch die Tuberkulose-Bakterien-Typendifferenzierung annähernd sicher feststellen, daß die betreffenden Erkrankungen bovinen oder humanen Typs sind.

Die Erfahrungen haben aber gezeigt, daß die Typendifferenzierung von Tuberkelbakterien bei solchen tuberkulosekranken Personen leider selten durchgeführt wird. Der Nachweis von bovinen Tuberkelbakterien ist aber für die Anerkennung einer Tuberkulose als Berufskrankheit im Sinne der obengenannten Ziffer 40 der Liste der Berufskrankheiten-Verordnung eine wesentliche Voraussetzung und kann von entscheidender Bedeutung sein, weil es ohne diesen Nachweis dem Gutachter, zunächst dem in Durchführung der Berufskrankheiten-Verordnung tätigen Staatlichen Gewerbearzt nicht möglich ist, genügend sicher oder endgültig zu beurteilen, ob eine solche Berufskrankheit vorliegt.

Es ist daher im Interesse einer ausreichenden und damit gerechten Beurteilung solcher Tuberkulose-Erkrankungen gelegen, daß der Arzt in jedem Falle und frühzeitig, d. h. schon bei begründetem Verdacht auf das Vorliegen einer solchen Berufskrankheit die Typendifferenzierung der Tuberkelbakterien im Auswurf oder anderen Ausscheidungen sowie im Organmaterial in die Wege leitet.

Diese Untersuchungen sind im Bundesgebiet für alle Medizinaluntersuchungsstellen kostenpflichtig. Die Kosten belaufen sich auf DM 12,— bis DM 25,— je nach Schwierigkeit der einzelnen Untersuchung.

Soweit die Frage der Kostenübernahme durch die Versicherungsträger eine Verzögerung der Untersuchung bedingen würde, empfiehlt es sich, das Probematerial an Prof. Dr. Dr. FREERKSEN, Tbk.-Forschungs-Institut, *Borstel* (24) über Bad Oldesloe, einzusenden, wo solche Untersuchungen kostenlos durchgeführt werden.

11. Merkblatt zur Früherkennung der Skelet-Tuberkulose

Die frühzeitige Erkennung und die Frühbehandlung der Skelet-Tuberkulose ist von entscheidender Wichtigkeit, da sonst jahrelanges Siechtum und dauerndes Krüppeltum mit all ihren medizinischen, menschlichen und sozialen Folgen drohen. Ihren Ausgang nimmt die Skelet-Tuberkulose von einer Bakterienaussaat in der primären oder postprimären Periode. Die häufigsten Absiedlungsorte sind Wirbelsäule, danach Hüft- und Kniegelenke.

Die Aussaat wird vielfach von einer Pleuritis exsudativa oder einer Synovitis der größeren Gelenke begleitet. Anfangs treten geringfügige Schmerzen auf, erst im weiteren Verlauf werden sie heftiger, bleiben aber völlig uncharakteristisch und sprechen auf die symptomatische Behandlung nicht an. Gedeutet werden die Beschwerden oft als Symptome einer Ischias, eines Bandscheibenvorfalls, eines Zustandes nach Gelenkdistorsion oder als Rheumatismus.

Beginnende Spondylitiden können nach bisher symptomlosen Verlauf plötzlich Leibschmerzen hervorrufen.

Die Blutsenkung und die Blutwerte sind oft normal, und nicht — wie regelmäßig angenommen wird — in jedem Fall erhöht. Fieber gehört nicht zu den regelmäßig angetroffenen Symptomen, ist aber möglich. Charakteristisch ist die Schonhaltung der erkrankten Gelenke.

Die gut erreichbaren Gelenke können sich warm anfühlen, die Konturen sind durch Ergüsse oder fungöse Veränderungen verstrichen oder aufgetrieben und können druckempfindlich sein. Coxitis zeigt im Anfangsstadium gelegentlich leichte Hüftschonung und eine Einschränkung der Beweglichkeit (Einwärtsdrehung). Gelenkpunktate und gegebenenfalls kulturell untersuchtes Probeschnittmaterial sind in gleicher Weise wie Tierversuche oft steril. Histologische Untersuchungen der Gelenkschleimhaut führen häufig zur Klärung. Ein negatives Ergebnis schließt also eine Tuberkulose nicht aus!

Das Röntgenübersichtsbild (einschließlich Spezialaufnahmen, Tomographie usw.) läßt anfangs häufig im Stich, zeigt jedoch gelegentlich eine allgemein schleierige oder fleckige Atrophie, ohne gröbere Zerstörungen erkennen zu lassen, letztere treten erst später auf.

Die regionären Lymphknoten können vergrößert sein.

Für die Früherkennung der Skelet-Tuberkulose ergeben sich demnach folgende Anhaltspunkte:

1. Therapieresistente Beschwerden bei Ruhe oder Belastung in der Art des sog. Rheumatismus.
2. Pleuritis exsudativa, Synovitis oder andere Tuberkuloseformen in der Anamnese.
3. Die befallenen Skelet-Teile stehen in Schonstellung; Gelenke können warm und geschwollen sein (Bewegungseinschränkung).
4. Gelenkpunktate und gegebenenfalls histologische und kulturelle Untersuchungen des Probeschnittmaterials sind oft steril.
5. Blutwerte und Blutsenkung können normal sein.
6. Röntgenbilder zeigen im allgemeinen eine schleierige oder fleckige Atrophie, unscharfe Herdbildungen treten erst relativ spät auf.
7. Es empfiehlt sich, vergrößerte regionäre Lymphknoten zur histologischen Untersuchung zu exstirpieren.

Unerläßlich ist, besonders bei Kindern und Jugendlichen, die Feststellung der Tuberkulinreaktion.

Alle unklaren Fälle und die zu beobachtenden Frühfälle sollten baldmöglichst stationär (am besten auf eine Fachabteilung für Skelet-Tuberkulose) eingewiesen werden, damit durch das Röntgenschichtverfahren und chirurgische Diagnostik eine weitere Klärung erfolgt.

12. Richtlinien für die Anwendung von Röntgenschichtuntersuchungen der Lunge in der ambulanten Praxis und in den Tuberkulosefürsorgestellen der Gesundheitsämter

Die Deutsche Röntgengesellschaft e.V. und die Vereinigung der freipraktizierenden Lungenfachärzte e. V. haben Richtlinien für die Anwendung des Röntgenschichtverfahrens der Lungen in der ambulanten Praxis aufgestellt. Diese Richtlinien wurden vom „Arbeitsausschuß für

Tuberkulosefürsorge“ des Deutschen Zentralkomitees zur Bekämpfung der Tuberkulose unter Berücksichtigung des Buches „Röntgenschichtverfahren“ von GRIESBACH und KEMPER (Stuttgart: Georg Thieme 1955) überarbeitet:

1. Die Röntgenschichtuntersuchung ist eine seit langer Zeit erprobte und allgemein anerkannte Röntgenuntersuchungsmethode, die zur differenzierten Diagnose besonderer Formen von Lungenkrankheiten und zur Therapie- und Verlaufskontrolle unerläßlich ist.

2. Als Indikation für die ambulante Praxis und in den Tuberkulosefürsorgestellen können folgende Richtsätze gelten:

A. Intrathorakale tuberkulöse Erkrankungen.

I. Die *Kavernendiagnose* ist die wichtigste und absolute Indikation

a) bei infiltrativen und produktiv-indurativen Lungentuberkulosen einschließlich Rundherden, die bei Durchleuchtung und Summationsaufnahmen mit verschiedener Technik keine Kavernen erkennen, aber nach dem klinischen oder bakteriologischen Befund Kavernen vermuten lassen, zur Feststellung der Notwendigkeit stationärer Behandlung oder zur Entscheidung einer speziellen Therapie sowie zur einwandfreien Beurteilung in sozial-hygienisch besonders gelagerten Fällen (wie z. B. Lehrer, Alterstuberkulosen mit Kindern in der Umgebung).

b) zur Klärung von Pseudoringschatten auf der Summationsaufnahme, die auch bei Durchleuchtung in verschiedenen Durchmessern oder durch andere Aufnahmetechnik nicht erzielt werden kann.

II. Diagnostische Klärung der *Bronchus-Tuberkulose* neben Bronchoskopie und Bronchographie.

III. *Verlaufs- und Therapie-Kontrolle* bei Chemo- und Kollaps-Therapie:

a) zur Klärung der Frage einer ambulanten oder stationären Behandlung,

b) zum Abschluß der speziellen Therapie,

c) zur Klärung der Arbeitsfähigkeit unter Berücksichtigung des klinischen Befundes.

B. Intrathorakale nicht-tuberkulöse Erkrankungen. Diese sind in der Regel eine relative Indikation

I. bei nicht flüchtigen Verdichtungen des Lungengewebes zur Aufdeckung zentraler Einschmelzungen (z. B. abszedierende Pneumonie oder Atelektase) oder zur Kontrolle des proximalen Bronchusabschnittes (z. B. Carcinom), ferner zur Darstellung von Gefäßverbindungen (z. B. intrapulmonales Aneurysma).

II. zur Diagnose und Differentialdiagnose nichttuberkulöser Lungenerkrankungen bei entsprechendem klinischem Befund und nicht ausreichender Klärung durch Summationsbild mit verschiedener Technik und Durchleuchtung in schrägen Durchmessern bei Abszessen, Tumoren (hier in der Regel Bronchoskopie und Bronchographie unentbehrlich!), bei unklaren Fällen von Silikosen und Silikotuberkulosen, Cystenbildungen, besonders gelagerten Fällen von Bronchiektasen (Bronchographie!), Fremdkörpern und deren Lokalisation.

3. Zur Ausführung der Röntgenschichtuntersuchung der Lunge ist eine entsprechende fachärztliche Ausbildung erforderlich.

4. Die Entscheidung über die Notwendigkeit der Schichtuntersuchung setzt eine vorherige orientierende Röntgenuntersuchung voraus.

5. Für die Röntgenschichtuntersuchung eines Lungenfeldes genügen im allgemeinen 6 Aufnahmen.

13. Röntgenreihenuntersuchungen im Berichtsjahr

(Schirmbilduntersuchungen, Volks-Röntgenkataster)

1. Zahl der Schirmbildaufnahmen . . . .
2. Zahl der ausgewerteten Aufnahmen . . . .
   davon als „verdächtig“ befunden . . . .

3. Zahl der Nachuntersuchungen . . . .
   davon mit gesicherter Diagnose . . . .
4. Ermittelte Tuberkulosefälle (auf Grund erfolgter Nachuntersuchung)
   a) Ansteckende Lungentuberkulosen (Ia + Ib) . . . .
      davon bereits in laufender Überwachung der zuständigen
      Tuberkulosefürsorgestellen . . . .
      von diesen als Verschlechterungen erkannt . . . .
   b) Aktive geschlossene Lungentuberkulosen (Ic) . . . .
      davon bereits in laufender Überwachung der zuständigen
      Tuberkulosefürsorgestellen . . . .
      von diesen als Verschlechterungen erkannt . . . .
   c) Überwachungsbedürftige inaktive Fälle (IIa) . . . .
      davon bereits in laufender Überwachung der zuständigen
      Tuberkulosefürsorgestellen . . . .
5. Entdeckte heilstättenbedürftige Lungentuberkulosen . . . .
   davon der Fürsorgestelle nicht bekannt . . . .
6. Von wem wird die Schirmbildaktion durchgeführt:
   a) Länder
   b) LVA
   c) Vereine
   d) Sonstige
7. Zahl der Geschwulstverdächtigen . . . .
8. Zahl der verdächtigen Herzbefunde . . . .

14. Ausführungsbestimmungen zum bayerischen Gesetz über Röntgen-Reihen-Untersuchungen

Bekanntmachung[1] des Bayer. Staatsministeriums des Innern v. 4. Nov. 1954 — III 8 — 5164/168 zur Durchführung des Gesetzes über RRU.

Auf Grund des Art. 7 des Gesetzes über Röntgenreihenuntersuchungen vom 6. Juli 1953 (GVBl. S. 103) wird zur Durchführung dieses Gesetzes im Einvernehmen mit dem Staatsministerium der Finanzen folgendes bestimmt:

I. Organisation

1. Nach Art. 3 des Gesetzes über Röntgenreihenuntersuchungen — im folgenden Gesetz genannt — sind die Röntgenreihenuntersuchungen staatliche Aufgaben, die nach Weisung des Staatsministeriums des Innern durch die Organe der Gesundheitsverwaltung durchgeführt werden. Organe der Gesundheitsverwaltung im Sinne dieser Bestimmung sind die für das öffentliche Gesundheitswesen eingerichteten Stellen der allgemeinen und inneren Verwaltung, nämlich die Medizinalreferate der Regierungen und die Gesundheitsämter.

2. Die Durchführung des Gesetzes obliegt den Regierungen. In der Regel wird bei jeder Regierung für den Regierungsbezirk eine Schirmbildstelle, bestehend aus der Auswertungsstelle und einem oder mehreren Schirmbildtrupps, eingerichtet. Die Schirmbildstelle wird nach Weisung und unter Aufsicht des Medizinalreferates der Regierung tätig.

3. Der Leiter der Schirmbildstelle ist ein vom Staatsministerium des Innern angestellter Facharzt für Lungenkrankheiten — Schirmbildarzt —, der zugleich verantwortlicher Leiter des oder der Schirmbildtrupps ist. Dienstverträge schließt die für den Dienstort des Facharztes für Lungenkrankheiten zuständige Regierung ab.

4. Der Schirmbildstelle wird außer dem Schirmbildarzt das erforderliche technische und sonstige Personal zugewiesen.

[1] „Bayerischer Staatsanzeiger“ Nr. 46/1954

Das Personal der Schirmbildstelle — ausgenommen die Schirmbildärzte — wird von den Regierungen nach Maßgabe des Stellenplanes und der bestehenden vertraglichen und tariflichen Grundsätze angestellt. Bei der Anstellung dieser Personen ist außer auf die erforderlichen Kenntnisse im Hinblick auf den vertraulichen Charakter der RRU auch auf die charakterliche Eignung besonderer Wert zu legen. Im Anstellungsvertrag ist die besondere Verpflichtung zur strengen Verschwiegenheit über alle aus Anlaß der Röntgenreihenuntersuchung bekannt gewordenen Tatsachen und Umstände, die die untersuchten Personen betreffen, ausdrücklich festzulegen und darauf hinzuweisen, daß eine Verletzung dieser Schweigepflicht die sofortige Lösung des Dienstverhältnisses nach sich ziehen kann. Hinweis auf § 300 StGB.

II. Durchführung der Röntgenreihenuntersuchung

A. Allgemeines

Nach Art. 1 des Gesetzes sind alle Bewohner Bayerns verpflichtet, auf öffentliche Aufforderung hin sich einer Röntgenreihen- oder Röntgenuntersuchung zu unterziehen. Ziel der Röntgenuntersuchung ist die wirksame Bekämpfung der Tuberkulose durch Früherfassung tbk.-kranker Personen und die baldige Einleitung einer Heilbehandlung. Durch das Gesetz werden alle In- und Ausländer erfaßt, die in Bayern ihren Wohnsitz oder gewöhnlichen Aufenthalt haben.

I. Die Durchführung der Röntgenreihenuntersuchung der Bevölkerung kann nur schrittweise in Angriff genommen werden. Zunächst ist die Erfassung der Personen und Angehörigen von Berufsgruppen als vordringlich geboten, deren Erkrankung an Tuberkulose eine besonders starke Gefährdung zahlreicher Menschen im Gefolge haben kann oder die selbst gefährdet sind.

Als vordringlich sind die nachstehend aufgeführten Personen und Angehörigen von Berufsgruppen der Röntgenreihenuntersuchung zu unterziehen:

1. Alle Personen, die in Lebensmittelbetrieben, -geschäften und -lagern, in Gaststätten und Beherbergungsbetrieben, Anstaltsküchen, Kantinen sowie in Betrieben der Schönheitspflege und des Friseurgewerbes tätig sind.

2. Alle Angehörigen der öffentlichen und privaten Verkehrsbetriebe, einschließlich der Post, sowie alle Angehörigen von Betrieben, die ständig in unmittelbarem Verkehr mit dem Publikum stehen.

3a. Alle Lehrkräfte in öffentlichen und privaten Schulen, einschließlich der Hochschulen, ferner selbständige freiberufliche Lehrpersonen.

b. Das Pflege- und Aufsichtspersonal von Internaten, öffentlichen und privaten Fürsorgeerziehungsanstalten und sonstigen geschlossenen Anstalten.

4. Alle Schüler und Schülerinnen der letzten beiden Volksschulklassen, sämtliche Fortbildungs- und Berufsschulen sowie der Klassen von Mittelschulen, höheren Lehranstalten und sonstigen Schulen, welche dieser Altersstufe entsprechen; ferner die Studierenden der Hoch- und Fachschulen.

5a. Alle Ärzte, Zahnärzte, Dentisten, Apotheker, Heilpraktiker und deren Hilfskräfte, sowie die Angehörigen der nichtärztlichen Heilberufe, einschließlich der Hebammen.

b. Das Personal von öffentlichen und privaten Krankenanstalten einschließlich Heil- und Pflegeanstalten, Erholungsheimen, Altersheimen, Kinder- und Säuglingsheimen einschließlich Kindertagesstätten.

6a. Alle Personen, die von Berufs wegen einer Kasernierung, wenn auch nur vorübergehend, unterliegen,

b. sowie alle Insassen und das Personal von Wohn- und Barackenlagern.

7. Alle Insassen von Strafanstalten sowie deren Aufsichtspersonal.

8. Außer den von 1—7 aufgeführten gefährdeten Personengruppen sind nach Möglichkeit die Angehörigen von industriellen Betrieben ebenfalls bevorzugt zu berücksichtigen.

Die Röntgenreihenuntersuchungen sind nach einem Plan durchzuführen, der vierteljährlich auf Vorschlag des Leiters der Schirmbildstelle durch die Regierung aufzustellen ist. Dem Plan ist die ungefähre Zahl der den vordringlichen Personen- und Berufsgruppen angehörenden Personen zugrunde zu legen.

II. Der Einsatzplan der Regierung ist von den Gesundheitsämtern den Kreisverwaltungsbehörden möglichst frühzeitig mitzuteilen. Die Kreisverwaltungsbehörden setzen ihrerseits die Gemeinden in Kenntnis. Die Gemeinden erlassen die öffentliche Aufforderung an die zur Untersuchung heranstehenden Personen mindestens 1 Woche vor dem Untersuchungstermin.

Als öffentliche Aufforderung im Sinne des Gesetzes gilt die Aufforderung in den öffentlichen Blättern und die ortsübliche Bekanntmachung durch die Gemeindeverwaltung. Der öffentlichen Aufforderung ist eine persönliche Vorladung oder eine Vorladung über den Leiter des Betriebs oder dessen Stellvertreter gleichzuachten. In der öffentlichen Aufforderung ist auf die gesetzliche Verpflichtung, sich der Röntgenreihenuntersuchung zu unterziehen, hinzuweisen. Sie hat die Zeit der Untersuchung und die bei der Untersuchung zu beachtenden Umstände sowie eine Belehrung über die Röntgenreihenuntersuchung zu enthalten.

B. Eigentliche Durchführung der Röntgenreihenuntersuchung

1. Entsprechend dem vertraulichen Charakter sind die Röntgenreihenuntersuchungen so durchzuführen, daß niemand in seinen Gefühlen und in seiner menschlichen Würde verletzt wird. Das mit der Durchführung der Untersuchungen betraute Personal ist hierauf besonders hinzuweisen und anzuhalten, mit Takt und Zurückhaltung und ohne formalistische Handhabung des Geschäftsganges die Untersuchung vorzunehmen. Bei den Röntgenreihenuntersuchungen von Frauen muß die das Gerät bedienende Person eine Frau sein. Es ist dafür Sorge zu tragen, daß Männern während der Untersuchung von Frauen jeglicher Zutritt zu den Umkleidekabinen verwehrt ist.

Die Durchführung der Röntgenreihenuntersuchungen ist so vorzubereiten, daß mit den Aufnahmen pünktlich zu den festgesetzten Zeiten begonnen werden kann, so daß längeres Warten vermieden wird.

2. Die Untersuchungen werden nach den Weisungen des Leiters des Schirmbildtrupps unter Berücksichtigung der örtlichen Verhältnisse durchgeführt.

3. Dem Leiter des örtlich zuständigen Gesundheitsamtes sowie einer von ihm beauftragten Person des Gesundheitswesens oder dem zuständigen Tuberkulose-Fürsorgearzt ist jederzeit der Zutritt in den Untersuchungsraum nach entsprechender Ausweisung seiner Person zu gestatten.

4. Personen, die von der Befreiungsmöglichkeit nach Art. 2 Ziff. 2—3 des Gesetzes Gebrauch machen wollen, haben die vorgesehenen Unterlagen (Nachweis über Betreuung durch die Tuberkulose-Fürsorgestelle, ärztliches Zeugnis und Röntgenaufnahme im letzten Vierteljahr, ärztliches Zeugnis bei Schwerkranken und Gebrechlichen) in verschlossenem Umschlag unter Beigabe der Vorladungskarte entweder vor dem festgesetzten Termin bei dem zuständigen Gesundheitsamt oder am festgesetzten Termin bei der Untersuchungsstelle abzugeben.

5. Die Schirmbildaufnahmen sind zusammen mit den verschlossenen Umschlägen (nach Ziff. 4) durch den Schirmbildtrupp der Auswertungsstelle zu übermitteln.

C. Mitwirkung der Gemeinden bei der Vorbereitung und Durchführung

Eine ordnungsmäßige Durchführung der Röntgenreihenuntersuchungen setzt die Mitwirkung der Gemeinden voraus. In Art. 4 des Gesetzes ist daher bestimmt, daß die Gemeinden bei der Durchführung der Röntgenreihenuntersuchungen Amtshilfe zu leisten haben.

Im Rahmen der unentgeltlich zu leistenden Amtshilfe haben die Gemeinden die nachstehend aufgeführten vorübergehenden Dienstleistungen nach näheren Angaben durch die Schirmbildstelle zu erfüllen:

a) Erstellung der Listen und Vorladungskarten der zur Untersuchung aufgerufenen Personen, getrennt nach Männern und Frauen. Die Vorladungskarten selbst werden den Gemeinden kostenlos zur Verfügung gestellt.

b) Bekanntmachung des Termins der Röntgenreihenuntersuchungen und öffentliche Aufforderung an die zu untersuchenden Bevölkerungskreise, sich in der in der Bekanntmachung festgesetzten Reihenfolge und an dem angegebenen Ort zur Röntgenreihenuntersuchung einzufinden; Männer und Frauen sind für getrennte Termine vorzuladen, Kennkarte ist mitzubringen.

c) Zurverfügungstellung von nichtärztlichem Hilfspersonal für die Listenführung bei der Aufnahmetätigkeit und zur Unterstützung des Personals des Schirmbildtrupps.

d) Übernahme des Ordnungsdienstes bei den Röntgenreihenuntersuchungen.

e) Darüber hinaus stellen die Gemeinden, soweit notwendig, auf Anforderung vorübergehend eigene Räume zur Durchführung der Röntgenreihenuntersuchungen zur Verfügung. Diese Räume sollen zu ebener Erde liegen und müssen genügend groß, hell, beleuchtet und heizbar sein; sie dürfen für die Dauer der Untersuchungen nicht für andere Zwecke verwendet werden. Ordnungsgemäßer Stromanschluß muß sichergestellt sein. Eine Inanspruchnahme der Gemeinden für diesen Zweck soll nur erfolgen, wenn die Schirmbildaufnahmen nicht in den Schirmbildfahrzeugen gemacht werden können (z. B. große Zahl von Untersuchungen, kalte Witterung usw.) und auch geeignete staatliche Räume, z. B. staatliche Turnhallen usw. nicht zur Verfügung stehen.

Über die Einzelheiten der Durchführung wie z. B. Ausgestaltung der Untersuchungsräume und Zusammenarbeit mit dem Schirmbildtrupp gehen den Gemeinden Merkblätter zu.

III. Erste Nachuntersuchung

Die Schirmbilduntersuchung macht in bestimmten Fällen eine Nachuntersuchung notwendig. Diese ist ein Teil der Schirmbilduntersuchung selbst und für die vom Schirmbildarzt bezeichneten Personen in derselben Weise wie bei der Erstuntersuchung (Schirmbildaufnahme) Pflicht. Ort und Zeit dieser Nachuntersuchung bestimmt im Einvernehmen mit dem örtlich zuständigen Gesundheitsamt bzw. der Tuberkulose-Fürsorgestelle der Schirmbildarzt. Die Nachuntersuchung erfolgt wie die Schirmbildaufnahme kostenlos. Es steht den zu Untersuchenden frei, die Nachuntersuchung von einem Facharzt auf eigene Kosten durchführen zu lassen. In diesem Falle ist der Schirmbildstelle ein fachärztliches Zeugnis mit der Röntgenaufnahme unter Beigabe der Vorladungskarte innerhalb 2 Wochen nach Aufforderung zur Nachuntersuchung zuzusenden.

Die Nachuntersuchung wird in der Regel durch den Schirmbildarzt vorgenommen. In Ausnahmefällen können die Nachuntersuchungen in Vertretung des Schirmbildarztes durch die Gesundheitsämter, Tuberkulose-Fürsorgestellen, durchgeführt werden. Mit der einmaligen Nachuntersuchung ist die Röntgenreihenuntersuchung im Sinne des Gesetzes abgeschlossen.

IV. Auswertung

Die Aufgaben der Auswertungsstelle werden durch Dienstanweisung des bayer. Staatsministeriums des Innern geregelt.

15. Richtlinien

über die Zusammenarbeit der Tuberkulosefürsorgestellen mit den freipraktizierenden Lungenfachärzten im Sinne der Ziffer 6 des § 61 der III. Durchführungsverordnung des Gesetzes zur Vereinheitlichung des Gesundheitswesens vom 3. 7. 1934

Im Interesse einer erstrebenswerten Zusammenarbeit zwischen den Tuberkulosefürsorgestellen einerseits und den freipraktizierenden Lungenfachärzten andererseits werden nach gemeinsamer Beratung folgende Richtlinien herausgegeben:

1. Die Tuberkulosefürsorgestelle muß gemäß § 61 Ziff. 2 der obengenannten gesetzlichen Bestimmungen die zur Feststellung der Krankheit und des Umfanges der Ansteckungsgefahr erforderlichen Ermittlungen vornehmen. Hierzu kann sie *erstmalig* gemeldete Tuberkulosekranke und tuberkuloseverdächtige Personen nachuntersuchen.

Die Gesundheitsämter, Abt. Tuberkulosefürsorgestellen, sind berechtigt, zur Feststellung der jeweiligen Ansteckungsfähigkeit jeden Tuberkulosekranken zur Nachuntersuchung zu bestellen, auch wenn er in lungenfachärztlicher Behandlung ist.

2. Um eine unnötige doppelte *laufende* ärztliche Überwachung von Tuberkulosekranken, die sich bereits in fachärztlicher Behandlung befinden, zu vermeiden, werden die Kranken in Zukunft von den Tuberkulosefürsorgestellen durch Schreiben vorgeladen, die den Zusatz enthalten: „Wenn bei Ihnen in den letzten Monaten eine Lungenuntersuchung mit Röntgenuntersuchung vorgenommen wurde, so können Sie der Tuberkulosefürsorgestelle zunächst auch einen Befundbericht Ihres Arztes zugehen lassen.“ Der Befundbericht sollte alle Angaben enthalten, die zur Beurteilung der Infektiosität und Aktivität der Tuberkulose sowie der

Arbeitsfähigkeit notwendig sind. Das Weitere regelt sich nach Ziff. 1 dieser Richtlinien bzw. nach § 61 der III. Durchführungsverordnung.

Diese Bestimmung gilt nicht für Fälle, in denen die Tuberkulosefürsorgestellen von irgendeiner amtlichen Stelle zu einer gutachtlichen Äußerung aufgefordert worden sind, was zweckmäßigerweise auf der Vorladung vermerkt wird.

3. Die laufende Überwachung und Untersuchung der Umgebung von Ansteckendtuberkulösen ist Aufgabe der Tuberkulosefürsorgestelle. Sofern in den letzten vier Wochen eine Untersuchung mit neuem Röntgenbefund der betreffenden Person erfolgt ist, genügt ein Befundbericht, falls nicht fürsorgerisch-ärztliche Fragen zu klären sind.

4. Entzieht sich ein Tuberkulosekranker der notwendigen fachärztlichen Behandlung, so teilt dies der behandelnde Facharzt der Tuberkulosefürsorgestelle mit.

5. Wenn besondere therapeutische Maßnahmen seitens der Tuberkulosefürsorgestellen für erforderlich gehalten werden oder anderweitig zu veranlassende Schichtaufnahmen notwendig werden, so setzt sich die Fürsorgestelle *vor* Einleitung dieser Maßnahmen mit dem behandelnden Facharzt in Verbindung. Mitteilungen des Befundes an die Patienten sollen von beiden Seiten nur mit größtem Takt erfolgen. Wesentliche Befundänderungen, wie erneuter positiver Sputumbefund, Eintritt eines neuen Schubes oder Arbeitsaufnahme, sollen gegenseitig mitgeteilt werden.

Von den behandelnden Ärzten wird erwartet, daß sie der vorgeschriebenen gesetzlichen Meldepflicht besonders sorgfältig nachkommen.

6. Die Fürsorgerinnen sind darauf hinzuweisen, daß sie in ärztlichen Belangen nur in solchen Fällen Auskünfte oder Ratschläge an Kranke erteilen, in denen sie vom Fürsorgearzt ausdrücklich dazu beauftragt worden sind. Es ist aber erwünscht, daß die Fürsorgerinnen stärker mit den behandelnden Fachärzten in Verbindung treten, um soziale und fürsorgerische Fragen zu besprechen.

16. Tuberkulosefürsorge der Deutschen Bundesbahn

1. Zahl der Tuberkulosefälle 1956 (1955)

Im Berichtsjahr wurden 4295 (4748) neue Tuberkulosefälle gemeldet oder festgestellt.

Davon entfielen auf

	1956	(1955)
Beamte	642	(716)
Arbeiter und Angestellte	1086	(1238)
Pensionäre	189	(197)
Rentenempfänger	208	(186)
Ehefrauen von Beamten	282	(317)
Ehefrauen von Arbeitern und Angestellten	320	(378)
Ehefrauen von Pensionären	147	(148)
Ehefrauen von Rentenempfängern	120	(102)
Kinder von Beamten	517	(589)
Kinder von Arbeitern und Angestellten	616	(731)
Kinder von Pensionären	63	(50)
Kinder von Rentenempfängern	105	(96)

Von den 4295 (4748) neuen Fällen waren

	1956	(1955)
ansteckend mit positivem Bakterienbefund	406	(448)
ansteckend ohne positiven Bakterienbefund	194	(259)
aktive nicht ansteckende (geschlossene) Tuberkulose	1468	(1555)
inaktive Tuberkulose	1838	(2049)
extrapulmonale Tuberkulose	389	(437)

Die Gesamtzahl der bei den Bezirksfürsorgen des Sozialwerks der Deutschen Bundesbahn in Betreuung stehenden Tuberkulosekranken betrug am Ende des Berichtsjahres

	1956	(1955)
bei männlichen Kranken	12122	(11638)
bei weiblichen Kranken	7066	(7279)

so daß sich die Gesamtzahl am Ende des Geschäftsjahres auf 19188 (18917) belief.

Ferner wurden 20446 (18610) Überwachungsfälle bei inaktiver Tbk. oder Tbk.-Verdacht gezählt.

2. Zahl der Heilstättenkuren und Krankenhausbehandlungen

Von den beantragten 4898 (5281) Heilstättenkuren und Krankenhausbehandlungen wurden 4420 (4778) bewilligt, und zwar

für	Heilstätten-kuren	Krankenhaus-behandlungen	zusammen
Beamte	582	103	685 (679)
Arbeiter und Angestellte	865	163	1028 (1218)
Ehefrauen von Beamten	231	79	310 (338)
Ehefrauen von Arbeitern und Angestellten	259	85	344 (371)
Kinder von Beamten	261	97	358 (444)
Kinder von Arbeitern und Angestellten	370	143	513 (591)
Versorgungsempfänger	525	338	863 (850)
Ehefrauen von Versorgungsempfängern	83	77	160 (171)
Kinder von Versorgungsempfängern	123	36	159 (116)
zusammen:	3299	1121	4420 (4778)

3. Kosten in eigenen und fremden Heilstätten und in Krankenhäusern

	Bundesbahn-Heilstätten	fremde Heilstätten	Kranken-häuser
Kostenaufwand insgesamt	2820340 (2651821)	2202793 (2214397)	898336 DM (986338) DM
für 1 Kranken	1523 (1318)	1602 (1428)	911 (942) DM
Durchschnittliche Behandlungsdauer	123 (121)	139 (138)	79 (86) Tg
Durchschnittlicher Kostenaufwand für einen Verpflegungstag	12,31 (10,87)	11,42 (10,28)	11,53 (10,96)

4. Vor- und Nachfürsorge und wirtschaftliche Fürsorge

Die Vor- und Nachfürsorge und wirtschaftliche Fürsorge oblag den Bezirksfürsorgen des Sozialwerks der DB.

Die Ausgaben der Bezirksfürsorgen haben betragen:

Vor- und Nachfürsorge	655084	(713913)	DM
Krankenhausbehandlung und Asylierung	547386	(531742)	DM
Wirtschaftliche Fürsorge	2253938	(2414847)	DM
Vorbeugende Tbk.-Fürsorge, Kinderfürsorge	2964307	(2779478)	DM
Gehälter und Löhne für die in der Tbk.Fürsorge arbeitenden Personen und Betriebskosten für die Tbk.-Fürsorge	1217487	(1036272)	DM
Zusammen:	7638202	(7476252)	DM

5. Gesamtkosten der Tbk.-Fürsorge

Abgeschlossene Kuren in Bundesbahn-Heilstätten	2820340	(2651821)	DM
Abgeschlossene Kuren in fremden Heilstätten	2202793	(2214397)	DM
Behandlungen in Krankenhäusern	898336	(986338)	DM
Nebenkosten und sonstige Leistungen	165323	(105784)	DM
Zuschüsse an die Bezirksfürsorgen	6000000	(5900000)	DM
Kosten der am 31. 12. 1955 noch nicht abgeschlossenen oder abgerechneten Kuren, geschätzt	500001	(276000)	DM
so daß insgesamt aufgewendet wurden	12586793	(12134340)	DM

6. Bundesbahn-Tuberkulose-Statistik 1956

Neue Tbk.-Fälle: Im Jahre 1956 wurden insgesamt 4295 (4748) neue Tuberkulosefälle erfaßt, davon

	insgesamt	Beamte	Arbeiter	Pensionäre	Renten-empfänger
Männer	2125 (2337)	642 (716)	1086 (1238)	189 (197)	208 (186)
		von Beamten	von Arbeitern	von Pensionären	von Renten-empfängern
Ehefrauen . .	869 (945)	282 (317)	320 (378)	147 (148)	120 (102)
Kinder	1301 (1466)	517 (589)	616 (731)	63 (50)	105 (96)

Von den insgesamt 4295 (4748) neuen Tbk.-Fällen waren

a) ansteckend mit positivem Bakterienbefund . . . . 406 (448) Fälle
davon Männer 284 (306), Frauen 94 (119), Kinder 28 (23)

b) ansteckend ohne positiven Bakterienbefund . . . . 194 (259) Fälle
davon Männer 125 (144), Frauen 56 (73), Kinder 13 (42)

c) aktive nicht ansteckende (geschl.) Lungen-Tuberkulosen . . . . . 1468 (1555) Fälle
davon Männer 652 (699), Frauen 308 (317), Kinder 508 (539)

d) extrapulmonale Tuberkulosen . . . . 389 (437) Fälle
davon Männer 133 (124), Frauen 121 (141), Kinder 135 (172)

e) inaktive Tuberkulosen . . . . 1838 (2049) Fälle
davon Männer 930 (1070), Frauen 291 (280), Kinder 617 (699)

Die Zahl der Asylierungen betrug im Durchschnitt

a) in Heilstätten und Krankenhäusern 165 (158)
davon Männer 113 (101), Frauen 49 (52), Kinder 3 (5)

b) bei häuslicher Asylierung 1228 (1179)
davon Männer 914 (920), Frauen 287 (237), Kinder 27 (22)

An Sterbefällen waren zu verzeichnen

a) in Heilstätten und Krankenhäusern 219 (219)
davon Männer 147 (142), Frauen 67 (65), Kinder 5 (12)

b) zu Hause 206 (228)
davon Männer 160 (171), Frauen 40 (54), Kinder 6 (3)

17. Tuberkulosehilfe der Deutschen Bundespost

1. Die *Tuberkulosestatistik* der Deutschen Bundespost hat ergeben, daß Tuberkuloseerkrankungen unter dem Personal der DBP nicht häufiger auftreten als in der Gesamtbevölkerung. Auch bei ihr sind die Fälle in Großstädten häufiger als auf dem Lande. Die DBP hat keine eigenen Tbk.-Krankenhäuser oder Heime. Das ist nicht Aufgabe der DBP, sondern Aufgabe der Gesundheitsverwaltungen.

2. Bei der *Einstellung* von Bewerbern für den Postdienst und auch bei ihrer Übernahme in das Beamtenverhältnis finden Tauglichkeitsuntersuchungen statt. Dafür bestehen *Tauglichkeitsrichtlinien.* Tuberkulose schließt grundsätzlich die Tauglichkeit für den anstrengenden, den Witterungseinflüssen besonders ausgesetzten Postdienst aus. Für Kriegsbeschädigte mit geschlossener Tuberkulose und bei Anstellungsuntersuchungen sind mildere Bestimmungen vorgesehen.

3. Falls ein Postbediensteter *an Tuberkulose erkrankt,* dann obliegt die Heilfürsorge

a) bei den in der gesetzlichen Rentenversicherung Versicherten (Arbeitern, Angestellten bis DM 750,— Monatseinkommen) den *Rentenversicherungsträgern* (LVA, BfA). Diese führen die Heilfürsorge durch.

b) Bei den *nicht* in der gesetzlichen Rentenversicherung Versicherten, also den Beamten, Angestellten mit mehr als DM 750,— Monatseinkommen, obliegt die Heilfürsorge den *Landesfürsorgeverbänden.* Diese erhalten von der DBP den Betrag der Beihilfe, den die DBP nach den

Beihilfegrundsätzen ihren Bediensteten zahlen kann (entsprechend den VO über Tbk.-Hilfe vom 8. 9. 1942 und den dazu erlassenen Durchführungsbestimmungen.) Falls der Postbedienstete darüber hinaus durch die Tuberkuloseerkrankung in eine Notlage kommt, kann ihm eine Unterstützung gewährt werden. Dies gilt sowohl für den unter a) als auch unter b) angeführten Personenkreis.

Diese Regelung gilt entsprechend auch bei Erkrankungen von Familienangehörigen.

4. An Tuberkulose erkrankte Postbedienstete genießen einen besonderen *Schutz vor vorzeitiger Zurruhesetzung oder Entlassung.* Nach Verfügungen des Reichspostministeriums und des Bundespostministeriums soll er erst dann pensioniert werden, wenn mit der Wiederherstellung der Dienstfähigkeit in absehbarer Zeit nicht mehr gerechnet werden kann. Da nach § 45 BBG Beamte, die wegen Dienstunfähigkeit entlassen worden waren, wieder als Beamte eingestellt werden können, wenn sie wieder dienstfähig geworden sind, wird die Frage der Zurruhesetzung im allgemeinen 2 Jahre nach Beginn der Erkrankung von den Oberpostdirektionen geprüft.

5. Tuberkulosekranke, die geheilt sind, werden *weiterbeschäftigt,* dabei wird auf ihren Gesundheitszustand Rücksicht genommen, damit sie sich langsam wieder in den Dienst einleben können. Soweit ohne Gefährdung des Publikums und der Mitarbeiter möglich, werden auch an offener Lungentuberkulose leidende Postbedienstete beschäftigt, allerdings abgesondert von dem übrigen Personal.

6. Allgemeine *Röntgenreihenuntersuchungen* führt die Post nicht durch (Kostenfrage, technische Durchführung auf dem Lande bei den über das ganze Land verteilten Postdienststellen sehr schwierig, Reisekosten, Vertreterkosten). Es sind aber bei Auftreten von Tuberkuloseerkrankungen bei im Dienst befindlichen Personen *Umgebungsuntersuchungen* vorgeschrieben, die auf Kosten der Deutschen Bundespost durchgeführt werden. Die Mitarbeiter des Erkrankten sollen dabei erfaßt werden.

7. Falls notwendig, bemüht sich auch die *Wohnungsfürsorge* der DBP im Rahmen des Möglichen, in Tuberkulosefällen für ausreichenden Wohnraum der betroffenen Familie des Postbediensteten zu sorgen.

8. Die von der Deutschen Bundespost durchgeführte *Kinderfürsorge* (Verschickung der Kinder auf vier bis sechs Wochen) dient der Vorbeugung gegen Erkrankungen, damit auch gegen Tuberkuloseerkrankungen.

9. Nach der Tuberkulosestatistik für das Jahr 1956 waren vorhanden:

Zu Beginn des Jahres Erkrankte	4016
Am Schluß des Jahres Erkrankte	4128
	+112
Personalstand am Schluß des Jahres	303888
Zugang im Laufe des Jahres	+3880
%-Satz an Tuberkulosekranken auf das Personal bezogen	1,13

10. Für die Bekämpfung der Tuberkulose unter den Postbediensteten und ihren Angehörigen sind im Jahr 1956 aufgewandt worden:

a) für Heilverfahren	823297 DM
b) für die Unterbringung von Kindern in Kindererholungsheimen	26695 DM
c) für amtsärztliche Untersuchungen	32963 DM
d) für Heil- und Stärkungsmittel und für andere Maßnahmen	173750 DM
zusammen:	1056705 DM

Der Betrag unter b) umfaßt die Aufwendungen für die Unterbringung von tuberkulosegefährdeten Kindern in *besonderen* Kindererholungsheimen, während in den vorhergegangenen Jahren die Kosten für die Verschickung der Kinder in die allgemein zur Verfügung stehenden Kindererholungsheime aufgeführt worden waren. Ein Vergleich dieser Zahlen ist daher nicht möglich.

18. Arbeitsvermittlung von Tuberkulösen

Die Bundesanstalt für Arbeitsvermittlung und Arbeitslosenversicherung hat dem DZK am 30. 3. 1957 über das Bundesministerium für Arbeit folgenden Erfahrungsbericht zugesandt:

Betr.: Arbeitsvermittlung von Tuberkulösen

Im Anschluß an mein Schreiben vom 3. 8. 1956 gebe ich Ihnen nachstehend einen Überblick über die bisher von den Dienststellen der Bundesanstalt bei der Vermittlung von Tuberkulösen gemachten Erfahrungen.

Die gute Arbeitsmarktlage hat auch die Vermittlung von Tuberkulösen begünstigt. So war es vielen Arbeitsämtern möglich, die Zahl der arbeitslosen Tuberkulösen zu verringern. Wegen der Größenordnung der Zahlen der arbeitslosen Tuberkulösen verweise ich auf mein Schreiben vom 3. August 1956 — Ic 3 — 5305/1933 — (Zahlenangaben sind im Anschluß an vorstehendes Schreiben abgedruckt — DZK).

Allerdings wurde die Vermittlung durch eine gewisse Abneigung der Betriebsleiter und Betriebsräte gegen die Beschäftigung von Tuberkulösen häufig erschwert. Diese Abneigung basiert meistens auf einer übertriebenen Furcht vor Ansteckung. So machen die Betriebe u. a. geltend, daß eine mögliche Ansteckung anderer Mitarbeiter eine Haftung des Arbeitgebers nach sich ziehen könne und die Arbeitnehmer sich ablehnend verhalten würden, weshalb Störungen des Betriebsfriedens zu befürchten seien. Es wird aber auch eingewendet, daß Tuberkulosekranke oft keine vollwertige Arbeit leisten können und außerdem wegen wiederholter Arbeitsunfähigkeit häufig den Arbeitsablauf im Betrieb stören. Selbst die Werkärzte stehen nach den gesammelten Erfahrungen der Einstellung von Tuberkulösen vielfach ablehnend gegenüber, und zwar vor allem dann, wenn sie für Betriebe tätig sind, die eine eigene Betriebskrankenkasse oder Pensionskasse besitzen. Die Arbeitsämter versuchen, diese Voreingenommenheit gegen die Beschäftigung von Tuberkulösen in den Betrieben durch persönliche Verhandlungen mit den Betriebsleitern, den Betriebsräten und den Werksärzten unter Hinzuziehung der Arbeitsamts-Ärzte und unter Einschaltung der Tuberkulosefürsorgestellen zu beheben. Dabei gelingt es nach den Berichten eher, kleinere und mittlere Betriebe zur Einstellung von Tuberkulösen zu bewegen als Großbetriebe, die sich häufig sehr ablehnend verhalten und den Einwand der Gefährdung ihrer Arbeitnehmer überbetonen. Um die in den Betrieben bestehende Voreingenommenheit gegen die Beschäftigung von Tuberkulösen zu überwinden und somit bessere Voraussetzungen für die Vermittlung dieser Personen zu schaffen, wird eine intensive und großzügige Aufklärung über Presse, Film und Funk sowie durch die Arbeitgeberverbände und die Gewerkschaften für erforderlich gehalten. Dabei sollte auch zum Ausdruck gebracht werden, daß Tuberkulöse am rechten Arbeitsplatz im allgemeinen als vollwertige Arbeitskräfte anzusehen sind.

Die Vermittlung der Tuberkulösen, die gesundheitlich in ihrer Leistungsfähigkeit nur wenig eingeschränkt sind, ist trotz der aufgezeigten Schwierigkeiten meist innerhalb relativ kurzer Frist möglich. Dagegen bedarf es intensiver Vermittlungsbemühungen und langer Verhandlungen, um Tuberkulösen, deren physischer Allgemeinzustand nur eine geringe Arbeitsbelastung zuläßt, einen geeigneten Arbeitsplatz zu beschaffen. Einstellungen von Tuberkulösen, die nicht als Schwerbeschädigte anerkannt sind, können oft nur dadurch erreicht werden, daß, soweit möglich, eine Gleichstellung nach § 2 des Schwerbeschädigtengesetzes herbeigeführt wird und gegebenenfalls auch eine Doppelanrechnung auf Pflichtplätze erfolgt. Nicht voll arbeitsfähigen Tuberkulösen wird in Einzelfällen der Übergang in das Arbeitsleben auch durch Vermittlung von Halbtags- oder stundenweiser Beschäftigung erleichtert. Vielfach kann dann nach einer mehrmonatlichen Arbeitsgewöhnung der Tuberkulöse voll beschäftigt werden.

Besondere Schwierigkeiten bereitet auch die Vermittlung der Tuberkulösen, die über keine speziellen Berufskenntnisse verfügen oder nicht mehr in ihrem erlernten Beruf beschäftigt werden können. Hier haben häufig zweckentsprechend durchgeführte Fortbildungs- und Umschulungsmaßnahmen (betriebsnahe Einzelschulungen, Einweisungen in Lehrgänge) und Anlernmaßnahmen die Vermittlung wesentlich erleichtert. Dabei haben sich betriebsnahe Einzelschulungen bei Tuberkulösen als besonders wertvoll erwiesen; sie sind für sie in stärkerem Maße durchgeführt worden, als sonst üblich ist. Daneben wurden weitgehend Leistungen im Rahmen der Richtlinien zur Förderung der Arbeitsaufnahme gewährt.

Die Zusammenarbeit der Dienststellen der Bundesanstalt mit den Gesundheitsämtern und den Tuberkulosefürsorgestellen kann durchweg als gut bezeichnet werden. Befunde werden auf Wunsch den Arbeitsämtern übermittelt und die Fragen nach dem Leistungsvermögen und der Belastungsfähigkeit im Wege der Amtshilfe beantwortet.

Im allgemeinen sind Störungen hinsichtlich der Erfassung der Tuberkulösen nicht aufgetreten. Nur in einem Landesarbeitsamtsbezirk sind Schwierigkeiten dadurch entstanden, daß Gesundheitsämter die namentliche Bekanntgabe von tuberkulösen Kranken unter Hinweis auf die ärztliche Schweigepflicht abgelehnt haben. Dieser Einwand ist aber unberechtigt, da gemäß Teil 1/2 der Richtlinien der Tuberkulöse mit der Bekanntgabe seines Gesundheitszustandes einverstanden sein muß.

Die Zusammenarbeit zwischen den Arbeitsämtern und den Heilstätten ist den jeweiligen örtlichen Verhältnissen angepaßt und daher nicht einheitlich geregelt. Viele Arbeitsämter führen regelmäßig Sprechstunden in den Heilstätten durch, andere dagegen schicken ihre Vermittler nur auf Anforderung in die Heilstätten oder beschränken sich nach Übereinkunft mit den Chefärzten und Leitern der dortigen Heilstätten auf die Behandlung der ihnen von den Gesundheitsämtern oder den Heilstätten zugeleiteten Arbeitsgesuche. Dabei gehen sie von der Erwägung aus, daß bei der Unberechenbarkeit der Tuberkulose der Zeitpunkt der Entlassung sich oft verschiebt und mitunter Rückfälle eintreten, die zu einer anderen Beurteilung der künftigen Arbeitsverwendbarkeit führen.

Vielfach wirkt sich für die Arbeitsvermittlung von Tuberkulösen die unterschiedliche Beurteilung des Leistungsvermögens durch die Heilstätten und Tuberkulosefürsorgestellen nachteilig aus. So werden als arbeitsfähig entlassene Heilstättenpatienten häufig von den örtlichen Tuberkulosefürsorgestellen weiterhin für längere Zeiträume als arbeitsunfähig beurteilt. Dies führt besonders dann zu Schwierigkeiten, wenn für die entlassenen Heilstättenpatienten gemäß dem Ergebnis der in der Heilstätte durchgeführten Arbeitsberatung bereits Arbeitsplätze vorbereitet wurden.

Möglichkeiten für arbeitstherapeutische Maßnahmen sind leider bis jetzt nur wenig vorhanden. Wo derartige Einrichtungen bestehen, haben sie sich sehr gut bewährt. Dies trifft z. B. für die Heilstätte Schömberg zu. Diese Heilstätte arbeitet eng mit den Firmen Gauthier GmbH., Fotoverschlußfabrik in Calmbach, und Robert Seuffer, Metallwarenfabriken in Hirsau, zusammen. Scheidet ein Tuberkulöser aus der Heilstättenbehandlung aus, so wird er in der Regel ohne weiteres von einem dieser Betriebe übernommen.

Als besonders erfolgreich sei in diesem Zusammenhang auch die Tätigkeit des Sanatoriums Gauting erwähnt. Hier werden neben Beschäftigungstherapie, Arbeitstherapie und Arbeitsbelastungstestung noch Umschulungen durchgeführt, um in geeigneten Fällen Tuberkulöse einem neuen Beruf zuzuführen. Alle Personen, die dort ausgebildet worden sind und zu einer Prüfung zugelassen wurden, haben nach dem mir vorliegenden Bericht die Gesellenprüfung mit überdurchschnittlichem Erfolg abgelegt. Ihre Eingliederung in den Arbeitsprozeß war daher ohne besondere Schwierigkeiten möglich.

Besondere Betriebsabteilungen oder Einrichtungen, die ausschließlich der Wiedereingliederung Tuberkulöser in das Wirtschaftsleben dienen, bestehen nach den vorliegenden Berichten der Herren Präsidenten der Landesarbeitsämter nur im Bezirk des Landesarbeitsamtes Nordrhein-Westfalen.

So bildete der Bochumer Verein eine geschlossene Abteilung, in der sich bis zu 25 Tbk.-Rekonvaleszenten befinden, die unter ständiger Betreuung des Werksarztes stehen. In gewissen Zeitabständen werden die Tuberkulösen auf die zumutbare arbeitsmäßige Belastbarkeit überprüft. Wird eine ausreichende Belastungsfähigkeit festgestellt, so werden sie aus der geschlossenen Abteilung in eine andere Betriebsabteilung überführt, doch bleiben sie auch nach der Überführung weiterhin unter ständiger ärztlicher Kontrolle. Die Tuberkulösen sind karteimäßig erfaßt, um ihre ständige Überwachung auch nach der Überführung in offene Betriebsabteilungen sicherzustellen.

Auch bei der Firma Rheinische Schamotte- und Dinas-Werke, Mehlem, werden Staublungenerkrankte und Tuberkulöse in einer besonderen Abteilung beschäftigt; hier handelt es sich jedoch ausschließlich um erkrankte Betriebsangehörige. Die Bildung der Sonderabteilung in diesem Betrieb wurde notwendig, da in den übrigen Betriebsabteilungen keine Tuberkulösen beschäftigt werden können.

Im allgemeinen sollte nach den bisherigen Erfahrungen der Einzelunterbringung Tuberkulöser in Betrieben aus psychologischen Gründen der Vorrang gegeben werden, da sich der Tuberkulöse nur widerstrebend bereit findet, in einer geschlossenen Betriebsabteilung, in der sich nur Tuberkulöse befinden, Arbeit aufzunehmen. Die Beschäftigung von Tuberkulösen auf geeigneten Arbeitsplätzen innerhalb der Betriebsgemeinschaft ist daher bevorzugt anzustreben, weil sie das Vertrauen dieser Personen zu sich selbst, ihren Mitarbeitern und Vorgesetzten stärkt.

In den vorliegenden Berichten der Herren Präsidenten der Landesarbeitsämter wird ausnahmslos zum Ausdruck gebracht, daß sich die Richtlinien des Zentralkomitees für die Beschäftigung von Lungentuberkulösen an geeigneten Arbeitsplätzen in der Praxis gut bewährt haben. Allerdings regt der Herr Präsident des Landesarbeitsamtes Nordrhein-Westfalen zu den Richtlinien (Ziffer I/6 und Ziffer II/5) an, die Arbeitsbehandlung in der Heilstätte nicht nur als erwünscht zu bezeichnen, sondern zwingend zu fordern.

Im Auftrag
gez. Unterschrift

Auszug aus dem Schreiben des Bundesministeriums für Arbeit vom 3. 8. 1956:

1. Am 16. 4. 1956 waren von sämtlichen gesichteten Personen noch arbeitslos

im Bundesgebiet
138122 = 58,0% der 238155 gesichteten Männer,
120937 = 56,3% der 314686 gesichteten Frauen,
in West-Berlin
30089 = 63,5% der 47411 gesichteten Männer,
53285 = 74,9% der 71188 gesichteten Frauen.

2. Davon (Ziffer 1) waren tuberkulös

im Bundesgebiet
2447 Männer = 1,8% der von den gesichteten am 16. 4. 1956 noch arbeitslosen 138122 Männer,
1080 Frauen = 0,9% der von den gesichteten am 16. 4. 1956 noch arbeitslosen 120937 Frauen,
in West-Berlin
743 Männer = 2,5% der von den gesichteten am 16. 4. 1956 noch arbeitslosen 30089 Männer,
342 Frauen = 0,6% der von den gesichteten am 16. 4. 1956 noch arbeitslosen 53285 Frauen.

3. Von den tuberkulösen Arbeitslosen (Ziffer 2) waren Schwerbeschädigte

im Bundesgebiet
663 Männer = 0,5% der am 16. 4. 1956 noch arbeitslosen gesichteten Männer,
in West-Berlin
509 Männer = 1,7% der am 16. 4. 1956 noch arbeitslosen gesichteten Männer.

Bei einem Vergleich der Arbeitslosenzahlen der tuberkulösen Schwerbeschädigten in West-Berlin mit den entsprechenden Zahlen im Bundesgebiet ist zu berücksichtigen, daß in West-Berlin alle Beschädigten mit einer Erwerbsminderung von 50% und mehr ungeachtet der Ursache der Beschädigung zu den Schwerbeschädigten zählen.

Die auf die einzelnen Landesarbeitsamts-Bezirke entfallenden Zahlen der am 16. 4. 1956 bei den Arbeitsämtern gemeldeten Tuberkulösen sind aus der beigefügten Übersicht ersichtlich.

Die Vermittlungsbemühungen für die Tuberkulösen werden statistisch nicht gesondert angeschrieben. Gewisse Anhaltspunkte dürfte jedoch die nachstehende Übersicht über die durch die Arbeitsamtsärzte durchgeführten ärztlichen Begutachtungen geben:

Berichtsjahr (jeweils 1. 4.—31. 3.)	Begutachtungen insgesamt	davon Tuberkulöse mit		Spalte 2 und 3 zusammen
		aktiver Tbk.	inaktiver Tbk.	
	1	2	3	4
1953	614557	5102	8132	13234
1954	594627	4514	7897	12411
1955	575101	4270	8564	12834

Wenn auch ein Teil der ärztlich begutachteten Tuberkulösen nicht vermittlungsfähig war und ein weiterer Teil ohne die Vermittlung der Arbeitsämter Arbeitsplätze gefunden haben dürfte, so läßt die Zahl der am 16. 4. 1956 noch arbeitslosen Tuberkulösen des gesichteten Personenkreises doch erkennen, daß es den nachdrücklichen Bemühungen der Arbeitsämter gelungen ist, auch Tuberkulöse in Arbeit zu vermitteln. Ich habe vorgesehen, im Herbst dieses Jahres im Rahmen der abschließenden Berichterstattung der Landesarbeitsämter über die Ergebnisse der auf Grund der Sichtung veranlaßten Maßnahmen auch feststellen zu lassen, in welchem Ausmaß Tuberkulöse haben vermittelt werden können.

gez. Unterschrift

Auszug aus den Meldungen der Landesarbeitsämter über die „Sichtung der Arbeitslosen“
Stichtag: 16. April 1956

Landesarbeitsamtsbezirk	Männer				Frauen		
	Nach RdErl. 329/55.1 gesichtete Männer überhaupt	Davon (Sp. 1) am 16. 4. 1956 noch arbeitslos	Darunter (Sp. 2) tuberkulöse Schwerbeschädigte (§§1u.2SBG)	Darunter (Sp.2) Tuberkulöse (ohne tuberkulöse Schwerbeschädigte)	Nach RdErl. 329/55.1 gesichtete Frauen überhaupt	Davon (Sp. 5) am 16. 4. 1956 noch arbeitslos	Darunter (Sp. 6) Tuberkulöse
	1	2	3	4	5	6	7
Schlesw.-Holstein	37459	23724	95	213	25344	17391	195
Hamburg	20433	10713	23	113	24942	16123	105
Niedersachsen	51204	33657	142	569	43795	27218	325
Bremen	4271	2038	21	42	6714	3855	52
Nordrh.-Westfalen	31420	15339	68	278	34921	13437	115
Hessen	17972	10288	42	161	15695	7891	111
Rheinl.-Hess.-Nass.	6043	2968	30	34	2287	826	4
Pfalz	2430	1131	4	23	2637	942	9
Bad.-Württemberg	10012	4824	52	59	7768	3370	29
Nordbayern	26409	14070	63	137	21215	12269	63
Südbayern	30502	19370	123	155	29368	17615	72
Bundesgebiet insg.	238155	138122	663	1784	214686	120937	1080
Außerd. West-Berlin	47411	30089	509	234	71188	53285	342

19. Mitteilung Nr. 65 (1956) des Deutschen Zentralkomitees zur Bekämpfung der Tuberkulose

Betr.: Zwangsabsonderung uneinsichtiger Offentuberkulöser

Durch Bekanntgabe des Bundesministers des Innern — Gesch. Z. IV 2 — 4111-01-2386 II/56 vom 9. Juli 1956 — ist mit Wirkung vom 1. 7. 1956 das „Gesetz über das gerichtliche Verfahren bei Freiheitsentziehung“ (Gesetz zur Ausführung des Artikels 104 des Grundgesetzes) in Kraft getreten. Das Gesetz ist im Bundesgesetzblatt Nr. 32, Teil I, vom 30. 6. 1956 veröffentlicht worden. Abgesehen von der nunmehr bundeseinheitlichen Regelung des Verfahrens wird durch § 17 Abs. 2 dieses Gesetzes die strittige Frage der Zwangsabsonderung uneinsichtiger Offentuberkulöser dahingehend geklärt, daß bis zu einer anderweitigen gesetzlichen Regelung die Verordnung zur Bekämpfung übertragbarer Krankheiten vom 1. 12. 1938 als förmliches Gesetz im Sinne des Artikels 104 Abs. 1 des Grundgesetzes gilt.

Damit haben die vielen diesbezüglichen Anfragen aus den verschiedenen Ländern bis auf weiteres eine erfreuliche bundeseinheitliche Regelung erhalten.

20. Referat von Prof. H. Kleinschmidt bei der Sitzung des Arbeitsausschusses für BCG-Schutzimpfung am 8. Januar 1957 in Hannover

Das Hauptthema der letzten Sitzung unseres Arbeitsausschusses am 2. 7. 1954 war gekennzeichnet durch die Frage „Ist die Fortführung der BCG-Impfung bei der heutigen Tuberkulosesituation wünschenswert?“ Die Ausführungen des Vorsitzenden hierzu sind im Tuberkulose-

Jahrbuch 1953/54 S. 265 abgedruckt worden. In ihnen wurde die Verpflichtung zur Weiterführung der Impfung herausgestellt.

Die gleiche Frage muß aber auch heute wieder aufgeworfen werden, denn es sind inzwischen Veröffentlichungen erschienen, die in dieser Hinsicht haben Zweifel aufkommen lassen. So erschien 1955 in Acta paediatr. Stockh. **44**, 237, ein Aufsatz von WALLGREN „Soll Massenimpfung mit BCG in Skandinavien fortgesetzt werden?" Er kam zu dieser Frage, weil sich in Stockholm nur mehr 5% mit 15 Jahren als tuberkuloseinfiziert ergeben haben und die Tuberkulosemorbidität und -Mortalität entsprechend zurückgegangen ist. In einem Lande, in dem sich eine solche Besserung der Tuberkuloseverhältnisse ergeben hat, meint er, könne die *allgemeine* BCG-Impfung allmählich abgebaut werden, sie brauche nur noch bei einer Infektionsquelle in der Familie, beim Pflegepersonal, bei Medizinstudenten und allen Kasernierten durchgeführt zu werden. Dieser Aufsatz von WALLGREN ist vielfach mißverstanden worden. Es hieß: „Derjenige, welcher am meisten für die BCG-Impfung eingetreten ist, hält sie jetzt für unnötig." Ich schrieb sogleich an meinen alten Freund WALLGREN „ich verstände vollkommen, wenn für Schweden und andere Länder mit geringer Tuberkulosemorbidität die Notwendigkeit der Massenimpfung diskutiert werden solle, aber für Deutschland halte ich sie noch für notwendig". Die Antwort lautete: „Ich bin ganz Ihrer Meinung hinsichtlich der Impfung in Deutschland wie in anderen Ländern mit noch hoher Tuberkulosesterblichkeit. Die Tuberkulosedurchseuchung in Stockholm ist natürlich ein wenig unsicher mit Rücksicht auf die wenigen Kinder, die nicht geimpft worden sind. Ich glaube indessen, daß die Ziffer (5%!) nicht unzutreffend ist, da sie ganz der Abwesenheit von Kindertuberkulose in Stockholm entspricht." Bei der sich dann entwickelnden Diskussion fand WALLGREN nur Zustimmung in Norwegen, nicht in Dänemark, nicht in Finnland, ja auch in Schweden gab es Ablehnung, und zwar insbesondere durch TÖRNELL, der große Erfahrungen über die späte Erstinfektion besitzt und uns 1950 auf dem Tuberkulose-Kongreß in Neuenahr darüber berichtet hat. Er ist der Ansicht, daß die Tuberkulosegefahr auch in Schweden noch sehr groß ist. In der Stadt Borås, einer Industriestadt mittlerer Größe, ist die Frequenz von bekannter Lungentuberkulose 14 mal höher bei den Nichtgeimpften als bei den Geimpften. Bei den Röntgenreihenuntersuchungen werden in den Altersklassen von 15—34 Jahren unter den Ungeimpften 5 mal mehr bis dahin unbekannte intrathorakale Tuberkulosefälle als bei den Geimpften gefunden (Medizinische **1956**, 640). TÖRNELL hat schon 1947 in Borås demonstriert, wie stark die frühe postprimäre Lungentuberkulose bei jungen Leuten durch die Impfung zurückgegangen ist. Er verlangt Massenimpfungen für Neugeborene, Schulkinder — zum mindesten in den Abgangsklassen — und für die Zwanzigjährigen und hat dies auch in Borås auf freiwilliger Basis ohne Schwierigkeiten durchgesetzt.

In der Bundesrepublik ist die Situation so, daß mit 15 Jahren nicht 5%, sondern 46% mit Tuberkulose infiziert sind und daß die Zahl der Neuerkrankungen an Tuberkulose beim männlichen Geschlecht z. B. in Niedersachsen 2 mal so hoch ist wie in Schweden. Gewiß ist auch bei uns eine Abnahme der Neuerkrankungen eingetreten, aber in den letzten Jahren ist eine Verringerung der Abnahme deutlich erkennbar (Tbk.-Jahrbuch 1953/54). Aus der Schweiz berichtet BAUMANN (Schweiz. med. Wschr. **1956**, 1165), daß im Kanton Aargau mit 15 Jahren immerhin weniger — nämlich 31,5% — tuberkulinpositiv sind. Aber daraus ergibt sich, wie er sagt, daß die Durchseuchungsverhältnisse in der Schweiz heute so sind, wie sie in Schweden vor rund 20 Jahren waren, als von WALLGREN die BCG-Impfung auf breiter Basis stipuliert wurde, und daß die Durchseuchungsverhältnisse in Schweden sich ungefähr mit der Kurve vergleichen lassen, die OTT für die Schweiz um 1950 berechnet hat. Wir haben jedenfalls nach unserer heutigen Tuberkulosesituation keinen Anlaß, von unserem 1954 eingenommenen Standpunkt, daß die BCG-Impfung möglichst ausgiebig durchgeführt wird, abzugehen. Diesen Standpunkt hat auch nach ausgiebigen Debatten der Bundesgesundheitsrat eingenommen. Er hat die BCG-Schutzimpfung im vergangenen Jahr als zusätzliches Verfahren im Rahmen der allgemeinen Tuberkulosebekämpfung empfohlen, da — wie es in der Verlautbarung hieß — diese Impfung geeignet ist, die Widerstandskraft des Organismus zu erhöhen.

Diese von Kennern der Literatur nicht ohne weiteres zu erwartende klare Entschließung enthebt uns jedoch nicht der Notwendigkeit, noch zu einigen anderen Veröffentlichungen der letzten Zeit Stellung zu nehmen. Es handelt sich um Arbeiten über *Tuberkuloseerkrankungen bei BCG-geimpften Kindern.* Aufsehen haben insbesondere 4 tragische Todesfälle in Skandinavien erregt, die durch eine subakut bis chronisch verlaufende generalisierte BCG-Tuberkulose zustandegekommen sind. Das Bild war bei den 3 Kindern und 1 Erwachsenen von einer ausgebreiteten Lymphknotentuberkulose von nichtkäsigem Typus beherrscht, mit Massen von säurefesten Bakterien fast ohne Tuberkelbildung. Auch die Lungen waren zweimal durch eine besondere Art von Pneumonie betroffen. Regelmäßig wurden Tuberkelbakterien gezüchtet, die sich in ihrer Virulenz nicht vom BCG unterscheiden ließen. Ich habe Frau Dr. MEISSNER veranlaßt, sich nach Möglichkeit die Stämme kommen zu lassen und zu untersuchen. Sie konnte ebenfalls — soweit sie Untersuchungsmaterial erhielt — keine höhere Virulenz der Stämme, die aus Erkrankten oder Gestorbenen gezüchtet waren, feststellen. VAN DEINSE vom Pasteur-Institut fand in einem Fall, daß die gezüchteten Keime beim Meerschweinchen nicht nur wie üblich eine Schwellung der Leistenlymphknoten, sondern auch der Lendenlymphknoten hervorriefen. Er betont im übrigen den eigenartigen histologischen Befund bei den Gestorbenen, die geringe Tuberkulinempfindlichkeit, die Antibiotikaresistenz, und zweifelt danach an der ätiologischen Bedeutung des BCG für diese Krankheitsfälle. Er verweist auf die neuerdings erfolgte Feststellung bis dahin unbekannter Mycobakterien, auch auf die Möglichkeit, daß eine Virusinfektion des RES dem BCG ein günstiges Milieu zur Vermehrung geschaffen haben könnte. Jedenfalls beweist die eigenartige Gewebsreaktion eine verminderte Resistenz. Diese hätte bei *einem* Kranken schon vorher vermutet werden können wegen dauernd beschleunigter BSG und Purpura-Erscheinungen. Wir können daraus nur entnehmen, daß man bei der Auswahl der Impflinge strenge Kriterien an die Gesundheit stellen muß. Wenn aber in einem weiteren Fall, wo durch BCG mehrere Knochenherde herbeigeführt worden sein sollen, die 10 Monate nach der Impfung aufgetretenen Masern für die Resistenzsenkung in Anspruch genommen werden, so genügt das zweifellos nicht zur Erklärung der uns sonst unbekannten Generalisierung. Mag auch — so wie es VAN DEINSE ausspricht — noch keine Klarstellung der Krankheitsfälle erfolgt sein, für *völlig* harmlos kann die BCG-Impfung danach nicht mehr erklärt werden, mögen auch 100 Millionen Menschen ohne Schaden geimpft worden sein. WALLGREN warnt andererseits davor, die Fälle zu überschätzen. Wir haben diesen Feststellungen in unseren letztherausgegebenen Richtlinien wenigstens insofern Rechnung getragen, als im Merkblatt für die Erziehungsberechtigten vermerkt ist, daß unerwünschte Folgen der Impfung nicht ganz unmöglich sind. Das gleiche müssen wir leider von jeder Impfung sagen, von der gesetzlich vorgeschriebenen Pockenschutzimpfung sogar in viel größerem Umfang.

Anders zu beurteilen sind die Veröffentlichungen über Tuberkuloseerkrankungen bei Impflingen durch *humane* Tuberkelbakterien. Die alarmierende Überschrift „Meningitis tbk. nach Calmette-Impfung" liest man immer noch; sie wird aber jetzt auch wohl ersetzt durch „Meningitis tbk. bei BCG-schutzgeimpftem Kind"; aber wenn man sich eine solche Arbeit ansieht, so handelt es sich darum, daß unter 67 Meningitis-Kindern auch einmal *ein* BCG-geimpftes gewesen ist. Wir wissen, daß durch BCG ein absoluter Schutz nicht zu erreichen ist. Wir wissen auch, daß der Optimismus der Italiener, es könne beim geimpften Individuum nicht zum Primärherd, sondern nur zu primär-allergischen Herden kommen, unberechtigt ist. Aber andererseits nützt es nichts, wenn uns aus einer Tuberkulose-Heilstätte (Ärztl. Wschr. **1954**, 813) 63 Kinder vorgehalten werden, die trotz Impfung an Tuberkulose erkrankt sind, und es bleibt dabei unbekannt, auf wieviel 1000 oder 10000 BCG-Geimpfte diese 63 Erkrankungen zu beziehen sind. Interessanter ist es schon, wenn aus Leipzig (Dtsch. Gesundheitswesen **1956**, 162) WEINGÄRTNER berichtet, daß von 1357 tuberkulosekranken Kindern 43 BCG-geimpft waren, aber nach Abzug von Fehldiagnosen und Scheinversagern nur mehr 28 geimpfte Patienten blieben. Einwandfreie Angaben können wir nur erwarten, wenn größere Zahlen von Geimpften und Ungeimpften längere Zeit verfolgt und miteinander verglichen werden, wie es DAELEN in Hessen, DAHLSTRÖM in Schweden getan haben. Frau Dr. DAELEN hat seinerzeit mit DIX das Morbiditätsverhältnis der Gruppe der BCG-geimpften Kinder zu der Gruppe der nichtgeimpften, jedoch zum Zeitpunkt der Impfung tuberkulinnegativen Kinder mit 1:5,7 angegeben, sie hat die Krankheitsfälle nach weiteren 2 Beobachtungsjahren gemeinsam mit SAAME [Mschr. Kinderheilk. **104**, 487 (1956)] kontrolliert und kommt nunmehr zu einem Morbiditätsverhältnis von 1:9,5. Ungefähr die gleiche Zahl haben 1951 KÖNIG und SCHULZE [Behringwerk-Mitt. 27 (1953)] als Ergebnis ihrer Untersuchungen in Nordrhein-Westfalen angegeben. Die Impfungen waren 1948/49 durchgeführt worden.

Es ist völlig unangebracht, größere Hoffnungen zu erwecken, als wir bei kritischer Bewertung der vorliegenden Ergebnisse hegen können. Was aber die BCG-Impfung im Rahmen der gesamten Tuberkulosebekämpfung zu leisten vermag, hat, soweit das noch notwendig war, im vergangenen Jahr Dr. DANNENBAUM in eindrucksvoller Weise auf Grund seiner vorzüglichen Organisation in Braunschweig demonstriert. Von den Kindern, die nach Eintritt der Tuberkulinempfindlichkeit nachweislich tbk.-exponiert wurden, ist *keines* erkrankt, während in dem gleichen Zeitraum *sämtliche* der Tuberkulose-Fürsorgestelle bekanntgewordenen an Tuberkulose erkrankten 1- bis 5jährigen Kinder *nicht* BCG-geimpft waren. Daß die üblichen Maßnahmen der Fürsorgestellen *allein* nicht ausreichen, haben neuerdings MAIER und SCHÖNFELD noch einmal in Berlin dargetan. Sie treten dementsprechend sehr energisch für die BCG-Impfung ein.

Aber ein weiter Weg liegt noch vor uns. Wie mit Recht auf dem 1. Kongreß der Deutschen Zentrale für Volksgesundheitspflege in Frankfurt gesagt wurde, hängt das bisher Geleistete lediglich von der Initiative einzelner Ärzte und Gesundheitspolitiker ab. Man beklagt sich darüber, daß die deutsche Öffentlichkeit noch kaum darüber Bescheid weiß. Solange wir nicht die ganze Ärzteschaft hinter uns haben, können wir uns leider nicht an den Laien wenden.

21. Tuberkulosebekämpfung im Bundesgrenzschutz[1]

Im Jahre 1956 ist ein Teil des Bundesgrenzschutzes zum Aufbau der Bundeswehr herangezogen worden und damit aus der Tuberkulose-Statistik des Bundesgrenzschutzes ausgeschieden. Das trifft auch für einen großen Teil der Zivilangestellten zu. Die nachfolgend mitgeteilten Zahlen sind deshalb mit denen von 1954 und 1955 nur bedingt vergleichbar.

Die hohe Zahl der IVb-Fälle ist keine echte Zunahme gegenüber 1954/55, sondern durch einen Wechsel in der Beurteilung bedingt. Von der 2. Jahreshälfte 1956 ab wurden alle Fälle nach IVb beurteilt, bei denen das Schirmbild Reste einer Primärinfektion vermuten ließ; vorher wurden ausschließlich grobe verkalkte Herde und Primärkomplexe in die Gruppe IVb eingeordnet.

I. Ergebnisse der Schirmbilduntersuchungen 1956

a) Schirmbilduntersuchungen bei der Einstellung von Bewerbern

Es wurden insgesamt untersucht	1220
Hiervon bedurften der Röntgennachuntersuchung	10
waren verdächtig auf:	
Ia/b = ansteckende Tuberkulose der Atmungsorgane	—
Ic = nicht ansteckende, aber aktive Tbk. der Atmungsorgane	2
IIa = überwachungsbedürftige, klinisch geheilte Tuberkulose der Atmungsorgane	—
Es wurden nicht eingestellt	2 (0,16%)

b) Kontroll-Schirmbilduntersuchungen

(Untersuchungen von GS-Beamten in etwa jährlichen Abständen)

Gesamtzahl der Untersuchungen	6317
Hiervon waren:	
a) ansteckende Tuberkulose der Atmungsorgane (Ia/b)	1 (0,15‰)
b) nicht ansteckende, aber aktive Tbk. der Atmungsorgane (Ic)	3 (0,47‰)
c) überwachungsbedürftige Fälle (IIa)	23 (3,64‰)
(hiervon waren bereits bekannt	7)
d) verdächtig auf Krankheiten des Herzens und der großen Gefäße (IIIe)	3
e) verkalkte Herde und Primärkomplexe (IVb)	1276
f) Pleura- und Zwerchfellveränderungen (IVc)	91
g) Von den Fällen a) und b) erwiesen sich als heilstättenbedürftig	4
h) Bis zur Untersuchung waren von a), b) und c) (27) bis dahin unbekannte bzw. unerkannte	20

---

[1] Nach einem Bericht des Leiters des Sanitätswesens des Bundesgrenzschutzes, Herrn Min.-Rat Dr. HARTLEBEN.

c) *Von Familienangehörigen der GS-Beamten*

wurden insgesamt untersucht 145
davon mit krankhaftem Befund 3
davon bereits bekannt 1

d) *Von Zivilangestellten*

wurden untersucht 1016
davon mit krankhaftem Befund 20
davon bereits bekannt 8

II. Zugänge an Tuberkulose und Entlassungen aus dem BGS 1956

1. *Zugänge an Tuberkulose*

Tuberkulose der Atmungsorgane . . . . 22 = 1,86‰
Tuberkulose anderer Organe . . . . 1 = 0,08‰

2. *Entlassungen aus dem BGS wegen Tuberkulose*

Als polizeidienstunfähig wurden entlassen

wegen Tuberkulose der Atmungsorgane 13
wegen Tuberkulose anderer Organe 1

14 = 1,18‰

Veröffentlichungen

KEUTZER, A.: Über den Jahreszeiten-Rhythmus der Sterblichkeit. Ärztl. Forsch. **5**, 236 (1957).
— Statistische Betrachtungen zur Höhersterblichkeit der Männer. Med. Wschr. **1**, 9 (1957).
— Einige Bemerkungen zum Thema „Rauchen und Lungenkrebs". Hippokrates **3**, 28 (1957).
— Stand des Tuberkuloseproblems, Kampf gegen die Tuberkulose. [Mitt.-Bl. d. Niedersächs. Vereins zur Bekämpfung der Tuberkulose **9**, 6 (1956)].
— Über die Tuberkulose-Morbidität in der Bundesrepublik Deutschland und ihre Entwicklung seit 1947. Gesundheitsfürsorge **2**, 7 (1957).
— Über Mortalität, Morbidität und Letalität an Tuberkulose, Ergebnisse der Statistik. Ärzt. Mitt. **39**, 41 (1956).

Sachverzeichnis

(Fette Zahlen: Hauptabschnitte)